思想觀念的帶動者

文化現象的觀察者

本土經驗的整理者

生命故事的關懷者

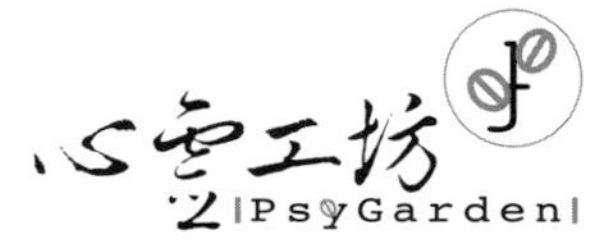

Holistic

探索身體，追求智性，呼喊靈性
攀向更高遠的意義與價值
是幸福，是恩典，更是內在心靈的基本需求
企求穿越回歸眞我的旅程

精微體
人體能量解剖全書

辛蒂・戴爾（Cyndi Dale）

這本書要獻給所有精微能量醫學的先驅，
感謝他們自昔至今努力不懈地化隱為顯，
同時也要獻給一直活在未知奧秘中的人們。

目次

Part 3　能量場・089

Part 4　能量的通道：光的路徑・153

Part 5　能量體：脈輪與其他「光開關」・225

圖表目次

Part 5 能量體：脈輪與其他「光開關」

感謝辭

在過去漫長的時光裡，成就本書的真實英雄們都被埋沒忽略了。我在此為靈性探索中相信個人直覺及智慧的前輩們發言，是他們發現並致力於研究人體的精微能量。後來有許多科學家及研究人員也陸續加入他們的行列，證明了精微能量的存在。這些先驅幫助世人達成了一個極重要的目標：將科學與靈性結合，讓顯性及隱性融為一體。他們正在創造一個人們渴望活在其中的世界。

此書實現了真實聲音出版社（Sounds True）創辦人譚米・賽門（Tami Simon）長久以來的夢想，見證了她對美好、靈性及未覺知事物的信仰，並且繼續讓這些事物在像她一樣的導師指引之下，轉化成為現實。這本書背後有一群功不可沒的策劃者，其中包括本書編輯珍妮佛・柯菲（Jennifer Coffee），她協調整個寫作及繪圖進度，幫助本書化為實用的文獻。主編凱利・諾塔拉斯（Kelly Notaras）發揮了犀利的洞見，刪減龐雜的初稿，在每個階段給予建議。真實聲音出版社藝術指導凱倫・波拉斯基（Karen Polaski）在馬拉松式的編輯過程中竭盡心力，創造傑出的排版設計。插畫家理查・魏曼（Richard Wehrman）為每一種能量解剖概念，做了最令人驚讚且真實的描繪。

特約編輯雪莉丹・麥卡錫（Sheridan McCarthy）透過深刻的洞察力和「紅筆」，讓這本書成型。她接下了這個不可能的任務，讓讀者能理解我寫的一字一句。我無法用言語形容她的才華、智慧、無懈可擊的辨識力和機智，她帶著必要的完美傾向和些許幽默來審閱內容（有多少編輯會碰到這樣的問題：「那些看似無盡的有限實體，到底可以放射出多少未經察覺的能量場？」）。她的工作搭檔史丹頓・尼爾森（Stanton Nelson）也在這有如舉重的編輯過程中分擔甚多。

在此還要萬分感謝我的友人及私人編輯凱西・史考菲德（Kathy Scofield）對本書的付出及貢獻，其中包括兩次長達十二個小時的熬夜飛行，往返明尼亞波利斯市及俄羅斯，審閱我的第一手寫作。還有一次是在家裡，徹夜未眠地檢查我的註記及想法（我不確定她以後還想不想再看到「脈輪」這個字）。同時也要感謝才華出眾又不吝鼓勵的瑪莎・傑德（Marcia Jedd），幫忙研究並協助「身體解剖」的部分。

在此還要感謝兩位不可思議（且聰明）的人士提供寶貴的資料，讓我展開這趟發現之旅。第一位是史帝芬．羅斯博士（Steven Ross），他不只透過他的組織「世界研究基金會」（World Research Foundation）替我蒐集大量的研究報告，還不時地鼓勵我。我從未忘記他送我的一段話：相信自己，相信這個計畫，以及引導這整件事的高層力量。另一位是擅長自然療法的洛夫．威爾森醫師（Ralph Wilson），他在完美的時間點，引薦我認識一些擁有隱密知識的人士和資源，將資訊呈現在本書中。

還有我的經紀人及舵手，安東尼．班森（Anthony J. W. Benson），千言萬語不足以表達我的謝意。我最終想將此書歸功於他，是他堅信我不僅應該、同時也能夠完成這本書的寫作。他樹立一種人格典範，成功地將未被察覺的整體性與顯而易見的倫理道德合為一體。

走筆至此，沒有任何母親會忘了在感謝辭裡提到她的孩子。感謝我的兒子麥可，祝福他能做他自己，也祝福他成為作家的決定。過去二十年來，我們家廚房的櫥櫃裡總是堆滿了紙而非食物，餐桌總是被電腦占據，冰箱裡則塞滿了書。他的選擇總算讓我少了點罪惡感。我還欠兒子蓋比一句抱歉，我破壞了他聖誕節的迪士尼樂園之旅；這期間我耽溺於每天九小時的美好寫作之中。感謝他在旅程結束時總歸一句：「老媽，妳真需要做點別的事情了。」

前言

> 有一天，當我們統御了空間、風、潮汐和引力之後，將會掌理上主之愛的大能。到了那一天，歷史上的第二次，我們會再度發現火。
>
> ——德日進（Pierre Teilhard de Chardin）

一位致力於醫療照護事業的人，如何成為最佳的療癒師？病患如何獲得詳盡的資訊，接受最適宜的治療？答案並不在於依循既定的醫學教育途徑。我們只需要看一看不斷在增加的癌症、心臟病、精神病以及和壓力相關的疾病，就會明白醫療的界線必須再拓寬一些。西方舊有的對抗療法，倚賴的是疾病顯著的證據，以及可以在實驗室裡證明療效的對治方法——這一切並不能提供我們完整的解答。若想達成最卓越的療效，我們必須考慮「在肉眼看不見的次元下手」的治療途徑。我們必須進入精微能量的複雜世界。

本書是為那些想要以正向態度從事醫護工作的人撰寫的。這包含了所有的人，因為我們都會在生命的某個時間點，基於個人或專業上的理由而參與治療工作。但本書最主要的目的是想幫助「熟練」的治癒者成為「傑出」的療癒師。我們這個時代的「消費者」，那些飽受疾病之苦，在身心靈各個層面都不安適的人的需求也同樣重要。我們都需要了解本書的資訊，因為它探討的是自我與現實不為人所熟知的面向，那些構成物質界的精微事物。

這是一本有關精微能量系統——支撐物質現實和肉身的能量結構——的百科全書，也是精微能量療法的概要。這項工作的目標乃是要促成能量上的改變，來創造出真正的療癒。

所有的醫學本質上都是能量醫學，因為能量構成了萬物，而且一切已知和可觀察的醫療現象，都曾駐留於精微或無法測量的次元。X光、細菌或是阿斯匹靈的生化效應，也都曾經是無法觀察到的現象。有許多你將在本書中發現的精微能量，近年來已經被測量出來，而我們可以期待的是，許多其他種類的精微能量，未來也都可能被測量出來。同時，我們不該因缺乏科學證據而不在精微系統上下功夫；缺乏「證據」並未阻礙精微能量多少世代以來的療效。

為了拯救病患的生命，安撫不適的心靈，讓微笑重返孩子們的臉上，今日的療癒師必須汲取更多的智慧。他們必須穿越表層的現實，洞悉健康議題真正的成因。生死之謎的解答埋藏在看不見的次元裡，而所有的專業療癒師，無論隸屬於那一類專業領域，都該致力於成為精微能量方面的專家。

何謂精微能量？在物質現實背後有一些肉眼看不見，卻創造、支撐著萬物的能量。所謂的真實世界——你能夠聽、聞、見、觸及品嚐到的世界——都是由這些五官無法覺知的能量構成的。事實上，現實裡的一切都是由不斷在變化、有機的精微能量創造出來的。若想以最有效的方式幫助某人達成療癒——協助病患減輕痛苦，為黑暗中的人帶來希望——就必須認清和處理那些導致失衡與疾病的精微系統。我們必須處理病因而非症狀。當我們這麼做的時候，自然會擴大醫療範圍，完整地了解造成疾病和健康背後的力量。

直到幾年前，現代醫學仍然分裂成兩大類別：西方與東方醫學。西方醫學也被稱為對抗醫學，是一種機械式的途徑；西醫藉由科學實證過的方法，來減輕病患的症狀。我們必須尊敬這種醫療途徑，否則缺少了抗生素或心律調節器，我們該如何是好？不過，西方醫學出現的時間相較起來是很短的，數千年以來我們所謂的東方醫學一直占著主導地位。

東方醫學是一種整合性的治療途徑——兼顧到身心靈三個層面——而非只是顧及到病徵。在西方，我們通常會用輔助或另類醫學的稱謂，來描述東方醫學。在其他世界裡，東方醫學則被稱為傳統醫學，是文化裡最主要的醫療方式。

東西方的醫療方法似乎是完全對立的，而且這道鴻溝似乎很難跨越，直到療癒師與病患都發現這兩種途徑其實可以加強彼此的療效。有了這層發現之後，新的醫療方式於焉誕生，稱為整合醫學：東方與西方的大結合。

東方、西方以及整合醫學全都是維繫生命的重要治療途徑，但還有另一種真正能全面性照護的方式，稱為「能量醫學」，更確切一點的稱謂是「精微能量醫學」。一旦有了對它的認識，醫療從業者就能達到更卓越的層次。理由是所有的疾病都是一種能量的展現，或者都與能量的流動有關。因此，最適切的醫護途徑，裡面一定包含著能量議題。

萬物皆是由能量所構成：分子、病原、處方藥，甚至情緒都是。每一個細胞都是帶電的振動，而肉體本身也發散著電磁場。人體是由無數能量系統組成的複雜體系。疾病本是由能量失衡所導致的，因此平衡一個人的能量，就能重建或恢復其健康。

但是，我們看不見所有維繫身體健康的能量。我們看得見的，都是可以測量到的，所謂的物質能量。我們無法看見的，則是所謂的精微能量。精微並不意味著微弱，事實上科學已經開始主張，那些精微的、無法測到的能量，主導著可以測量到的事物，而且形成了我們的物質架構。

精微能量這個概念並不新穎；雖然這個名稱的出現是在近代。它的根源深埋在人類歷史裡。早在幾千年前，我們的祖先已經發展出處理能量的治療體系，而且一直在發展這些體系和編成醫典，並根據它們來達成療癒，理由是這些體系真的有效。

雖然人類一開始是憑著直覺發展出了對精微能量的認識，但目前最振奮人心的研究，卻是在世界各地的實驗室、診所、醫院及大學裡進行著。歷史的記載與近代的研究帶來了更多的證據。運用尖端科學儀器和物理學理論，科學家們有了突破性的研究，而且成為精微能量方面的「神祕主義者」：揭露了精微次元的奧秘。基於這個理由，本書的各個章節都會強調科學在精微能量結構上的佐證。

本書介紹了許多奠基於能量系統的治療方法。乍看之下，某些方法似乎顯得「不太醫學」。色彩和聲音到底跟醫學有什麼關係？氣味、寶石和數字對現代療癒師而言，又有什麼意義？答案是意義深遠，因為這些方法是幫助療癒師進入精微次元的門檻，而且可以視為一種輔助工具。

當然，無論是西方、東方或整合性的療癒師，都得依循某些倫理法則，才能確保自己的服務達到最高標準。我們會在第一部的內文裡提到這些議題。

第一部也包括許多有關精微系統的辭彙，而且解釋了傳統及先進的能量概念。雖然精微能量和物質能量的運作方式有所差異，依循的法則也不同，但它們是息息相關的，因此精微能量療癒師必須深入了解這兩者。

第二部探討的議題則是肉體的結構，這也是了解精微系統的首要基礎。這些內容可能會讓我們想起高中的生物課，但事實上，我們要強調的是肉體的能量面向。你將會發現，肉身其實是精微能量系統的延伸。

本書其餘部分要探索的則是精微能量系統本身，包括三種主要的結構：能量場、能量通道以及精微體。

在第三部裡我們將會探查能量場。每一個細胞、組織和有機體——包括我們的地球——都發散出無數的能量場。第三部同時也介紹了「地因性疾病壓力」（geopathic stress）的概念，這項研究領域強調的是自然與人為能量場對我們的健康造成的影響。

第四部探討的是精微能量流通的管道：經絡。你會發現內文中有很深入的對經絡學的審視，以及近年來的科學實驗如何確立及解釋精微結構的存在。

第五部的主題是精微能量體，如脈輪、卡巴拉生命之樹，以及各種能量單元。我們將花許多時間解析大家所熟知的印度脈輪系統，也會檢視其它文化中的能量體系統，包括埃及、南非和南美。同時我們將探索精微能量通道，也就是所謂的「脈」（nadis），如何與脈輪產生連結；雖然脈可以歸類為通道，但其實它們與脈輪有解不開的關係。

最後在第六部裡，我們將探索現今社會中正在使用的上百種整合醫療方法——它們使用了至少兩種精微結構（場、通道與精微體）方面的治療，其中包括大家所熟悉的阿優吠陀與靈氣療法；另外還有一些大家所不熟悉的方法。這部分的內文也列舉了一些本書沒有介紹的精微能量療法。

我們必須了解，這些療法已經在各個種族及文化之間流傳了上千年。許許多多關於經絡、脈輪及能量場的理論早已發展出來——這方面的專家各自抱持著分歧的主張。我在本書中盡可能提供最傳統的能量結構方面的心得，並鼓勵你也去做自己的實驗，發展自己對於精微能量及其治療傳統的了解。

本書的資訊有許多出處：神祕學的手抄本、聖典、公認的醫學權威、活躍的醫療從業者、醫學手冊、研究實驗室、政府機關、學會，以及醫學報告期刊。本書也涉獵了量子物理學、生物能科學、神聖幾何學，以及與特定治療領域相關的書籍。我將這些資料記錄列舉出來，以便你進行自己的研究。

不過你可能會發現，某些資訊從未在現代著作中出現過。事實上，多少世紀以來，這些方面的研究一直受到壓制，因為它為能量系統提供了令人嘆為觀止的證據；這些資訊被那個時代的醫學建制視為巨大威脅。

我究竟如何取得這些「被埋藏已久的資料」？寫這本書猶如一場長征。人們不知從何處突然冒了出來，提供相關的內容及方向給我。其中最重要的貢獻，是來自任職於世界研究基金會的史帝芬．羅斯博士。羅斯博士蒐集了三萬多卷醫療及其哲學的研究書籍，其中有許多都是不曾公開的著作。

至於該如何運用此書，請務必了解書中的資訊是無法代替深入的研究和訓練的。舉個例子，你將會認識經絡以及以經絡為基礎的治療方法，但這並不足以使你具備醫治病患的能力。書中的內容是要幫助你了解經絡系統，以便進入更深層的學習。

本書內容的編排方式，使你在閱讀時不需要按照前後順序。你可以專注於特定的部分，或是任何一個章節。我建議你利用索引，在特定議題上做整體性的交叉參照。事實上，你可能會發現索引是不可或缺的。從不同的背景來觀察某種概念會是很有幫助的事，而每個章節都提到了許多概念——從粒線體到幾何學到旋轉理論。由於你可能會選擇研究特定的議題，所以在每個章節裡我都會重覆提出某種整體性的觀念。

最重要的，本書乃是要藉由文字和圖像來提供精微能量系統的資訊，所以是一本入門的指南書。雖然書裡有很豐富的內容，但仍然有許多精微能量世界的知識有待發現。本書可以引領你進一步地深入研究，而「你」就是最佳的研究對象。

最後要提醒的是，你自己必須成為精微能量方面的「權威」。你將會察覺什麼資訊最適合你以及你的治療工作，而什麼資料可能無法應用。你會在這些章節裡開始認識自己——你的精微能量系統。這是因為所有的人都有相同的能量系統。我們都具備了精微次元的潛能，可以運用這方面的才華來幫助自己和他人。同時，我們也都共享著這個宇宙，以及身為人類的種種經驗。我們每一個人都能在精微體的治療上面貢獻一些智慧。

PART 1
能量與能量治療

何謂能量系統？請看一看這個物質世界——你的衣服、烤麵包機、哲學以及你的皮膚等等的世界，你會發現底端有一個不斷在旋轉的精微能量宇宙。雖然我們不知道這些能量的作用或是運作方式，但我們的確知道它們是「存在」的，而且是物質現實的基礎。你就是由這些東西構成的。

在這部分的內文裡，我們將會區分「精微」與「物質」的定義，然後在兩者之間找出不可測量與可測量、不可見與可見事物的差別。我們將會知道能量的某些基本原則——它是什麼以及它是如何運作的，而且會明白能量系統是什麼——精微能量場、能量通道與精微體。我們將分別簡短地探討這些精微結構。

然後我們會看一看治療工作本身，包括對抗療法、輔助療法、整合醫學，或是其它的治療哲學。成為精微能量療癒師，涉及到一些特殊的要素：有能力看見、感覺、聽到和處理比較不具有真實性的能量。我們也要特別考量此類治療的倫理、界線、訓練和直覺的用途。

這一部分的內容在介紹能量世界。這是個令人著迷的世界，也是令未知成為已知的接觸點——它能促使我們探索未知的領域。

CHAPTER 1

能量無所不在

仔細看看你的皮膚。如果你能夠像古人那樣去觀察，或許可以看到比皺紋和毛孔更細微的線條及形狀。吉尤塞皮・卡里加利斯醫師（Giuseppe Calligaris）闡明了這些形狀的意義。假設你生病了，他會解析這些形狀，來幫助你診斷你的病，你將在本書後面的章節裡和他相遇。

你知道，透過一種特殊的所謂「音流」（cymatics）的作用，亦即對著一種特製的金屬共鳴板說話，會顯現出幾何圖形？它們可能以馬賽克拼貼、曼陀羅、三角形或五角星形等圖案呈現出來。

這只是其中兩種可以證實人體能量系統的研究。我們的確是由能量構成的。世上每樣東西都是由能量構成的，我們可以將其定義為「振動的信息」。無論圖形、聲音、皮膚、思想，甚至早上喝的咖啡，全都是能量。我們無法看見自己的皮膚或話語的精微形狀，雖然感官無法察覺，但它們的確存在。

本書提供了一些洞見、研究和解析，以幫助我們了解創造出人體的精微能量場、能量通道和精微體。這些結構都是由精微能量構成的：一些不易探測到的過高或過低的振動頻率。我們知道它們是存在的，因為它們會製造出一些效應。

我們無法在不檢視物質或粗鈍能量的情況下談論精微能量。精微次元與物質次元不可分，如同咖啡無水不能飲一般。事實上，物質能量被確認了，才能證實精微能量的存在。

何謂精微能量？

幾千年前，我們的祖先以現代人不屑一顧的方式看見了能量。他們沒有顯微鏡、分光儀或其他的探測工具。他們運用的是內在的知覺。

精微能量其實無法以目前的科學方法確鑿地加以測量。它並不是超自然或令人畏懼的大能——它只是能量罷了。它服膺於物質法則的某些部分。如同第 12 頁「精微能量的模型」所介紹的，此種能量和物質能量分屬不同的運作層次，但至少可以藉由與物質能量對比來定義，以下是以順勢療法為基礎而下的某些定義[1]：

> 物質能量顯現於時空架構裡，帶有電性和正質量。它運行的速度低於光速，能夠引發重力。這意味著你可以看見它。精微能量占據的卻是另一種時空架構，顯現於反時空結構裡，而且帶有反質量。它運行的速度高於光速，具有磁性。它能夠引發所謂的浮力。這意味著你無法看見它——但可以察覺它狀似超常的效應。

人們之所以很難完全理解或解釋精微能量，原因之一是科學其實並不真的了解能量是什麼，包括正規的能量在內。

為能量下定義

在教科書裡，能量通常被定義為用來完成工作、目標或創造出效應的動力源。在本書裡，我們則會從更深的角度將其解釋為「振動信息」。科學研究已經證實，任何一種能量之中都包含著信息：無論腎臟或外太空的原子皆然[2]。物質能量的運作使得一切事物井然有序，其中一例是讓咖啡停留在杯子裡，而不是飛越宇宙。

除了「接收信息」之外，能量也會振動。教科書裡的那種典型的科學已經證明宇宙萬物都在振動，而且是以自己的速度在進行著。腦細胞和頭髮的細胞振動方式截然不同。相似的有機組織振動的方式也是類似的，但還是有些微差異。

能量振動是以振幅和頻率的形態產生的：這可以激發更多的振盪。這種振盪攜帶著可儲存或應用的信息，而信息和振盪的方式也會因不同的交互作用跟著改變。一切生命都是由信息和振動構成的。

能量學研究的是能量的構成要素、法則及應用。科學家對能量學的觀點一直在改變，因為應用於宏觀世界的法則無法運用在微觀世界上面。

舉個例子，根據古典物理學的觀點，帶有質量或重力的能量無法超越光速，而我們會在第三部的內文裡發現，科學研究員已經探測到一種超光速的光。或許我們並沒有因此而打破古典法則，但視野的確拓寬了。

在古典物理學裡，粒子是質量的一個點，只能存在於一處，但是在量子物理學裡，次原子的粒子卻能同時存在於兩處[3]，而且可能屬於其他的宇宙。量子物理學所揭示的定律比較接近對精微能量的解釋——精微能量及其結構雖然無法被看見，卻能證實是存在的。

透過本書我們會發現，我們之所以知道精微能量的存在，是因為能夠感受到它的影響。從歷史的角度來看，傳統科學及醫學的能量形式都屬於精微能量。人類發明顯微鏡之前無法看到微生物，但這些微生物仍然會致命。研究精微能量的過程中，總會有重要且實際的發現，而這種研究也可能達成另一個目標：結合西方與東方的哲學。

東西方的結合

許多有關能量系統的著作，強調的都是東西方醫學的差異。西方醫學也被稱為對抗療法或傳統醫療照護。它倚賴經驗性科學概念來評估病因造成的症狀，然後以處方藥物、手術或其他方法減輕症狀。

東方醫學則通常被貼上另類、輔助或自然療法的標籤。它是一種整體性的途徑，同時處理身心靈三個面向，而且追求的是症狀底端的病因。這類療法或許著眼於肉體的治療，但同時也考量到情緒、心智和靈性。能量醫學是處理精微能量系統的方法之一，經常被列入東方醫學的類別裡。

整合醫學結合了西方與東方的醫療形式。對這類醫學主張最新的稱謂是「非局限性醫療」，它認為肉體的現實不是存在於物質世界，而是在精微次元裡，其中的能量流經一切事物。這種哲學將醫療宇宙化，而且理當如此，因為所有的醫療系統本質上都涉及能量。

西方與東方的醫學主張其實一向沒有真正的區分。亞洲與印度文化（以及其他文化）至少四千年前就實行過腦部外科手術[4]。其中顱骨鑽孔術就是腦部手術的原始版本，早在一萬年前就已經出現在某些實行東方醫學的地區了[5]。將近三千年前，埃及、中國和中美洲印地安部落，也都有人使用黴菌做為今日抗生素的前身[6]。

西方醫學其實是從薩滿泛靈論產生出來的。薩滿是「僧醫」，他們除了採取與西藥相關的草藥和植物之外，也運用指導靈及儀式，以靈魂出體的方式達成治療目的。薩滿的整合觀念變成了現代醫學、心理學、精神醫學、意識研究，甚至是某些量子物理學的理論基礎。

能量醫學和能量解剖學奉行的規則並不屬於西方或東方，因為一切事物皆是能量，所有的藥物也都有能量。能量工作之所以被歸類為東方醫學，理由之一是我們未能以正確的方式做比較。

舉個例子，西醫解剖學倚賴圖表來告訴他們「肝臟在那裡」。拿刀切入身體之內，肝臟的確在那裡。東方醫學則可能透過經絡圖找到腳趾的某個肝臟穴位點，來追蹤肝臟情況。這兩者都是正確的：肝臟的確位於肋骨下方，它的能量也確實會通往腳趾。

這兩種形式的醫學事實上是相同的。誠如能量專家及作家詹姆斯・歐許曼博士（James Oschman, Ph.D）所言，「活的身體組織裡有各種形式的能量介入」[7]。歐許曼闡明能量醫學涉及的是研究及應用人體與各種能量的關係，包括電力、磁力、電磁場、聲、光，以及其他形式的能量[8]。人體會製造出這些能量，也會對自然和人為能量產生反應。所謂的能量醫學、能量修復、生物場治療、生物能治療、脈輪療癒、氣場治療、能量工作、經絡治療、能量解剖學、振動醫學、精微能量療癒，以及其他類似的名稱，指的都是以某種振動或頻率為基礎的能量治療。

歐許曼博士指出，對抗療法或傳統醫學也是一種能量治療，此論點與一般流行觀點恰好相反。大部分的人都體驗過 X 光、核磁共振、心電圖及其他檢測工具的好處。這些檢測全都使用到能量，也會改變身體的能量[9]。手術也可視為一種調動能量的方式，將干擾到身體能量場的組織切除。裝上心律調節器會提供新的信息來幫助心臟，確保它規律跳動。甚至連處方藥物都是以能量形式在起作用，它是藉由化學信息的傳遞，來改變指揮細胞行為的能量振動。

這個世界可能還沒準備好在能量的旗幟下，將所有醫療形式整合在一起，但是在本書裡我們將試著這麼做，而且是聚焦於能量醫療最沒有被清楚探索的領域——精微能量。

可測量的能量 VS. 精微能量：已知和未知的探索

再一次強調，能量有兩種類型：物質能量與精微能量。它們在科學上的稱謂分別是確實的、可測量的，以及推定的、無法測量的。許多精微能量結構是可以測量的，或者至少可以觀察到，但這方面的研究尚未滲透主流報章媒體或醫學院。

你將會在這整本書裡發現各種精微能量的研究考證。某些研究一度消失過；它們也許曾經不小心被埋沒在歷史紀錄之中，或者人們對其缺乏興趣，但現在又被發現了。更常發生的情況是掌權者認為這些考證資料會帶來威脅，所以將其束之高閣。

精微能量的核心證據大致如下：

- 運用各種磁力工具，譬如超導量子干涉儀（superconducting quantum interference device, SQUID），來接收超越身體界線的電磁能量。這項研究將在第二部加以探討。
- 將人的意念導向一個簡單的電儀，來觀察念頭對物質的影響[10]。
- 利用無機物、有機物或是有生命的東西進行各種實驗，以顯示人的意念對第二層物質現實造成的影響[11]。
- 測量代表精微體的經絡及脈輪，以顯示它們是在身體的高層電磁場運作的[12]。
- 以實驗證明人體生物場是在特殊的物質現實層面運作的。[13]
- 測定構成精微能量的 L 場和 T 場，或是帶電實體和思維場的存在。此項研究請見第三部的內文。
- 包括比揚．諾登斯壯醫師（Björn Nordenström）在內的科學家，都證實了凡有離子活動的地方，會在形成 90 度角的位置出現電磁場。諾登斯壯醫師的研究確定了肉體次級電子系統的存在，而這就解釋了身體內的經絡通道和人體能量場的複雜本質。這項研究會在第四部裡加以探討。

我們為什麼無法看見這些精微能量場？因為人類的感官是在狹隘的電磁譜（可測量到、製造不同類型的光的能量帶）範圍內運作著。我們的肉眼只能偵測到奈米儀 380-780 波長內的射線，也就是可見光。我們看不見的紅外線，波長在奈米儀上是 1000，而遠紅外線的波長則是 200。我們看不見那些肉眼無法見到的東西。如果精微能量占據的是負時空連續流，而且是超光速、不具備質量的能量，那麼我們就可以確定，目前我們還沒有任何工具能測量到它們。但這並不表示看不見的東西就不存在。

精微系統的結構

精微能量系統並不是傳說，它是我們老祖先的遺產。這個系統不斷受到治療者定義和重新定義，而且世界各地有無數人在從事這方面的工作。

能量系統有三種基本結構。它們都會吸引外界的精微能量，將其運送到全身。它們會把精微能量轉換成物質能量，然後送回到物質世界。這些精微結構能夠創造、鞏固和支撐與其對應的物質結構。在精微和物質世界裡的這三種結構，分別是能量場、能量通道和精微體。

芭芭拉・安・布萊南（Barbara Ann Brennen）是人體能量場方面的專家，她曾說過精微結構會建立令細胞生長的基質；因此它會在細胞成長之前出現[14]。北韓的西醫及研究者金鳳漢醫師（Kim Bonghan）認為，精微結構之一的經絡系統負責連結乙太場（某一層的精微能量）和不斷在成長中的肉體。他的研究在第四部中會加以探討[15]。

其他的研究者也都同意，精微結構是肉身與精微能量之間的轉換處。但精微結構與生物結構有許多不同之處，舉個例子，夫妻檔療癒師勞倫斯與菲比・班迪特（Lawrence and Phoebe Bendit）曾經闡明，你無法說能量場這類精微結構有特定的位置，譬如位於體外。精微能量場與受限的肉身很不一樣，它滲透身體的每個粒子，而且延伸到外界。這就是為何它能夠提供令肉身成長的模型[16]。

精微能量運作的法則與可測量的能量有所不同。精微結構裡的精微能量法則暗藏著量子物理學的密碼，後者是在極微細的層次上研究能量的相互作用。本書從頭至尾都在描述這些理論。精微能量是慣常法則的突破者，是可以延伸的，有時會完全忽視時空的制約，隨意變換形式，甚至能同時占據好幾個不同的位置。

精微能量的另一種特性就是不但能調整物質世界，更能調整自己去適應它。其中最值得留意的適應性就是二元法則。二元性指的是相互依存的兩極。物質次元在本質上是二元對立的，當精微能量進入物質世界時，本來是完整或統一的，接著會分裂成兩種對立的特質。

舉個例子，物質世界的場本是帶電或帶有電磁性質。對立的兩極會導致電的作用力，而磁鐵也具有兩極。兩極性創造出了我們所熟知的生命。精微結構如同經絡一樣，都是按照中國人所謂的陰陽理論，依照二元性配成對。陰代表女性本質，陽則代表男性本質，這兩者必須達成平衡，才能創造出健康所需的恆定狀態。但經絡系統也攜帶著所謂的「氣」，這種形式的能量被視為來自天地之氣或合一之氣。

能量體通常也是依循著二元法則在運作。印度的脈輪系統描述的是拙火的複雜運作過程，亦即陰性的生命大能往上攀升，與互補的陽性能量相會合。這兩股能量一旦結合，修行人就能達到健康和智慧的境界。但是在未進入肉身和物質世界之前，這股神聖的大能本來就是陰陽合一的。

主要的精微結構

在本書裡我們將檢視主要的幾個精微結構。精微能量場的能量帶並不止於皮膚。人類、植物和動物的細胞及組織的能量體，都會發散出精微能量場，而大地和天空也發散著影響我們精微能量場的各種場。此外，還有一些人為的場，譬如從電線和手機發射出來的能量，也會影響我們的精微場。

主要的人體精微場，也包括環繞在人體四周，連結脈輪能量體的靈光場；基因形態生成場（morphogenetic field）則負責維繫身體的有機組織；生命軸線（Vivaxis）負責連結人體與大地；其它還有好幾個能量場負責連結我們和不同的維度或次元，譬如乙太場和星光場。另外還有一些身體的場，以及由聲音、磁力、電磁波、幾何圖形或其他的東西製造出來的場。

除了場之外，古人還能覺知到精微能量通道，那些傳送生命能到全身的光流管道。在古代中醫體系裡，這些通道被稱為經絡，而振動的生命能量則被稱為氣。除了中國人之外，其他文化裡的人也發現了能量通道，並且發展出他們自己的體系和辭彙。近代科學目前已經在運用熱氣流、電磁波以及帶有放射性的物質，來證實和解釋這些經絡通道的作用力。當我們解剖人體的時候，或許看不見這些精微的通道，但它們的確能保障我們的健康。在第四部裡，我們將會探討這些經絡系統和背後的原理。

我們的祖先也觀察到精微能量體，一種將快速旋轉的能量轉換成慢速能量的系統。這包括了十來個精微能量體；最為人熟知的就是脈輪，它連結著精微結構與肉體組織。脈輪透過能量通路網，也就是「脈」來連結全身，地球無數的文化裡都有與脈輪相關的傳統，包括馬雅族、切羅基族（Cherokee）和印加族，還有創建了能量體治療系統的印度教徒。我們將檢視各種不同的脈輪系統，包括好幾個文化傳統裡的古代和現代體系，再加上古老的猶太卡巴拉系統。我們將會強調脈輪學，檢視各種精微系統的修練方法，譬如拙火的升起，還有仰賴能量的身體工作。

為什麼要在精微結構上下功夫？

你會在本書的各種研究裡發現，精微能量及結構創造出了物質現實。透過檢視場、能量通道和精微結構，你可以在疾病未出現之前，診斷出問題所在——或者在病症已經出現時，正確而完整地診斷它們。採用能量方面的診斷方式，並不會讓治療者局限於精微次元；現代醫學也採用能量方面的程序來檢測和治療。然而，當你偵測屬於精微次元的問題時，勢必得採用整合性的解決辦法。如果你能夠在精微結構上面處理問題，那麼精微系統就會將這個層次的療效傳遍全身——包括精微與物質兩個層面。從古至今，人類早已熟知這方面的概念；現在是善加利用它們的時候了。

能量入門

本節要解析的是能量的基本概念，包括古典和量子物理學，並且要提供探討的架構。

最基本的能量結構：粒子和波

粒子理論主張一切事物都是由不停在活動的微小粒子所組成的。固體、液體和氣體之中都有粒子在活動，這些粒子不斷地振動著，而且方向、速度和強度都在不停地改變[17]。粒子只有藉著轉化能量才能和物質相互作用。

波是粒子的對應物。關於波有三種看待的方式：

- 介質中的波動使能量在粒子之間傳遞，但是介質本身並不會產生變化。
- 波動經過一段時間所造成的狀況。
- 波動形成的單一循環。

波在創造其他的波的過程中，如果能產生重疊或互動，就能對物質帶來正面的影響；若是因反射造成互相消抵，則會對物質帶來破壞性的影響。

科學家曾經認為粒子與波是不同的，但這並非事實。我們接下來將會解釋波和粒子的雙重性。

波，或是當粒子處於波的模式時，會以一種規律的運動方式在兩個點之間搖擺或振盪（oscillate）。這些振盪會創造出場，隨之又會創造出更多的場。舉個例子，振盪的電子會形成電場，繼而又會形成磁場，最後又會創造出另一個電場。

波的「重疊」（superposition）意味著一個場可以影響其他物體，然後反過來影響自身。想像一下，當一個場在原子中激起振盪時，該原子會因此而產生自己的波和場域。這個新的動能也會改變一開始的波。我們可以根據這個原則把波結合起來，結果就是所謂的「重疊」。我們也可以把波互相消抵。能量治療的過程通常會有意識或不經意地增加或消滅波。這也可以解釋音樂的影響力，通常涉及到兩個以上的頻率，形成一個和弦或和音。

「和音」（harmonic）是治療中的一個重要概念，每個人都有自己獨特的和音或頻率。所謂的和音就是一個基本頻率的整倍數。基本的全音產生更高頻率的音波，通常被稱為「泛音」（overtone），也就是一些較短較快的波，在一根弦的兩端或是氣柱內振盪。當這些反射出來的波交互作用時，無法平均切割的波長頻率會被壓抑，剩下來的振動就是所謂的和音。能量治療最常見的做法就是壓抑「壞的音調」，提升「好的音調」。

無論如何，所有的治療都源自於振盪，而這就是頻率的基礎。「頻率」（frequency）指的是某個物件在振動時的週期速度，通常以赫茲（hertz 或 Hz）為單位，也就是每秒的週期性振動次數。當某個物體來回移動時就會發生振動。說得更正式些，就是以一個固定點為中心的持續振盪或完整的振盪。

宇宙萬物都會振動，而每一個振動體都能傳達或影響信息，這就是能量的定義。為了延伸針對粒子和波的討論、加入健康的部分，我們在此先把健康定義為有機體於特定時間內發揮功能的情況。當一個有機體和它的構成要素（細胞和器官），處在最佳的能量振動時，它就是健康的；當振動情況不佳時，這個有機體的功能就會面臨挑戰。外界的振動或能量也會影響所有的有機體，包括人類在內。當我們接觸到有害的振動或能量時，體內的振動或能量就會受損而變得不健康。

「振動醫學」（vibrational medicine）就是刻意使用某一種頻率來影響另一種頻率，讓有機體恢復平衡。它是能量治療的一種類型。能量治療會運用信息、振動或兩者並用，來造成改變。能量治療包含了所有形式的對抗療法以及物理療法。對抗療法只會運用頻率較低或可以計量的能量結構，而物理療法則是處理精微的能量結構。

就振動的角度來看，健康來自於「共振」（resonance），指的是某個物體與另一個物體有相同的頻率，而使此物體產生了振動。所有的醫學都建立在達成共振的基礎上。手術的割除會干擾身體的共振，但是之後的縫合卻可以讓組織保持

精微能量的模型

史丹佛大學的教授威廉．提勒（William Tiller），是備受讚譽的研究人員及物理學家，同時也是精微能量專家。接下來要介紹的精微能量模型，以及它和物質能量的關係，都是取自於提勒的論文及著作[18]。

提勒曾經說過：我們也許無法透過物理方法測量精微能量，卻可以偵測到它的某些訊號。這是因為當精微能量改變能量的形式時，就會在磁性的媒介中產生不同的訊號。它們也會產生一些電及磁的訊號，讓人觀察到其影響力。

提勒對精微能量研究的發現如下：

- 這些能量會藉由人類顯現出來。實驗中發現，精微能量可以增加電子的體積及數量。
- 人類可以透過意志引導精微能量的流動。
- 這種心智與電子間的交互作用，甚至可以在遠距離的情況下發揮作用。

精微能量的法則與物質能量截然不同，傳播的方式也獨樹一格。精微能量不僅僅限於一種。提勒曾經假設過數種精微的本體，每一種都占據不同的時空領域。

這些領域各自屬於現實的不同層次。精微能量會從最高層次開始往下流動，提勒把這個最高層次稱做「神的次元」（the Divine）。每一個次元都會為下一個次元提供板型。當精微能量進入下一個領域時，它會自行調適，也會給予指示。每一個次元的法則都不相同，因為能量會變得越來越稠密。

提勒根據精微現實的密度，由密而疏地排列如下：

- 肉體
- 乙太體（也稱為原生質、超肉體或能量體）

在固定的位置上，使得身體重新建立平衡。某些細胞會產生「共振」，或可以察覺其他不和諧的振動，然後重新創造和諧。這就是白血球的功能：發現干擾共振的病原體。白血球在消滅病原體之後，就能讓身體重新恢復和諧。

當一個有機體處於健康狀態時，其中的所有系統都會齊頭並進，彼此建立某種韻律。物理學家稱為「誘導作用」（entrainment），指的是兩種頻率類似的韻律，形成了能量上的鏈鎖作用。唯有透過兩種類似的振動體（想法）的共振，才能造成「誘導作用」。比較強烈的外部振動不僅可以透過誘導作用啟動回應，還

- 星光體
- 心智的三種層次
  - 直覺
  - 智能
  - 真知
- 靈魂
- 神性

乙太體就位於肉體之上。根據提勒的研究，乙太精微能量可以穿透各種次元的物質，還能透過對立法則來形成原子及分子，然後組合成物質。我們的心智能夠和乙太能量（或更高層的能量）互動，在物理空間中創造出各種模式。這類模式就像一種力場，讓我們與最接近的能量層次結合在一起。

提勒對肉體和乙太體的解釋，很類似我們在第 8 頁提到的專家對於「精微系統結構」的看法。提勒認為肉身占據了一個由電組成的正極時空領域，它會吸引對立的能量；假以時日，其中的電勢會減少，而熵（渾沌）會增加。乙太體則剛好相反，占據了一個極具磁性的負極時空領域，吸引著相同的能量；假以時日，其中的電勢會增加，熵會減少，由此可以建立更高的秩序。

我們可以假設物質次元中的溝通是透過五種感官達成的。但若想接觸乙太層（或更高的層次），就必須運用直覺，也就是第六感。

根據提勒的模型，經絡及脈輪就像天線一樣，會偵測來自肉體的訊號，將其傳送到更高層的領域。這些精微結構會在肉體和乙太體之間交互作用，讓我們可以從肉身的層面認識更高層的秩序。

能讓另一股振動脫離本身的頻率。這就叫做「強迫性的共振」。「調和一致」（coherency）指的是一種正向的誘導作用，而所謂的「失調」（dissonance）則是振動的干擾造成了健康惡化[19]。

能量的形式

能量有許多形式。我們先介紹電力和磁力。

人類是帶電體，我們的身體會產生電，並且仰賴它而活。所謂的電就是電力或電荷的流動。最好的解釋方式是剖析一個原子的內部結構。

宇宙萬物都是由原子（atoms）構成的，而原子又是由次原子粒子（sub-atomic particles）所組成。肉眼可見的原子單位，或是原子核內部或周圍的粒子，分別為質子（protons）、中子（neutrons）及電子（electrons），其中的電子是體積最小的。這三種粒子以殼層的形式繞著原子打轉，看似一層層的泡泡。所以我們才會說，它們是繞著原子核或原子的中心在「運行」。

電子是靠著電力來固定它們的位置。它們可以在各個殼層之間轉換位置。這種轉換會產生「輻射能」（radiant energy）效應。所謂的「原子價」或「價電子」（valence），指的就是一個原子或一群原子隨著電子移動所產生的力量。我們可以視其為電子繞著一系列的軌道在運行著。

質子與電子互相吸引，兩者都帶有電荷。「電荷」（charge）指的是一個粒子內部的力量。質子帶有正電荷，而電子則帶有負電荷。

當我們在討論能量時，電荷是一個非常重要的概念。電荷會按照吸引力法則產生作用，每一個粒子都會被帶有相反電荷的分子所吸引。中性的粒子缺乏電荷，所以不會互相吸引，至少就電的領域而言是如此。電荷會創造暫時的結合，將不同的粒子連結起來。

在物理學的世界裡，相似的電荷會互相排斥，相反的則會互相吸引。但是為何相似的粒子會齊聚在原子核內？這是因為有一種次原子的粒子叫做「膠子」（gluon），作用類似膠水，會強迫性地將所有粒子凝聚成為一體。而在宇宙中，則是靠著重力將物體聚合在一起。

異類相吸的概念，有點類似傳統中醫裡面的陰陽理論，也就是我們稍早提過的二元法則，而大多數的醫學以及靈修典範，都是建立在對完整性的探索上面。

當一個原子處於平衡狀態時，其正粒子和負粒子的數量是相當的，中子則是中性的。當數量不一致時，原子就會變得不穩定。

電子通常會待在殼層比較靠近核心的部位。最接近核心的電子數量，通常比遠離核心的電子數量要少。最靠近核心的電子，會對質子構成最強的吸引力，至於比較外圍的電子，則會被推出軌道，在原子之間轉換。打個比方，有些電子可能會被推到一個足球場的距離之外。

電通常是從電子產生的，但有時也會源自於「正電子」（positrons），也就是「反粒子」（antiparticles）和「離子」（ions），前者是電子的對應物，後者是一個原子或一群原子透過失去或增加電子改變了電荷。我們的身體必須藉由離子在每一個系統之間傳達訊號，其中包括神經系統及心血管系統。離子通常都是藉由鉀或鈣等化學物質，來傳遞儲存在電荷內的信息。

「離子化」（ionization）指的是，電子從某個原子殼層轉換到另一個殼層。我們之前提到過，電子傾向於維持基本的狀態，通常會留在比較靠近核心的位置。當電子受到干擾時，可能會被迫向外移動，最後脫離整個分子。原本是中性的分子，這時就會變成「陽離子」（positive ion）。當一個自由的電子與一個中性的分子產生連結時，本身就會變成「陰離子」（negative ion）；但是它如果接觸到一個陽離子，通常則會停留在空的能量殼層中，釋放出一個「光子」（photon）。光子是光的單位，我們稍後會進一步解釋。當能量在整個身體內轉換時，「離子化」扮演了重要角色。

再提醒一次，電是電子充滿電荷時的產物。當這種潛在的能量轉換成動能時，我們只能看到它發揮的影響力。這種能量隨時待命、供人使用，但一般是處在「睡眠」狀態。動能（kinetic energy）指的是流動中的能量。電子必須流動才能產生電或動能，變成有用的能量。電子可能會在不同的媒介中，以各種不同的方式移動。它們可能透過電路進入電腦，或是在天線中振動傳遞信息，也可能在電線中跳動，讓馬達動起來。當它們遇到阻礙時，就會產生光和熱。

電子會因為推擠或被電場（electrical field）壓迫而移動。所謂的「場」就是一股通過媒介的力量，它可以傳送能量。這股力量會在每一個點發揮同樣的影響。當電荷之間有差異時，就會產生電場。帶電的粒子會受到這股力量推擠，在不同的原子之間跳躍，有時還會跨越到很遙遠的距離。

磁鐵環繞移動時也會產生電，有時是透過磁鐵及電線，有時是透過電池，有時則是透過開放的電路。電的計量單位是瓦特（watts）或千瓦小時（kWh）。其他的次級來源像是煤、天然氣、太陽以及熱力，也能產生電。

能量的運作

我們在日常生活中會用到許多能量，下面列出少數已經被全球科學界公認的類型。在此僅提供一些別人未曾論及的解釋。

電能（請參考第 14～17 頁「能量的形式」）

磁能（同上）

電磁能（同上）

機械性能量（mechanical energy）：也稱為操作能量（working energy），指的是一股力量對一個大型物體發揮作用，例如利用擴張的氣體發射砲彈。聲音也是一種機械性的能量。

化學性能量（chemical energy）：儲存在分子鏈表面的能量，而這股能量會把分子結合起來。光合作用就是其中一個例子。

熱能（thermal energy）：系統的某一部分會隨著溫度而增加。在熱電學中，熱能只會發生在系統內，也可以被直接稱做「熱」（heat），指的是兩個物體之間因為溫度差異導致的能量流動。

宇宙中有四種基本的力量，分別是電磁波、強核力（將原子的核心聚集在一起）、弱核力（導致某些放射性的衰變），以及重力（兩個物體之間的吸引力）。前三者的主要差異就在於：電磁波是帶電粒子之間的電磁能交互作用，強核力則是在次原子夸克以及膠子之間的強烈交互作用，將其結合起來就會形成質子、中子及其他形式；弱核力則是在次原子夸克和輕子（lepton）之間的微弱交互作用，這會造成夸克的變質，讓一個中子變成質子，還多出一個電子和微中子。還有另外一種交互作用叫做希格斯作用（Higgs interaction），發生在希格斯場（Higgs field）內。希格斯場會像液體一樣填滿空間。這個運作過程可以賦予夸克和輕子質量[20]。（不同類型的粒子種類請參考索引。）

光則是一種擺動性的波動，也可以說是電磁場內的一種電磁波。光可以製造電磁波譜（electromagnetic spectrum），指的是各種不同類型的光以不同速度擺動，所呈現的連續性分配。關於光，稍後在第三部會詳細介紹。

光子是光的基礎單位，也是電磁波譜中最基本的粒子。一個光子帶著所有波長的電磁輻射。光子與其他基本的粒子不同，它沒有質量或重量，不具有電荷，不會在虛無的空間中衰變，但可以在真空狀態中以光速前進。與所有的量子一樣，它既是一種波，也是一種粒子。當電荷加速，分子、原子或原子核的能量變低時（也就是電子在殼層之間移動），或是當粒子與反粒子被消滅時，就會產生光子。

當電流動時，電子會繞著原子的核心打轉，此時就會產生磁場。事實上在周遭環境中，任何電流通過導體時，都會產生磁場。

就能量醫學而言，這是非常重要的事實。電子會通過電線或器官組織，進而在電線或身體周圍產生磁場。我們的心臟、器官、神經、細胞、分子和其他部分，都會產生各自的生物磁場（biomagnetic field），這個名詞專指生物個體產生的能量場。

現代醫學越來越依賴測量生物磁場的儀器，勝過測量生物電場的儀器，因為後者之中即便是最為人所知的心電圖，也很難穿透皮膚來分析身體的狀況。生物磁場的儀器能夠越過人體組織進行掃描，因此才會有越來越多現代的診斷儀器，例如磁性心電圖、全頭型腦磁波儀以及肌磁圖，用來評估人體內部運作情況。科學界長期以來一直使用電來治療身體，如今已被磁所取代。生物磁學（magneto-biology）就是在探索利用磁性來治療人體的各種方法。

當然並不是每個物體都具有磁性。許多物體內的原子排列，會讓電子朝不同的或任意的方向旋轉，導致力量互相抵消。磁性具有南北二極，運行的方向也截然不同。磁極會讓電子朝同一個方向運行，形成一股流動的力量，創造出磁場。磁力通常會從北極流向南極。兩個磁鐵的不同磁極會互相吸引，例如南極與北極，同樣的磁極則會互相排斥。

電會產生磁性，磁也會產生電。移動中的磁場會刺激電子，然後形成電。

電和磁聚集在一起就會形成電磁場（electromagnetic field），這會讓帶有電荷的粒子產生力量，而電磁場也會被受刺激的粒子影響，這就是光形成的基礎。

量子的世界

量子（quantum）是構成物質的最小單位。次原子粒子則是構成原子的基本要素。量子力學（quantum mechanics）主要是在研究這些小型的粒子，而量子理論則是在探討這些小型粒子的運作方式。量子的研究屬於量子物理學（quantum physics）的範疇，與古典派的牛頓物理學有關，卻截然不同。

當物理學家發現光之外的物質也具有波的特性時，便創造出了量子力學這門科學。量子的特異作用暗示了古典物理學中的基本自然法則並非亙古不變的定律：它們只解釋了其中的可能性。量子物理學試著解釋為何量子無法在時間中靜止，無法只停留在某一個空間裡。舉個例子，單一的電子或質子可能會於同一時間內出現在不同的空間，甚至可能同時朝不同的方向移動。

我們接下來將進一步探討量子物理學的基礎概念。

更多關於量子的介紹

目前科學家找到二十四種次原子粒子，包括電子、光子及六種夸克。夸克具有的電荷相當於三分之一或三分之二個電子。輕子則是最基本的粒子，它的形態

藉由量子透視鏡發現的三種熱力學法則

古典物理學以熱力學的三種法則為基礎。這些有關能量的法則，主要是解釋能量的功能以及我們可否利用它。這對西方的醫療從業者而言是很實際的法則，我們也可以透過量子的角度來延伸這些法則。

這三種法則如下：

第一法則：能量喜歡受到保存，所以我們無法創造或摧毀能量，只能轉換。

第二法則：熵（信息的度量單位）傾向於增加，所以一個系統存在得越久，其中就會有越多混亂或無法利用的信息。

第三法則：當溫度接近絕對零度時，熵（或混亂）會持續更久。

這些法則適用於大宇宙，卻不一定適用於量子的小宇宙。舉個例子，根據第二法則，能量（或是振動的信息）會持續遞減，直到完全歸零為止。科學至今還無法讓能量完全歸零，但能逐漸趨近於零。然而根據第一法則，能量是無法摧毀的，這意味著無利用價值的信息另有去處。

原子和物質只能儲存有限的信息，但遺失的資料可不是藏在咖啡杯裡，雖然也不無可能。這些遺失的資料是保留在反向或平行世界裡，也可能藏在提勒博士發現的精微能量領域中（詳細內容參照第 12 頁的「精微能量的模型」）。

美國麻省理工學院物理學家賽斯·洛伊德（Seth Lloyd）曾經在著作《宇宙程式設計》（*Programming the Universe*）中，支持現實世界中有其他門戶的觀念。量子力學證明一個電子不僅可以同時存在於兩個位置，同時也必須如此[21]。某些粒子必須在同一時間內朝兩個方向旋轉。當一個原子處於非常高速的狀態時，需要更多的信息來繪出它的移動，此時熵就會增加[22]。

儘管如此，觀察者也會影響被觀之物的結果。如同《軌道計畫》（*The Orb Project*）一書所解釋的，現實會因為觀察者對量子場的觀察而重新組合。這指的是低於

可能中性，或含有半單位的負電荷。它們都會產生微弱的互動。夸克及輕子包含並影響其他的粒子。速子（tachyon）則是比光速還快的次原子粒子。力粒子（force particles）指的是產生力量的粒子。

波一粒子的二元性

許多次原子粒子的運作模式既像波，又像粒子。當它們被創造或消滅時，會

量子的能量振動，會降到密度濃稠的物質界，成為新觀察到的現實[23]。如果觀察者無心探索，或結果不符合「真實」的標準，這些沒有被觀察到的信息就會「遺失」。這些未受挑選的潛在信息並沒有消滅，反而會掉進「某個」區域裏。

由此可知，我們還能將其拾回。正如洛伊德所解釋的，我們可以藉由「翻轉一個量子位」（量子計算中最小的信息單位）來找到這些失落的信息。簡而言之，這是一個核心的階段，我們可以運用磁場來轉換能量的狀態[24]。我們已經確定精微層是位於物質的頂端，而精微能量的乙太層天生就帶有磁性。這是否代表，我們找不到的信息會一直在我們上方的某一個次元中逗留不散，也許這些東西可以讓病患恢復元氣？

我們還要考量熱力學的第三法則。絕對零度的實驗對此提供了另一個新的觀點，讓我們對精微能量產生了另一層的理解。絕對零度代表粒子此時具有最小的能量，稱為「零點能量」。包括哈爾·普索夫醫師（Hal Puthoff）在內的研究者，已經用「零點場」來界定零點能量，而零點場指的就是圍繞著整個實體的光之網絡（會在第三部深入討論）。光的場域是一種真空狀態，但不代表其中空無一物：相反的，它就像是一個電磁能的海洋，或是虛擬的粒子，一種可能變成現實的概念。

按理而論，能量應該完全靜止在絕對零度，這代表信息可以永久封存。但針對零點能量的實驗結果卻發現原子的運行會停止，能量則會繼續運作下去。這表示「失落的信息」並沒有真正遺失。即使處於凍結狀態，它仍然在背後繼續「振動」著。在此出現了最中肯的質疑：我們應如何「解讀」這些幕後信息呢？我們應該如何運用它？這就等於在詢問何謂「隱藏的」信息。我們如何取得這些受抑制卻令人渴望的信息？答案會在認識精微結構的過程裡出現，因為精微結構存在於具體現實和更高層次之間。在精微結構中運作，我們可以將負向的現實轉化為正向，而且不會在過程中失去任何能量。

戴上「粒子帽」（particle hat）；在創造和消滅之間的過程中，它們會戴上「波帽」（wave hat）。

反粒子

反粒子（antiparticle）是反物質（antimatter）的特定單位。英國物理學家保羅・戴瑞克（Paul Dirac）在一九八二年引進了這個概念，試圖融合相對論及量子力學的觀點。他的理論是每一個粒子都有自己的同伴，具有相同的質量及自旋方式，但電荷則是相反的。當一個電子遇到它的同伴，也就是正電子時，兩者會同時消失，只留下一對光子。反物質也被認為是能量的來源。

反物質世界

這指的是當某種途徑「沒有」受到選擇時，所產生的平行存在的現實。「多重世界理論」（many worlds theory）以及「平行宇宙理論」（parallel universe theory）都源自於同一個問題：反粒子到底在哪裡？另一個相關的疑問則是：那些「沒有被觀察到」的選項，或沒有呈現在具體現實中的部分，到底在哪裡？我們都知道反粒子的確存在。加州技術學院的卡爾・安德森（Carl Anderson）於一九三二年，在暴露於宇宙射線下的雲室（cloud chamber）中，發現了正電子—電子的反粒子的軌跡[25]。

自旋

自旋（spin）指的是一個粒子圍繞著自身軸線的旋轉。所有的粒子都會自旋，甚至會在同一時間圍繞著兩個不同的軸線旋轉。但是根據海森堡的「不確定性定律」（Heisenberg Uncertainty Principle），我們無法確定圍繞著兩個軸線自旋的準確動量。圍繞著垂直及水平軸線的自旋剛好是互補的，但即使你知道其中一個如何旋轉，也無法知道另一個的旋轉狀態。同理而論，即使確定一個粒子的自旋方式，也不能確定它的另外一種物理特性，例如速度。這是因為測量這個動作本身，會干擾到受測物體[26]。

纏結

兩個或兩個以上的物體會透過纏結的交互作用而影響彼此，即便是當距離數千公里之遠或是處於不同的次元。這種現象就叫做「量子纏結」（quantum entanglement），這和物體或粒子曾經產生過連結有關。

經過以上的探索之後，我們發現能量世界的基礎包含了傳統及量子物理學的解釋。把這兩種觀點融合，會引導出精微能量場的觀念，它足以包容和解釋這兩種物理學。

CHAPTER 2

成為一位能量療癒師

何謂療癒師？所有的療癒師都是能量工作者，但我們是否能將所有的能量工作者和療癒師畫上等號？一個人是否必須有能力「療癒他人」，才能算是療癒師？如果所謂的「療癒」包含了創造出正向的改變，那麼答案就是肯定的。

「治療」（curing）與「療癒」（healing）是非常不同的概念。治療指的是消除病症，而療癒則是讓個案處於完整狀態。一個完整的人無論是斷了腳、得了傳染病或是被宣判死刑，都仍然是完整的。而療癒師基本上就是要幫助他人了解自己天生的完整性，無論外表或治療的結果是好是壞。

療癒師必須以榮譽為圭臬，幫助病患產生健康的感受、行為、思想及信念，同時不會犧牲療癒師自身的健康。療癒師必須保持明智，行事帶有智慧。若是身為一位能量療癒師，則無論是擅長對抗、輔助、東方、西方、精神或任何其他類型的療法，都必須認識能量及其效應。但如果想要成為一位精微能量的療癒師，則必須理解一些更特別的議題。

我們會在本章中實際介紹成為一位精微能量療癒師，必須具備哪些基本的信念和倫理。這有如隨身攜帶的工具箱，或是醫生到病患家中出診時必備的黑皮箱。我們也會介紹精微能量療癒師會面臨的特殊議題，例如該如何適當地運用直覺及洞見。希望本章的內容能提供精微能量專家們一些參考的指標和變數，然後實際應用在療癒的過程中。

運用能量的必要條件

一位專業的能量工作者必須有決定如何運用各種技巧、信念及倫理的能力，同時還要認真地選擇應用在病患和自身的訓練、行為和界線，即使病患是小孩或朋友也一樣。我們可以從醫學院學生畢業時必須宣示的《希波克拉底誓言》（Hippocratic oath）之中，找到最通用的準則（見 33 頁譯注）。

這個誓言的精簡版是「幫助而不要傷害」，但在這兩個極端之間有許多灰色地帶。我們要提供一個適用於能量工作者的更新版本。

以下這個誓言的大綱，是根據數千年前人們在天神面前許下的古老誓言。誓言的部分用中黑體字，說明的部分用細明體呈現[27]。

- **盡己之力，恪守為病家謀福**。只療癒你有能力幫助的病患。
- **協助病患遠離傷害及不義，或是告知病患他正在傷害自己和別人**。有必要的話，你還必須向相關當局報告危險性，但千萬不要超越你個人的界線。如果是徒手治療的療癒師，莫忘自己若是未受過相關訓練，不可以決定癌症患者是否應接受化療。
- **凡授我藝者，我都敬如父母**。尊重你的導師，尋找值得尊敬的訓練師、學校及課程。
- **勿應任何人的要求提供致死的藥物，或是暗示該藥物的效用**。所有的能量都是藥，即使是精微能量。藥無論是以草藥、聲音、光、文字或處方藥的形式呈現，都具有藥效。除非你對它有完整的認識，否則不應該使用它。
- **我願以此純潔神聖之心，終身捍衛自己的人生及技藝**。這代表你個人的價值。你的人生和品行非常重要，不應該因為工作而犧牲掉。
- **我拜訪任何一個病患時，都是為了其福祉，不可行蓄意的不義及致禍性之事，尤其不能行誘姦之舉，無論對方是自由之身或奴隸**。不能與病患發生關係。大部分專業及有證照的醫護人員，都不能在工作之餘與病患約會或見面，除非在醫療結束兩年之後。
- **不論有無業務的牽連，我都願意守口如瓶，不洩漏任何所見所聞**。切記，病患擁有隱私權。

另一個現代版本的誓言是，療癒師一旦發現有更優秀的專家，絕不該越俎代庖。身為專業的療癒師，應該將病患轉介給適合的治療者。

成為一位精微能量師：專業訓練

你如果想從事精微能量的治療工作，首先必須帶著覺知學習對抗療法的準則，以及超越對抗療法的概念。此外還要鑽研下列三種技巧領域，才能成為專業的精微能量師。

- **專精至少一種精微能量的操作**。許多優秀的整骨師曾經受過數小時的針灸訓練。他們不會因此而成為針灸專家，也無法變成傑出的能量工作者。一個合格的精微能量專家必須符合下列的標準：
  —通曉精微能量及相關領域的能量結構。
  —知曉身體和可運用的精微結構之間有何種關係。
  —了解能量領域與人類其他面向的關係，例如心智、情感和精神等層面。
  —如果可能的話，隨時覺察並發展能量技藝中的直覺力。
  —運用直覺的天賦時，也要參考相關的知識及常識。許多西醫會根據「直覺」來診斷。這種做法很棒，但是接下來他們仍會進行科學的超音波檢查及程序。即使是一位具有直覺天賦的療癒師，也應該這麼做。你要思索如何透過機械，來確認自己的直覺是否正確。
- **如果你實行的是整合療法，則至少必須精通另一個專業領域**。整合療法目前在美國非常風行，而這也是世界潮流。事實上，有許多國家的醫療方式從未受到西方的薰陶。他們的傳統醫學乃是所謂輔助或整合性的醫學。在西方世界中，整合性的療癒師除了必須熟悉精微能量的法則，還必須具備學術或法律上的認證。法律明確規定了必須具備的學歷及訓練。
- **持續的訓練**。精微能量醫學是全球發展最快速的領域之一，逐漸獲得人們的認同及肯定，也有許多訊息不斷地被傳播到世界各地。身為一位療癒師，必須隨時接觸資訊、閱讀書籍，或是參加課程。

信念的力量

能量工作者的成效根據的是他的信念（無論是否採取精微的方式）。一位專業的能量工作者必須自問：我相信自己的能量法則具有效力嗎？我相信自己嗎？我相信個案具有康復或成長的能力嗎？你對以上問題（或是其他與信念相關的問

直覺與能量專家

許多研究都支持療癒師在精微能量的工作中（或甚至是所有的能量工作中）有限制地運用直覺。譬如，醫學博士諾曼·席力（Norman Shealy）曾經發表過一項研究，請了八位靈媒診斷十七位病患，結果發現他們對於病患人格特質的判斷，準確性高達百分之九十八，而針對病患身體狀態的診斷，也有百分之八十的準確性[28]。

美國加州心臟數理研究所（Institute of Heartmath）的研究也確定了直覺的存在和其準確性。許多的研究證明心臟是主要的直覺中心，甚至會對未來的信息產生反應。舉個例子，當人們接到令人激動的刺激消息時，心跳會加速；接到未來性或平靜的信息時，心跳則會減緩[29]。

當我們在能量工作中運用直覺時，必須考慮許多東西：界線的問題、信息的適用性及重要性、詮釋的正確性、未來的不可預測及易變性、接收者對信息的反應（例如是否「贊成」或「反對」這些資訊）。最重要的是，能量工作者本身的直覺技藝。

直覺雖然也會不準，但是一位專業的療癒師不該羞於運用直覺。能量工作是一種藝術，其中本來就包含了直覺的運用。

題）的答案，將會影響你的專業成就，保障你的個人福祉。

你的能量場會跟病患的能量場產生交流。你所珍視的東西，也會傳達到病患的內心（我們接下來會進一步介紹以心臟為主的療法），然後進入病患體內。正如美國哈佛大學教授、身心治療師哈伯特·班森（Herbert Benson）曾經說過的：「我們的大腦是由信念及期望結合而成。當大腦運作時，信念就會成為現實，而身體也會對這些信念產生反應，出現聾或渴的感受，變得健康或生病。」[30]

我們可以依據兩種已經被深入研究的現象：安慰劑效應和反安慰劑效應，而得知人的信念會變成現實。當醫師給予病患假的藥物或治療時，經常會出現安慰劑效應。病患不知道自己獲得的藥物或治療不具有醫學上的效果，只是被告知這是「有效的」。

自一九五五年起，科學家開始追蹤安慰劑的神奇效應。他們有時會氣餒地發現，安慰劑不僅能發揮作用，和「真的」藥物或療法一樣有效，效果甚至更好一些。舉個例子，最近有許多研究發現，兒童咳嗽時給予安慰劑跟咳嗽藥一樣有效[31]。

研究發現安慰劑效應不僅出現在藥物上面，也發生在儀器和物理治療上面，例如按摩、自然療法、整脊療法、水療法、光療、熱療或其他療法[32]。它也發生在療癒師身上，或是他們對病患的療癒上。正如加州專業心理學院的麥可・喬斯普教授（Michael Jospe）所言：「安慰劑效應是人體的某種潛力，能對療癒師產生正向的反應。」[33]。換言之，療癒師的態度可以幫助病患創造正向的結果。

能醫病的東西也可能帶來傷害。試想一下安慰劑效應的反面：反安慰劑效應，就是你如果相信壞事會發生，它就可能發生。研究人員發現，在容易罹患心臟疾病的女性中，有的相信自己可能患病，有的則沒有負面想法，而前者患病的機率是後者的四倍[34]。另一份研究則發現，在接受手術的病患中，有想死念頭的人幾乎百分之百都會死；這些人通常都想要與自己深愛的亡者重新連結[35]。

安慰劑效應和反安慰劑效應其實都可歸於「神入作用」（empathy），也就是透過積極的方式來分享能量。柏克萊大學的科學家雷文森及高德曼（Levenson and Gottman）的研究發現，人無時無刻都會產生神入反應，有些人的效果會特別明顯。此外，科學家觀察已婚伴侶在產生神入反應時的生理狀況，結果發現容易神入的伴侶會模仿對方的心跳速度。其中一人的心跳加速時，另一人的心跳也會加快，反之亦然[36]。這些研究意味著有職業道德、有能力的療癒師，也會是以心臟為主的療癒師。

以心臟為主的能量療癒師

我們憑直覺就知道心臟是愛與神入的中心，研究也證明事實如此。神入作用可以用電磁場的形式顯示，它是從心臟所產生的，身體其他部位產生的能量都遠不如心臟。心臟的電磁場可以散發五萬個飛米特斯拉（femtoteslas，電磁場的計量單位）；相較之下，大腦只能產生十個飛米特斯拉[37]。其他研究也發現，當人體與磁場隔離時，心臟電場的振幅比大腦電場強上六十倍[38]。人類的神經系統可以透過心臟的場域，感受並回應他人心臟所產生的磁場[39]。所以一位療癒師，往往可以透過心臟的場域來影響病患。

這種作用會產生一個問題：身為療癒師，你想要與病患分享什麼？你如果想要對病患產生正向效用，自己的心中也必須具有正向的感受。好的意念不只對病患有益，也會為療癒師本身帶來好處。

加州心臟數理研究所羅林・麥奎提博士（Rollin McCraty）曾經做過一系列的研究，證明正向能量的重要性[40]，內容收錄在他的電子書《活力十足的心臟》

（*The Energetic Heart*）裡面。

科學家在過去數十年裡，已經知道人體的神經系統會在活動之間，或是以電活動的形式，將接收到的信息編碼。最近的研究還發現，荷爾蒙的脈衝也會捕捉信息，其中一種荷爾蒙的脈衝，與心臟的節奏一致，代表在心臟產生壓力和電磁波時，信息也在心跳之間被分享。

負向的情緒像是憤怒、挫折和焦慮，都會干擾心臟的節奏。正向的情緒，例如感謝、愛或同情，則會導向協調或機能性的振動模式。感覺會遍布整個身體，在體內產生化學變化。你如果想要健康，就要盡可能時常保持正向的心態。你維持一致性和減輕壓力的可能性因此增加，甚至在面對挑戰時也不受影響[41]。

療癒師能夠隨時隨地與每一個遇到的人分享自己的信念。

直覺的療癒師

療癒師在精微能量療癒的領域中，可以運用許多不同形式的超能力。大量的研究發現，每個人天生就具備各種不同的「超覺」能力[42]。人們可以發展並運用這些天賦，對生理和心理的問題做出直覺性的評斷。至今科學界已經發表了一百五十種以上針對療癒的對照研究，逾半數的研究發現直覺可以發揮有效的作用[43]。憑直覺來應用能量，也是實行能量療癒的主要方式之一。

一般人無法在一生中善用每一種形式的直覺，也無法有目的地運用天賦。療癒師卻不同，他們通常只有特定的專長，其他領域的能力則顯得較弱。舉個例子，一份有關直覺診斷的研究發現，能準確判斷器官問題的診斷者，卻無法測出不孕的問題[44]。運用直覺的其中一個關鍵，就是要知道你最具天賦的方式是什麼。我們接下來會列出一些經常在能量工作中運用的各種直覺天賦，有些看似不可思議，但其實都有豐富的文獻記錄了靈通的相關經驗。

耳通（clairaudience）：也被稱為「靈通」（channeling）或「靈媒」（trans-mediumship），通常是透過自己身體的某個入口管道，來擷取靈界的訊息。

外境感通（clairsentience）：感應到外境中的未知信息。

遠距療癒（distant or absent healing）：遠距離診斷或感知他人的狀況及需求，或是遠傳療癒能量。

占卜力（divination）：透過召喚靈界眾生或凝視未來，獲得超覺信息。

探測術（dowsing）：使用工具，例如靈擺或探測棒，來感應能量獲得信息。

神入（empathy）：有能力接收別人的情緒、需求或生理狀態的能量，包括以身體為基礎的偵測能力，可以知道別人的氣味、感受、知覺和身體反應，覺察到別人的自我狀態。

徒手療癒（hands-on healing）：藉由雙手的感應力，對現場及遠方的物件或團體進行診斷、詮釋或轉移能量。

肌動學技巧（kinesiology）：感受到肌肉的變化，依此解讀身體的信息。

改變心智的技巧（mind-based techniques）：藉由改變心智的物質或活動來啟動直覺，譬如運用催眠、聖藥、食物、音樂、聲音及色彩。

預知力（precognition）：預見未來的能力。

投射感應（projection）：看到、感受或探訪其他情境的能力。

預言力（prophecy）：看到或感受到可能會發生的事情，如果一切順天而行的話。

超自然開刀術（psychic surgery）：藉由超自然的方式實際穿透人體，移除器官組織、骨骼或其他物質。

後瞻（retrocognition）：對過去的超覺認知能力。

薩滿工作（Shamanic work）：以能量體往返於不同世界和次元之間的能力，可以徹底使用所有的直覺能力，通常都是處於另類意識狀態。其中的能力可能包括：「靈體探測」（entity detection）及「驅魔」（exorcism），處理「附魔」問題（possession，邪靈附著在一個實體上，或成為實體的一部分）或「精氣衰退」（recession）；召魂及療癒（soul retrieval and healing，當魂魄有一部分離開身體時）；為人解開業力能量的糾結（energetic bindings），例如解開能量業力鏈條（cords，兩個或兩個以上的人或靈魂的能量約定）或生命鏈條（life cords，自體內兩個或兩個以上部位的糾結）；共依存的靈魂交易（codependent bargains，只有一方可以獲得能量的契約）；以及詛咒（curses，負能量場，可以束縛一個或更多的靈魂）。

靈修方法（spiritual techniques）：與神力或他方的實體連結來引起改變，包括使用宗教祈禱、代禱、未受指導的禱告、遠距療癒、默觀及冥想。

遙感能力（telepathy）：所謂的讀心術。

觀想能力（visualization）：所謂的眼通（clairvoyance），或是對影像、精神、幻覺、顏色的覺察能力；解讀靈光（身體周圍的能量場）；對於未來或

透過脈輪來認識直覺

運用脈輪的作用力是最容易探索和加強超覺能力的方法。我曾經在其他著作中提過，人體的十二個脈輪都蘊藏著不同類型的超覺能力。超覺天賦指的是搜集、解讀以及傳送超覺信息的原始能力。每個脈輪都有不同的振動頻率，所以都掌管著不同的超覺信息。超覺能量只是一種比知覺更快速的能量形式。一個人「擷取」或「發射」的東西，可以轉變成肉體、感覺、心智或精神的能量，而造成正向或負向的影響。

每個人都擁有不同的天賦才能，亦即脈輪的作用力有強弱之分。你如果能評估自己的哪一個脈輪能量最強，就會知道自己最能運用哪些超覺能力。

這個理論強調的是，儘管所有人都具有超覺能力，但是並非每個人都能正確地善用自己的才能。源自於童年、文化、經驗或宗教薰陶的不同議題，都有可能導致超覺界線的問題。譬如身體周遭的場域無法有效地過濾接收到的超覺能量；或者，內心的程式扭曲了脈輪的能力，而無法正確地搜集、解讀或傳達超覺信息。我們經常看到專業的能量工作者因為過度敏感，而吸收了太多無用的信息，造成自身的危險。這時超覺界線的問題就出現了，也就是如何將「超覺才能」轉成「直覺才能」的議題。我們必須懂得觀察心智、情緒及能量的變化，控制進出脈輪及靈光場的能量流動。

以下的表格列出每一個脈輪蘊含的超覺天賦。當它們沒有經過過濾時會有何種表現？當運作者培養直覺的界線時，它們又會如何轉變？這些都會在表格中一一介紹。

表 1.1　脈輪蘊含的天賦：從超覺才能轉變成直覺才能

脈輪	超覺才能	正向表現	負向表現	直覺才能
第一脈輪	對身體或物質的感應力（觸物感通、能量探測、超自然開刀術、肌動學技巧、念力移動及徒手療癒的要素之一）	感受到別人的身體問題和起因	吸收別人的疾病和身體狀況，無法擺脫其影響	對身體的神入能力：錄下別人的身體能量，但可以自行釋放；同時能療癒別人
第二脈輪	對情緒的感應力	能覺察別人的情緒，同時能加以解釋	吸收別人的情緒，將其貯存在自身體內	對情緒的神入能力：能解讀別人的情緒，同時能療癒別人

（續下表）

表 1.1　脈輪蘊含的天賦：從超覺才能轉變成直覺才能（續）

脈輪	超覺才能	正向表現	負向表現	直覺才能
第三脈輪	對心智的感應力（常稱為外境感通）	能知道別人的信念或當下的想法	把別人的信念和想法當成自己的	對心智的神入能力：能判斷別人的哪些信念導致了問題，並加以解釋釐清
第四脈輪	對關係的感應力（徒手療癒的要素之一）	能感受別人的需求及慾望；同時能傳送療癒能量	以為自己必須為別人的需求、未滿足的慾望及療癒負責	對關係的神入能力：能判斷別人的需求和提供協助，當力不從心時，會邀請神聖力量的協助
第五脈輪	對語言的感應力（也稱為耳通、靈媒、遙感和靈通）	能接收其他人或靈界的資訊、話語、音樂或聲音	不能區隔自他的想法，可能會被其他靈魂控制	對言語的神入能力：控制溝通的結束與開始
第六脈輪	對影像的感應力（也稱為眼通、預視力、預知力、善用「天眼」，遙視及解讀靈光）	能透過眼睛或內視力看到影像、景色、圖案及色彩	無法控制影像的流動或類型；多半看到負面的訊息，無法分辨真假	視覺上的神入能力：在必要時接收神啟；具有解讀能力；能用影像療癒別人
第七脈輪	心靈的感應力（也稱為預言力，是念力、禱告和冥想的要素之一）	能覺知到別人的意識發展、目的、命運或靈性指引	容易遭受靈界的攻擊；被邪惡或負面力量過度影響；無力感	心靈上的神入能力：能接觸到高層指引，藉此利人助己；善用禱告、冥想、念力來療癒
第八脈輪	薩滿的感應力（靈界之旅、遙視、後瞻、投射感應、預知力、驅魔、召靈或解開因果束縛的要素之一）	往返不同世界與次元之間；不受時間限制，跨越過去、現在及未來	容易被來自別人、其他世界或自身過去世的怨靈及問題傷害	薩滿的神入能力：能拜訪其他世界和次元，或與其產生連結，從中獲得訊息或療癒力量，進行能量及靈體的轉換
第九脈輪	對靈魂的感應力	能知道他人靈魂所處的狀況	承擔其他靈魂的議題或是全球性的問題	對靈魂的神入能力：能感受別的靈魂或全球性的需求，判斷如何創造出和諧

（續下表）

表 1.1　脈輪蘊含的天賦：從超覺才能轉變成直覺才能（續）

脈輪	超覺才能	正向表現	負向表現	直覺才能
第十脈輪	對大自然的感應力（大自然療法的要素之一）	能夠和自然界中的元素、生命及能量連結	變成自然界的元素、生命及能量的受害者	對大自然的神入能力：能接收並分享來自大自然的訊息及療癒能量
第十一脈輪	對自然勢力的感應力	變成自然勢力或能量的導體，例如風或自然靈	被外界的勢力操控，導致極度負面或失控的情況	對自然勢力的神入能力：篩選能使用、接近或引導的勢力，做出正向的改變
第十二脈輪	個人的天資（與個人特定靈性目標相關的獨特能力，類似我們會在第五部討論到的神通力）	因人而異，但共同目標都是將超覺能力運用在更高的目的上，以追求更高的靈性境界（例如老師可以「接收」超覺信息，為學生解惑；或是在超覺能力不及之處，利用直覺的理解來補足）	因人而異，但主要是個人天資的延伸（例如記憶力佳的老師，會利用超覺能力「諦聽」與主題相關的信息；這種未過濾的作用力也可能導致接收到錯誤或無效的信息）	因人而異，但是都可以幫助別人達成靈性目標（例如老師只「接收」符合學生最高層需求的超覺信息）

過去的覺知或創造力，包括預言（foretelling）、預知（precognition）和辨識力（recognition），以及遙視的能力，足以知道自體之外發生的事情，有時兩地相距甚遠。

時下精微能量療癒的領域中，最新的常用術語就是「念力」（intentionality），指的是將覺知投射在一個想要的結果或物體上。這有許多進行的方式，其實也就是超覺能力的總和。你如果立下一個正向崇高的目標，你的直覺力很自然地會助你一臂之力來達成目的。

正如我們前面描述的，所有的療癒師都是能量療癒師。療癒師和病患都必須遵守道德及倫理準則。精微能量療癒師時常使用直覺，所以需要更多的倫理道德、深入的知識、實際的應用能力及界線。療癒師可以將本章的內容視為深入探索前的跳板。

譯注：該誓言俗稱為「醫師誓言」，是西方醫師行醫前的宣示。希波克拉底是古希臘的療癒師，被譽為西方「醫學之父」，在希波克拉底所立的這份誓言中，列出了一些特定的倫理規範。

PART 2
人體解剖

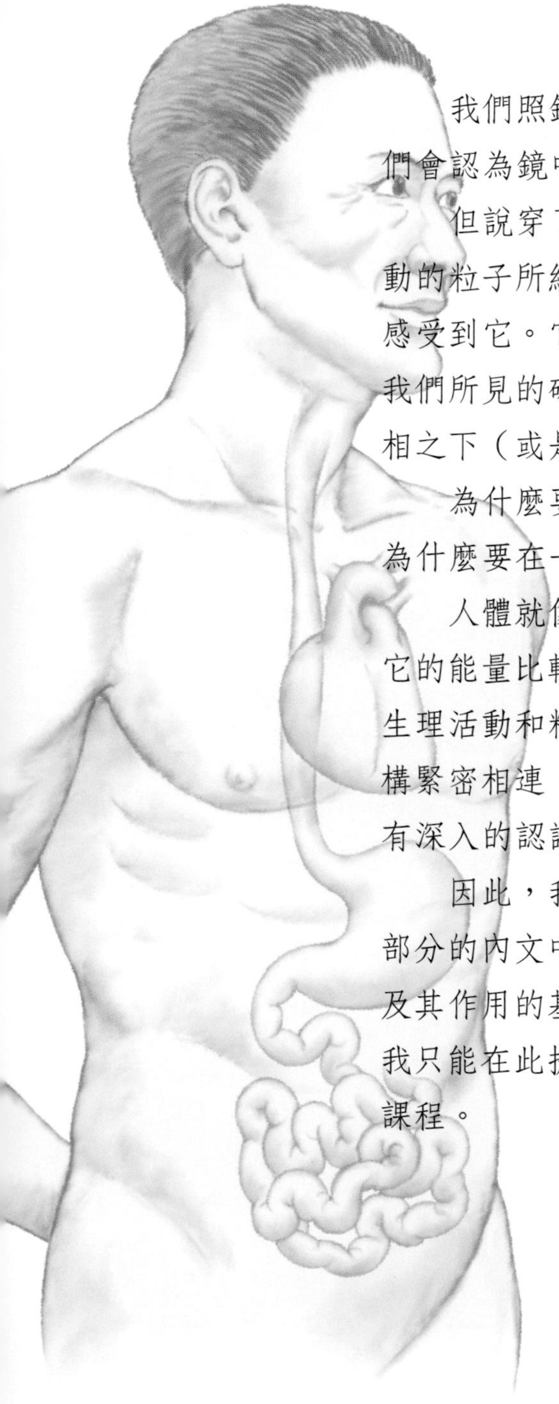

我們照鏡子時會看見自己，至少是肉體的形貌。我們會認為鏡中所見是真實的。

但說穿了只不過是血肉的組合，事實上是由緩慢流動的粒子所組成，雖然我們可以碰觸到、看到、聽到或感受到它。它其實也是由肉眼無法察覺的光所組成的。我們所見的確是真實的，卻不是唯一的真相，在這個表相之下（或是周遭及內部），還存在著我們的精微體。

為什麼要在一本剖析能量的書中介紹人體的結構？為什麼要在一本介紹精微體的書中介紹人體解剖呢？

人體就像精微體一樣，都是由能量組成的，只不過它的能量比較遲緩，強度和振動都低於精微能量。控制生理活動和精微系統的準則是截然不同的，但兩者的結構緊密相連，息息相關。基於此理，我們必須對兩者都有深入的認識。

因此，我們在介紹精微體的結構之前，會先在第二部分的內文中介紹人體的主要系統，提供有關解剖結構及其作用的基本知識，同時也會探究身體能量的本質。我只能在此提供簡明的概論，無法交代完整的醫學解剖課程。

CHAPTER 3

細胞

人體內有超過一億個細胞，這是生命的基本單位。根據不同的功能，細胞會呈現出不同的體積、形狀及成分，為所有的生命活動創造出能量。

細胞的分裂和繁殖，造成了人體的成長與改變。功能類似的細胞會連結在一起形成組織；而功能類似的組織則會形成器官。特定的細胞群負責執行各種不同的身體功能，其中包括紅血球、白血球、巨噬細胞、神經元、肌肉細胞及皮膚細胞。細胞本身含有原生質，這是一種有機物，裡面百分之七十是水分。細胞周圍有細胞膜，圍繞著中央的細胞核。

細胞是打造人體的磚塊

大部分的細胞外層都有細胞膜，裡面有類似果凍的物質，被稱為細胞質（cytoplasm）。細胞質中有許多非常微小的結構，稱為細胞器（organelle）。細胞最重要的基礎結構包括：

粒線體（mitochondrion）：用來產生能量。這是進行有氧呼吸的部位，負責製造腺苷三磷酸（adenosine triphosphate, ATP）。

細胞核（nucleus）：微小的團狀體，通常是圓形或橢圓形，深埋於原生質內，控制著細胞的功能，以去氧核糖核酸（deoxyribonucleic acid, DNA）的形式保存基因訊息。

核仁（nucleolus）：為細胞分裂製造必要的蛋白質；由核膜包圍，附著在內質網上。

內質網（endoplasmic reticulum）：介於細胞核與細胞膜之間的通道系統，

也參與蛋白質的製造。

細胞有如工廠

細胞的新陳代謝必須仰賴不斷提供的原料，同時得透過血液循環除去已經使用過的物質及廢物。細胞的活動是由細胞核所控制的，靠著儲存的能量來維持。每個細胞就像一家有三個生產階段的工廠，其中包括了原料、製造及廢物處理。

原料：依照細胞的功能，只有特定的物質可以進入細胞膜內。每一種細胞需要透過身體的循環系統獲得不同的物質，像是碳水化合物、脂肪、胺基酸以及各種鹽分。

製造：這個過程發生在內質網的表層，內質網遍布在細胞質裡，成品包括酶（enzyme，酵素）與荷爾蒙。

廢物處理：成品及廢物必須透過細胞膜進入組織液，然後進入血液中，進行循環或處理。

粒線體及電磁細胞[1]

粒線體為我們的細胞製造出物質的能量，也與精微能量的形成有關。我們會在第四部裡，進一步討論人體經絡和精微能量的結構。

只有一半的細胞能量可以供人體使用，剩餘的則是用來維持細胞自身所需。每一個細胞都像是一個電池，外牆帶有正電荷，內牆則帶有負電荷。所以每一個細胞都會產生本身的電活動及磁場。一個健康的細胞具有七十毫伏特的電荷，伏特是測量電活動的基本單位。

當人生病或營養不良時，細胞膜的電荷會減少到三十毫伏特，是不足以輸送養分至細胞內的。此時身體的新陳代謝會減緩，細胞會死亡。整個身體的電活動量也會降低。

當我們思考、運動、活動肌肉時，或是當血液在流動或淋巴液在循環時，都會產生電。新陳代謝變緩，代表每個層次的活動都在減少，身體的電場及磁場也在萎縮。人會因此而容易生病、情緒失控及老化。快死亡的細胞仍然會繁殖，不過速度比較緩慢，除非細胞能量的提供者粒線體，可以製造足夠的能量來進行細胞分裂、新陳代謝以及電的活動。

人體的電磁活動部分源自於離子的作用，這一點我們在第一部中曾經討論過。粒線體在生命中的運作功能就是儲存鈣離子，它可以促進物質和信息之間的離子交換，以及其他的任務[2]。粒線體透過本身的電磁活動，會釋放出神經細胞裡的神經遞質（傳導物質），以及內分泌腺中的荷爾蒙。

粒線體與微電流[3]

我們可以把粒線體的運作看成人體一部分的微型電路。微電流是以微安培（百萬分之一安培）為計量單位的電流。生理學諮詢師肯尼斯・摩格瑞吉（Kenneth Morgareidge）博士指出，微電流已經應用在結締組織（包括肌腱及韌帶）的治療上面。我們可以把人體本身視為一個電池，它會產生自己的微電流。

科學家在過去數年來，已經將微電流與受傷部位或「受傷的電流」連結。羅伯特・貝克（Robert Becker）耗時數年追蹤電流與動物再生能力的關係，結果發現電流越強，再生的結果越徹底。研究人員在經過許多實驗之後，開始將人體視為一個低量的直流電發電機，或是一個電池。神經會輸送這些電流，但神經膠質細胞能夠更有效率地輸送電流，我們稍後會進一步介紹它。科學家諾登斯壯在本書第四部的討論中也提到，人體內有一個次要的電子系統，連結著結締組織、血管系統及經絡。

摩格瑞吉博士假設，當胚胎在發育時，經絡就已經在建構微型電路（人體）的版型了。這代表人終其一生都是靠經絡在指引體內的電磁運動。事實上，這個微型電路產生的電磁場可能會形成一張地圖，顯現出人體及細胞的整個組織狀態。對於人體內和細胞之間的電流傳遞而言，離子化是非常重要的運作過程。

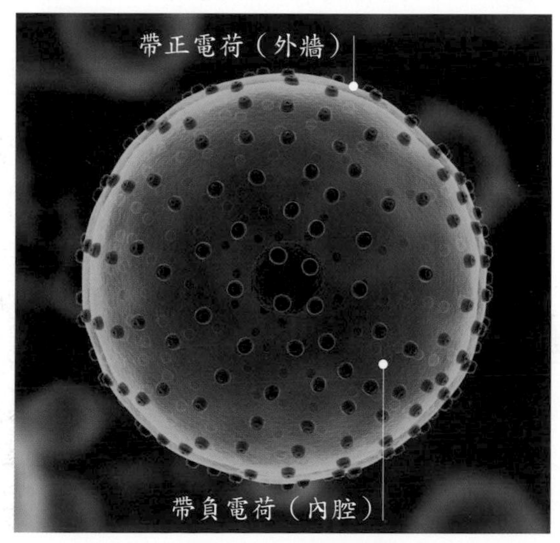

圖 2.1　人體細胞

摩格瑞吉博士認為粒線體在打造版型的過程中，發揮了很重要的作用。粒線體的內部有許多細胞色素

（cytochromes），這是一群特殊的酶，可以移動氫離子穿越粒線體膜，製造出腺苷三磷酸（參閱第十五章的「新陳代謝」）。每一個細胞都會集中這些離子及新陳代謝的力量。粒線體也會參與鈣的離子化過程，提供重要的協助，讓電產生作用，也可能促使經絡透過微電流來連結身體。

CHAPTER 4

去氧核醣核酸

去氧核醣核酸，也就是 DNA，是生命的密碼，它們以染色體的形式，把我們獨特的基因信息儲存在每一個細胞核內。染色體就是一長串的 DNA 分子[4]。每一個 DNA 的分子都包含許多基因，指引著人體的建構及維持。

透過顯微鏡去觀察，我們會發現 DNA 分子是已知體積最大的分子之一。它是以雙螺旋的形式排列的，很像一個旋轉樓梯。DNA 是一種非常複雜的物質，由一串稱為核苷酸（nucleotide）的化學單位所組成。每一個核苷酸都含有五碳糖、磷酸鹽和一種鹼基（含氮化合物，共有四種）。五碳糖和磷酸鹽就像樓梯的扶手，而鹼基則是用雙螺旋的方式連結每一段階梯。

四種鹼基分別是腺嘌呤（adenine）、胞嘧啶（cytosine）、鳥嘌呤（guanine）以及胸腺嘧啶（thymine），分別簡稱為 A、C、G、T。這四種鹼基只能以 A-T、T-A、C-G 或 G-C 的形式結合，然後會以不同形式搭起 DNA 分子的樓梯。三種鹼基會形成一個遺傳密碼子（codon），它可以編排一個蛋白質的胺基酸序列。

四種鹼基會沿著五碳糖和磷酸鹽構成的骨架，排列出特別的順序，又稱為 DNA 序列。這種序列會標示出確切的基因指示，用它獨有的特徵創造出一個特別的有機體。

身體的藍圖

DNA 就像一張藍圖，而每個人的 DNA 都是獨一無二的。DNA 分子內的基因包含著生成蛋白質和化學物質的信息，作用是啟動身體的運作及成長。當我們將「信使 RNA」（mRNA。RNA 為核醣核酸的縮寫）以及核醣體的信息編入細

母細胞：不停付出的本能

治療師常說很難打破母親與孩子之間的「親子連結」，但研究發現這種連結可能比之前認為的更深入、更持久，也可能更加危險或更有利。因為這種生物性的連結存在於細胞之間，意味著精微能量的連結。

早在母親懷孕時這種連結就開始了，主要是透過粒線體來達成的。粒線體會在每個細胞內產生能量，而它完全是來自於母親的卵子。父親的粒線體則會透過精液進入母親的卵子內，但是對於基因的信息毫無貢獻[5]。

每一個人都會從自己母親的族系，遺傳好幾千個世代的粒線體 DNA[6]。這個事實讓許多人類學家相信，我們所有人都是源自於「粒線體夏娃」（Mitochondrial Eve）或「非洲夏娃」（African Eve），這裡指的是一位在十四萬年前居住在非洲的女性。根據這個假設，人類都擁有和原始母親一樣的粒線體，而精子帶有的Y染色體，則只能遺傳自父親。我們每個人也都帶有父親獨有的基因[7]。

科學家經過了長時間的研究，已經知道細胞是源自於母親。母親的細胞會在懷孕的階段進入孩子體內，停留在孩子的體內好幾十年或是一輩子。有些細胞與自身免疫系統的障礙有關，包括狼瘡和風溼性關節炎，或是身體無法自行預防、療癒的某些症狀。

美國西雅圖華盛頓大學的李．尼爾森（J. Lee Nelson）及其他研究人員發現，有些母細胞會成為抗體攻擊的目標，導致免疫系統失調。免疫系統通常只攻擊外來的入侵者，但是科學家在某些免疫系統失調的疾病中發現，自身的抗體有時也會攻擊健康的細胞。這種作用叫做「微嵌合體」（microchimerism），發生在孩子體內的母細胞，也發生在一些胚胎期就存在的細胞上面。科學家已經發現微嵌合體會影響數十種體內組織，包括大部分的主要器官在內[8]。

研究也發現母親在懷孕時期傳給孩子的細胞，會發育成製造胰島素的胰臟細胞。這會讓孩子體內存留的母細胞具有療癒效果，或許能阻止或減輕糖尿病的產生[9]。

從精微能量的觀點來看，母細胞的持續存在和遺傳的粒線體母體DNA，引起了科學家進一步針對表觀遺傳學（epigenetics）、基因形態生成場以及家族病蔭（miasms）的討論，我們稍後都會介紹。表觀遺傳學是假設社會集體情感事件會被編成化學密碼，成為非 DNA 的物質，實際地影響 DNA 的活動。這些事件還會代代流傳下去。

胞之後，DNA 會決定這個細胞該製造哪種蛋白質。蛋白質產生的胺基酸序列，則會與 DNA 中特定的鹼基序列產生直接對應。

一個細胞在分裂之前，DNA 會進行複製，讓新產生的兩個細胞擁有相同的 DNA 分子。每個人都有四十六個染色體，在複製的過程中，每一個染色體會產生大約五百種基因組合，其中包含著充分的指令去執行人體內的所有活動，從身體類型到遺傳的特徵，從膚色到眼睛的大小，甚至包括我們的反應速度。

除了精子與卵子只有二十三個染色體，人體內每一個細胞的細胞核內都有四十六個染色體，排列成二十三對。

父母的任何一方都擁有完整的四十六個染色體，但只會把其中的二十三個傳給自己的孩子。舉個例子，兄弟姊妹的染色體不盡相同，因為各自都從父母的一方「遺傳」不同的二十三個染色體。只有同卵雙胞胎例外，因為當一個受精卵分裂成兩個相同的卵子之後，各會從父母的身上得到完全相同的二十三個染色體。

表觀遺傳學：DNA 之外的影響[10]

研究人員在過去數十年來都假定 DNA 是人體的主要創造者，甚至包括心智及感情特徵在內。但現在發現似乎還有一種能量在 DNA 背後發揮影響力，操控著開啟或關閉基因的作用，它明顯地影響著每一個人，甚至包括未來模樣的形成。

表觀遺傳學主要就是在研究「表觀基因」（epigenomes），也就是某些化學成分的形成和基因的開關作用。你的腳趾頭跟大腦有同樣的 DNA，但是某種力量會告訴基因，何時該在不同的部位發揮不同的功能。某種力量會告訴某些基因該不該殺死癌細胞，或是要不要生成斑塊。這個「某種力量」也許就是表觀基因，其中包含蛋白質和甲基。

表觀基因就在 DNA 的雙螺旋樓梯旁。它們會對環境的改變產生反應，然後「觸發」DNA。表觀遺傳的改變通常是發生在 DNA 的複製過程中。組織蛋白（histone）就是其中一例，裡面的蛋白質包含著某些基因密碼。DNA 包覆著這些表觀基因。連吸菸或飲酒過量，組織蛋白都知道。它們在 DNA 複製時「多嘴地洩漏」你的秘密。舉個例子，它們可能會叫你的「防癌基因」乖乖閉上嘴，或是叫你的「致癌基因」出面發言。根據加拿大麥吉爾大學的科學家麥克．米內（Michael Meaney）的研究，吸菸、進食、飲酒這些行為以及情緒因素，都會影響表觀基因。

米內研究過出生時體重較輕的成年人的大腦，結果發現與母親連結比較差的人的海馬體通常比較小。海馬體是腦內負責記憶的部位。與母親連結比較緊密的人，海馬體的體積往往是正常的。米內以及後人的研究進一步測試了 DNA 甲基化形式的差異（甲基是一組原子，會受到化學訊號的干擾，並啟動基因發揮作用）。換言之，缺乏母親滋養的人會「關閉」支持海馬體的基因；愛則會「開啟」這些生長基因[11]。

科學家曾經認為，每個人在成年之後就算完全發育，DNA 都被限制在某個部位裡；事實不然。研究發現環境會持續對表觀基因進行編碼，因而改變了我們的DNA。甚至已經有證據顯示，被收錄在表觀基因內的決定不僅會傳給下一代，還可能代代相傳下去。也就是說，對你的祖母發生作用的東西，還會繼續影響你。你的所作所為也會影響你的孫子孫女。

不幸的是，看似對某個世代而言的好事，並不會為下一代帶來好處。英國倫敦兒童健康中心的臨床基因學家馬可斯・潘柏利（Marcus Pembrey），曾經調查瑞典一個孤立的小鎮在過去兩百年的紀錄，結果發現十三歲以前享受過豐富食物的祖父，其孫子比較可能罹患糖尿病，早夭的機率也是別人的兩倍。這些影響帶有性別之分。祖母的早期經驗則會遺傳給她的女性後代[12]。

在我們尋找現實的能量來源時，當然也必須探索生命的能量源頭。精微能量科學家應該深入研究表觀遺傳學，確定精微能量的場域和通道，以及身體如何提供信息給表觀基因。當我們進一步研究能量對 DNA 及表觀基因的影響時，也許就能拼湊出一直在追尋的現實景象了。

DNA 等同於光

科學家佛瑞茲—艾伯特・帕波（Fritz-Albert Popp）和其他研究人員的研究，對 DNA 做出了全新的揭露：他們發現 DNA 等同於光。這個結果讓科學界十分驚艷。

帕波證明DNA不僅像長期的理論所言會進行化學作用，甚至有更高層次的表現。DNA 基本上就是光的儲存單位，以及散發生物光子的來源[13]。

光子會組成電磁波譜，驅動身體的運作。光子會在不同的頻率產生不同的效應。帕波等人認為人體其實是被一個光場包圍著，而 DNA 會回應這個光場內的各種電磁頻率，或是與之互動[14]。我們稍後會陸續地解釋這個概念，因為每一個精微結構無論對內或向外，都和光產生關聯。

人體和DNA必須有光才能健康。某些類型的光會導致健康問題，其他的則對人體有益，甚至有療癒效果。美國懷俄明大學瓊安．史密斯桑納博（Joan Smith-Sonneborn）博士將草履蟲暴露在遠紫外線的照射之下，發現草履蟲的DNA 會受傷，細胞的壽命也會縮短。而當她把受傷的生物暴露在近紫外線（可見光）的照射下時，受傷的部位就會修復，老化的情形也會逆轉[15]。

外界的光是如何進入人體、影響我們的？整脊治療師大衛．賈寧岡（David A. Jernigan）和莎曼沙．喬瑟夫（Samantha Joseph）的研究發現，光子的運作就像波和粒子一樣，主要是透過眼睛進入人體[16]。眼睛會將光轉成電化脈衝，供大腦解讀，而光也會進入人體的結晶矩陣或「光纖」網路。光會從感光細胞轉移到穆勒細胞（Muller cells）內，藉此進入人體的結晶矩陣，抵達身體的每一個部位。

這種結晶矩陣與光子的量子場有相互關聯，能夠振動全身。這些生物光子會根據完整的電磁波譜運作，透過每一層來傳遞信息。DNA的電磁極化會促進生物光子的運作，來傳導光的信息。電磁及生物光子的能量可能很和諧，也可能並不一致。

我們至少可以控制一部分的和諧性。研究發現，我們心中如果有正向的想法時，就能製造和諧的電磁及生物光子能量，然後就可以改變我們的 DNA，讓我們變得更健康。換言之，DNA 至少有一部分是受思維所控制。我們會在第三部討論到「思維場」（thought field）。

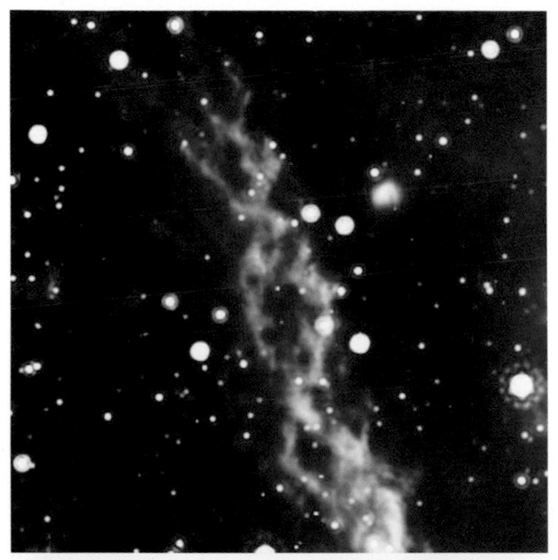

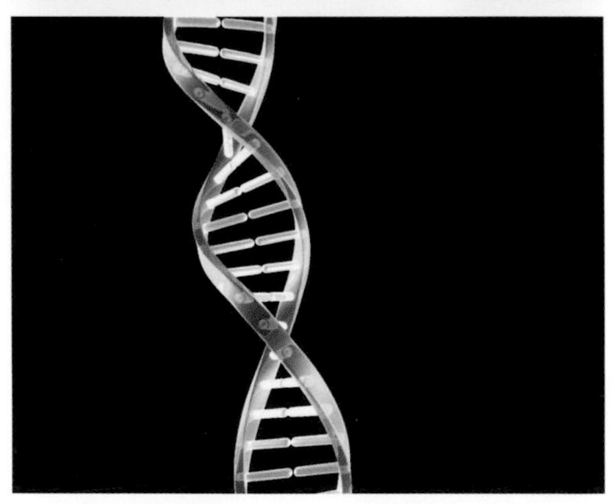

圖 2.2　DNA 星雲

天文學家二〇〇六年在銀河中央附近發現長約八十光年的星雲，有如DNA雙螺旋的形狀。

CHAPTER 5

骨骼系統

成年人的骨骼系統是由兩百零六塊骨頭組成的。骨頭能支撐身體，保護內臟器官，同時與肌肉連結而產生動作。骨頭也是肌肉的附著點，也能夠為循環系統製造紅血球。骨頭由內分泌系統控制，也保存了人體需要的鈣及磷。

骨骼主要有兩個部分：軸骼和肢骼。軸骼包括頭蓋骨、脊椎及胸腔。肢骼則包含四肢、肩膀及骨盆帶。

骨頭是由水和礦物質所構成，而細胞外間質則負責連結骨頭。骨頭被堅韌、纖維狀的骨膜所包圍，佈滿了肌肉及韌帶。骨頭的外部非常堅硬，內部則輕而柔軟。骨頭的硬度來自於無機物的鹽，主要是磷酸鈣；骨頭的韌度則源自於膠原蛋白，是一種纖維蛋白質，也是構成結締組織的成分。

骨骼的製造

小嬰兒出生時有超過三百塊的骨頭。隨著年齡的增長，骨頭的數目會由於骨化的過程而逐漸減少。在這個過程中軟骨會變硬，骨頭和軟骨則會結合在一起，變成數目較少但體積較大的骨頭。

骨頭開始生長時是實心的，之後就會出現中空部分，而這會稍微減少骨頭的韌度，但是減少了重量，也有利於肌肉的動作。骨頭的中空部分包含了骨髓，負責製造血液細胞。

骨頭是由軟骨所形成，而軟骨是一種有彈性的組織，會形成椎間盤和韌帶。這裡面的例外是，鎖骨和部分的頭骨直接由膜狀組織硬化而成。形成骨頭的細胞叫做成骨細胞（osteoblast），會把一種膠原纖維的基質儲存在腱、膜和軟骨裡面。當這種基質已經儲存妥善時，會透過血液中的鈣而鈣化。這個作用是由荷爾蒙和飲食所控制的。

骨頭是一種內分泌腺[17]

之前的研究已經發現，骨頭與內分泌系統有密切關聯。最近一份刊登在科學雜誌《細胞》（*Cell*）的研究指出，骨鈣素（osteocalcin，一種需要維他命 K 的荷爾蒙），與胰島素的調整有特殊的關聯性。研究人員在基因改造的老鼠身上發現，由成骨細胞分泌的骨鈣素具有刺激胰島素分泌及改善胰島素敏銳度的功能，而這也是某些內分泌腺的作用。

這個研究發現骨骼會以回饋的方式，協助管理能量的新陳代謝。骨骼顯然會發揮調節內分泌的功能，管理體內糖分的平衡。這個研究同時也發現，骨骼是一種內分泌器官，能控制能量的新陳代謝，與治療肥胖及糖尿病有密切關聯。

CHAPTER 6

肌肉系統

人體包含了大約七百條的肌肉[18]。肌肉能使骨骼移動。身體活動的背後其實都有複雜的機制，即使像動手指這個最簡單的動作，都有一個複雜的程序，必須有大腦、神經系統與感覺器官的參與才能完成。

肌肉系統有三種類型：

骨骼肌（skeletal muscle）：也稱為橫紋肌（striped muscle），我們能夠控制這些肌肉的動作，它們占了身體重量的極大部分，多半透過肌腱與骨骼相連。骨骼肌能使各種骨頭、軟骨和整個身體架構移動，也負責反射性的動作。

平滑肌（smooth muscle）：平滑肌多半存在於胃、肺、腎和皮膚裡。它們會自行動作。這些不隨意肌由自律神經系統控制，有助於日常生活的機能，像是消化、呼吸和排泄。

心肌（cardiac muscle）： 心肌只存在於心臟內，永遠不會疲乏。它會持續地工作，將血液壓縮進出心臟。心臟本身的心律調節機制「竇房結」會發出脈衝來啟動心肌，其效應會擴散至整個心臟。心臟也有平滑肌，但心臟的功能大部分都是由心肌來執行。

肌肉是由束狀的纖維，也就是所謂的「肌束」所構成。每一束纖維都是一個瘦長的細胞，其中包含肌原纖維，是一種線狀結構，又可分為粗肌絲和細肌絲，前者含有肌凝蛋白，後者則包含肌動蛋白、肌鈣蛋白和原肌球蛋白。當這些肌絲被神經系統的脈衝刺激時，會沿著彼此滑動；當它們碰觸或扣連在一起時，產生的化學反應會導致肌肉收縮。

晶狀結締組織

科學家研究發現，人體是由獨特的液態分子結晶所組成。這些活的結構能夠製造、傳遞和接收生物光子，促進組織與分子之間的溝通。這種溝通也必須仰賴生物光子的量子場。這兩種作用—結晶及量子—會互相影響，將信息傳達到全身[19]。

這種結晶矩陣對健康非常重要，因為它能聯結一個人的內在自我與環境。光會透過身體的結晶矩陣進入DNA，DNA又會製造出「生物全像結構」（bio-holograms），依此而形成人體[20]。最具傳導性的光矩陣是結締組織，是人體最大的器官。結締組織是結晶狀的。包圍著結締組織的膠原蛋白分子是液狀結晶，而包圍其他比較硬的組織的膠原蛋白分子，則是固態結晶。膠原蛋白分子也是很有趣的東西，它就像半導體，可以傳送電和信息。如此一來，結締組織才能像電腦裡面的半導體晶片，處理體內的信息[21]。

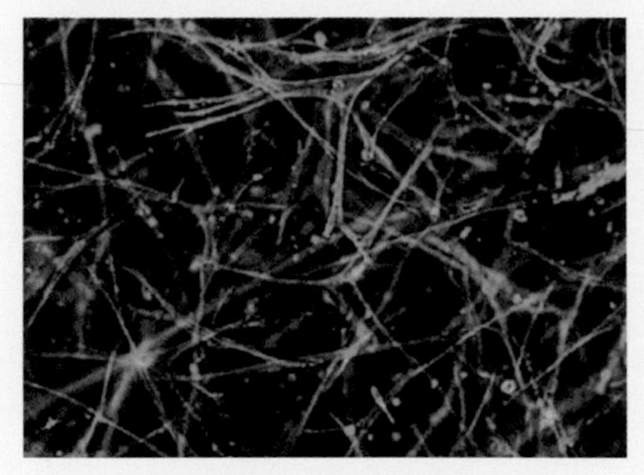

圖 2.3　肌膜細胞

透過螢光顯微鏡看到的肌膜組織細胞，著色的部分是細胞核（藍色）和絲狀結構（綠色）。

許多科學家認為經絡會透過結締組織發揮作用。有關這個部分，我們將會在第四部進行完整的討論。我們會發現相較於皮膚組織，經絡的電阻較低。當身體的經穴受到刺激時，會產生腦內啡（endorphin）和可體松，非經穴的部位則不會產生這樣的效應。我們因而會將結締組織視為精微能量結構中最主要的元素之一，它會幫助身體與生物光子、量子或精微能量連結。

我們所有的肌肉細胞都會在一歲之後發育完全。肌肉受傷時，只要好好照顧和給予適當的養分，它就能自行復原。年過三十以後，身體的活動會減少，肌肉組織就會被脂肪取代。

肌膜系統負責統合作用

結締組織負責區隔身體與器官，將養分和能量傳送到整個身體。肌腱和韌帶是人體最強壯的結締組織，也是深層筋膜的一部分。筋膜是結締組織中的軟組織部分，從頭部一直延伸至腳，包覆著肌肉、骨頭、器官、神經、血管及其他結構。它也負責維持結構的完整，支撐並保護身體，具有避震效果。

大部分的肌肉都是靠肌腱與骨頭連結。肌腱會把肌肉產生的力量傳達至相連的骨頭。肌腱除了連結肌肉和骨頭，也會連結肌肉與某些結構，像是眼球等等。當肌腱與骨頭接觸時，肌腱的纖維會逐漸融入骨頭。腱鞘與關節的滑液一起協助肌腱的動作，使其維持順暢，同時保護肌腱避免移動的部位磨損。

韌帶的作用是連接骨頭，讓組織聚合在一起以維持穩定，在正常的限制範圍內移動。骨頭如果沒有韌帶，就會脫臼。韌帶的結締組織主要是由白色的膠原蛋白和彈力蛋白構成。彈力蛋白是一種有彈性的蛋白質。還有一種特別的細胞叫做「成纖維細胞」（fibroblasts），會製造新的膠原纖維，修復已經受損的部分。纖維束裡面是海綿組織，含有血管及淋巴管，提供空間供神經通過。

除了肌腱及韌帶之外，人體內的柔軟部分是結締組織：筋膜。由於富有彈性，它特別有助於肌肉的操作及伸展，而這也是療癒中常用的技巧。

聲音的途徑[22]

聲音是一種最基本的物理能量。它無所不在，本書也將它視為一種治療的機制。這是因為無論就物質或精微的角度來看，聲音都具有普世性。

從細胞到腳趾頭，人體的每一個部位都會移動。動作會製造聲音，它會導致聲波和場，有助於控制人體一半以上的生物運作，而這是透過配體和受體的互動來完成的。有關這一部分，稍後會在 57 頁的「情緒的生化面向」部分中討論。這種互動會發生在每個細胞的表面，在聲音頻率二十至二萬赫茲之間進行，也就是人類可以聽到的聲音範圍。人體內有獨特的聲音傳導途徑，但通常會透過點對點的方式來傳遞。

聲音會先進入頭蓋骨和聽覺器官，然後透過結締組織遊走整個身體。它會利用水，以接近一秒一點五公里的速度，迅速的以垂直方向穿透整個身體。如果結締組織太厚、太乾或缺乏彈性，傳遞就會變得緩慢，甚至停止；而這些問題通常與情感缺陷相關。在整個情感經驗裡，人會先經歷一個事件，然後產生情緒反應，像是難過和恐懼等等。這些情緒一開始會導致身體的不安，像是緊繃或緊縮。但如果能完整地體驗並表達這些感受，身體就能獲得解放，重新恢復平衡。如果不能表達感覺，或是無法得到需要的安慰及肯定，身體就會維持緊張，而身體的其他組織，特別是結締組織，往往會閉鎖起來。聲音無法輕易地穿透缺乏彈性的組織，但是能刺激封鎖的情感，激發原始的記憶或感受。

CHAPTER 7

神經系統

神經是由束狀的運動及感覺纖維所組成，經常會與結締組織及血管相連。神經系統會詮釋從外界或內部器官接收到的訊息，啟動適當的反應。神經對感官知覺非常重要，負責控制行動和管理生理機能，像是呼吸等。無庸置疑地，神經系統是人體最重要也最複雜的網絡，對語言、思想及記憶也有重要的影響。

神經就像細胞一樣，會在突觸（離子必須通過的缺口）傳送化學的神經遞質給彼此，例如正腎上腺素或血清素等；它們會不斷地轉譯化學和電的信息，把信息和指示傳送到整個身體。這種接力式的傳送發生在神經的交接點，而神經的末端都是相連的。因為信息需要經過轉譯，所以人體可以過濾和接收信息，而不只是單純地對刺激產生反應。當我們剖析人體的能量系統時，對神經的認識特別重要。精微結構的所有部分都會透過神經系統進行實際的溝通。精微系統也透過神經製造的電活動及磁場，在人體中發揮作用。

複雜的分層

龐大的神經系統可以分為兩個主要部分：中樞神經系統（包括頭腦及脊髓）；以及周邊神經系統（含括所有其他的人體神經）。

中樞神經系統

頭腦和脊髓就像中央處理器，負責控制整個人體的神經組織。脊椎會傳送來自器官和組織的信息給頭腦。頭腦再把信息編碼，透過脊椎傳送回去。

周邊神經系統

周邊神經系統會啟動並覺知人體內外的改變。它主要分布在四肢和各個器官，同時負責讓中樞神經系統與身體所有的部位及神經節產生連結。所謂的神經節指的是一群神經細胞，聚集在神經系統內的不同位置。周邊神經系統可以分為兩部分：受意識控制的軀體神經系統，以及受無意識控制的自律神經系統。

軀體神經系統

軀體神經系統扮演兩種角色。首先，它負責收集感覺器官接收到的外界信息，像是鼻子聞到的氣味等等。然後透過感覺神經纖維，將這些接收到的信息傳送到中樞神經系統。然後它會透過運動纖維將信息從中樞神經傳送到骨骼肌肉，讓肌肉開始動作。

自律神經系統

自律神經系統的主要功能就是維持人體的自律機能，像是心跳的節奏以及分泌胃液。這個系統完全是運動神經，會將信息從脊椎不斷地傳送到各部位的肌肉。自律系統是由下視丘所控制。下視丘是大腦裡面的一個區域，負責接收任何有關身體化學變化的信息，然後調整自律系統，讓人體繼續維持平衡。

自律系統也分為兩部分：交感神經系統以及副交感神經系統，兩者各自利用不同的化學遞質，發揮不同的作用。舉個例子，在支氣管的氣道中，副交感神經會導致緊縮，而交感神經則會擴張氣道。

頭腦[23]

人類的頭腦一天二十四小時都在監控和維持生命的運作。它會持續地監看和指示身體的系統及機能，讓身體維持最佳的效率，預先處理潛在問題的信息，認知並對抗現實的危險、破壞及傷害。

頭腦是神經系統的活動中樞。它會接收和處理來自整個身體的神經信息，採取適當的反應。頭腦做為感覺及運動的控制中樞，不僅能控制思想、記憶及情緒，同時會影響聽覺及視覺。它也掌管肌肉的運作，激發身體的動作。

頭腦會詮釋來自於特定感覺器官的信息，多數與視覺、聽覺、味覺、嗅覺及平衡有關。頭腦和脊髓共同控制許多協調性的活動，而簡單的反射動作和基本的動作，則是由脊髓單獨控制。

頭腦主要分為四個部分：大腦（cerebrum）、間腦（diencephalon）、小腦（cerebellum）和腦幹（brain stem）。

大腦：大腦負責大部分的意識活動和處理能力，同時也控制認知、行動、反射及創造力。它是頭腦中體積最大的一個部分，核心是白質，而外皮質則是灰質（大腦皮質）。

間腦：間腦包含了人體的電與化學本質的介面，負責控制內分泌系統。間腦也包含了下視丘，與腦下垂體及松果體共同編排一系列的電和化學信息，管理我們的知覺及生理機能。

小腦：小腦位於大腦的底部，附著於腦幹。它在行動的控制上扮演重要角色，負責協調隨意肌的活動，同時維持身體的平衡與均衡。

腦幹：腦幹與下方的脊髓連結，其中包含中腦、橋腦和延髓。它負責管理重要的生理機能，像是呼吸、心跳和血壓。

皮質：概要

人體大部分的神經活動都發生在大腦皮質的灰質內。大腦皮質就是大腦皺褶的外層，占了大腦百分之四十的質量，負責執行最高層的神經中樞活動，像是語言、聽覺、視覺、記憶及認知功能（思考）。灰質是由神經元組成，而大腦的白質則是由神經細胞的突起所構成。人類的大腦與其他哺乳動物類似，獨一無二的部分是腦幹結構及進化的新皮質，而這也是大腦皮質中最複雜的部分。

大腦皮質的皺褶提供大量的表面區域供細胞活動，而大腦是由數十億個神經元和神經膠質細胞所組成。神經元是能產生電活動的腦細胞，負責處理信息；而神經膠質細胞的數量是神經元的十倍，主要執行支援功能。神經元除了能帶電之外，也會不斷地整合神經遞質，這是一種化學物質，負責在神經元和其他細胞之間擴大並調整信息。神經元可以永久地改變或變形，也就是具有可塑性，這構成了我們學習及適應的基礎。有些未使用的神經元通路，也許會在記憶已經離開意識範圍之後，繼續存在很長的一段時間，而有可能因此發展出潛意識。

複雜的神經網絡

人類的頭腦包含大量的突觸連結，允許大腦進行大量的平行處理。平行處理是透過複雜的神經網絡完成的；這種像網子一樣的組織會吸收大量進入的信息，然後決定該將注意力集中在哪一個信息上。這個網絡會在大腦四周發射訊號，瞄準適合的目標中心。如果這股趨力減緩或受阻，大腦皮質就會變得遲鈍，而人就會失去意識。

頭腦的狀態

頭腦在覺醒和睡眠之間進行轉換。這些轉換是頭腦功能正常運轉的關鍵所在。舉個例子，睡眠對認知的強化非常重要，神經元會在深層睡眠時隨機地利用最近常使用的神經元通路來整理白天的刺激。人如果不睡覺，很可能會出現心理疾病的徵兆和幻聽。

神經膠質細胞

科學一向傳統地認為，神經元掌控神經的活動以及思考造成的效應。新的研究則發現神經膠質細胞，也就是中樞神經系統內的「支援」細胞，會自動調節或管理大腦的神經系統。神經膠質細胞對電流和磁場非常敏感，科學家認為它對於身體內外電磁波活動的影響，扮演著非常重要的角色，同時也會影響松果體的功能，也因此影響心情。此外，地球磁場和太陽活動的影響，基因及細胞的活動和變化，頭腦的功能以及其他生命機能，也都與神經膠質細胞息息相關[24]。

頭腦與情緒

有一句諺語說：「一切都是你的想像」，此言不假。早在一九九〇年代初期，醫學博士丹尼爾·亞曼（Daniel G. Amen）曾經透過一種「單一光子激發式斷層攝影」（Single Photon Emission Computed Tomography, SPECT）的精密方法掃描頭腦，測量頭腦的血液流動，以及新陳代謝活動的模式。他的研究發現，某些大腦的模式與沮喪、分心、迷戀、暴力及其他情緒問題有關[25]。

根據亞曼的研究，大腦的深層邊緣系統管理我們的連結能力，同時也是情緒的控制中心。這個邊緣系統的大小有如核桃，其中包括丘腦結構、下視丘和周圍的組織。這個部位掌管情緒的記憶、情緒的渲染、食慾、睡眠循環和性慾；它會設定情緒的張力，無論是正向或負向的。亞曼博士最後的主張是，深層邊緣系統越活躍，人的表現就越負向；深層邊緣系統越遲緩，人的態度就越正向[26]。

情緒的生化面向

從某種角色而言，情緒不是「感受」，而是一連串的生化物質，與頭腦交互作用產生感覺。這個理論的先驅是知名科學家、《情緒分子》（*Molecules of Emotion*）的作者，卡戴斯·佩特博士（Candace Pert），她的研究發現人體內的化學物質，例如神經肽和其受體，都是意識的生物基礎，會表現在我們的情緒、信念和期望上面。這些神經肽深深地影響著我們對外部經驗的反應模式[27]。

佩特博士的研究多半與受體細胞有關。受體是由蛋白質組成的感官分子，功能是像掃描器一樣在細胞膜表面盤旋。受體需要配體才能發揮作用。配體指的是在細胞表面與特定受體連結的物質[28]。

配體會有三種化學形式。第一種是神經遞質，這是一種小型分子，它也有不同的名稱，像是組織胺、血清素和正腎上腺素。這些傳送素會在神經細胞的突觸和裂隙之間，傳遞神經脈衝。類固醇則是另一種形式的配體，其中包含性荷爾蒙的睪丸素、黃體素和雌激素。第三種形式則是胜肽，而人體中大部分的配體都是胜肽。胜肽基本上是一種傳送信息的物質，就像受體一樣，是由成串的胺基酸組成。神經肽是比較小型的胜肽，在神經組織裡有活躍表現；而多肽則是一種比較大型的胜肽，包含十個至百個胺基酸。佩特博士將細胞比喻成引擎，受體則像儀表板上的按鈕，而配體像是按下按鈕的手指，啟動了引擎的運作[29]。

佩特博士發現，我們的情緒會被胜肽配體傳送到身體的周遭。胜肽配體與細胞的受體位置結合，會改變細胞的化學屬性；由於它也具備電荷，所以能改變細胞的電頻率。根據佩特的研究，我們會不斷以振動的形式傳送及接收電的信息。我們的感覺經驗其實就像是一種「振動的舞蹈」，它會發生在胜肽配體與受體結合的時候，而頭腦則會把不同的振動，轉譯成不同的感覺。

某些細胞會對某些配體「上癮」。我們如果長時間生氣，細胞的受體會拒絕接受可能帶來快樂的振動，只接收「憤怒的振動能量」。許多整合療法的療癒師相信，有些細胞的確會開始抗拒健康的養分或配體，比較喜歡負面的配體。這可能會導致情緒的失調或是疾病[30]。

腦波：電的測量

頭腦會接收來自身體所有部位的信息，像是聲音、觸摸及溫度，然後再傳送信息，控制心跳和呼吸，協調肌肉的活動。這些信息是透過小型電子訊息傳送的。許多頭腦的電子訊息也與控制思想及記憶有關。

頭腦的每一個運作階段都與特定的腦波有關。藉由腦電波圖（electroencephalograph, EEG）檢測儀測量大腦的電活動，評量腦波，是大家認可的方法。腦波能夠顯示人體的健康狀態、知覺或活動。有些腦波適合日常生活的功能，有些適合冥想，有些則可以達成療癒[31]。

腦波的計算單位是赫茲，也就是每秒的週期次數。腦波活動有四個主要的波段：

β 波（beta，13-16 赫茲）：一種活潑清醒的意識狀態，發生在眼睛睜開時。它的頻率最快，但是振幅最低。這種快速的腦波會出現在注意力集中或運用智力的狀態時。

α 波（alpha，8-13 赫茲）：發生在眼睛閉著的時候，與放鬆的狀態有關，也和眼睛睜開時的白日夢有關。此時一般人還具有自覺能力。這是比較緩慢的腦波，會增加振幅和同步性。

θ波（theta，4-8 赫茲）：安靜的心智、生理及情緒狀態，發生在深層放鬆、困倦及淺眠的階段。一般人此時不具有自覺能力，只有冥想者才有。它只和第一及第二階段的睡眠有關，頻率比α波慢，但是振幅比α波大。

δ波（delta，0.5-4 赫茲）：無意識及深層睡眠狀態。這與第三及第四階段的睡眠有關。它的頻率最緩慢，振幅最大，是最不清醒的腦波。這個波段中常會發生夢遊和說夢話[32]。

腦波處在交接狀態時，往往會出現混合的模式。舉個例子，與做夢有關的快速動眼睡眠階段（rapid eye movement, REM），就包含了α波、β波及其他不同的腦波。

根據美國維吉尼亞州孟羅中心（Monroe Institute）針對知覺、聲音及睡眠學習的研究發現，人體還有第五種腦波，稱為伽瑪波（gamma），頻率大約是28赫茲或更快一點，與神秘及超驗經驗有關[33]。

松果體及腦下垂體的電磁屬性

我們都知道人體會散發光、聲音、熱及電磁場，而且就像其他所有物質，人體也擁有重力場。科學家針對兩種重要內分泌腺（松果體和腦下垂體）的研究顯示，人體是電磁作用的來源，產生的作用可從「接聽」周遭環境，到「接聽」超自然，進行調整及接收。研究也揭示出磁力對於人體令人意外的重要性。

測量帶磁的人體

人體的磁性是相當新的發現。一九六〇年代末期，許多研究室曾經測量過心臟產生的磁場。當時的物理學家大衛．柯漢（David Cohen）利用自己的研究，以及回溯到一九二九年的其他研究，透過非常敏銳的磁性探測器「超導量子干涉儀」[34]，首次測量到大腦電子活動產生的磁場。

到了一九七〇年代初期，科學家開始記錄人體其他部位的電子活動產生的磁場。目前科學家認為腦磁波圖（MEG）比腦電波圖（EEG）更能準確地測量大腦的電子活動。這主要是因為不像電子訊號，磁場通過頭腦、腦脊髓液和頭骨時不會產生扭曲。心臟周圍的磁場是最強的，而頭部的磁場也很強大，而且律動著，這似乎是有理由的，我們可以在接下來針對腦下垂體及松果體的討論中找到答案[35]。

腦下垂體

腦下垂體是一非常關鍵的內分泌腺。它會儲存荷爾蒙，與下視丘合作，啟動許多肢體動作。它也含有「磁鐵」。

科學家已經認識了這種「磁鐵」，是由鐵和氧所組成的磁性化合物，存在許多生物體內，從細菌到哺乳類動物。這種磁性物質顯然幫助了候鳥「找到北方」，協助返家的鴿子找到回家的路[36]。

在一九九〇年代，科學家使用高解析度的穿透式電子顯微鏡，發現人體內的磁鐵晶體，是位於腦下垂體前方的神經叢中，也就是篩竇的後方。篩竇是頭骨中形成鼻腔和眼窩的帶孔骨頭。

這一叢的磁鐵晶體可以解釋稍早我們所提到的，藉由超導量子干涉儀在頭部周圍偵測到的複雜磁場。這也可以解釋為何人體對於磁場非常敏感，無論是來自

生物反饋療法（Biofeedback）

生物反饋療法是利用工具提供反饋，幫助病患學習監控自己的身體功能。最典型的是測量手溫、汗腺活動、心跳速率、呼吸頻率及腦波模式。

你可能已經很熟悉測量腦波的腦電波圖（EEG）。其他提供生物反饋的設計還包括肌電圖（EMG），測量肌肉的緊繃狀態；心電圖（ECG or EKG），記錄心臟的功能；以及皮膚電阻反應（GSR），測量皮膚的溫度。通常，同時間只監看一種身體作用，並會立刻透過色調、亮度、數字或指針的移動給予反饋[37]。

生物反饋療法的原則是認識大腦如何操控身體[38]。我們在前面介紹過，大腦控制大部分的意識活動。腦幹和脊髓則管理比較不會意識到的神經輸出及輸入功能，像是呼吸。許多生物反饋的技巧都是要增加對於這些區域的控制力，藉此延展心智的能力，來影響身體的知覺及生化作用。生物反饋療法也可以用來訓練頭腦，進入比較放鬆或正向的狀態，或是用來減少疼痛、控制焦慮、治療睡眠障礙或更重大的疾病。

接受這些療法的對象經常被教導透過呼吸和觀想練習放鬆，然後就會在反饋中觀察到變化，注意到血壓降低或達到α波的意識狀態。一段時間之後，當事人就不再需要透過工具來達到正向結果。生物反饋療法也用來協助引發神祕境界的覺知狀態，類似蘇菲教派、禪學、瑜伽和其他靈性教派追求的覺知。生物反饋也和另類意識狀態（超常的意識狀態）有著正向的連結：α腦波增強的同時，也看到右腦活動——例如創造力和直覺——的增加，激勵了通靈能力和超感知覺（ESP）的發展[39]。

其他的生物反饋療法，像是溫度的生物反饋，則有助於解決某些特定的健康問題，如周邊動脈疾病，以及糖尿病引起的慢性足潰瘍。美國明尼蘇達大學的公共健康研究人員利用溫度生物反饋療法，成功地減少疼痛和改善治療效果。根據近期的臨床實驗發現，足部潰瘍患者可以在三個月內徹底痊癒。這種生物反饋療法也包括觀想技巧及呼吸導引[40]。

於土地、天空或其他人的。

松果體

松果體就像管理所有意識狀態的電磁偵測器，例如心情或超感官知覺等等。它也負責製造管理睡眠的褪黑激素（melatonin）[41]。

科學家艾利斯・海默夫（Iris Haimov）和裴瑞茲・拉維（Peretz Lavie）發

現，有松果體功能障礙的人很難透過電磁場覺察時間或傳送信息。然後就會出現失眠或是其他的健康問題，影響到日常生活的作息[42]。

松果體與人體的第七脈輪或意識層有關，代表通往神性能量的開端。它也是內分泌腺體，與拙火的啟動有關，而這是一段與脈輪相關的靈性化旅程。在開悟的過程中，松果體的角色與生物化學及電磁交互作用連結在一起[43]。

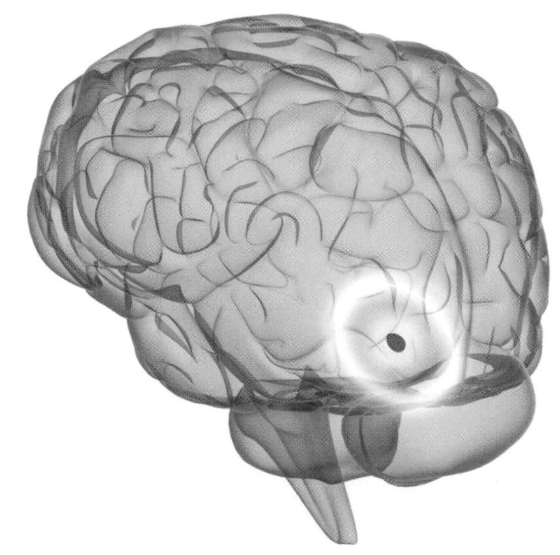

圖 2.4　腦下垂體
腦下垂體會因為鄰近的磁鐵晶體而產生磁場。

就生物化學的角度來看，松果體負責統合重要的「長幼尊卑秩序」，其中包括胺基酸與其他物質互相作用所產生的化合物；而光也會在某些階段參與進來。簡單地說，它會依序產生色胺酸（tryptonphan）、血清素、褪黑激素、松香烴（pinoline）、5-甲氧基二甲基色胺（5-MeO-DMT）和二甲基色胺（DMT）[44]。

色胺酸是一種基本的胺基酸，常見於蛋白質食物和日常的蛋白質攝取中。褪黑激素是在晚上製造的，負責讓每天的運作保持規律。血清素則是在白天製造的，負責管理睡眠、體溫、食慾和情緒的神經傳導物質。松香烴則是與知覺有關的神經化學物質。5-甲氧基二甲基色胺是具有迷幻效果的色胺，常見於蟾蜍毒液、植物、種子和樹脂。二甲基色胺是自然產生的色胺和神經傳導物質。

有一小部分的科學及靈修團體利用這些化學物質，來啟發神秘和超覺經驗。舉個例子，英國格拉斯頓伯瑞超心理研究中心（Psi Research Centre）的莎莉娜·羅內道格爾博士（Serena M. Roney-Dougal），根據大量的神經化學和人類學研究，發現松果體製造的松香烴可以強化意識中的通靈狀態[45]。

科學家認為，松香烴會對血清素產生影響，促使人作夢。它也具有迷幻的性質，它的化學結構與一種生長在亞馬遜雨林，用來治療精神異常疾病的植物類似[46]。研究發現人類在夢中最容易產生通靈經驗。科學家也認為，松香烴是一種能夠啟動這種意識狀態的神經化學物質[47]。

二甲基色胺也被稱為「心靈分子」，因為它會藉由松果體產生幻覺。瑞克·

史崔斯曼醫生（Rick Strassman）和其他研究人員發現，在某些特殊的狀態下，像是瀕死經驗、使用巫師的迷幻藥或運用某些冥想方法，可能會使松果體產生二甲基色胺，將我們提升到不同的意識狀態[48]。這些有關松果體的研究，證明它可能真的是許多神秘學派所認為的「心靈腺體」。

CHAPTER 8

皮膚

皮膚是人體最大的器官。成年人身上的皮膚平均約有二平方公尺。皮膚可以提供保護層，也是管理體溫的感覺器官。皮膚會吸收和釋放熱，讓體溫維持在人體運作的容許範圍內。

皮膚也是人體外部系統的組成分子之一，它包含毛髮、毛囊、皮脂線、汗腺和指甲。它的功能也像是排泄系統，可以透過流汗排出水、少量的尿素和鹽分。它也有助於維持循環和神經系統。

皮膚是由兩層不同的組織構成，分別為真皮和表皮。表皮是外層，主要由角質細胞（keratinocyte）組成，這種細胞會不斷地死亡、脫落，然後由底下一層的細胞取代。新的細胞需要二至四周，才會出現在皮膚表層。死的皮膚則會轉變成角質（keratin），最後會脫落，形狀是肉眼難以觀察到的微小鱗狀物。

表皮的底下是真皮。真皮是由膠原蛋白和彈性組織纖維構成的網絡，與血管、淋巴管、汗腺、皮脂腺和毛囊交織而成。汗腺由神經系統所控制，在受到刺激時會排汗，通常是情緒造成的，或身體需要散熱。皮脂腺則是由性荷爾蒙所控制，負責滋潤髮幹。

無論是真皮或表皮層都有末梢神經，能夠偵測到痛、冷、壓力或癢，而這會引起保護性的反射作用；或是傳遞愉悅的感覺，像是溫暖或觸摸。真皮之下是多層脂肪儲存細胞，它會隔絕溫度，保護身體不受極端溫度的傷害，此外還有結締組織以及少數的血管。

毛髮和指甲是一種特殊形式的角質。手指甲和腳趾甲都是由活的皮膚細胞所形成的，雖然指甲本身是死的細胞，就算磨損也不會受傷或流血。毛囊裡的細胞也包含皮脂腺，負責生成毛髮，分裂的速度很快。

皮膚的顏色

皮膚的顏色源自於一種深色的生物色素，叫做黑色素，常見於毛髮和眼睛的虹膜。黑色素的功能是保護皮膚不受太陽有害輻射的傷害。不同種族的人類體內，都有同樣數目的色素細胞，也就是所謂的黑色素細胞，不過基因的差異會控制黑色素細胞與表皮細胞結合的數量。黑色素細胞產生的黑色素量差異甚大。舉個例子，深色皮膚的種族，黑色素細胞比較大，也會產生較多的色素。白化病則是因為體內缺乏形成色素所需的酶。

CHAPTER 9

循環系統

人體的循環系統主要是由心臟和血管組成，負責透過動脈、血管、微血管和其他的部位，將血液分送到整個身體，形成完整的循環。

人體有兩種形式的循環會彼此密切合作：

系統循環：把富含養分和氧氣的血液送到整個身體，氧氣和養分會貯留在身體的組織裡。身體製造出來的廢物和廢氣，又會進入到血液裡。此時，血液的含氧量降低，並運載著二氧化碳回到心臟，完成整個循環。二氧化碳是細胞作用後產生的廢物。

肺循環：將耗盡氧氣的血液從心臟傳送到肺，進行氣體交換。然後血液會充滿氧氣，返回心臟，再次展開系統循環。

心臟

心臟能夠為血液打氣，維持身體的循環。它一開始會把血液從主動脈推進動脈裡。血液接著在身體的器官和組織之間循環、傳送食物及氧氣，達成傳送的任務之後，又會透過靜脈返回心臟。

在第二輪的循環中，心臟繼續把血液送到肺裡，交換氧氣並移除廢物，然後帶著新鮮的氧返回心臟。

心臟有四個統合以上功能的腔室，分別是左心房、右心房、左心室和右心室，負責維持血液流動穩定，保持最佳的含氧狀態。每一個腔室都會透過瓣膜來執行獨特的功能。瓣膜則會控制進出心臟的血流。壁薄的左心房和右心房負責接收進入心臟的血液，位於心臟下方的兩個腔室——左心室和右心室——則負責將血液送出心臟，打到肺和身體的其他部位裡。

心跳如何運作

我們每一次心跳，兩個心房就會收縮，讓心室充滿血液，接著是心室收縮。這種有順序的、一連串的伸縮，都是以體內複雜的電子計時系統為基礎。

心跳是由一小群細胞啟動的。這群細胞稱為「竇房結」，位於右心房肌肉

心臟是電磁器官

心臟是人體循環系統的中心，負責處理七十五兆多的細胞。它也是身體的電磁中心，發射的電力及磁力是大腦的數千倍。更令人印象深刻的是，心臟也是溝通的器官，能處理身體的直覺反應。

我們在第一部分曾經介紹過，心臟的電磁場能量比頭腦強上五千倍，電場能量也是頭腦的六十倍以上[49]。心臟能量不僅在電磁能力上遠甚過頭腦，它甚至可以有系統地執行部份頭腦的功能。事實上，心臟內有百分之六十至六十五的細胞是神經細胞，比例與頭腦相同。能量，亦即振動的信息，會不斷地在心臟和頭腦之間流動，協助處理情緒、感官經驗、記憶、推理或是對事件的定義[50]。心臟也是人體重要的內分泌腺之一，分泌至少五種荷爾蒙，影響到頭腦和身體的生理機能[51]。

我們早已知道心臟是人體的中心，也是靈魂的居所。一個人若是在適當的條件配合下，有意識地把「重心」集中在心臟，就能影響頭腦的運作（大部分的時候，身體都是受頭腦的控制）。心臟誘導或管理身體的效果遠甚於頭腦，足以產生更高層次的心智和情緒狀態，並讓身體更健康[52]。心臟也可以幫助一個人偵測外界的「正面信息」，忽略「負面信息」，與外界建立更正向的關係[53]。

這種「心臟的療癒力量」與人體的能量本質有關。所有能量都包含信息，而所有的細胞都具有能量。當一群細胞越緊密時，便越有可能產生共振或共鳴，製造更強烈和密集的信息。心臟的細胞是緊密組織的，所以會產生強大的共享信息，既帶電又帶磁的信息。心臟內部產生的信息比較強烈，因此比身體其他部位產生的信息都要來得強力。這也是心臟之所以居於身體的領導位置，其韻律可以調節或「接管」別的器官的原因。但心臟與外界的關係究竟如何呢？答案是它會不斷地從外界接收到信息，這有時被稱為「背景雜音」。心臟不僅能凌駕這些不斷進來的「公共信息」，還能篩選

內。竇房結會在每次心跳之前，從心臟發出電子訊號。脈衝則會從竇房結發送到兩個心房，讓心房產生收縮。另一個結點稱為「房室結」，位於心房及心室的交接點，能夠延緩這股脈衝的收縮。當心房收縮之後，這股脈衝又會透過一特殊的心肌：「房室束」（bundle of His，又稱「希氏束」，以瑞典心臟學家希斯 Wilhelm His 命名）繼續傳送，導致心室收縮。

當身體放鬆時，這種規律的循環會維持一分鐘約七十次，當身體處於費力或壓力狀態時，速度則會加快。心電圖儀器可以記錄脈衝的次數。

並區分整理外界的信息，其中還包括直覺性的信息。

正如研究人員史帝芬・哈洛・布納（Stephen Harrod Buhner）在《植物的秘密教誨》（*The Secret Teachings of Plants*）裡提到的，高度同步的細胞，譬如心臟裡緊密連結的細胞，如果有興趣覺察這個信息[54]，會利用背景雜音來加強輸入信息的振幅。換言之，心臟會「聆聽」它設定好要「聽到」的信息。如果心中有愛，它就會聽到愛。如果心中有恐懼、貪婪或忌妒，心臟就會接收到負面的信息。

大部分的人相信頭腦會對事件產生第一反應，告訴我們該有什麼回應。然而許多研究都發現，外界輸入的信息會首先影響心臟，然後透過心臟來影響頭腦和身體的其他部位[55]。我們的心臟非常強壯，會實際形成最熟知的愛的象徵：光。研究人員也發現在某些情境之下，冥想者的確可以從心臟產生肉眼可見的光。這裡運用的是以心臟為中心的冥想技巧，而非超驗的方式。德國卡塞爾大學（University of Kassel）在一九九七年做的研究發現，心臟會產生持續的光，每秒製造十萬個光子，而其背景的光只有每秒二十個光子。冥想者善用不同文化對能量的知識，其中包括印度的拙火瑜伽[56]。

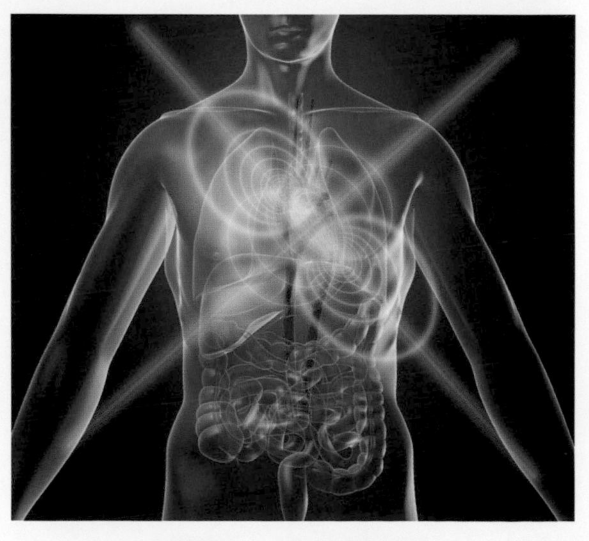

圖 2.5　心臟的電磁場

我們已經知道心臟是身體的中心，它也可能是精微宇宙的核心，或是每個人所製造的「精微太陽」。

血液

血液是透過血管的網路流經整個身體。它為了系統的循環而離開心臟，進入主動脈裡，經過動脈系統替組織及器官細胞提供氧氣和養分。養分的傳遞發生在負責連結動脈及靜脈裡血液的微血管內，傳遞結束之後，血液又會流經靜脈，返回心臟。

紅血球細胞在循環中扮演重要的角色。它就像傳輸者，會透過一種叫作「血紅素」（hemoglobin）的蛋白質，將氧從肺送到體內組織。然後，紅血球又會把二氧化碳送回到肺，肺再透過呼吸排出二氧化碳。

白血球細胞則負責對抗疾病。它又細分為不同的種類，每一種都扮演不同的角色。血小板則是與其他細胞一起運作，負責凝結傷口。

一個紅血球細胞的壽命大約是一百二十天，而大部分的白血球細胞最多只有短短幾天的壽命。

CHAPTER 10

呼吸系統

人體透過呼吸獲得維持細胞和組織生存所必須的氧氣，同時處理多餘的二氧化碳。呼吸的主要功能就是氧氣的新陳代謝。身體的細胞需要氧氣，就像汽車需要氧氣來燃燒燃料一樣。對於人體而言，身體的燃料就是葡萄糖（糖分），多餘的產物主要是二氧化碳及水。當我們吸氣時，氧氣會進入身體，而附帶的產品則會在呼氣時釋放出來。

參與呼吸的器官有肺、橫膈膜及上呼吸道，包括鼻子、口、喉頭、咽頭和氣管。呼吸時會使用肋骨之間的肌肉：肋間肌肉，以及區分胸部及腹部的圓頂狀肌肉：橫膈膜。當我們呼吸時，空氣會透過鼻子進入體內，然後順著氣管進入肺。氧氣和其他物質會從空氣中進入血液裡，而二氧化碳則會藉由血液釋放回空氣中。這個氣體交換的過程發生在肺泡內，它是位於肺部支氣管末端的小氣囊。微血管的血液在此遇上空氣，取用其中的氧氣，然後排掉二氧化碳。

呼吸可以由意識控制，但也是一種反射作用。我們的呼吸頻率是受頭腦的呼吸中心延髓所控制，會根據血液中的二氧化碳濃度來調節。

CHAPTER 11

內分泌系統

內分泌系統與神經系統的功能類似，都是負責信息和訊號的傳遞系統。神經系統是利用神經來傳達訊號的，而內分泌系統主要是利用血管來傳送信息。內分泌的字面意義就是直接分泌進入血流。

內分泌是控制荷爾蒙製造的小器官群的整合系統。它負責身體緩慢或長期的改變，例如生長，以及許多在青春期和更年期經驗到的逐漸改變。

內分泌腺遍布整個人體。它們會釋放荷爾蒙進入血流，就像是一種特定的化學傳遞者或協調者。它們會調整生長、發育、新陳代謝及組織功能，也會影響心情。

內分泌腺包括腦下垂體、松果體、胸腺、甲狀腺、副甲狀腺、腎上腺、胰島腺、卵巢和睪丸。女性懷孕時期的胎盤，也具有內分泌功能。內分泌腺基本上是無管的腺體，會直接分泌荷爾蒙進入附近的血管，然後透過血流完成體內循環。這些荷爾蒙會被送到遠端的器官，以調整器官的功能。

荷爾蒙與控制或影響細胞的化學層面有關。舉個例子，它們會決定食物新陳代謝的速率和能量的釋放，同時也會判斷細胞是否應該製造乳汁、生髮或其他身體新陳代謝過程中產生的物質。

荷爾蒙是由主要的內分泌腺所製造的，像是一般所知的胰島素和性荷爾蒙。身體還會製造其他的荷爾蒙，在製造的部位附近發揮作用。舉個例子，當神經每次傳遞信息給肌肉細胞、命令它收縮時，就會產生乙醯膽鹼。

內分泌系統的疾病包括肥胖、糖尿病、情緒問題及睡眠失調。這些疾病跟荷爾蒙分泌不規律（腦下垂體腺瘤）、對信息的反應不當（甲狀腺機能低下症）、腺體的不完整或遭破壞（第一型糖尿病），有密切關係。

內分泌腺及新陳代謝[57]

新陳代謝就是一系列的化學交互作用，可以提供細胞和組織能量及養分，也和內分泌系統有密切關聯。

舉個例子，甲狀腺會生產荷爾蒙，直接調節新陳代謝。甲狀腺荷爾蒙是由四碘甲狀腺素（T_4）和三碘甲狀腺素（T_3）組成，決定了整體新陳代謝的速度和能量的製造。甲狀腺的問題會導致新陳代謝過於活躍，如甲狀腺功能亢進症，也可能導致新陳代謝太緩慢，如甲狀腺功能低下症。甲狀腺也會產生降鈣素（或抑鈣素），負責減少和穩定血液中的鈣含量。

腦下垂體也會影響新陳代謝。這個位於腦的底端、體積如豆子般的腺體，會製造自己的荷爾蒙，影響其他腺體的荷爾蒙製造。腦下垂體與下視丘能控制許多層面的新陳代謝，兩者的合作可以提供身體必要的荷爾蒙，維持最有效的運作。

還有兩種荷爾蒙：瘦素（或稱瘦體素，leptin）和飢餓素（ghrelin），也有助於調整身體的新陳代謝。科學家在一九九四年發現瘦素其實是由脂肪生成的，實質上使得脂肪成為內分泌器官。瘦素會告訴大腦何時要進食。雖然是胰島素指示細胞燃燒或者利用脂肪或糖分，實際上是瘦素在控制能量的儲存和細胞的利用。瘦素告訴大腦該怎麼做，而不是聽命於大腦。

飢餓素則能夠刺激食慾，進食前會增加，進食後則會減少。在腦下垂體、下視丘、腎臟和胎盤內，都發現少量的飢餓素。它也會促進腦下垂體前葉分泌生長荷爾蒙。

CHAPTER 12

消化系統

身體的消化作用會把食物分解成可以吸收的物質，轉換成能量用於生長及修復上。消化系統包含口、喉嚨、食道、胃、小腸、大腸、直腸和肛門，主要負責攝取食物[58]，將食物分解成有用的養分（脂肪、糖和蛋白質），吸收到血液裡，然後將食物中無法吸收的廢物排出體外。消化器官也負責製造與消化無關的凝血因子及荷爾蒙，清除血液中的毒素，幫助藥物的代謝。

人體主要的消化器官都位於腹腔，介於前方的腹壁、後方的脊柱、上方的橫膈膜和下方的骨盆之間。其他器官如胰臟、肝和膽囊，也在消化作用中扮演重要角色。

消化及大腦[59]

大腦和消化系統會攜手合作。科學家很久以前就發現，大腦會透過能勾起食慾的副交感神經活動，像是視覺、嗅覺和味覺，來刺激消化器官。心理因素也會造成飢餓感、影響消化功能如腸的蠕動、消化酶的分泌等等。譬如，極度難過或憤怒這樣的情緒啟動一連串的反應，刺激或降低食慾，也可能導致體重及消化問題，或腸道疾病。

消化系統也會影響大腦。舉個例子，長期或會反覆發作的疾病，像是腸躁症、潰瘍性結腸炎等疾病，都會影響情緒、行為和日常生活。科學家將這種雙向關聯性稱為「腦—腸軸」（brain-gut axis）。

消化器官與自律神經系統息息相關，所以是身心症容易影響的部位。許多腸躁症患者也會有精神方面的問題，每當遇到壓力時，腸躁症就會變得嚴重。克隆氏症（一種炎症性胃腸病）也和情緒沮喪有關。因為腸道方面的不適會影響交感神經系統，所以有些恐慌症患者也有腸道問題。科學家也已經在研究癌症、成人糖尿病（第二型糖尿病）和類風溼性關節炎的身心關連性。

醫學博士麥克．葛修（Michael Gershon）等專家則認為，胃裡面有人體的第二個大腦，其中富含神經傳導物質，而這會引發腸躁症。葛修曾說過，腸躁症是腸獨立運作導致的結果，但他也認可腦—腸軸的說法，例如當大腦把焦慮的訊息傳送到腸胃時，腸胃也會回傳不開心的信息給大腦，此時就會導致「胃揪在一起」的持續不安感[60]。

CHAPTER 13

排泄系統

排泄系統[61]的主要角色就是濾除細胞內的廢物、毒素，和來自循環系統的多餘養分及水分。人體有許多排除廢物的方式。廢物必須被除去，身體才不會中毒。參與排泄的系統和器官包括：

泌尿系統

泌尿系統最主要的部分就是腎，它是消除血液中廢物的器官。腎會過濾血液，讓血液中的水和電解質維持正常的平衡，同時以排尿的方式來清理體內的廢物。腎臟的集尿管運送尿液，最後尿被送到尿道，排出體外。

肝

肝具有多重功能，主要的工作就是處理消化道中富含養分的血液，調整化學濃度，讓新陳代謝維持在最佳狀態。肝是人體內最大的器官，可以分為左葉及右葉，由肝動脈和門靜脈補充所需。

肝會製造膽汁來幫助消化及排泄。膽汁是強鹼性的物質，可以分解脂肪。膽汁會由肝的膽管釋出，儲存在膽囊內，然後分泌到小腸中。膽汁不僅能分解食物，移除固態的廢物，也能從廢物中收集水分，供身體再次利用。

大腸

大腸包括結腸和直腸。小腸主要負責在消化過程中吸收養分，大腸則是重新吸收水分，同時把廢物移至肛門。結腸能吸收來自小腸內容物中的水及鹽分，把剩餘的廢物排出。

皮膚及肺

皮膚及肺也是排泄器官。皮膚包含汗腺，可以將汗液中的水、鹽和尿素（腎臟製造的廢物）排出。肺則能排出水及二氧化碳。

CHAPTER 14

生殖系統

性行為是基本的生命驅力，這是人類與其他動物的共同特徵之一。人類的生殖器官及腺體在青春期開始發育成熟。生殖系統負責創造下一代，在胎兒發育階段與泌尿系統連結。

生殖器官主要可以分成兩部分：一、內外生殖器；二、性腺。男性的性腺是睪丸，女性的則是卵巢。青春期性腺開始發育、功能增強，而這是受到腦下垂體分泌的促性腺激素影響。這些激素會刺激性荷爾蒙的分泌，也就是男性的睪丸素，和女性的雌激素和黃體素[62]。

男性生殖系統

男性生殖系統會製造精子。女性體內的卵子受精後，受精卵就會慢慢發展成胎兒。

男性的生殖器官主要是外生殖器官，包括睪丸、副睪（儲存精子的地方）、前列腺（或稱攝護腺）和陰莖。陰莖是男性的泌尿和生殖器官，內有三個圓柱狀的海綿體血管組織，使陰莖可以勃起。

當男性性慾被激起時，陰莖會勃起準備交配。陰莖內勃起組織的血竇充血時，陰莖就會勃起。

男性射精時，精子會在精液中由陰莖釋出。精液由三種腺體製造：貯精囊、前列腺和尿道球腺。精液中的每種成份都有特定的功能。精子在鹼性溶液中比較能存活，所以精液帶有微鹼性。精液也是精子的能量來源，其中包含讓子宮收縮的化學成分。

睪丸會製造精子和睪丸素，位於男性腹腔外的陰囊裡。睪丸一開始在腹腔內發育，在胎兒發育的最後兩個月時，會下降至陰囊內。這對精子的製造是非常重要的，因為體腔內溫度過高無法製造具發育能力的精子。

精子

成熟的精子包含二十三個染色體，其中帶有父親的基因藍圖，能決定孩子的遺傳特徵。精子的基因信息也決定了孩子的性別。正常的男性每天會製造約數億個精子。男性在生育期內會不斷製造精子，但產量隨年齡而減少。

女性生殖系統

女性與男性不同，生殖器官幾乎全部位於骨盆內。女性體內有非常精密的計時機制，控制著女性生殖的主要生理過程，包括經期、受孕及懷孕。

女陰（陰戶或陰門）是女性的外部生殖器官，包含陰道（或產道）的開口。女陰也包括陰唇、陰蒂和尿道。女性生殖器官還包括卵巢、輸卵管和子宮。

當女性產生性慾時，乳房會腫脹，陰蒂和陰唇充血，子宮頸和前庭大腺（亦稱巴氏腺，位於陰道開口兩側，會分泌黏液，提供潤滑）則會製造更多陰道分泌物。女性在排卵時，陰道的分泌物也會增加。

卵巢負責製造卵子準備受精。子宮能滋養受精卵，直到懷孕結束為止。子宮的形狀像是倒過來的梨子，有很厚的內膜和肌壁，也包含了女性體內最強健的肌肉。這些肌肉能擴張和收縮，容納發育中的胎兒，在生產的過程中把胎兒推出體外。女性沒有懷孕時，子宮長約七點五公分，寬約五公分。

陰道藉由子宮頸與子宮相連，子宮則是透過輸卵管與卵巢連結。卵巢內含一定數目的細胞，保持休眠狀態，直到青春期。青春期一到，卵巢便開始發揮作用，每一次月經來潮，大約有二十個卵細胞會擴大和發育。卵巢每隔一段時間會排卵，卵子透過輸卵管進入子宮。卵細胞含有二十三個染色體，與成熟的精子結合時，會形成一個有四十六個染色體的細胞，然後發育成胚胎。女性每一次經期的受孕期約為三十六小時。如果月經週期為二十八天，受孕期大概是在第十四天。平均每個月女性體內會有一個卵子發育成熟，進入輸卵管準備受精。如果沒有受精，卵子則會透過月經排出體外。

受精通常發生在輸卵管內，但也有可能是在子宮內。受精卵會在子宮壁上著床，開始形成胚胎，逐漸發育形成胎兒。當胎兒能夠在子宮外生存，子宮頸就會擴張，而子宮則會收縮，將胎兒推出產道，也就是陰道。

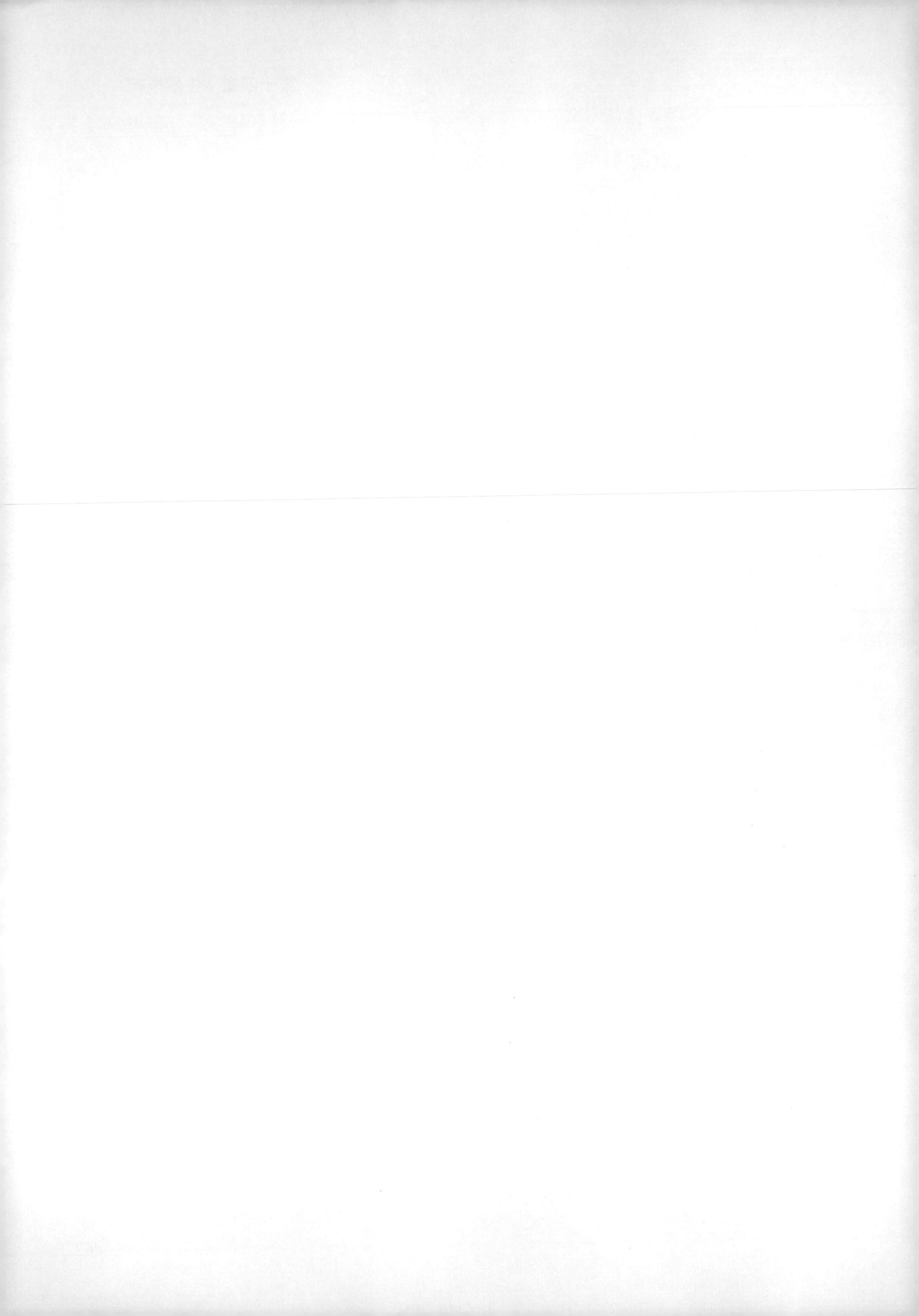

CHAPTER 15

新陳代謝

新陳代謝是能量產生與交換的運作過程[63]，對於人體的存活非常重要，主要可以分為兩種：

合成代謝（anabolism）：又稱為同化作用。這是建構的階段，將簡單的分子合成為複雜的分子和物質。合成代謝會使用能量，建造構成細胞的成分，例如蛋白質和核酸。

分解代謝（catabolism）：又稱異化作用。這是創造能量的過程，將複雜的分子分解成更簡單的結構，幫助體內細胞正確、有效率地運作。分解代謝會產生能量，例如肌肉的收縮會產生二氧化碳、乳酸和其他物質，同時也會散熱。

甲狀腺及新陳代謝

甲狀腺會分泌甲狀腺素，控制身體化學作用的速度。它能調節基礎代謝率——與身高、體重、年齡及飲食等因素有關的能量消耗比率。基礎代謝率是根據非活動狀態下所燃燒的卡路里來計算的。卡路里是維持正常生理機能所消耗的能量。基礎代謝率大概占了我們燃燒或消耗的六至七成卡路里，其中包括心跳、呼吸以及保持體溫。

腺苷三磷酸：電子傳遞鏈[64]

腺苷三磷酸（adenosine triphosphate, ATP）是一種多功能的化學合成物，對於細胞的能量供給非常重要；細胞運作必須仰賴腺苷三磷酸釋放的能量。腺苷三磷酸在新陳代謝中負責傳送化學能量。分解代謝時所產生的能量會儲存在腺苷三磷酸裡，在需要時釋放出來。製造腺苷三磷酸的主要能量來源就是食物。食物一旦被分解成各種不同的養分，就會釋放出能量，能夠製造新的組織，或是把能量儲存起來稍後使用。

腺苷三磷酸主要是在粒線體內製造出來的。粒線體乃是細胞內一種微小細胞質結構，會囤積細胞內膜與外膜之間的氫離子，像電池一樣產生一種電──化學的勢能差，經由粒線體壁膜囊內的上萬種酵素反應鏈作用，最後產生能量。這種電子傳遞鏈能夠製造生命所需的大部分能量。

腺苷三磷酸是由腺苷和三個磷酸基所組成。能量通常會從腺苷三磷酸的分子釋放出來供細胞使用，這個過程中有一份氧－磷酸物被除去，只留下腺苷二磷酸（adenosine diphosphate, ADP）。當腺苷三磷酸被轉換成腺苷二磷酸之後，腺苷三磷酸就會耗盡。腺苷二磷酸隨即會在粒線體內循環充電，又變成腺苷三磷酸。

CHAPTER 16

免疫系統

免疫系統就像人體的防禦措施，負責抵抗疾病及傷害。免疫系統大部分是由淋巴及血管所組成，是一種管狀的系統，使組織間隙液循環全身。免疫系統與血液的合作密切，尤其是白血球中的淋巴球，在抵抗疾病上特別重要。

淋巴系統

淋巴系統負責清理及淨化身體的組織液。它是由淋巴管、淋巴結、淋巴器官和淋巴液所組成。

淋巴管會收集多餘的體液、外來粒子以及其他來自身體組織和細胞的物質，加以過濾之後，再把乾淨的體液送回血流中。除了中樞神經系統、骨頭、軟骨和牙齒之外，淋巴管遍布身體每個部位。

微淋巴管是最細小的管，沿著動脈及靜脈分布運作。微淋巴管管壁非常薄，易於滲透，所以大型的分子和粒子，包括細菌，都會先進入微淋巴管而非微血管。有些淋巴管內含不隨意肌，會朝某一個方向收縮，促使淋巴液流動。

淋巴結或淋巴腺分布在主要動脈附近的淋巴通路內，靠近鼠蹊部、腋窩和頸部的皮膚表層。淋巴結就像清洗室，能夠過濾淋巴液，破壞其中的外來分子。當淋巴液離開淋巴結時，會帶著淋巴球、抗體和能抑制外來分子活化的蛋白物質。

淋巴系統是由高度分化的淋巴器官和組織構成，包括胸腺、脾臟和扁桃腺。胸腺既是淋巴器官也是內分泌腺，會製造特殊的淋巴球。它會分泌胸腺素，促進T淋巴球生成。脾臟是人體內淋巴組織最密集的器官，能夠過濾血液、製造並儲存淋巴球。扁桃腺也是非常專門的淋巴組織，當細菌透過口鼻入侵呼吸及消化系統時，它會發揮第一道防線的作用。

淋巴液的成分必須看淋巴管的位置而定。舉例來說，四肢附近的淋巴管所分泌的淋巴液含有蛋白質，而腸內的淋巴液則富含一種乳狀脂肪，叫做「乳糜（chyle）」，是腸子在消化時吸收的乳狀脂肪。最後淋巴管會透過右淋巴導管和胸導管，將淋巴液排入心臟附近的特殊靜脈內，將淋巴液送回血流。

免疫反應

免疫反應是身體在對抗入侵的有機體所產生的反應，例如細菌、病毒、真菌和其他類型的病原體。身體有各種對抗外來物質的方式，必須視入侵者的本質和位置而定。免疫反應主要分為兩種：一種是體液免疫系統，一種是細胞媒介免疫系統。

體液反應發生在體液內。清除污物的白血球細胞，也就是所謂的巨噬細胞（macrophage），會吞噬透過皮膚表層細胞進入體內的病毒分子。巨噬細胞把抗原送給在體內循環的 T 淋巴球來瓦解病毒。此時攻擊已經展開。血漿 B 細胞（plasma B cell，亦稱效應 B 細胞）製造的抗體會鎖定特定的病毒，捕獲病毒分子。記憶 B 細胞則會對病毒設定記憶，預防未來的攻擊。巨噬細胞持續分解病毒，保護身體免於進一步的感染。

在細胞媒介免疫反應中，由胸腺產生的 T 淋巴球或 T 細胞，會透過延遲反應來對抗病毒。病毒一開始是被在體內循環的「肥大細胞」（mast cell）吞噬，並把抗原交給 T 細胞。肥大細胞會產生各種T細胞，各司其職。「記憶T細胞」把入侵的抗原編入記憶中，以應付未來的攻擊。「殺手 T 細胞」消滅抗原，而「助手 T 細胞」徵召 B 細胞和 T 細胞至受攻擊的位置。

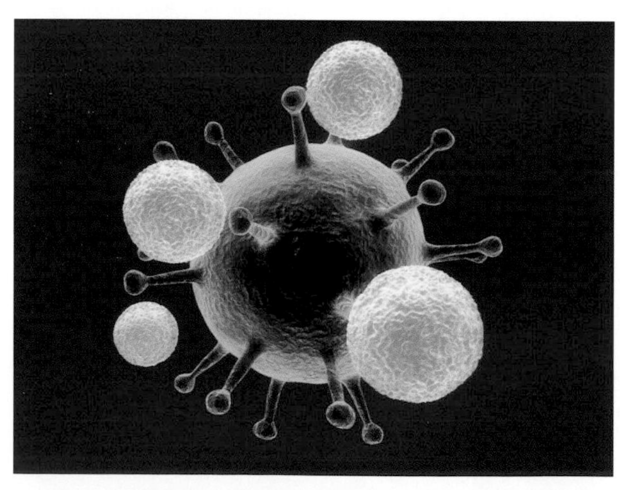

圖 2.6 「殺手」細胞攻擊病毒

CHAPTER 17

感覺

人體有五種感覺器官，分別是耳、鼻、眼、皮膚及舌，分別負責控制聽覺、嗅覺、視覺、觸覺及味覺。我們的感覺其實是來自於這些器官的訊息，透過腦神經進入大腦。

聽覺

耳朵負責我們的聽覺及平衡，主要由三個部分組成：外耳（接收器）、中耳（擴大器）及內耳（傳遞器）。外耳像雷達偵測器一樣接收聲音。中耳則像是一組用骨頭組成的裝置，負責擴大接收到的聲音，然後傳送機械式的振動進入內耳。內耳則會把這些振動轉變成電脈衝。

柯蒂氏器位於耳蝸內。耳蝸是內耳裡面的一螺旋狀結構，讓我們能聽到微弱的聲音。柯蒂氏器是由成排的細胞及纖毛組成，受耳蝸液的流動刺激。柯蒂氏器沿著前庭耳蝸神經的耳蝸枝傳送電脈衝，將這些信息傳送到大腦顳葉的聽覺皮層。

耳朵也是平衡器官。其中微小的前庭器官負責監測身體的平衡，警告大腦身體的姿勢有所改變。

我們會聽到由空氣分子振動所產生的聲波。聲波的大小及能量決定了聲音的大小，用分貝來計算。完全無聲就是零分貝。聲音的強度則與振幅有直接關係。關於波的振幅，我們可以想像成有一條基線，振幅在基線上下兩邊來回擺盪。這條基線是「平靜無波的空間」。基線與波峰點距離越遠，聲音的強度越強，分貝越高，聲音也越有力量（不過就技術上而言，波幅有自己的計算公式，測量一個區塊的力量大小）。聲音的頻率指的是每秒鐘能創造多少個聲波，計算的單位是赫茲（每秒周期性振動的次數）。振動次數越多，聲音的音調越高。

嗅覺

嗅覺大概是我們最古老卻了解最少的五感之一。嗅覺與部分大腦的情緒有關；氣味與情緒有密切的關聯性。我們的嗅覺可以接收外在環境的寶貴資訊，包括危險的訊號在內。味覺與嗅覺也有密切關連：嗅覺會主宰我們的味覺。

嗅覺的感覺接收器位於鼻腔頂端，就在大腦的額葉下方。這個區域充滿了數百萬個小體積的嗅覺細胞，每一個細胞都有大約一打的纖毛，伸進一層黏液中。黏液可以讓纖毛保持溼潤，捕捉有顯著氣味的物質。纖毛裡有化學受體，這是一種特別的細胞，能偵測製造氣味的各種化學物質，然後把訊息送到神經系統。

不同的化學受體會刺激不同的嗅覺細胞。化學物質會溶解在黏液裡，然後附著在纖毛上，促使細胞發出電子訊號，傳送到大腦。大腦皮質內的複雜神經末梢系統，則會負責收集、處理和傳遞信息。然後大腦就能判斷信息，將它變成有意識的嗅覺。

視覺

眼睛是視覺器官。眼睛會接收從物體反射出來的光線，然後傳送到眼睛後方的視網膜。視網膜乃眼睛的內層，能接收透過角膜和水晶體投射的影像。影像又會被視桿細胞和視錐細胞轉化成神經訊號。視網膜的表面是由數百萬個視桿細胞和視錐細胞所組成。視桿細胞對光比較敏感，而視錐細胞則對顏色的判斷比較敏銳。

視神經是一束神經纖維，能將少量的電脈衝沿著微小的神經電纜運送。視神經負責把神經訊號從視網膜細胞傳送到大腦的視覺皮層，進行解讀。大腦的視覺皮層能夠接收並處理視覺訊息，追蹤資訊來源之外觀和動作變化。我們可以透過大腦的頂葉及顳葉來判斷和理解影像。

味覺

舌頭是味覺器官。味覺是五種感覺中最原始的一種，範圍和變化性都受到限制。嗅覺能夠輔助味覺。如同嗅覺一樣，味覺會被食物和飲料中的化學物質刺激，透過味蕾上的化學受體與食物接觸而產生。

舌頭表面有肥厚的上皮組織，布滿約九千個「乳突」，也就是味蕾。味蕾受損時，會在四十八小時內修復或被取代，但也會隨著年齡增加而變少。上顎和喉嚨也有味蕾。當食物或飲料與唾液結合時，味蕾就會透過稱為「味孔」（taste pore）的開口接收到信息。這會刺激每個味蕾中的神經活動，而神經又會把脈衝送到大腦進行解讀。

某些味蕾能接收特定的味道。舉個例子，舌頭的前端對甜味比較敏感，喉嚨和上顎的味蕾則較能嚐到苦和酸味。除了傳統的味道，像是甜、鹹、酸和苦，最近心理物理學家和神經學家還列出了其他的味道，例如鮮味（甘味、肉味）和脂肪酸的味道[65]。

觸覺

觸覺也被稱為觸感。身體每個部位的敏感度都不同，必須看該部位神經末梢的集中程度而定。這些神經末梢位於皮膚的表層，會製造疼痛、壓力和溫度的感覺。神經末梢集中會使得身體的某些部位比較敏感。指尖、嘴唇和舌頭的神經末梢比較集中，所以特別敏感。人體是物理性的，因而可以被測量，也具有機械性質。我們能預測任兩人的大腦、肝和神經系統的位置。如果同時給他們吃辣椒，他們也都會說味道是辣的，不是甜的。不過人體不只是物件的組合，它是充滿能量的。它是一個電磁系統，裡面有數十億個振動的細胞和器官，彼此牽引連接，形成一個複雜的電磁場。我們可以說人體是能夠測量的，但也是無法測量的；它既是實體，也是精微體。

我們將在下一部分討論「能量場」。每一個人都會產生自己的能量場，會與其他人、有機體及非有機體產生的能量場互動連結。有些能量場是可以測量的。我們會知道這些能量場如何影響我們，同時如何受到我們的影響。也有些能量場是無法測量的。我們都知道，這些表面上看不到的能量場的確存在，因為我們能真切地感受到它們的影響力。是哪些源自人體、自然界和「其他次元」的能量場，創造了我們的身體和地球？答案就在本書的第三部：「能量場」。

PART 3
能量場

傳統所謂的「場」，指的是在某個區域範圍內，有一股力量能夠影響其中的每一個點。場和所有的能量結構一樣，包含著振動的能量，能傳送信息。場可以在實體和精微層面運作，能量體和能量通道也是。但場也會出現許多神秘的現象。愛因斯坦相信宇宙是由相連的力場構成的，而近年來，有些物理學家已經精確定位出某些力場（稱為「球形駐波」），認為這些力場構築了有限的現實，包容在更大的無限裡。由於能量場的存在，現實既存在於此時此地，又超越時空的限制，萬物都是相連的。因此有些物理學家主張，一切事件可能同時存在，因為波形若非正在具現，就是崩離當中[1]。

從各種層面來看，與對抗療法及輔助療法相關的療法，其未來的發展和治療方式都與「場」的研究相關，因為人體內外都有「場」的存在。古人相信：「上界有什麼，下界也有什麼」。我們可以破解、改變、塑造和分析身體之外的場，藉此來改變體內的能量，反之亦然。

牛頓物理學告訴我們，場能「發送」信息，像信件裡面的文字一樣傳達訊息。量子物理學家又是如何解釋的呢？他們可能會微笑地說，在一個場內，信息的傳播方式很像網路即時通訊軟體；你打的每一個字可能在傳送出去之前，就已經被看見了。

場的動力學不僅為醫學帶來了真正的改變，也令我們對人體改觀。人體並不是隔絕封閉的電路循環，而是相互連結、充滿閃亮光束的能量體。我們若想真正了解這個概念，就必須先認識場的本質。接下來我們將會討論幾個場的基本類型：

- 可測量的場、精微場
- 宇宙性的場
- 自然的場、人造的場
- 人體的場

能量術語

你可以把這一部分當成複習，我們已經在第一部討論過這些術語的定義。

振幅：振動質量（力量）的最大範圍。每個場的力量強弱不同，因而產生不同的振幅。

頻率：單位時間內的振動次數。波都具有頻率，也會產生場。

振盪：就像振動一樣。場是由振盪的頻率產生的。

物理性：身體上產生的感官覺受。療癒師可以把場內的超覺信息，轉化成實體的訊息，甚至是有形的能量。

超覺感應：以精微感應接受信息。療癒師可以理解其他場的超覺信息（也包括地理病原場〔geopathic fields〕）。

速度或速率：一個場（或是其中的信息）在單位時間內涵蓋的距離。某些場會以光速移動，所以可以用同樣速度傳遞信息。有些物理學家認為，某些特定的場傳遞信息（光脈衝）的速度比光還快，能產生所謂的「超覺」信息。

自旋或旋轉：扭轉性或旋轉性的運動。快速旋轉的分子（或波）可以產生不同形式的場；場內也可包含快速旋轉的分子或波。

振動：某種液體或具有彈性的分子的平衡狀態受到干預，會在平衡點前後產生有節奏的來回移動，譬如聲音的傳播。聲場（由聲波產生）的振動與電磁波場截然不同。每個場都有不同的信息，也有不同的振動。

振動＝頻率＋振幅

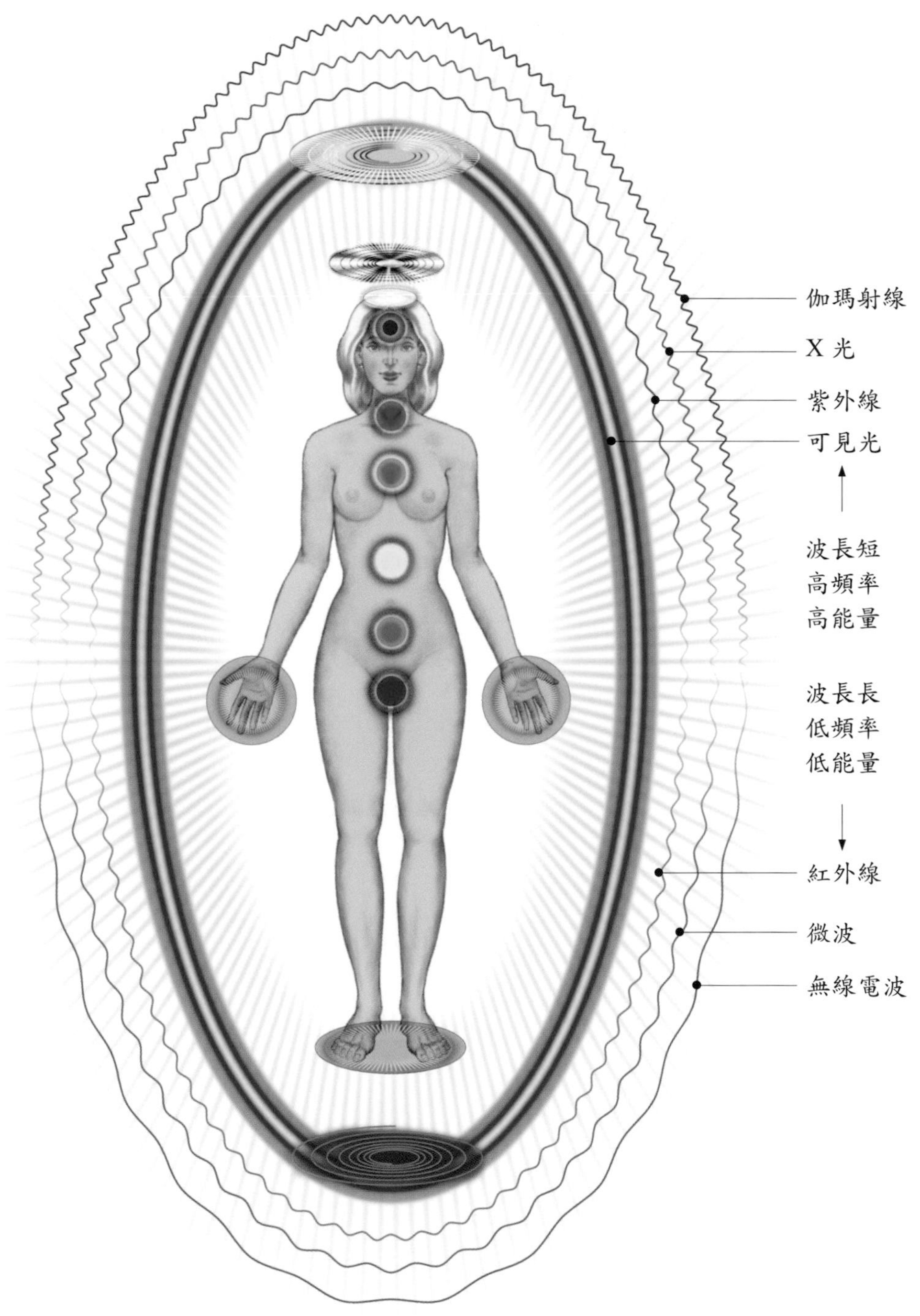

圖 3.1　確實的場

確實的場是可以測量的，其中包括七種主要的電磁輻射，它們的波長、頻率和能量都各有不同。聲波也是一種確實的場。

我們也會討論自然界、物理界以及精微宇宙的場。所有可以測量的事物，都與不可測量的事物息息相關。

每一個人（以及這個世界）都是由可測量的場和精微場所構成，這些場創造並維繫著生命。部分能夠被明顯感受到的場，會與隱藏的場產生互動；而所有場的互動都對有機體造成正向和負向的影響。物理場與精微場的主要差異，就在於信息傳遞的速度和振動的頻率了。從某個層面而言，兩者其實是一樣的，一個場流動到另一個場，一個場負責創造並維繫另一個場。

物質能量與精微能量還有另一種更細微的區分方式：意念或形式。某些場只能藉由形式來控制，其他的場則能藉由意念和心臟來操控。我們如果想要利用場來追求幸福與健康，首要之務就是分辨它們的功能。

CHAPTER 18

能量場入門

能量場有許多種。能量醫學把場分為兩種：「確實的」（veritable），指的是可以測量的場；另一種則是「推定的」（putative）或「精微的」（subtle），指的是無法測量的場。

確實或可以測量的能量場具有物理性質，其中包括聲音和電磁力，例如可見光、磁力、單色輻射和電磁波譜上的各種射線。我們的身體會製造這些能量，也會受到它們的影響。

「推定的」能量場則是所謂的「生物場」（biofield）或「精微場」（subtle field）。我們接下來會提到這兩個名詞。這些場能解釋重要生命能量的存在，例如東方的「氣」或印度教文化的「般納」（prana）。這些能量場無法與物理性或可測量的場隔離，反而會占據某個空間，以我們無法接收到的頻率運作，但仍會對我們造成影響。它們會透過經絡、脈或脈輪與人體連結，然後將快速移動的頻率（氣、般納），轉變成頻率較慢的物理性的場和力量（電、磁力、聲音和其他）。這些能量的通道和能量體會變成「天線」，藉由場來接收傳遞信息，也轉換信息供身體利用。

人體會產生這兩種能量場，也會受其影響。心臟就像是人體的電子中心，它的電活動產生的電力和磁力，足足是其他器官的數千倍，因而形成一個包圍身體的生物場。人體和個人的生物場也會與更強大的能量場連結，進行雙向的互動：外界的能量場會從我們身上吸取能量，也能供給我們能量。我們和這個世界都是由場所組成，因此我們必須了解自己與萬物緊密相連，而不是自給自足地活在世界上。我們處於一股不斷改變的流動能量之中，不僅能改變自己，也能改造這個世界。

我們接著要介紹「確實的場」（可測量的）和「推定的場」（不可測量的精

微場）。

確實的場

創造和延續生命的場，主要是電磁波譜（electromagnetic spectrum）。另一種能維持生命的場則是「聲場」（sound field），也被稱為聲音或聲波。我們在檢視能量場時，也會介紹這些重要的場[2]。

場的基本元素

還記得我們在第一部中討論過原子的運作嗎？包括人體細胞在內的所有物質，都是由原子組成的。原子的組成單位包括：質子與中子，它們形成了原子的重量；電子則帶有電荷；正電子（也稱陽電子）是電子的反粒子，將原子與其「反原子」（anti-self）結合。每一個構成原子的單位都帶有信息，會不斷地移動並振動，也因此「充滿著能量」。電子的移動速度最快，軌道通常會繞著細胞核打轉，細胞核也是質子和中子存在的部位。然而，電子也可能會旋轉而脫離軌道。電子和其他次原子粒子之間的張力會產生電；移動的電荷或電流則會產生磁場。電能量和磁能量的結合，就是所謂的電磁場。

每個原子單位都會以自己的速度移動，而在與其他單位結合時，就會讓原子產生某種特定的振盪或振動，這就是所謂的場。移動會產生壓力，壓力則會形成波。有許多的波或場都是由單一的原子形成，而當原子持續移動時，波和場的本質也會不斷改變。

波也會製造聲音。壓力的變化會改變聲波的本質，也會改變音高。原子傾向在類似的範圍內振動，但是侵入的波或更強的波可以讓原子「脫軌」，改變原本的功能和聲音。

在此最重要的就是要記住，每個原子都是獨一無二的，而原子可以結合成獨特的系統（例如淋巴液或血液），產生獨特的聲波結構。聲波會產生場，不斷地朝各種方向移動。你如果能運用一組原子（甚至是單一原子）產生的場，就能判斷它們的結構需求或健全性，然後促進療癒。我們四周隨時存在著各種電磁場和聲場，是最容易加以利用的。

電磁波譜上的每一個區塊都以輻射呈現，以特定的速率振動，因此被稱為電磁輻射（electromagnetic radiation）。身體需要吸收特定分量的不同波段輻射，才能讓身心靈維持在最佳健康狀態。暴露在過多或過少的輻射之下，都會讓我們生病或失去平衡。

我們可以將電磁輻射視為一串光子束，而光子則是光的基本波粒。這些無質量的粒子會以光速移動，其中每一個都帶有能量，當然還有信息。不同種類電磁輻射之間的唯一差異，就是光子包含的能量。正如圖 3.1（參見 91 頁）顯示，無線電波的光子包含最少可測量的能量，而伽瑪射線則帶有最多的能量。當我們在研究場的時候，最重要的就是認識光子的流動，因為根據許多科學家（包括帕波〔Fritz-Albert Popp〕）的研究發現，人體的確是由光子組成的。光子也會產生巨大的場，稱為「光的場」，它可以整合宇宙萬物。我們會在第十九章「兩種統一場理論」進一步介紹。

我們可以藉由能量的強弱、波長和頻率來認識電磁波譜。能量的強弱指的是光子包含的信息或能量，這裡的計量單位是電子伏特。波長指的則是測量一個波兩點之間的距離。頻率則是波在單位時間內的振動次數。

物理性電磁波的基本前提就是：電會產生磁。我們接著會介紹各種形式的電磁力。最傳統的解釋就是，當電或帶電的電子在電流中移動時，就會產生一個磁場。當這些力量融合在一起時，就會形成電磁場。然而根據「法拉第定律」，不斷變化的磁場可以產生電場。磁力也能按照自己的方式運作。

聲波是一種機械性的波。聲波是非常重要的，它不僅能影響人類，人類也能發出聲波。聲波就像一種騷動，可以藉由粒子的交互作用，利用媒介來傳送能量[3]。這也代表聲波是透過某種形式的互動所產生的。聲波本身無法「移動」，除非「被移動」。聲波會以特定的振動方式運作，能夠穿透所有的實體。心臟可以製造聲音，天上的行星也會製造聲音。我們只能聽到其中部分的聲音，但不代表聽不到的聲音就不會影響我們。這些機械性的波會對我們造成正向或負向的影響。

推定的或精微的人體能量場

精微能量場有許多形式，我們接下來將做簡單的介紹，其內容與圖 3.2 的內容有關。這裡最重要的是必須知道，看似圍繞人體周圍的能量場，其實也會滲透

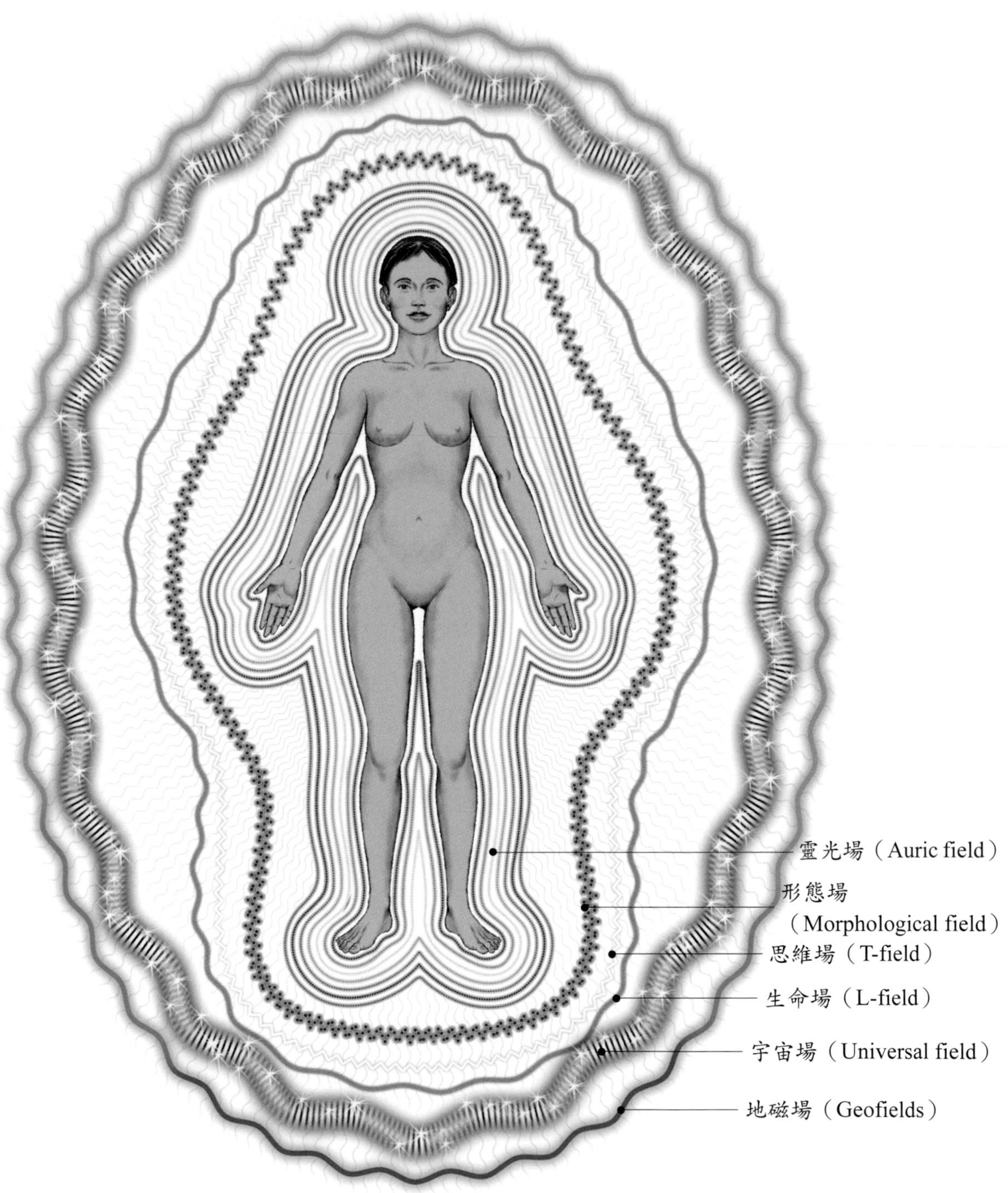

圖 3.2　精微能量場

這世上有數以百計的精微能量場。人體產生的精微能量場主要有靈光場、形態場、T 場、L 場。我們也會被地球的地磁場以及更廣大的宇宙光場影響。

人體。這些場並不會被皮膚阻擋，而是能穿透媒介（包括皮膚和其他身體組織）的能量。大部分的時候，我們可以藉由能量場，判斷與它相呼應、可檢驗的場的本質和健全性。科學界不斷地確認和發現，早在疾病出現或療癒實際發生效果之前，我們就能在精微場中偵測到它們的存在。由此可知，精微場至少會對身體產生某種「基因形態生成」或啟動性的影響。

在此無法介紹所有的精微場，因為還有許多精微場尚未被發現。人的每種細胞和每一個念頭都會產生場。所有能量體、經絡和脈輪都會振動而產生自己的場。整體而言，身體散發的場，會占據比身體本身更多的空間，或是所謂的反空間。就許多方面而言，你的場就代表了你。

我們將會仔細討論下列每一種人體的精微能量場：

- **人體能量場**：主要是由靈光組成。這是一組能量帶，由身體向外，頻率和顏色漸漸改變。每一個靈光場都會對不同的能量層和能量體保持開放，也會與某一個脈輪搭配。外界可以透過場與身體內部交換信息。
- **形態場**：心智類似的生物可以藉由形態場來交換信息，或是將信息代代相傳。形態場可以穿越身體的靈光和電子場。
- **地磁場**：會對所有的有機體發揮作用，也會對來自地球外的能量產生影響。
- **宇宙光場**：也被稱為「零點場」，由光子（光的單位）組成，管制一切生物。我們的DNA是由光組成，而我們都被光場包圍，讓身體的微宇宙與宏觀宇宙共生共舞。
- **L 場與 T 場**：這指的是精微的電子場和思維場，會根據電能和磁能發揮作用。這些場組成電磁波譜未被偵測到的面向。

CHAPTER 19

兩種統一場論

目前有兩種理論試圖結合科學與靈性，涵蓋所有的科學知識來解釋「現實」，主要是根據與場和場動力相關的概念。

統一場論

統一場論想要根據量子物理學理論，證明有個單一的場可以結合所有的基本力和基本粒子。正如我們在第一部討論過的，基本力有四種，分別為電磁力、強核力、弱核力和重力。基本粒子則有數千種，其中包含次原子粒子。愛因斯坦曾藉由統一場理論來整合自己的相對論與電磁學。

基本粒子是量子場論（quantum field theory）或量子力學（quantum mechanics）的基本單位。此領域的研究揭露了次原子粒子或小於原子的粒子難以捉摸的真相。主要的概念如下[4]：

- 質量可以轉變成能量，能量也能轉變成質量。
- 光子是光的基礎單位，具有波和粒子的性能。
- 質量不只是光，也具有波的性能。
- 每一個存在於「當下」的粒子，都有一個反粒子。
- 電子和它的正電子若同時同地出現，就會互相破壞。
- 「虛粒子」（或虛擬粒子，virtual particles）指的是不存在或在被觀察或發揮作用時才存在的粒子。有些科學家認為虛粒子會突然出現及消失；而當它存在時，則會對天然基本力、原子轉換和真空狀態的產生或功能，發揮重要的作用。

- 單一的電子或中子可以同時朝兩個或兩個以上的方向移動。
- 沒有兩個電子可以在同時朝同樣的方向移動。
- 兩個粒子或波粒子一旦連結，無論處在任何地點都能持續互相影響。
- 同一個粒子可以同時朝不同的方向移動或旋轉。
- 熵以前被定義為「失落的能量」，也被稱為「隱藏的能量」。它要是被藏在一個「反世界」裡或現實中「未去過的路徑」裡，就可能被再次發現。
- 愛因斯坦曾經主張質量的移動速度不會比光速快。但是後人的研究發現，在某些情境下脈衝光的移動比光速更快。脈衝光在釋放時會有間隔，產生持續或「規律」的光，有如一股能量持續地發揮作用。間隔的空間則能使光降低速度，轉化成為物質[5]。

統一場論必須能夠解釋物體之間的力量如何透過中介體或場來傳遞，其概念如下：

強核力：將夸克聚在一起，移動比光速慢，藉此創造出中子和質子，在其中交換的粒子叫做膠子（gluon）。

電磁力：對帶電的粒子發揮作用，利用光子來交換能量。

弱核力：其作用主要是針對放射線，會對電子、微中子和夸克發揮作用。主要是透過 W 玻色子在運作，這是一種基本粒子。

重力：對所有由於重力擁有質量的粒子發揮作用。

統一場論的科學家無法解釋重力，也無法解釋暗質（暗物質，dark matter）。暗質是一種不發光的物質，質量大約是發光物質的六倍，所以統一場論其實沒有真正統一。但以下的假設還是有助於我們對能量的認識：

量子沫：這是最小層面的時空攪動，會產生泡沫狀的外觀，可以解釋某些時空差異。

弦理論：將粒子定義成波動的弦或迴路。波動會創造質量，最後會狀似一個粒子。迴路可能與不同的次元產生連結。當你越接近一個電荷時，某一個場就會隨之增強而趨近一個無限的點。

黑洞和虛擬粒子：科學家假設黑洞能保留能量，永不將其釋放出來。但物理學家史帝芬・霍金（Stephen Hawking）卻證明，理論上，一個黑洞能釋放能量至一個終將消失的點。這裡唯一可能的解釋就是「虛擬粒子」的存在。如果一個電子和正電子（電子的反粒子）同時存在，它們就會消滅彼此。如果誕生於黑洞內和黑洞外的邊界，那麼其中一個粒子會被拉進黑洞裡，另一個則會飛離釋放[6]。

零點場論

零點場論也在試圖解釋能量與宇宙。零點場論者主張，生物，亦即「生物光子有機體」會被其所依附的生物光子場包圍。這個場幾乎是真空狀態，儘管其中充滿了量子粒子和波，而其中又包含了虛擬粒子或瞬息出現的粒子。這個充滿可能性的場就像大海，很容易接收意念，而影響會先反應在精微場上，然後出現在物理界。

我們基本上都是「凍結的光」或生物光子機器，可以藉由零點場在「非局限性的現實」裡產生連結，然後滲入宇宙。「非局限性的現實」並沒有媒介，它不會減緩，而且是最即刻的。這代表事件可以藉由未知的力量發生，不用仰賴周圍的力量，毋須考慮距離馬上產生改變。許多物理學家已經相信現實的本質是「非局限性」的，就如兩個粒子一旦接觸過，即使分開了，遠距離仍有互動[7]。

我們接下來會討論有關分子和電系統的研究，證明我們的互動能力超越神經系統之外，能夠在每一個層面處理直覺、意識和潛意識的信息。

這個理論的基本前提是零點的概念，它假設原子的運動會在零點停止。我們不能達到零點，只能非常逼近。科學家蓮妮・郝烏（Lene Vetergaard Hau）等人的實驗發現，讓光放慢到「零」速率或速度的狀態，就代表光消失了，但是光的印記是不會消失的。「消失的」光會在被其他的光刺激時再次重生[8]。

量子理論則解釋了為何光靜止時，還會持續散發背景輻射。粒子的移動是沒有方向的，只會忽隱忽現。它們到底去了哪裡？當它們進出零點場時，零點場可以儲存一些外界的東西，直到我們再次需要它們為止。

帕波和許多研究人員已經發現，我們其實都是由光組成的，而身體就是一個生物光子有機體。科學家琳・麥克泰加（Lynne McTaggart）也在《場》（*The Field*）[9]中提到這個概念。帕波認為DNA其實就是光的儲藏室，或是生物光子的發射物。

目前看來，一個有機體的DNA如果散發越多的光子，就能在演化進階上占有較高的地位。零點場於「內在光」的發源和反應上扮演重要的角色。如果一個光子的有機體蘊含的零點場的光過量或不足，都可能導致疾病。帕波研究發現，當有機體仰賴最少的「自由能量」時，就是處於最佳的健康狀態，這也意味著它已趨近自己的零點或空無狀態。

CHAPTER 20

自然場

科學家的研究發現，有些能量場與地球有關。這些場都存在於大自然中：土地、太陽或宇宙中。有些則會呈現在人體上面，而且都會影響健康。這些場也可以細分為「確實的」和「精微的」。不過，確實的或實際可測量的場，也可能產生精微的振動。許多自然場也被稱為「地理病原場」（geopathic fields），因為它們是由地球產生或受地球影響。

確實的、可測量的自然場

世界上有許多自然場。我們已經介紹過電磁場，其中包括電場和磁場，也討論過電磁輻射。

除了前面提過的電磁波（無線電波、微波、紅外線、可見光、紫外線、X光和伽瑪射線），還有一組電磁輻射稱為「兆赫輻射」（terahertz radiation），又叫做T輻射，是介於微波與紅外線之間。科學家在一九六〇年代發現了T輻射，但還不完全認識它，只知道它在自然的狀態下會被地球吸收。科學家最近利用高溫超導水晶體來製造這些輻射線，呈現出特別效果：當施加外來電壓時，電流會在水晶體之間來回移動，而其頻率會跟外來的電壓成比例。T輻射經常被應用在醫學影像、保全、化學研究、天文學、電訊和品管的領域裡。

大自然中還有另外四種活躍的生物能量場，分別如下：

舒曼波

舒曼波是由 W. O. 舒曼教授（W. O. Schumann）在一九五二年發現的，指的是地球與特定大氣層之間的振動所產生的自然電磁波。科學家發現舒曼波具有特

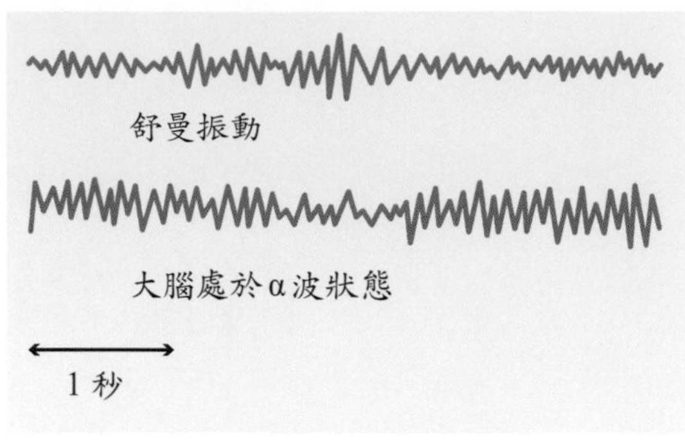

圖 3.3　舒曼共振

舒曼共振是以地球為基準的天然磁場。它主要是藉由腦下垂體附近的磁鐵和松果體來影響大腦，然後影響周邊神經系統和其他部位。第一個波形是舒曼共振的振動；第二個則是大腦處於α波狀態的腦電波圖。

別低的頻率，對人體有益。美國太空總署針對舒曼波進行大量研究後認為，它們是地球自然輻射的一部分。舒曼波的頻率顯然與人腦的控制中心——海馬體與下視丘——的頻率一致。它們也與人類的腦波具有相同頻率，遵循著每日的規律模式運作。所以舒曼波也能幫助調整生理時鐘和日常生活的規律性。美國太空總署的太空人如果沒有接觸舒曼波，就會覺得沮喪和迷惘，因為舒曼波能夠建立我們的睡眠模式，影響內分泌功能。因此，美國太空總署才會在太空船上安裝模仿舒曼波的儀器。科學家還發現時差也可能與接觸舒曼波不足有關。距離地球表面越遙遠，舒曼波也越弱[10]。

地磁波

地殼有六十四種微量元素，每一種都有各自的振動頻率，也會影響地球的磁場。地磁波其實就是這些元素振動的總和。這裡面最有趣也最重要的一點，就是紅血球的成分與地殼中重要的礦物質幾乎完全一樣。有些科學家認為就整體而言，地磁波會影響人體的心血管系統[11]。

太陽波

太陽波是由太陽釋放的。人的健康必須看身體是否吸收了適當和適量的陽光。陽光會影響內分泌系統、新陳代謝，以及人體與地磁波頻率的互動。缺乏陽光照射會嚴重影響松果體的功能，導致沮喪、壓力和睡眠障礙，同時也會擾亂日常生活的規律和身體的生理時鐘。

聲波

聲音是一種振動的能量，其中包含音色（音調或音質）、靜音和噪音，在海平面上是以七百七十英里的時速前進，但仍然得考慮其他的阻礙因素，譬如風。人類只能聽到二十至二萬赫茲之間的聲波。耳朵會接收到的是電化脈衝，然後傳送到大腦。聲音也可以由皮膚接收，藉由骨頭及其他組織傳導[12]。

聲音移動的速度比光慢，光速是每秒三十萬公里，但聲音會發揮場的功能，具備粒子與波的特質，也能產生振動。事實上所有的物質都會振動，因此科學家也同意，所有的物質都會製造聲音。

介於確實與精微之間：有哪些波存在？

我們很難對某些波下明確的定義。這些波的確存在，但是人類卻對它們不太熟悉。標量波就是其中之一[13]：

標量波：由物理學家尼可拉・特斯拉（Nikola Tesla）在一九〇〇年左右發現。他透過實驗發現，有一種未知的波會以光速一倍半的速率移動。這是一種縱向的駐波，可以「穿透」物質。就本質而言，駐波不會被周遭環境吸收，但其他的波卻會被吸收。標量駐波的共振頻率不會被吸收，也不會與其他的波連結，除非是在特殊的環境下（例如藉由某種旋轉或引導的頻率）。有些科學家認為標量波是傳統場和量子場的基礎，因此是宇宙起源的能量場。

自然精微場

除了電磁場和聲波能沾上科學的邊，其實還有許多自然精微場存在，它們都與地球有關。以下介紹其中的幾種：

地脈（Ley Lines）

地脈是地球表面或內部的能量線，帶有電磁性質。它們就像人體的經絡和氣脈。不僅是地球有地脈，其他星體也有地脈，譬如月球、行星與恆星。地球最容易受到鄰近星體地脈的重力能量影響。

地脈上遍布一些點，就像人體的穴位或脈輪一樣。這些點可能具有電力、磁力或電磁力。某些點具有磁性，可能解釋了之前的研究發現：沿著地脈的某些地點都具有超出平均地磁強度的磁性能量[14]。

值得一提的是，許多聖地和祭祀的地點都是沿著地脈分布的，這跟許多文化

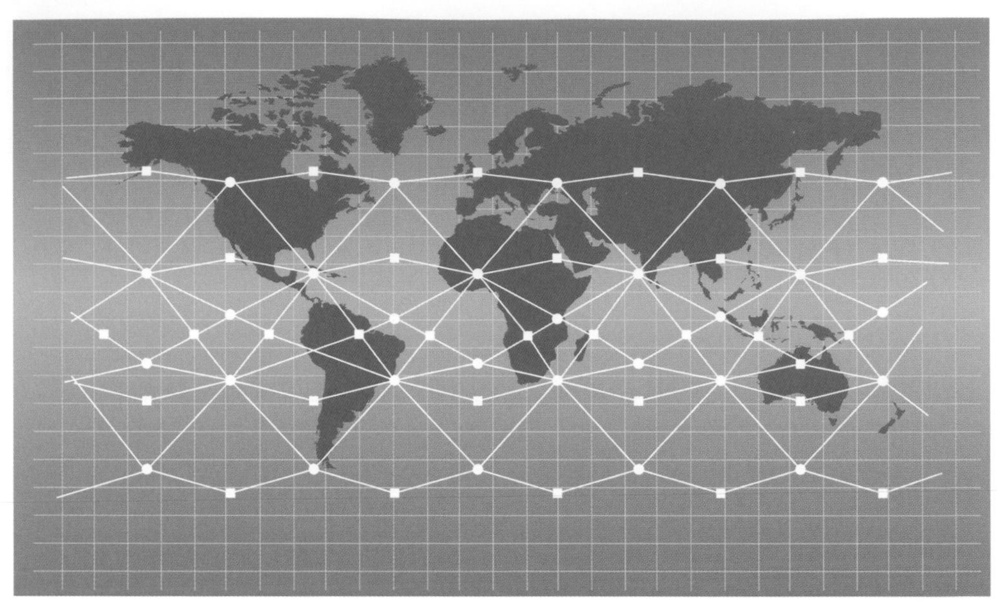

圖 3.4　全球的地脈

對地脈的形容不謀而合。例如澳洲原住民的「夢境軌道」，亦稱「歌之版圖」（songlines），指的是原住民會沿著看不見的線移動旅行。

哈特曼方格（The Hartmann Grid）

德國厄斯特．哈特曼博士（Ernst Hartmann）在第二次世界大戰後，利用蓋革－米勒計數器發現了電磁方格，由地表上南北向和東西向的線所構成。哈特曼發現方格線上的輻射值，會比格線之間的區域來得高。此外，輻射值在地震發生前會明顯增加，而在金字塔和著名的教堂附近的輻射值也會比較高。不過這些知名建築物內部的能量，卻完全不受放射線影響[15]。

與地脈相比，哈特曼方格的線比較密集，排列比較規律，相距大約一點八到三公尺，每條線寬約三十公分。這些線會在月圓、太陽黑子活動或氣候激烈轉換時變寬，看似從地表垂直升起的、有結構的輻射線。

班克立方體（The Benker Cubical System）

這是以奧地利科學家安東．班克（Anton Benker）命名的。班克立方體系統是由相距約十公尺的能量線構成，看似方塊堆疊在一起，沿著南北向和東西向的磁性分布。這些方塊會發射出輻射的能量牆，直徑約一公尺，能量非正即負，會被導向地球的兩極。這個系統與哈特曼方格交錯貫穿。

克里方格（The Curry Grid）

克里方格是由德國兩位博士懷特曼·克里（Whitman Curry）和曼佛瑞·克里（Manfred Curry）確認，它不同於哈特曼方格，與哈特曼方格成對角線分布，也帶有電磁能量。方格的線相距三點五公尺，但跟其他方格不同的是，克里方格的線不會隨著月圓而變寬[16]。

黑線（Black Lines）

黑線是自然產生的區域性的線，類似風水裡面的「煞」或致命的能量線。風水學的煞代表氣或生命能量的逆反。帶煞的地方會降低一個人的生命能量。中國人相信煞是由人為的能量來源造成的，例如鐵路、電話線或是以直線或直角線建造的物體，例如建築物[17]。

生命軸線：人類與地球之間的精微能量

人類與地球之間有一種特殊的能量連結，可以連接彼此的場，這就是科學家茱蒂·傑卡（Judy Jacka）在《生命軸線連結》（*The Vivaxis Connection*）中提到的「生命軸線」（Vivaxis）[18]。

根據傑卡的解釋，生命軸線是一個能量點或能量球，形狀就像胎兒，它位於母親懷孕末期所在的地點。這個點會讓成長中的生命與地球產生連結，無論兩者相距有多遠。它就像一條由電磁波形成、雙向的隱形臍帶。終其一生，都會有一股不斷進入的能量抵達我們當下所處的高度。它會先以水平方向流向我們的左腳，然後再垂直地往左腿而上。流出的能量會從我們的右手離開，返回生命軸線。根據傑卡的說法，生命軸線所在地的騷亂會導致我們體內的紊亂或問題[19]。

生命軸線的能量被視為精微的物理現象。它不僅與脈輪及乙太能量體互相連結，也和地球上所有物質和精微的格線，以及能量相連結。行星與地球的能量會藉由生命軸線影響身體，甚至會決定通過脈的氣流。

CHAPTER 21

分子散發的光彩：失而復得的研究

你如果想要真正認識電磁力和場的重要性，唯一的方法就是研究分子輻射，也就是分子散發輻射的能力。

我們把電磁波散發的能量稱為輻射。它是一種實際的電磁波，也是光子流（請謹記在心，電磁是由量子場內的光子組成）。正如圖 3.1 中顯示的，輻射能有許多種形式，它是分子功能的基礎，也是療癒的重要關鍵。現代醫學很少介紹電磁的療癒潛力。我們可以說這份知識一直被「遺忘」了，現在正準備「找回來」。

醫生過去一直對電磁的某一個面向很感興趣，那就是磁力，但它只是電磁波譜中的一部分[20]。西元一千年時，一位知名的波斯醫生曾經用磁鐵舒緩了許多病症。十六世紀初期，瑞士醫生帕拉塞爾蘇斯（Paracelsus）曾經寫過用磁鐵療癒疾病的論文。法國知名外科醫師莫布拉斯・培拉（Ambroise Paré）曾提過在十六世紀初期及中期，醫生如何利用天然磁石來進行療癒。一九八〇年代，以色列療癒師把抗生素與磁粉混合，然後把磁鐵放到生病的部位來醫治病患。磁鐵把藥物吸引到患部，維持療效[21]。

長久以來，科學家一直在分析電磁治療的功效。喬吉斯・拉赫夫斯基博士（Georges Lakhovsky）是這個領域的重要人物。他在《生命的奧秘》（*The Secret of Life*）中提到，所有的原生質都會散發輻射。根據他的理論，原子雖然會振動，但是輻射波才是健康和生長的機制；輻射波在整個身體內振盪。每一個細胞都會產生自己的頻率或輻射波長，然後與其他細胞的輻射互動，身體才會健康。當這些輻射頻率被干擾時，人就會生病，造成所謂的「振盪失調」（oscillatory disequilibrium）[22]。

喬治・克利爾博士（George Crile）在一九二六年寫到，細胞輻射的確能製造電流，支持有機體的全面運作。他認為人體的所有組織，都會受到短波或游離輻射產生的電荷影響。他更主張所有的生命都可以化約為正電荷和負電荷的兩極本質[23]。

克利爾為了支持自己的理論，進一步研究異常細胞的本質，包括細菌和癌細胞。舉個例子，他發現癌症是一種兩極的機制，其中的細胞核是正電，而細胞質是負電。細菌表現為正極，淋巴和組織則是負極角色。細菌和癌細胞為了得到養分，必須與有機體內的細胞競爭，攻擊具有負極組織（或是新陳代謝較緩慢）的細胞；唯有擊敗這些細胞，它們才能「接管」身體[24]。

美國科羅拉多大學醫學中心的生物物理學家湯瑪斯・龐克（Thomas Punck）曾經研究過一種專門攻擊大腸桿菌的病毒，分析它的電性質，結果發現這種病毒在環繞細胞的體液中，「偷走」帶電金屬原子或離子的電荷。當病毒適當地「增強」時，就會攻擊細菌。龐克還在其他研究中發現，若能利用離子來驅離病毒，就可以達成療癒的效果[25]。

多年以來根據「兩極現象」的簡單理論，已經有許許多多精巧設計的儀器，治癒了大大小小的疾病。但許多設計已經失傳，因為醫學界或利益組織隱藏了相關的研究，甚至加以禁止。其中最著名的就是「射電電子學」（radionics），這指的是利用一個黑盒子，藉由病患本身的場來進行療癒（我們會在379頁「射電電子學：場的療癒」詳細介紹射電電子學）。其他善用兩極現象的重要設計，還包括萊福顯微鏡（Rife microscope）和脈衝電磁能儀（Diapulse）。

洛伊・雷蒙・萊福博士（Royal Raymond Rife）製造了「超級」顯微鏡。他在一九三三年打造了一架體積最大、功能最強的「宇宙顯微鏡」，裡面總共有五千六百八十二個零件，其中包含鏡頭、稜鏡，以及由塊狀結晶石英製成的發光零件。石英在紫外線輻射照射下是透明的，可以將穿透樣本的光線兩極化，並且將光線曲折，藉此判斷介於紅外線與紫外線之間的不同輻射。他也可以利用有機體和病原體本身的顏色和頻率，賦予它們不同的特性。他曾經製造過一種頻率產生器，可以改變研究的樣本。

萊福博士利用自己發明的儀器，證實微生物會發射肉眼不可見的紫外線。他後來又完成了下列的實驗[26]：

- 藉由正確數值的短波頻率來分解一個微生物。
- 將有致命病原體的動物暴露在適量的單波長的電能量之下，以拯救此動物的生命。

- 藉由改變環境和食物的供應，將對身體有益的微生物變成病原體微生物。

萊福博士把微生物分成十種不同的形式，證明只要環境改變，微生物就能改變形式。當時的醫學雜誌禁止刊登萊福的發現，而使用他的儀器的醫生也都遭到醫學界排擠。

脈衝電磁能儀更被污名化。脈衝電磁能儀是由醫學博士阿布拉罕・金斯伯格（Abraham J. Ginsberg）和物理學家亞瑟・米里諾斯基（Arthur Milinowski）在一九三〇年代初期發明的，這是一種超短波單位的裝置，利用無線電波來進行治療。脈衝電磁能儀的治療是用非常短的脈衝來振動電磁場，這些高頻率的電磁波能在高電壓的狀態下使用，但卻不會傷害病患的身體組織。一九四〇至一九四一年間，哥倫比亞大學研究人員進行動物實驗，證實這種治療其實安全又有效，另外數十份研究也有同樣的結論。還有一些利用脈衝電磁能儀的研究已得出下列結論[27]：

- 骨盆疼痛的病患的住院天數，平均可從十三點五天，縮短至七點四天。
- 強化傷口的療效。
- 顯著減少手術後的浮腫和疼痛。
- 減少牙科手術病患的疼痛、腫脹和不適。
- 加速褥瘡的痊癒，效果超越傳統療法。

儘管效果顯著，美國食品和藥物管理署仍在一九七二年宣布禁止使用脈衝電磁能儀，直到十七年後才再次允許販售。目前使用於一些整體醫療的領域，包括減輕疼痛、骨骼問題、脊椎問題和牙科。

我們之前提過的拉赫夫斯基博士，也曾經發明過不可思議的治療儀器：複合波振動器，他的理論主要是認為生命乃「所有細胞的動力平衡，多種輻射的諧調，彼此可以產生互動」[28]。這種儀器主要是藉由短波無線電電路或短波振動產生的電磁波，來中和受干擾的輻射線，讓生病的細胞，也就是振動異常的細胞恢復正常。拉赫夫斯基曾經在一個實驗中，試著把癌細胞接種到植物內，然後再讓植物痊癒。他也利用自己發明的儀器，替很多人治癒「無藥可救」的癌症[29]。

回顧至此，讓我們想想還有什麼東西被人們遺忘了，現在必須讓它重新發光？

CHAPTER 22

L 場和 T 場：組成現實的夥伴？

我們可以用簡單一句話來解釋現實，或是換個角度用世界研究基金會創辦人，生物能量專家史帝芬．羅斯博士的話來看待現實：

> 所有生命都能簡化為在 L 場和 T 場內發揮作用的電力和磁力。一切的物質都是兩極的，由看不見的場連結在一起。所有的吟唱、梵咒和冥想都會影響物質的極性。疾病、生長、衰敗及情緒都是由「場」所管理的。你可以和這些隱藏的場互動，藉此修正自己的人生，同時透過它們來激發自己的創造力和行動力，與神更加貼近[30]。

L 場是一種精微的物理場（可以用電的單位測量），T 場則是思維場。它們有各自的藍圖和設計，也會創造出不同的現實。這有如鏡子的兩面，像是東方哲學中所提到的陰與陽，或是印度宗教的性力（Shakti）與梵天（Brahma）的概念。它們也像物質的兩面，以電和磁的頻率來表現；兩者結合在一起後，可以創造出電磁輻射持續滋養人類。

這些電磁力量支撐著整個宇宙，但無法與精微場切割，因為精微場決定了它們的作用。哈洛．塞克斯敦．布爾博士（Harold Saxton Burr）是這個領域中的一位重要理論家，他曾說過：

> 我們可以在宇宙中找到自己，我們也無法和宇宙分離，這是一個具有法則與秩序的場域。宇宙並不是一個意外，也不是混亂無章的。它是由電磁場組成和維持著，也由電磁場來決定帶電粒子的位置和移動方向[31]。

布爾在一九一六至一九五〇年代期間，曾經在耶魯大學醫學院進行一系列的研究，結果發現所有的生命都是由電動場（electrodynamic field）形成的，可以用電壓表來測量。他把這些場稱為「生命場」或「L 場」，他認為這些場包含了建構生命的藍圖，還寫了許多篇幅超過九十頁的科學報告來加以解釋[32]。

布爾藉由一系列動植物的實驗發現，所有的有機體都被精微能量場包圍。其他研究人員之後進行了重複實驗，也得到相同的結論。這些精微能量場內的電位改變，也會造成電磁場的變化。有些精微能量場的改變，會跟太陽黑子活動及月亮的循環同時發生，也有些則與特定的生物體有關。關於後者，布爾博士曾經在青蛙卵上發現一種後來會生成神經系統的 L 場。在人體研究上面，布爾也藉由分析人的 L 場，來預測女性的排卵週期，發現結疤的組織，同時能看出疾病的預兆。他經過多種實驗後深信，L 場就是人體的發展基礎[33]。

布爾也曾與耶魯大學精神治療部門的李奧納德．瑞維茲博士（Leonard J. Ravitz Jr.）合作，發現可以藉由特定的電儀技術，來判斷哪些精神病患可以重返主流社會，哪些病患無法恢復正常。簡言之，布爾認為這些場都具有基因形態，可以揭露甚至創造一個生物體的未來模樣[34]。瑞維茲之後提出結論，認為情緒活動及其他的刺激可以啟動同樣的電反應，因此情緒就等同於能量。瑞維茲還發現生物死亡的時候，L 場會完全消失[35]，支持了 L 場可能是生命的源頭，而不是生命創造出 L 場。

布爾的理論日後成為科學家對能量系統的前提基礎。舉個例子，韓國醫師金鳳漢認為能量或精微通道都具有形態，可以形成並塑造生物的器官和組織。關於這一部分，我們會在介紹經絡時再做討論。根據諾登斯壯醫師的解釋，能量或精微通道會藉由結締組織和次要電系統發揮作用，或是在其中運作。因此，經絡可能構成了某一種 L 場，利用身體的電頻率來影響並維持生理的運作。

現實具有兩極本質，布爾只找出了其中的一半。事實上還有另一個場與 L 場配對，也就是 T 場。T 場也被稱為「思維場」。

「T 場」這個名詞是源自於場的定義，指的是「思維具有場的特質」[36]。正如我們所見，場會藉由某種媒介運作，它會移動，也能傳遞信息。過去幾百年甚至幾千年以來，人類就已經發現心靈可以控制物質。後人把這個重要的發現，包裝成稍早介紹過的「安慰劑效應」和「反安慰劑效應」，也就是信念的力量能凌駕物理現實，帶來正向或負向的影響。布爾在發展他的 L 場理論時，也有一些科學家在努力尋找「思維背後的原因」。科學家不免思索：身體若有一個起源的場是負責肉體的形成，是否還有另一種場會影響心靈，讓心靈維持健康狀態？另一個相關的問題則是：思維能否被傳遞？

許多與布爾同時代及之後的科學家發現，思維的確可以在人與人之間跳躍。有研究發現，一對雙胞胎即使被分隔兩地，也能不可思議地知道對方的想法、行動和對別人的感受[37]。美國心臟數理研究所的研究發現，人類的心臟能感應到未來發生的事情，遠比大腦來得快，尤其是女性[38]。

在此之前，杜克大學的J. B.萊恩博士（J. B. Rhine）和倫敦大學的S. G.索爾博士（S. G. Soal）都曾檢試過人體的超感知覺（ESP）[39]。哈佛大學羅伯特·羅森索博士（Robert Rosenthal）也曾經證明，實驗者會影響實驗室的老鼠的行為。這直接應證了一條科學法則：觀察者會影響自己正在觀察的物體，但這也引出了另一個問題：如何影響[40]？

還有其他相關研究呼應了T場的概念。其中包括發生在一九五九年的故事，美國海軍利用超感知覺與海底的潛水艇溝通[41]。與此同時，列寧格勒大學生理學教授L. L. 瓦希列夫（L. L. Vasiliev）發表了一個有關心靈猜測的研究，等於整合了四十多年來所有相關科學研究的結果。他的研究發現一個人的確可以不必藉由身體的接觸，就影響到別人。換言之，這無疑證明了一個人心中的猜測與想法可以跨越空間，對別人造成影響——思維具有場的特質的經典證明[42]。之後科學家就用T場這個名詞來解釋上述的現象。

直覺性的信息，還有一些無法言喻、深藏在心底的信息，的確可以在人與人之間散播。能量醫學的運作是療癒師先得到一個影像、直覺或內在的信息，然後才提供診斷及治療的洞見。美國知名靈媒艾德加·凱西（Edgar Cayce）在一百五十個隨機抽樣的案例中，展現了他的直覺性診斷有百分之四十三的準確性[43]。醫學博士C·諾曼·席力（C. Norman Shealy）曾經對美國著名靈性作家卡洛琳·密斯（Caroline Myss）進行測驗，發現她只要有病患的名字以及出生年月日，就能診斷出病症，準確性高達百分之九十三[44]。我們可以把這些數據與現代西方醫學做個比較。最近一份由「健康服務研究中心」（Health Services Research）發表的報告指出，研究人員重新審閱一九七〇至一九九〇年代的病歷發現，重大的誤診，比率從八成至五成以下不等。研究人員坦承「診斷只是一種機率性的陳述」，同時強調醫生與病患之間互動以搜集病情資訊，是改善誤診機率的方法[45]。

場會藉由媒介傳遞資訊。我們現在已經知道想法會製造實際的效果，這也意味著 T 場可能比 L 場更早出現，或是成為 L 場的促因。舉個例子，一份研究發現，某些修練有成的冥想者可以將自己的意念烙印在電子儀器上面。他們把意念集中在儀器上面，再把儀器放到一個房間內三個月，結果發現這些儀器能改變房間的氛圍，影響其中的酸鹼值和溫度[46]。

思維場經常與磁場連在一起，因為思維必須藉由互動才能激發，例如兩個人很想產生連結。根據傳統物理學，能量的交換發生在能量高低不同的原子或分子之間，能量高者通常比較興奮。兩者的能量如果是平等的，就會發生均衡的信息交換。如果思維真的能夠傳遞，那麼必須沒有身體接觸也能做到，因為相較於電而言，這樣的傳遞在本質上是「思維」或磁性的。關於思維的傳遞，除了有一些軼聞先例，還有一些科學的證據可以佐證。

半導體指的是能在導體和絕緣體之間進行電傳導的固體物質。在一九三七年獲得諾貝爾獎的知名科學家艾柏特．聖捷爾吉（Albert Szent-Györgyi）實驗發現，所有能形成生命矩陣的分子都是半導體。更重要的是，他還發現兩個物體不需要接觸，便能藉由電磁場讓能量流動[47]。他的發現支持了以下的理論：L 場是人體的藍圖，而 T 場攜帶思維，有潛力修改 L 場，影響、甚至凌駕 L 場[48]。

CHAPTER 23

場污染：地因性疾病壓力

「地因性疾病壓力」指的是天然場、人工場、確實場或精微場輻射造成的傷害。科學研究已經證實地因性疾病壓力的存在，同時發現生物如果持續或過度暴露在地因性疾病的壓力源之下，可能會導致輕微或嚴重的結果。最常見的問題包括疼痛、長期疲倦、失眠、心血管疾病、焦躁、學習障礙、不孕、流產、兒童行為問題，甚至是癌症或自我免疫系統疾病[49]。

享譽國際的癌症及多發性硬化症專家漢斯．尼伯（Hans Nieper）也做過地因性疾病壓力的研究，結果發現在他接觸的病患中，百分之九十二的癌症患者和百分之七十五的多發性硬化症患者，都曾經受到地因性疾病壓力的影響。另一位海格醫生（Harger）也發現，在他研究過的病患中，有高達五千三百四十八人曾經受到地因性疾病壓力的影響。德國物理學家羅伯特．安卓斯（Robert Endros）和比柏拉赫農業學校 K. E. 羅茲教授（K. E. Lotz）曾經分析四百位因癌症死亡的病患，結果發現其中三百八十三人曾經接近地因性疾病的斷層，或是受到地磁場的干擾。

被污染的自然場：確實的（可測量的）

大自然中有兩種可以測量的場的壓力源。第一種是電磁輻射。我們已經知道身體是由電磁場所組成，其中包括物理場及精微場。當身體過度暴露在強烈的電磁力之下時，體內的場和組織會被破壞，身體周圍的場也會受損。我們接著將深入討論由大自然和人工（人為）方法導致的電磁污染，會造成哪些負向影響。

土地及天空也是會造成污染的可測量場。地因性疾病壓力主要出現在地球自然能量線交錯的點上，但也有可能來自於流動的地下水、礦源、地下洞穴和斷層導致的輻射。這些雖然是天然能量，但長期而言對人類或生物並無益處。還有些來自於太空的能量場則會干擾身體的電磁系統。我們接下來將討論地球壓力源導致的問題[50]。

電磁波譜污染

人體如果過度暴露在任何一種基本的電磁輻射之下，即使不造成致命的傷害，也會有危險。這些可能是由地球或宇宙的場所產生的自然輻射，也可能是人工製造的。下面列出一些輻射的危險性，以及它們會帶來的傷害：

靜電場：也就是所謂的觸電。這指的是人體接觸到的電壓，足以形成一股電流穿透肌肉或進入毛髮內。它會導致心臟纖維顫動、灼熱或神經失調，甚至死亡。

磁場：在錯誤的狀態下，核磁共振攝影（MRI）可能對人體有害，甚至危及生命。舉個例子，如果進行核磁共振攝影時，身上有去纖維顫動器或移植的器官，可能會產生危險甚至致命。其他研究也發現，磁場污染是一個不容忽視的嚴重問題（請參閱第二十四章「磁的力量」）。

極低頻輻射：有些研究發現暴露在強烈的極低頻輻射之下，可能導致某些疾病或危害生命的問題。許多人都很關心持續接觸高壓電、電力設施等極低頻輻射來源，是否會對人體造成影響，也因此創造出一個新名詞：電污染（electro-pollution）。有研究發現，住在高壓電附近的人比較容易罹患幼兒或成年白血病[51]。還有研究指出，某些高壓電線會產生磁場，也可能會改變鈣離子的流動（鈣離子是一種離子導體），會對人體造成傷害[52]。還有人擔憂，插電的家電用品會散發極低頻的輻射，即使沒有使用家電，也會消耗高達七成的電量。

無線電頻率：無線電波有許多來源，有些是自然的（例如來自閃電風暴），有些則是人為的。高壓電線會發射低頻率的無線電波，而行動電話也會向四面八方發射無線電波。有科學家認為大量的無線電波會導致癌症或其他疾病[53]。行動電話是最新的潛在危險。當我們使用行動電話時，聲音會以八百至一千九百九十兆赫的頻率傳送，而這也是微波輻射的頻率範圍。此時約有百分之二十至六十的輻射量會進入大腦，有些甚至可以滲透至腦內三點八公分的深度[54]。

可見光：過量的自然光可能會傷害視網膜。許多人為的問題都來自於不當使用雷射，或是沒有使用全光譜的燈泡和螢光燈管[55]。

紫外線：紫外線的波長只略低於可見光，也會造成如游離輻射般的危險，包括曬傷、皮膚癌，以及對眼睛的傷害[56]。

伽瑪射線：伽瑪射線會殺死活細胞，因此可以十分有效地殺死癌細胞。不過它也會對胃黏膜、毛囊和發育中的胎兒造成副作用，延遲細胞分裂的過程[57]。

紅外線：人體如果過度暴露在紅外線之下，最容易造成眼睛或皮膚的灼傷[58]。

微波：相較於來自太陽的微波能量，更多科學家和消費者關心微波烹飪的影響。英格．漢斯．赫特爾博士（Ing Hans Hertel）發現，微波食物會導致血液異常，類似導致癌症的異常。瑞士家用及工業用電子產品商會禁止他公開討論相關研究結果[59]。

X光：使用X光照射骨骼和內部器官時，可能帶來DNA突變和癌症的風險[60]。

自然物理場的污染

我們接下來要介紹自然物理場造成的各種污染，其中有許多稍早已經提過。

太陽壓力：太陽壓力是由太陽閃焰（太陽黑子）及磁場風暴造成的，同時已經被證實與心血管疾病有關[61]，因為太陽的活動會影響地球的地磁場。

地磁場：所有生物都必須仰賴地磁場，但是每個人必須吸收適當的量，否則健康和生活就會受到影響。科學家沃夫岡．盧維克（Wolfgang Ludwig）發現，舒曼波和地磁波的失衡，會誘使所有生物產生微壓力。就東方的角度來看，舒曼波象徵的陽性，必須與地磁波象徵的陰性達到平衡，才能讓人體維持健康[62]。

地球輻射壓力和生命軸線：生命軸線是可以將生物與地球連結的精微能量。當它暴露在異常或不健康的能量狀態下，例如電或磁的污染，便可能造成干擾或身體的疾病。更多有關生命軸線的介紹，可參閱科學家傑卡的《生命軸線連結》。

自然精微場的污染

自然精微場不完全是無害的。過度接觸任何一個自然精微場，都可能導致問題。以下大部分的內容，我們稍早都已經提過。

黑流（Black streams）：這是與地下水有關的輻射，通常會在太陽黑子活動和閃電時增強。地理斷層也會產生類似的效應，它會散發高量的氡氣，製造毒素，減弱免疫能力[63]。

哈特曼線（Hartmann lines）：這指的是交錯的兩條能量線同時帶有正電荷或負電荷，因此在交接點形成「雙重正極」或「雙重負極」。這個交接點會影響人體的神經系統，也可能干擾體內的電磁場[64]。我們也可以用陰和陽的概念來解釋其他的壓力。陰的線（南北向）比較冷，通常與冬季的疾病有關，例如抽筋、溼氣重和各種風溼病。陽的線（東西向）則與火有關，可能會導致發炎。隨著季節交替，這些「雙重力量」的能量往往會導致某些症候群[65]。哈特曼博士曾經說過，人體如果過度接觸這些能量線，可能會減弱免疫力，無法對抗有害的細菌。他認為在這些能量線附近居住或工作的人，罹患癌症的機率也會提高[66]。

班克立方體：班克立方體的交會點是強烈的地因性疾病區域。過度暴露在這些區域裡，會傷害免疫系統[67]。

克里線：有些專家認為克里線是帶電的，而且會在交接點製造雙重正極、雙重負極或其中一種極性的電荷。克里博士認為正極的交接點會加速細胞分裂，也可能導致癌症快速蔓延；負極的交接點則可能導致發炎[68]。

關於現狀的理論

現代生活中的地因性疾病壓力是如何產生的？為何會有這麼多場壓力造成的疾病？可能的原因如下：

首先，地球的自然磁場的磁力已經隨著時間減弱。四千年前它能夠產生二至三個高斯（電磁單位），如今只有約二分之一高斯，減少了將近八成[69]。從微觀的角度來看，地球磁場衰弱會減少次原子粒子的電荷，削弱原子整體的電荷。生物體必須靠著帶有電荷的原子和分子，才能發揮超導電的作用，讓適當的養分和信息藉由體液或神經系統貫穿全身。人體的主要神經系統包括大腦和中樞神經系統，都需要這種離子的平衡；諾登斯壯博士發現的次要電子系統也不例外。這種次要的神經系統可能會與經絡及脈產生互動，所以當磁力輸入不足時，就容易對人體的精微體和精微場產生反效果。

人為的輻射也會對生物體造成相當程度的傷害。我們正在用過多人為的電場和磁場轟炸地球，包括大量的無線電波、微波及其他輻射。

CHAPTER 24

磁的力量

磁力有光明面，也有陰暗面。人體必須接觸外界磁場，並且產生自己的磁場。好東西也要適量，過量會對人體的精微系統造成負面效果，導致身體的疾病或心智及情緒的問題。我們接下來將討論磁力在日常生活中扮演的多種角色。

身體的磁性

我們對磁力及磁場的理解，多半是根據生物能量學研究先驅：羅伯特・貝克博士的理論。貝克曾經利用電及電磁場來刺激骨折後的再生。他的研究發現引領了許多電子儀器的發明，運用在現代醫學領域。他透過實驗發現，人體內有一個直流電的電子控制系統。

L 場理論創始者哈洛・布爾博士的發現比貝克更早。貝克利用布爾的研究，發現了一種獨特的電子控制系統，類似於布爾提出的概念，這對人體的療癒非常重要，同時也能促使人類達到不同的意識層次[70]。

貝克研究發現，當研究對象進入另一個意識層次時（例如被麻醉時），身體也會出現電的改變。這個發現意味著意識層次與直流電系統有關，這個電子系統有如人體內的另一個通道，在大腦及組織修復系統之間傳達電的信息。舉個例子，當身體某個部位受傷時，這個系統就會開啟，而當受傷部位復原時，系統就會關閉。

貝克還發現，這個系統會透過神經膠質細胞的細胞膜傳遞信息。神經膠質細胞長久以來被認為是神經和中樞神經系統的重要成分。在人類的大腦中，膠質細胞的數量大約是神經元的十倍至五十倍。神經元的數量約為一千億。

傳統科學認為膠質細胞不會導電，但是貝克挑戰這種看法。他發現膠質細胞的細胞膜會因電荷及電壓波動。他甚至認為運用外在能量場，特別是磁場，能改變電壓[71]。

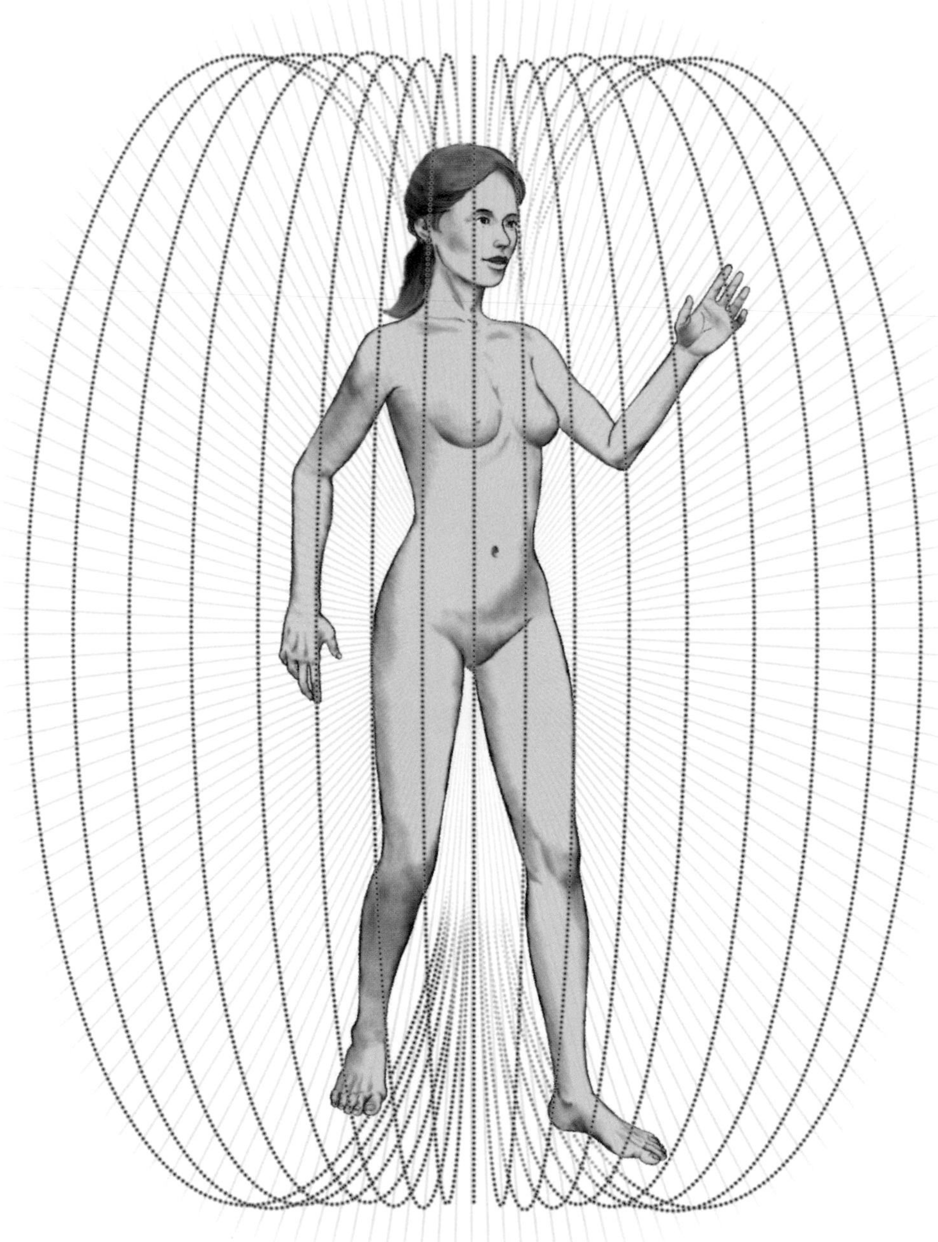

圖 3.5　人體的磁場

所有的生物都處於磁場中，以每秒七點八個週期的頻率共振。這個振動頻率相當於大腦處於α—θ波的狀態中。我們在第二部介紹過，大腦內有偵測磁場的物質。人體的直流電系統可能與這種物質有關。我們因此能「接收」周遭的地磁頻率，刺激α—θ波階段的腦波[72]。

貝克的發現與諾登斯壯的理論相互吻合。諾登斯壯認為人體內有一個次要電子系統，會在結締組織及心血管系統之間發揮作用。諾登斯壯證明受損的細胞及血管壁之間，會有一股流動的離子，特別是來往於受傷部位的流動，會產生有如電池般的能量，可以激發修復的功能。諾登斯壯也證明所有的有機體都是電磁場系統。當你改變身體的電性質時，健康也會出現正向或負向的改變。貝克的研究則發現，細胞具有半導體的性質，就如在積體電路中的半導體裝置一樣。這個發現意味著我們的身體其實是「小型的微電路」，也就是一種藉由半導體運作的積體電路。

身為半導體：人體諸多的場

現代的工程師喜歡使用半導體，因為它會對電場產生反應。工程師藉由控制電場來左右電的效應，也能操控電場產生的磁場。在此假設如果生物都是半導體，都具有半導體的性質，那麼人體的磁場也能被控制，創造出生物電流的效應。

對於療癒師而言，這種說法暗示了一種簡單的情節：改變人體的磁場就能改變健康狀態，只不過我們每個人都是由數百萬、甚至數十億個「場」組成。正如科學家暨作家威廉·提勒所言，每種物質的精微層面都會散發放射線，就像身體的每一個細胞、器官或系統都會產生一個場。我們的脈輪、經絡及精微能量體，甚至是思維，都會產生一個駐波場或靈光場。除了有數十億的細胞外，還有大量的磁場存在。提勒認為身體周圍有一個靈光形成的保護場，因為「每個人都有精微體」，而場的數目加起來則會是天文數字[73]。當地球周遭的環境改變時，或是我們造成地球的改變時，都會影響無以數計的生物場。這對每個人的健康而言，都是不可缺的要素。

人體最重要的磁場之一就是靈光場，而且會與脈輪產生能量的連結。許多療癒方式都是要改變人體的磁場，藉此創造體內的變化。大部分遠距離的療癒方式，包括禱告，可能都涉及操控他人的磁場或靈光場。利用磁石來進行療癒，也提供了方法改變身體內外的場，因而改善健康狀態。

正向及負向效應

某些磁場或強度對人體有益，有些則不然。磁場可以改變神經細胞，也會改變直流電的電流，像麻醉劑一樣減輕疼痛。磁場也能改變通過組織（像是肌肉）的鈣離子流動，進而促進血液循環，把氧氣輸送到組織中。科學家已經開始利用磁鐵，促進抗癌藥物發揮局部功能[74]。

每一種生物都需要適當的磁力。「磁場不足症候群」（Magnetic-field deficiency syndrome, MFDS）指的就是無法完整接觸地磁場。日本科學家中川光雄（Kyoichi Nakagawa）領導的研究團隊發現，部分日本城市居民罹患的某些特定疾病，可能是因為大型建築物使用的鋼鐵樑柱造成。這些鋼鐵結構顯然讓居民無法接觸到自然的地磁場[75]。

好東西也會造成傷害。舉個例子，過度暴露於磁場也可能導致流產[76]。已經有證據顯示，人體接觸六十赫茲的磁場，磁場強度三毫高斯或更高，會明顯增加生成惡性腫瘤的機率，尤其是在細胞複製快速的部位，像是骨髓和淋巴組織[77]。貝克博士也發現異常的地磁活動高峰期，與精神分裂及精神病症狀的增加有關[78]。

地理生物學專家陸格．米斯曼（Ludger Meersman）主持的研究顯示，我們的住家也同樣受到地磁壓力源的影響。他發現病患的床周圍的地磁場，通常是有強有弱；而大部分健康的人床周圍的地磁場卻是均衡的。異常的地磁場數據剛好都與病患身體疼痛的部位有關。舉個例子，我們可以在生成癌症或關節炎症狀的身體部位找到很強的磁場。

有益或有害？

莫斯科蘇聯科學院博士赫拉多夫（Y. A. Kholodov）和阿勒桑卓夫斯卡雅（M. M. Aleksandrovskaya）的研究，也許可以解釋這些令人咋舌的問題。他們發現暴露在數百高斯的直流電磁場之下，會增加膠質細胞的數目[79]。膠質細胞會因為磁場的強度而改變，進而與細胞原產生連結，而身體也會隨著電磁輻射場（人為產生的場）的改變產生反應。我們在此能引用貝克博士的結論：「場是源自於其他的有機體」[80]。

還有一種說法可以解釋磁場的正向及負向效應。一個磁鐵會對有機體造成兩種影響；每一種影響都是受到南北極傳遞的兩種能量刺激而產生。科學家艾柏特・羅伊・達維斯（Albert Roy Davis）和華特・羅爾斯（Walter C. Rawls, Jr.）在他們的著作《磁力對有機系統的影響》（*Magnetism and Its Effects on the Living System*）和《磁場效應》（*The Magnetic Effect*）二書中提到，磁場不僅影響身體，也與意識或超感知覺有關。地球也會產生同樣的效應，因為地球本身就是一塊大磁鐵[81]。

基本上，一個磁鐵的南極能加速細胞的生長速率和生物活動，使組織增加酸性；北極則會限制生長速度和生物活動，增加鹼性。達維斯和羅爾斯利用北極磁性讓腫瘤縮小，利用南極磁性使腫瘤變大。南北極的應用也能減少其他動物的疼痛及發炎狀況，減緩老化的過程[82]。

針對超感知覺，羅爾斯和達維斯藉由實驗發現「第三隻眼」或大腦內的第六脈輪，可以刺激內觀力或覺知能力。參加實驗的人左手掌心握著磁鐵，或是把磁鐵放在右手背上，就能增加超感知覺，同時感受到寧靜及穩定。一九七六年，羅爾斯和達維斯曾經以醫學物理學的成就，獲得提名角逐諾貝爾獎。

總歸而論，人體內的電流靠特定的離子維持，例如鈉、鉀、鈣和鎂。這些基本物質的失衡可能會導致疾病，也可能因為疾病而導致它們失衡。失衡也會改變身體的電活動，造成外觀改變，包括身體外圍各種磁場和靈光場的形狀和形式。這也可以解釋有些「靈光解讀者」懂得利用超覺能力，甚至早在醫學科技偵測到之前，就看出一個人體內深藏的問題，也能利用治療靈光場來療癒身體。諾登斯壯認為經絡與人體電子系統之間存在著某種連結，因此有些療癒師能夠藉由經絡及穴位來治病。在人體這個微電路系統中，膠質細胞則扮演另一個重要的角色，它可以接收來自身體內外、各種磁波譜範圍的信息。這也為諾登斯壯的發現延伸出新的領域。

諾登斯壯根據自己的理論來治療癌症，做法就是把電荷傳送至腫瘤的部位，讓腫瘤變小。達維斯及羅爾斯也發現了另一種基本的療癒概念：生命的每一個面向都具有兩極性。人體同時帶有電及磁，兼具陰陽兩面，必須要讓兩者均衡才能維持健康。我們可以說人體是一個 L 場，必須靠電的運作存活。人也是 T 場，必須仰賴磁力而活。我們透過 L 場或電的兩極性來製造生命，產生動作，進行活動；同時也透過 T 場或磁的兩極性，吸引來我們需要或能夠變成的東西。簡言之，人是由思維及物質組成的。

表 3.6　磁性的形式

李察・葛伯博士（Richard Gerber）在《振動醫學實用手冊》（*A Practical Guide to Vibrational Medicine*）中列出各種形式的磁性[83]。以下簡單介紹每種磁性的形式及其影響的例子。

磁力	影響
鐵磁性（與鐵有關）	加強北極效應
電磁性（由電流產生）	正向及負向的效應
生物磁性（由離子電流及細胞活動產生）	揭露疾病的形態
動物磁性（來自氣及般納）	生命力是精微的磁力：揭露乙太體的活動
精微磁性（來自脈輪、靈光場及精微體）	掌管思維形式（T 場）
順磁性（受強烈的場吸引）	有助於植物的生長
抗磁性（被強烈的場排斥）	未知
地磁性（來自地球）	生命的必需品；會製造地因性疾病壓力
太陽磁性（來自太陽；精微體及太陽）	影響地磁場：生命的必需品，增加心臟病發作機率
宇宙和星體磁性（來自銀河的精微磁性電流）	影響星光體及脈輪

CHAPTER 25

徒手及遠距離療癒：精微場和非局限性現實實證

遠距離或不在場療癒已經為人所熟知。對精微能量療癒師而言，這更是無庸置疑的事實。即使是宗教，也會利用禱告及正向思考替不在場的人進行療癒。有許多證據為這種療法的功效背書。我們可以用能量連結來解釋遠距離療癒，這是假設病患的場會藉由「非局限性現實」（nonlocal reality）產生能量的連結。

研究發現藉由觸碰來進行療癒的專家，能夠對減輕疼痛產生正向結果[84]。知名醫生暨生物能量學作家丹尼爾．貝諾爾（Daniel J. Benor）檢視了六十一份這方面的研究，結果發現「即使相隔數千英里，仍不會限制療癒的效果」[85]。

能量手療是一種徒手治療的展現，是藉由能量場來支持身體的天生本能，達到療癒的效果。它已經被全世界的許多醫院及診所採納，許多大學、醫學及護理學校，或是其他機構，也開始傳授這門知識。目前有超過十六個領域在研究能量手療的效果，它們都認為療癒師可以藉由接觸生理場來進行身體的療癒[86]。

一份特別的研究曾經根據酸鹼值、氧化還原平衡和體液中的電阻，來衡量能量手療的效果。以上三個因素與生物年齡相關。研究發現，在接受能量手療之前，病患的生理年齡是六十二歲，接受手療後則是四十九歲[87]。

這到底是如何發揮作用的？我們很難知道確切的答案。比較可能的解釋是能量場會重疊，也會在人與人之間互相連結。許多新的科技已經利用影像技術拍到生物場，證明它的確存在，例如克里安電極攝影（Kirlian photography）、氣場攝影和氣體放電可視化（gas discharge visualization）。這些儀器甚至能表現出這些場在接受能量治療之後，會產生哪些戲劇化的改變[88]。其他研究也發現一個人可以藉由場來影響另一個人。舉個例子，加州心臟數理研究所的研究發現，一個人的心電圖信息（心臟）能表現在另一個人的腦電波圖（EEG，測量腦的活動）

上面，也能表現在對方其他身體部位上。即使是兩個人安靜地相對而坐，其中一個人的心臟信息也能表現在對方的腦電波圖上面[89]。

場與意念之間的相互連結，結合了精微能量理論和量子物理學的概念。正如貝諾爾博士所指出的，愛因斯坦已經證明了質量和能量可以互換。過去數世紀以來，療癒師證明了身體周圍的確有富穿透性的精微能量場。這些場的組織（和振動）具有階級順序，影響了身體的每一個面向[90]。

許多研究指出，療癒至少會引起精微生物磁場的改變。舉個例子，有一項研究是針對冥想者、練習氣功或瑜伽的人進行的，研究者利用磁力針來量化這些人手上散發的生物磁場能量。結果發現這些場的能量強度，是最強的人類生物磁場的一千倍，強度已經相當於一些醫學研究實驗室所使用的磁力。這些能量可以用來加速生物組織的療癒，即使是針對四十年的舊傷也有效[91]。另一份使用超導量子干涉儀的研究也證明，能量手療者的手在進行療癒時，會散發頻率密集的生物磁場能量[92]。

這些生物磁場能量顯然遠遠超越身體所能及的範圍。量子物理學家也試圖解釋一個人的場如何能與千里之外的人的場產生互動。我們在第十九章介紹過兩種統一場論，其中提到所有生物都能在非局限性的現實中互相連結。兩個粒子一旦碰觸，就能超越時空互相影響。我們的場可以透過意念與別人的場產生互動，立即傳遞信息。其他關於共振與聲音的實驗也發現，兩種生物若是能在類似的振動下運作或產生共鳴，就能相互影響。

另一組研究則指出，生物可以藉由電磁波譜的最高波段來分享能量及意念。科學家經過重複實驗後發現，病患在接受另類療法時，身體散發的伽瑪射線會顯著減少。這也意味著身體的伽瑪發射體（鉀的一種形式），可以管理身體周圍的電磁場[93]。

當物質（例如電子）與它的反物質（正電子）互相消弭影響力時，就會具體產生伽瑪射線。我們已經知道反物質具備與物質相反的電荷及自旋能力。當電子與正電子撞擊時，會釋放特定種類的伽瑪射線。物理學家特斯拉在多年前就已經發現，地球表面的伽瑪射線都來自於零點場[94]。零點場看似真空，實際上卻很飽滿，它就像虛擬粒子、次原子粒子和場交會的十字路口。當我們進行療癒時，實際上可能進入了零點場或宇宙場，藉由意念來轉換它們的力量。

我們也在試著探索另一個理論：「扭場」（torsion field，又稱「撓場」或「自旋場」），它是以十的九次方倍的光速在前進。科學家假設它在傳送信息時不會傳遞能量，也沒有時間的流失[95]。這個假設是把時間視為磁場的一種向量。當扭場和重力場以相反方向運作時，扭場可以改變磁的功能，也能改變時間的向量。當扭場疊印在一個重力場的特定區域時，就能減少重力對該區域的影響[96]。

俄國科學家彼得·加里耶夫（Peter Gariaev）及弗拉迪米爾·帕波寧（Vladimir Poponin）做過許多有關扭場的研究，結果發現光子會以螺旋狀而非線性的方式沿著 DNA 前進，這意味著 DNA 可以曲折周圍的光。有些物理學家相信扭轉或「扭力形態」的能量，就是高層次元發射出來的智慧之光，它不同於電磁輻射，而且能產生 DNA。許多科學家也相信扭力波就是意識，它是構成靈魂的元素，也是 DNA 的先驅[97]。

CHAPTER 26

神聖幾何學：生命之場

相較於「一般的」的幾何學，神聖幾何學認為人類可以藉由分析及運用幾何圖案，去感應創造的神祕法則。幾何學是能量治療中很重要的一部分，因為精微能量常會呈現有組織的形狀和形式。因此，過去的療癒師都曾經藉由靈視或設計各種形狀的療癒工具，來運用符號能量。幾何學也能夠和聲音產生關聯。

最近許多研究發現幾何學與生死有關。其中一份研究指出，血管的幾何形狀可能是導致心血管疾病的因素之一；動脈與分支出去的血管之間，角度越大，越有能力製造血小板[98]。另一個例子則指出，百分之七十的頸部退化毛病，與頸椎的幾何形狀有關[99]。

人類在數千年前就開始發展幾何學的理論，其中最著名的就是古希臘時代哲學家柏拉圖和他的前輩畢達哥拉斯（Pythagoras）。許多現代重要的幾何法則都是在當時發展建立的。許多當時建立的幾何比例都被後世的文明採納，應用在數學、藝術、建築、宇宙論、音樂、天文學及物理學的領域上面。我們接下來會介紹應用神聖幾何學的幾個例子——幾何學的神秘面向，以及如何應用在療癒和能量上面。

基本的幾何理論

以下介紹數個經過數學方法證實的幾何學理論，它們都能夠應用在能量療癒上：

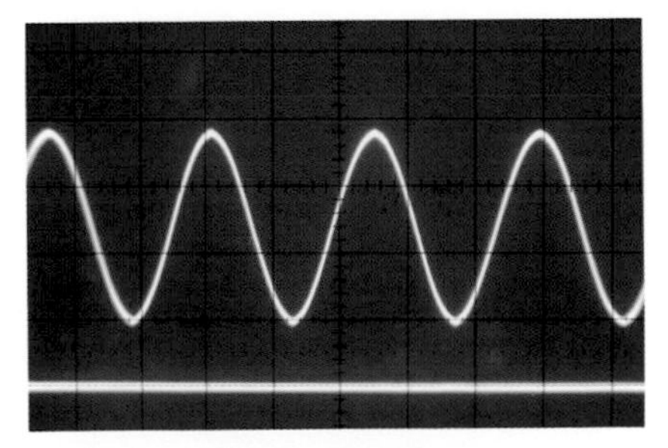

圖 3.7 正弦波

正弦波（sine wave）：具有正弦弧度的波形。這是一種不斷重複的單一頻率，用來

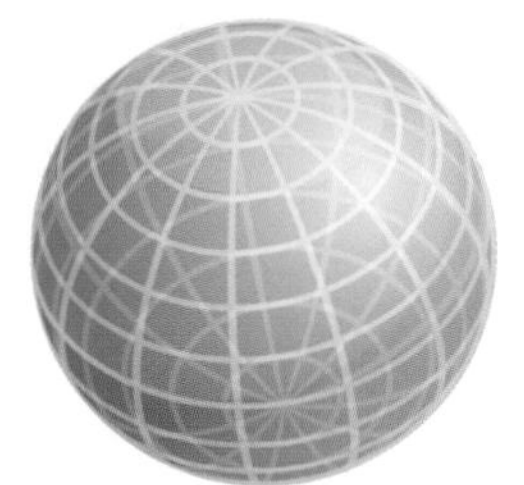

圖 3.8　球體

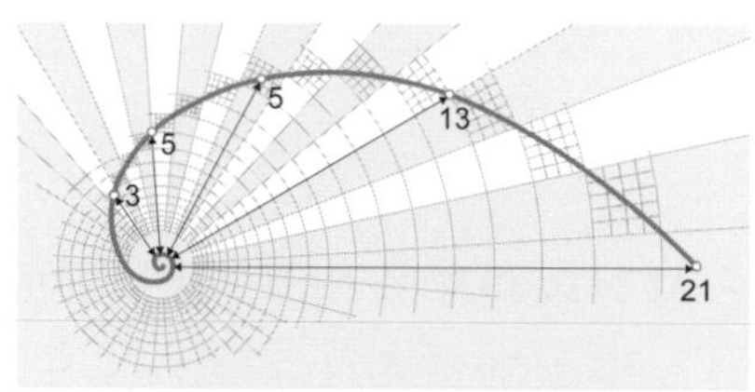

圖 3.9　費氏數列

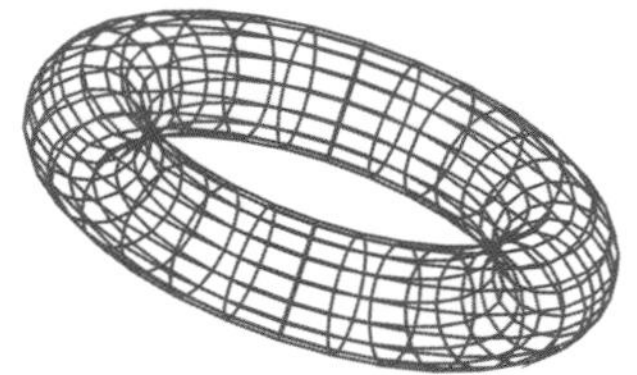

圖 3.10　環面

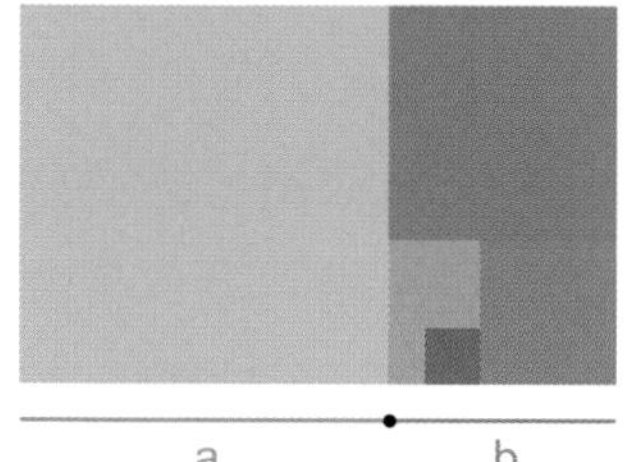

圖 3.11　黃金切割

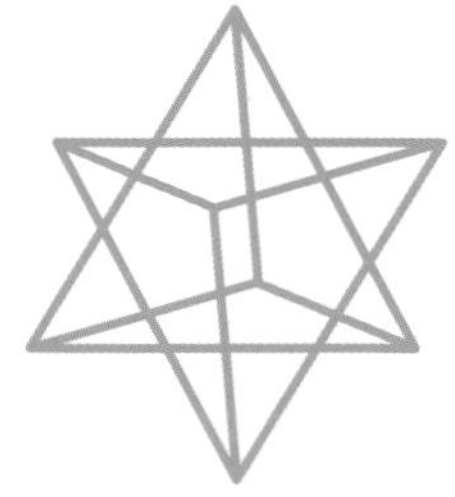

圖 3.12　梅爾卡巴

描述頻率、波和振動，用於能量的基礎測量。

球體（sphere）：一種三次元的封閉循環，表面上所有的點都與中心點維持特定的距離。就能量的角度而言，許多文化以球體代表空無、關係、生命起源或完美的平衡。

費氏數列（fibonacci sequence）：一個重複的數列。除了一開始的兩個數字，所有的數字都是之前兩個數字的總和。它與黃金切割有密切關聯。

環面（torus）：一種甜甜圈形狀的幾何表面。這指的是一個圈沿著一條線在同一個層面上轉動，兩者卻不會交錯。這也跟「生命之花」、物理學及天文學有關。

黃金切割（golden section）： 一個線段根據黃金比例切割成 a 和 b 二段，其中 a 代表比較長的一段，b 代表比較短的一段，而 a ＋ b 相對於 a 的比例，等於 a 相對於 b 的比例。這個比例約為 1.6180，經常用希臘字母「phi」來代表。它也跟黃金螺旋有關，指的是一種在大自然中發現的不斷彎曲的螺旋形；同時和黃金矩形有關，指的是比較長的一邊和比較短的一邊呈現黃金比例。其他相關的名詞還包括黃金比例（golden mean）、黃金數字（golden number）、神聖比例（divine proportion）、神聖切割（divine section）和神聖分割（golden cut）。黃金切割被視為創世時使用的神聖工具。

梅爾卡巴（merkaba）：兩個方向相反、互相貫穿的四面體。它常被認為是進入更高層意識或靈魂之旅的工具。

梅塔特隆立方體（Metatron’s cube）：形上學家

認為這是柏拉圖立體（Platonic solids）的基礎，其中包含兩個四面體、兩個立方體、一個八面體、一個二十面體和一個十二面體。

生命之花（flower of life）：一種由面積均等、重疊的圓圈組成的圖形，圖案就像花一樣，其中包括柏拉圖立體和其他的神聖幾何圖形。

柏拉圖立體（Platonic solids）：五個三次元的立體圖形，每一個都包含均等的角度和面。我們如果用一個球體來將它切割，其中所有的點都會碰到球體的邊緣。柏拉圖認為柏拉圖立體與天空和四種主要元素（譯注：風、火、水、土）有關。

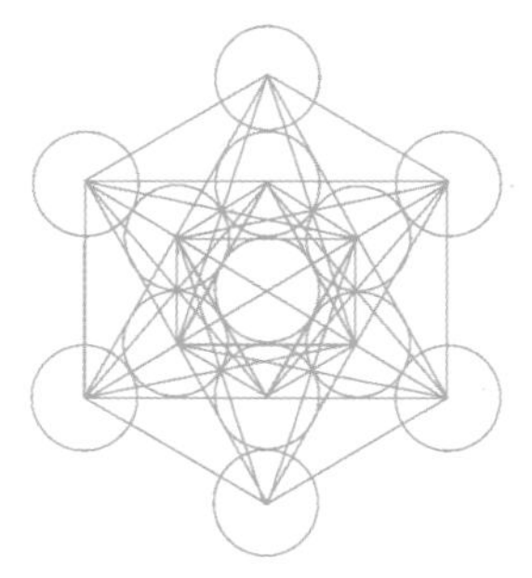

圖 3.13　梅塔特隆立方體

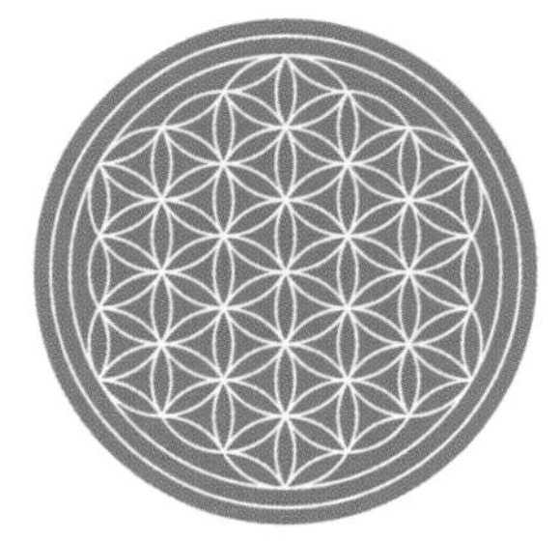

圖 3.14　生命之花

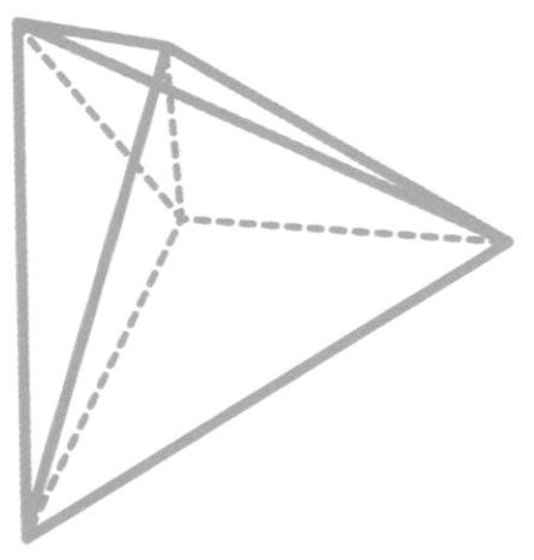

圖 3.15　正五胞體

聲音療癒理論者認為，幾何形狀在音樂上的運用是非常重要的。古人非常擅長「天體音樂」，這指的是宇宙的振動秩序。畢達哥拉斯最著名的理論就是將幾何學和數學與音樂結合。他認為把一條弦按住二分之一的地方，可以製造一個高八度音；按住三分之二的地方，製造出五度音；按住四分之三的地方，則是四度音。我們可以在和音裡面發現這些比例，而和音可以讓身體恢復和諧，達到療癒的效果。物理學家漢斯・傑尼研究「音流學」深入這個領域。我們稍後會再做討論。現代聲音療癒師及作家高德曼（Jonathan Goldman）認為，身體的比例與黃金比例有關，其中牽涉大六度（3：5）和小六度（5：8）的比例[100]。

最新的「因果動態三角剖分」（CDT）理論則主張，幾何學似乎也扮演了「跨次元膠水」的角色，而時間和不同次元的區隔都是以三角形來呈現。根據這個理論，時空被切割成許多小的三角，建構的礎石是「正五胞體」。一個正五胞體是由五個正四面體組成；正四面體有四個三角形。每一個三角片都是平面的，「黏在一起」創造出彎曲的時空。根據因果動態三角剖分理論，能量可以在不同的次元中傳遞；然而與其他許多時空理論不同的是，它認為事件早有因果，而因果能表現出現實的幾何本質[101]。

大的頻率比率形成的蓮花形狀。

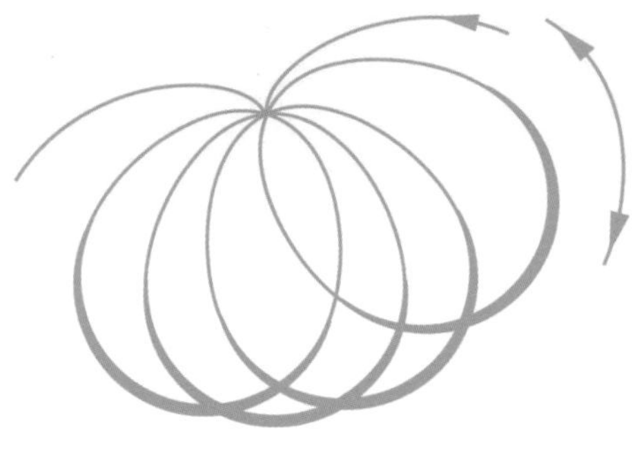

頻率比接近一，花瓣以相反方向旋轉。

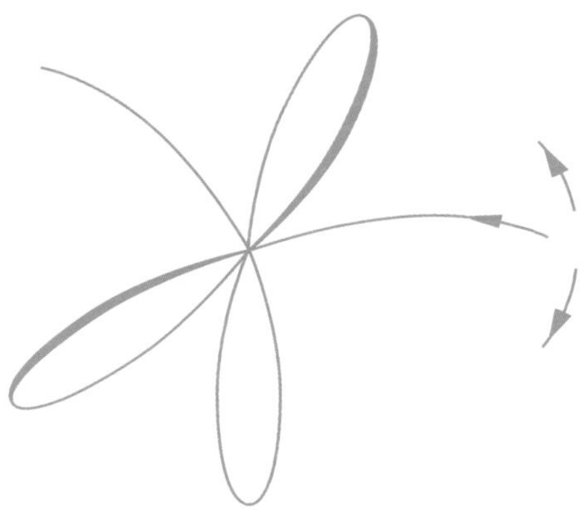

頻率比接近一的相似旋轉造成的旋渦（或螺旋）。

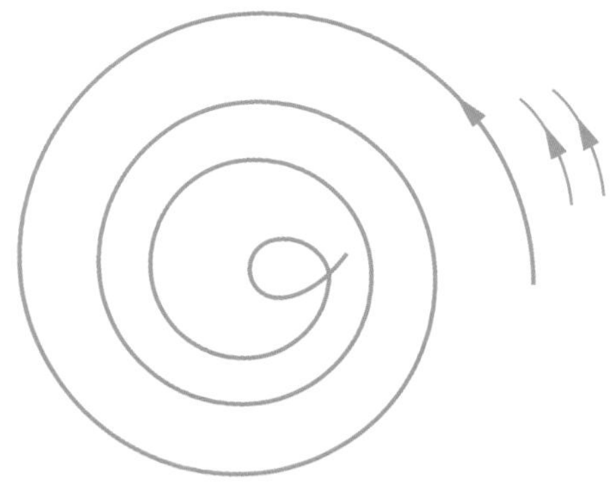

圖 3.16　脈輪的基礎幾何

構成脈輪的基礎形式或幾何形狀，此概念是由恩維斯提出。

我們也許可以用「自旋」來解釋微觀層次和宏觀層次上的幾何圖案。我們在第一章中已經介紹過自旋的概念。所有的物體都會自旋，這代表一個物體或粒子會繞著自身的軸心轉動。軌道性的自旋指的則是一個物體會朝著另一個物體轉動，像是月球繞著地球轉動。這兩種自旋都是以角動量（angular momentum）來衡量；角動量結合了質量、離開中心的距離和速度。自旋的粒子可以在「碰觸」的空間中創造形式，而許多形式都具有幾何的本質。

音流學的研究則發現不同的頻率會形成不同的圖案。圖案部分是根據自旋——亦即朝著中心軸轉動——來決定後來的移動。作家約翰．恩維斯（John Evans）在《心靈、身體與電磁力》（*Mind, Body and Electromagnetism*）中提到，身體內的自旋和頻率會產生各種不同的圖案，例如肝與脊椎骨就會形成截然不同的圖案。他認為身體的細胞組成，其實是不同的電磁波形根據頻率的順序而產生的圖案，會沿著身體的中央軸心分布[102]。精微能量可能是藉由信息、頻率和自旋形成圖案，構成了身體的基礎形式。這種概念不就是幾何學的另一種描述嗎？

量子物理學家也證明兩個自旋方式相異的粒子，可能是同一個粒子；而在磁場中，一個由自旋原子產生的光子，則可能以略為不同的頻率「上」「下」移動。一個單獨的物體或是關係中的波形，會創造令人驚訝的形狀及形式。有些會表現在現實層面，有些則出現在不同的次元裡。一個簡單的變動都能改變物體的振動性質和其效應。這就是能量療癒的基礎：藉由場的動力來改變頻率或自旋。

幾何學在聲音和磁場的應用上扮演重要的角色，我們稍後再來討論。

卡拉漢與幾何學：根據形狀及順磁性的場研究

順磁性指的是物質與磁力產生共鳴的能力。它可以解釋幾何能量如何影響生物。

自時間初始，特定的物質形狀就不斷出現。這讓我們不免思索：金字塔的形狀打從哪裡來？為何會有方尖塔的出現？這些建築物想要「突顯」什麼特質？不同的形狀顯然會吸引來不同的磁力能量，然後以不同的方式集中呈現。而物質本身也會影響磁力的效應。

美國農業部顧問暨詞源學家菲利浦．卡拉漢博士（Phillip Callahan）對此領域的研究貢獻良多。他注意到蛾身上不同幾何形狀的觸角和感覺器官會產生不同的效果，因而轉向研究人造的結構，探索不同的建築形狀和材質對生命型態的影響。

他針對愛爾蘭卡夏爾地區的圓塔進行研究，發現周圍的植物生長通常特別茂密[103]。卡拉漢認為這些圓塔其實是共鳴系統，可以吸引並儲存來自太陽和地球的磁力和電磁能量。他分析塔的建築材質，發現這些材質具有強烈的順磁性。他也發現這些塔在整個鄉間的分布，與冬至的星象相互呼應。他最後斷定圓塔產生的頻率，和冥想及電麻醉在電磁波譜上的頻率符合[104]。

其他的研究人員也發現利用順磁性材料來蓋房子，包括石頭和木頭，都有助於中和電及地因性疾病壓力的影響[105]。

磁場與水互動：幾何圖案的形成

人體的百分之七十是由水構成，所以我們可以將人體比喻成水晶體。科學家一直在研究水與磁力的互動，再藉由水晶體的層次來分析水的本質，結果發現水的形狀是由思維及意念決定的。

水分子就像地球一樣有南極和北極。水分子的兩極就像磁鐵一樣，相距一「偶極」（dipole）。這代表水也有「記憶」，就像一個水晶體可以儲存信息一

柏拉圖立體（或正多面體）

柏拉圖活在西元前四百年左右，他認為三角形是打造宇宙的基本單位。基於這個概念，柏拉圖主張宇宙是根據幾何數列創造的。他在他的論述《蒂邁歐篇》（*Timaeue*）裡陳述了這個概念，證明三角形如何組成五個正多面體，也就是我們現在所稱的柏拉圖立體，形成了天空和四種主要元素。柏拉圖的部分概念源自於古希臘哲學家恩培多克勒（Empedocles），他相信世界的產生就是透過這四種元素與相反力量的互動（類似中國理論的陰與陽）。

古希臘人對這些正多面體並不陌生。我們可以在蘇格蘭發現的新石器時代圓球體雕塑上面，發現這些正多面體的圖案，但柏拉圖是史上率先替這些獨特的正多面體和其呈現的方式，建構出其中的關係的鼻祖。

這些正多面體非常特別，其中的每一個面和每一頂角都是相等的。每一個面都是相等的多角形，而每一個正多面體都擁有三個同心的球體。柏拉圖把這些元素視為地球的基本結構，認為這些形狀會形成一個格狀，而其中的組成架構可以促進演化[106]。

就數學理論而言，這世上只有這五種形狀的頂點能落在同一個球體裡面；這就是所謂的柏拉圖立體。許多傳統文化認為球體象徵著宇宙的開端，因此三個球體的重要性和這五種形狀一樣。就療癒的角度來看，一個人可以把疾病或問題化約成「象徵狀態」，然後重組自己的身體或思維，讓身體適合一個更「立體」的幾何形狀，藉此達到療癒的功效。這就是某些療癒方法背後的概念，例如數字療癒和符號療癒，我們接下來會在第四部中討論。有些療癒師相信柏拉圖立體形成了身體各個部位的基本結構，例如細胞[107]。

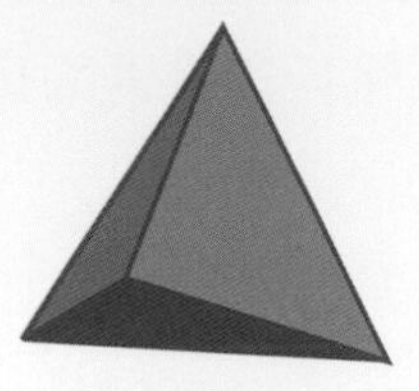

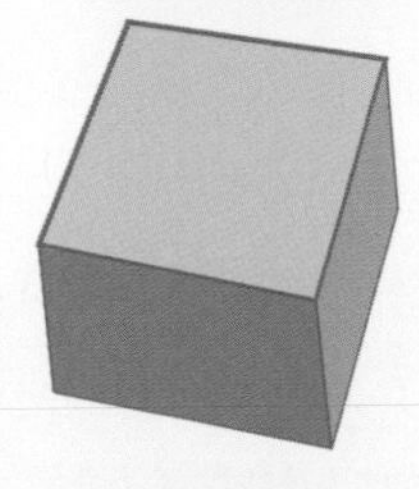

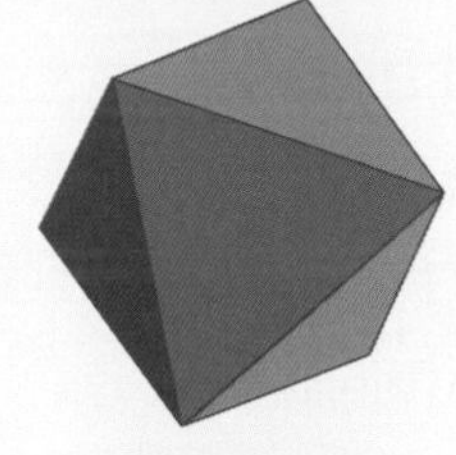

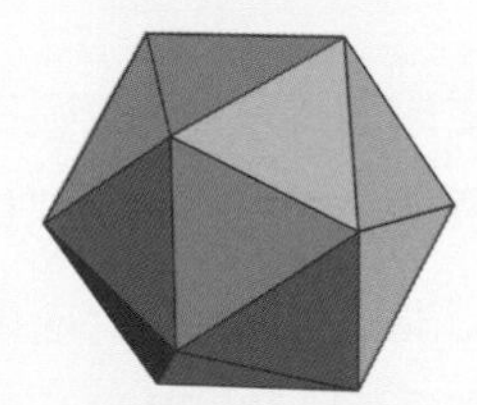

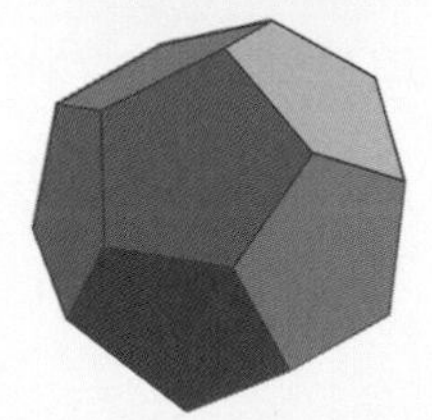

圖 3.17　柏拉圖立體

樣[108]。日本物理學家江本勝博士（Masura Emoto）為了找出其中的基礎法則，使用了磁共振分析儀替不同來源的水樣本拍照。他的做法是先替一個水樣本拍照，之後再把它暴露在禱告、聲音或語詞的環境中，然後再拍照來比較暴露前後的不同。

他在《來自水的信息》（*The Messages from Water*）中公開一張日本藤原水庫（Fujiwara Dam）的水樣本照片，發現在一開始從水庫取得的水樣本中，水分子是黑暗且無固定形狀的。他之後請寺廟的住持加藤寶喜（Kato Hiki）對著水庫誦經一小時，再從水庫中取得新的水樣本拍照。結果發現本來沒有固定形狀的水滴，在誦經之後變成了明亮的白色六角形結晶體，而且層層包覆，水晶體中還有另一個水晶體。

江本勝研究發現所有的物質都有自己特別的共振磁場。就結晶體的構造來看，沒有任何兩種水是一樣的。當水與另一種物質接觸時，其中的水晶體會改變形狀，最後則反映出該物質的本質（舉個例子，石頭周圍的水結晶體，最後會變成類似石頭的水晶體。水藻附近的水結晶體，則會與水藻的相似）。水中的水晶體也可能會複製思維和意念，而產生形狀的變化。一個人的想法如果很美好，水晶體就變得很漂亮；如果想法很醜陋，水晶體就會很難看[109]。

他把這種發現背後的法則稱為「Hado」（波動之意）；「Hado」即是萬物背後能量的來源。「Hado」代表當電子圍繞著原子核運行時所產生的特定振動波。只要有「Hado」存在，就會有磁共振的場。因此「Hado」也可以稱為萬物的來源，本身就是一個磁共振場[110]。

音流學：看見聲音；生命之場

「音流學」一詞源自漢斯・傑尼於一九六七年出版的同名書中。他藉由研究媒介中的聲波，證明了所有的現實都會振動。他的發現是根據觀察物體振動產生的圖案。

音流學意味著「物質屬於波」。音流的圖案就是聲音的照片。聲音的頻率越高，圖案就越複雜。許多音流的圖案都有曼陀羅的味道。曼陀羅是幾何設計圖案，用於許多靈修派別的儀式和冥想。傑尼的研究指出，現實的形狀及圖案，是由不同類型聲音的形狀及振動互動而產生的。

傑尼的研究部分是根據厄斯特・卡拉迪尼（Ernst Chladni）在一七八七年的

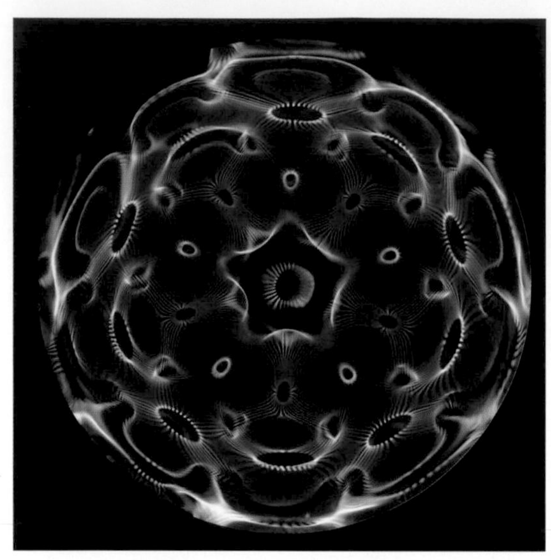

圖 3.18　人聲的音流圖

現代音流學專家約翰・瑞德（John Reid）和艾力克・拉爾森（Erik Larson）延續傑尼及卡拉迪尼的研究。以上的圖案是母音「oo」（[u]）的實際和諧結構。

研究結果，而卡拉迪尼的研究則是複製羅伯特・胡克（Robert Hooke）在一六八〇年的研究。傑尼的實驗示範了金屬盤上的沙粒會因小提琴弓的振動，產生特定的圖案。這些沙粒形成了所謂的「駐波圖案」（standing wave patterns），例如簡單的同心圓或更複雜的形狀。當沙粒接收到一個特定的和音時，就會產生特定的圖案。當聲音隨著諧音列開展時，圖案也會逐漸變得複雜[111]。

傑尼利用駐波、壓電式擴音器及其他物質，製造精準的振動和振幅來刺激金屬盤，以示範聲音和實際物質互動時會產生哪些形狀。傑尼認為世間萬物都在不停地移動，無論聲音或物質都在不斷地波動。他也證明即使看似靜態的幾何圖案，也是由粒子在這些形狀中移動所產生的[112]。

傑尼還發現當人們誦念古希伯來語及梵語的母音時，沙粒就會出現這些母音的字形（現代語言則無此效果）。

傑尼在書中提出結論，認為現實的衍生能力是由三種場所組成：振動（藉由兩極來維持物質性）、形式（或模式）和移動[113]。

這三種場創造了整個物質世界。看似固體的物質其實是波，而波又是由不斷移動的量子粒子所組成。即使一個靜止的形式，也是由振動（移動的模式），或可以看見的聲音所創造的。

一切都起源於聲音？

許多古代的薩滿和傑尼一樣，相信聲音是萬物的起源。他們知道如何透過聲音來接合現實的圖像，甚至能達成最根本的療癒。許多亞馬遜河流域的薩滿就是如此行醫，從聲音中創造出三度空間的意象，藉此來進行治療。

前人將聲音視為非常原始的東西，其中一種音階稱為「唱名」（solfeggio），數百年來都被隱藏於世[114]。「solfeggio」是六個音符的音階，也被暱稱為「創世音階」。傳統印度音樂把它稱為「薩普塔卡」（saptak，全音域的七音階）或七音程，並將每一個音符與脈輪連結。下列是每一個音符的頻率及作用：

Do　396 赫茲　釋放罪惡及恐懼
Re　417 赫茲　解除狀況並促進改變
Mi　528 赫茲　轉變及奇蹟（DNA 修復）
Fa　639 赫茲　連結及關係
Sol　741 赫茲　喚醒直覺
La　852 赫茲　恢復靈性秩序

分子生物學家曾經實際使用過「Mi」來修復基因的缺陷[115]。

有些研究人員相信聲音會管理身體的生長。麥克．艾薩克松博士（Michael Isaacson）和史考特．克里梅克（Scott Klimek）在明尼亞波利斯的諾曼戴爾學院開了一門聲音療癒課程；艾弗瑞德．湯瑪提斯博士（Alfred Tomatis）認為耳朵在胚胎階段的首要功能，就是建構身體其他部位的發育。聲音顯然會發出電脈衝，對新皮質充電。高頻率的聲音可以活化大腦，創造湯瑪提斯所稱的「充電的聲音」（charging sounds）[116]。

低頻率的聲音會消耗能量，高頻率的聲音則能吸收能量。終其一生，聲音負責管理能量的傳送與接收至身體的每一個角落，其中包括製造問題的部位。注意力不足過動症的患者用身體聆聽過多的聲音，然後藉由骨骼傳導而非靠耳朵來處理聲音。他們其實是對聲音太過興奮[117]。

有些科學家進一步假設聲音不只能影響身體，也影響到 DNA。聲音會刺激 DNA 產生信息，傳送到整個身體。曾經在哈佛大學接受訓練的李奧納德．哈洛維茲博士（Leonard Horowitz）用實驗證明了 DNA 會散發並接收聲子、光子以及聲音和光的電磁波。另外三位諾貝爾醫學獎得主的研究也指出，DNA 的主要功能不是合成蛋白質，而是發出生物聲（bioacoustic）和生物電（bioelectrical）的訊號[118]。

帕波博士的研究發現 DNA 會發射生物光子；其他研究則顯示聲音確實創造出光。一份名為〈現實的全息概念〉（*A Holographic Concept of Reality*）的報告

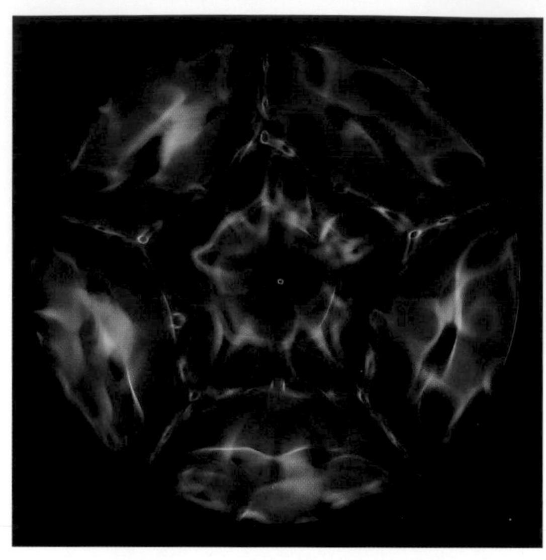

圖 3.19　天王星環的音流圖

美國太空總署的旅行家二號探測器曾經擷取到天王星環的純正弦音。當天王星環經過「聲音視化顯微鏡波（CymaScope）時，就會創造出這個美麗的圖案。這個正弦音中隱藏了黃金切割的數學比例，呈現在圖案的五角結構中。

指出，李察．米勒（Richard Miller）帶領的研究團隊發現，細胞中重疊的相干波（或同調波）會先與聲音互動形成圖案，其次才與光互動形成圖案[119]。史丹利．克里普納（Stanley Krippner）的著作《精神能量系統》（*Psychoenergetic Systems*）有記載這份研究的發現。

這個發現呼應了俄國科學家加里耶夫和帕波寧的研究結果。我們曾經在第二十五章介紹「扭力能量」的篇幅中介紹過加里耶夫和帕波寧的研究。他們證明了染色體就像全息的生物電腦，可以利用 DNA 本身的電磁輻射，創造並解讀圍繞著 DNA 上上下下、呈螺旋狀移動的聲波及光波。加里耶夫和他的研究團隊利用聲音的頻率，例如話語（也是聲音），來修復因為 X 光受損的染色體。加里耶夫因此認為生命帶有電磁而非化學性質，而DNA就像天線一樣，可以被語言的表達或聲音啟動。這種啟動進一步能修正人體的生物能量場，把無線電波和光波傳送至全身[120]。

CHAPTER 27

人的能量場

人有許多能量場，其中包括由所有細胞、組織、器官、甚至整個身體創造的可實際測量的電磁場和磁場；也包括一些生物場，這指的是脈動的生命個體散發的精微場或推定的場。此外，還包括我們的精微能量體、能量通道和各種自我面向。接下來簡單介紹人體最重要的生物場。

基因形態生成場

在生物學裡，基因形態生成場是會生成特定身體結構或器官的一組細胞。舉個例子，心臟場（cardiac field）會生成心臟組織。科學家魯伯特．薛佐克（Rupert Sheldrake）在一九八〇年代初期首次將一個正在研究的場命名為能量或精微形態生成場，或是形態場，其功能是進一步認識已被科學界認定的場[121]。

薛佐克認為一個形態單位的內部和周圍，都會有一個形成它的場存在。形態單位指的是身體某個生長部位，之後會生成組織或器官。所有的有機體，無論是細胞或人類，只要隸屬於一個特定的群組，都會把頻率調向某一個形態場，並且根據形態場內的設定，藉由形態場的共振來生長。只有形式類似的生物才會產生共振，所以猴子不會發展出植物的特徵。根據薛佐克的理論，這些場就像一個信息庫，也是一種心智類型。

薛佐克的理論可以解釋為何家族成員會傳承特定的行為，甚至情緒。這也可以解釋為何某些物種會出現共同的特徵和發展模式。各種研究顯示，某些特定物種的成員即使被區隔開來，仍會有相似的特徵和行為表現。我們可以利用基因形態生成場來解釋這個謎團。形態生成場具有精微的本質，不受時空限制。這種觀點認為 DNA 負責接收來自形態場的信息，而這些信息會指導 DNA 用特定的方式運作。祖父的音樂天賦可能會透過形態場而非DNA傳給孫子。形態生成場也可能指導表觀遺傳的構成，這就像一種化學的倉庫。關於表觀遺傳，我們稍早已經討論過。

薛佐克的哲學也認為前世的記憶，可以透過靈魂的形態場，一世一世地傳遞下去。這些記憶具有非局限性的本質，因此不會固定在大腦內或特定的某一世中。

乙太場

人們經常把「乙太」（etheric）當成精微（subtle）或靈光（aura）的替代詞。無論是一個細胞、一株植物、或一個人，每一個振動的生命單位的周遭，的確都有獨立的乙太場存在。因此，也會有一個特定的乙太場與人體連結。我們之後會在「特殊場」（Special Fields）討論這個概念。

「乙太」源於「空」（ether）這個字。科學家認為它是一種媒介，可以滲透時空傳遞能量的橫向波。當乙太體與整個靈光場產生連結時，就會包圍住整個身體。還有另一種比較穩固且普遍接受的觀點認為，乙太體是獨立的能量體，可以讓身體與其他精微體產生連結，做為身體成長的基礎。正如當代靈光圈專家芭芭拉·布萊南所說的，早在細胞成長之前，就已經有乙太體的存在了[122]。勞倫斯·班迪特及菲比·班迪特也對靈光場有同樣的解釋，認為它能滲透身體的每一個粒子，做為身體生長的基礎[123]。

我們接著會在「導管理論」（The Ductal Theory）中介紹金鳳漢博士的研究，他把乙太體與經絡連結，認為經絡其實是乙太體及肉體之間的介面。乙太體創造了經絡，而經絡又形成了身體[124]。

特殊場

人體有許多不同的生物場，管理著各種心智、情緒、精神或生理功能。下列介紹的特殊場是根據芭芭拉·布萊南和其他人的研究。

物理場：頻率最低，負責管理人體。

乙太場：對於它所包圍的身體結構而言，它就像一張藍圖。靈魂也有乙太場。

情緒場：管理有機體的情緒狀態。

心智場：處理想法、思想和信仰。

星光場：肉體和心靈領域的交叉點。不受時空限制。

乙太模板：只存在於心靈層次，保留了存有的最高理想。

天體場：能接觸到宇宙的能量，也是乙太場的模板。

因果場：引領較低層次的存有。

靈光圈

科學家已經透過研究實際證明了靈光的存在。靈光場是一種包圍在身體四周的場，已發現超過一百年。科學家的發現補充了先人對它的理解。這個場包含了許多波段的能量，也稱為「靈光層」或「靈光場」。它們會包圍著身體，幫助我們與外界連結。

不同的文化賦予了靈光圈不同的名稱[125]。秘教卡巴拉系統把它稱為「星光」（astral light）。基督教藝術家則描繪耶穌基督和其他聖者被光環包圍著。在吠陀經文、煉金術、西藏及印度佛教的教義中，還有許多美國原住民族群，也都對靈光圈有詳細的描述。甚至連古希臘哲學家畢達哥拉斯，也曾經討論過靈光場，認為它是一種發光體。《未來科學》（*Future Science*）作者約翰・懷特（John White）和史丹利・克里普納（Stanley Krippner）都指出，全世界共有九十七種文化提到過人體的靈光，每一種文化都對它有不同的稱呼方式[126]。

自十九世紀初期，科學家就開始積極探索靈光的奧秘。當時的比利時神秘主義者暨物理學家揚・巴普提斯特・凡・海爾蒙（Jan Baptist van Helmont）把它想像成一種宇宙液體，可以穿透萬物[127]。他認為靈光就像一種液狀的光流或能流，具有穿透性，這種概念跨越歷史維持不變。因他而新鑄「催眠術」（mesmerism）一詞的德國物理學家法蘭茲・梅茲默（Franz Mesmer）則認為，無論是有生命或無生命的物體，都充滿了一種磁性的液狀光流，兩個物體即使距離再遙遠，仍然能透過這種液狀光互相影響[128]。科學家威廉・凡・瑞辛巴赫（Wilhelm von Reichenbach）發現靈光場具有某些特性，稱之為「自然力」（odic force）[129]。他認為靈光場與電磁場具有相似的性質；關於這一部分，電學始祖詹姆斯・克勒克・麥克斯威爾（James Clerk Maxwell）之前就探究過。自然力場就像電磁場一樣，是由兩極或相反的能量組成的。兩者的不同之處就在於，在電磁場中是異性相吸，在自然力場中則是同性相吸。

瑞辛巴赫還發現自然力場與不同的顏色有關，它不僅帶有電荷，還能在物體附近流動。他形容人體左邊的場是負極，而右邊的場是正極，有點類似中醫的概念。

許多理論都提到靈光是一種液狀光或流動狀態，由不同的顏色組成，各自有不同的頻率；它具有穿透性及滲透性，本質帶有磁性，但也具備電磁力的性質。有些研究除了呼應上述的理論，還進一步認為靈光場與人類的內在聖殿相連。

舉個例子，華特．基納博士（Walter Kilner）在一九一一年曾利用彩色濾鏡和特殊的焦油來檢視靈光。結果發現靈光有三個區塊：深色層最接近皮膚，比較清澈的一層和身體呈直角的方向流動，最後是精微的外層，寬約十五公分。最重要的一點是，基納認為「靈光」的狀況能反映出當事人的心理和健康狀態[130]。

二十世紀初期，瑞克博士（Wilhelm Reich）在一個針對宇宙能量的實驗中，研究了人體的場和場的特質。他把這種宇宙能量稱為「生命力」（orgone）。他發現能量會在空中振動，也會圍繞在所有生命或無生命的物體及生物附近。許多形而上學家相信生命力就等於「氣」和「般納」。瑞克也注意到生命力可以清理阻塞的區域，釋放負向的心智及情緒模式而產生改變。這種觀點非常強調精微能量和物理能量、情緒能量和心智力能量之間的連結[131]。

到了一九三〇年代，勞倫斯．班迪特及菲比．班迪特觀察人體的能量場，認為它與靈魂的發展有關，同時證明精微能量是健康的基礎[132]。神智學暨先知者朵拉．庫茲博士（Dora Kunz）進一步檢視並延伸他們的觀察，發現每個器官都有自己的場，身體本身也有場，在健康的狀態下會以各自的韻律脈動。當一個人生病時，韻律就會改變，而我們可以藉由直觀力來審察場的變化，預先發現問題[133]。

中國蘭州大學鄭榮粱博士利用一種特殊的生物探測器，偵測人體的氣的流動，結果發現不僅靈光圈會產生振動，每個人的場也都會以同樣的速度或強度振動。中國科學院上海原子核研究所的科學家後來也重複相同的實驗，得出了同樣的結論[134]。

蘇聯科學家波伯（A.S. Popow）曾經帶領生物資訊研究中心的研究員，實際地測量人體的場，也就是身體周圍能量場的生物電流，結果發現有機體會產生振動，波長介於三百至兩千奈米之間。他們把這種場稱為「生物場」（biofield），同時發現生物場比較強烈或範圍較寬廣的人，比較能成功地傳遞信息。莫斯科醫學院的研究稍後也證實了這個結果[135]。

還有科學家藉由特殊的照相技術捕捉到靈光場。一九三〇年代，俄羅斯科學家賽姆揚·克里安（Semyon Kirlian）和妻子瓦倫提娜（Valentina）發明一種新的照相技術，將高頻率的電場集中在物體上面，接著發現物體的發光形態——也就是靈光場會出現在底片上。當代研究者利用克里安的攝影技術，發現靈光會對不同的情緒及心智狀態產生反應，甚至能偵測到疾病和其他問題。現代醫學則藉由發熱的靈光，以及其他不同的顯相技術，呈現人體電磁場的不同面向。

杭特博士（Valerie Hunt）還做過另外一系列引人注目的研究（我們會在第三十八章另做介紹）。杭特在《結構神經肌、能量場和感情途徑的研究》（*A Study of Structural Neuromuscular, Energy Field, and Emotional Approaches*）記錄了，當一個人接受羅夫按摩治療（Rolfing sessions）時[136]，身體發射的低毫伏特訊號的頻率。杭特是藉由皮膚上的氯化銀及銀電極來記錄頻率。科學家稍後也藉由傅立葉分析法和聲波圖頻率分析來解釋杭特記錄的波形。結果發現這些場的確包含不同的顏色波段，而且與人體的脈輪有關。以下的結果來自於一九八八年二月的研究，顯示顏色頻率與赫茲（每秒的週期性振動次數）的關聯性。

藍色　250-275 赫茲；1200 赫茲
綠色　250-475 赫茲
黃色　500-700 赫茲
橙色　950-1050 赫茲
紅色　1000-1200 赫茲
紫色　1000-2000 赫茲；300-400 赫茲；600-800 赫茲
白色　1100-2000 赫茲

療癒師暨靈光解讀師羅斯琳·布魯伊爾牧師（Rosalyn Bruyere）在用機器測量當事人時，同時記錄她直觀認定的顏色。結果發現，她認定的顏色與機器記錄的結果完全相同。杭特透過其他通靈者重複實驗，也得到相同的結果。

靈光場到底是什麼？

我們知道靈光場的存在，但它到底是什麼？《能量醫學》（*Energy*

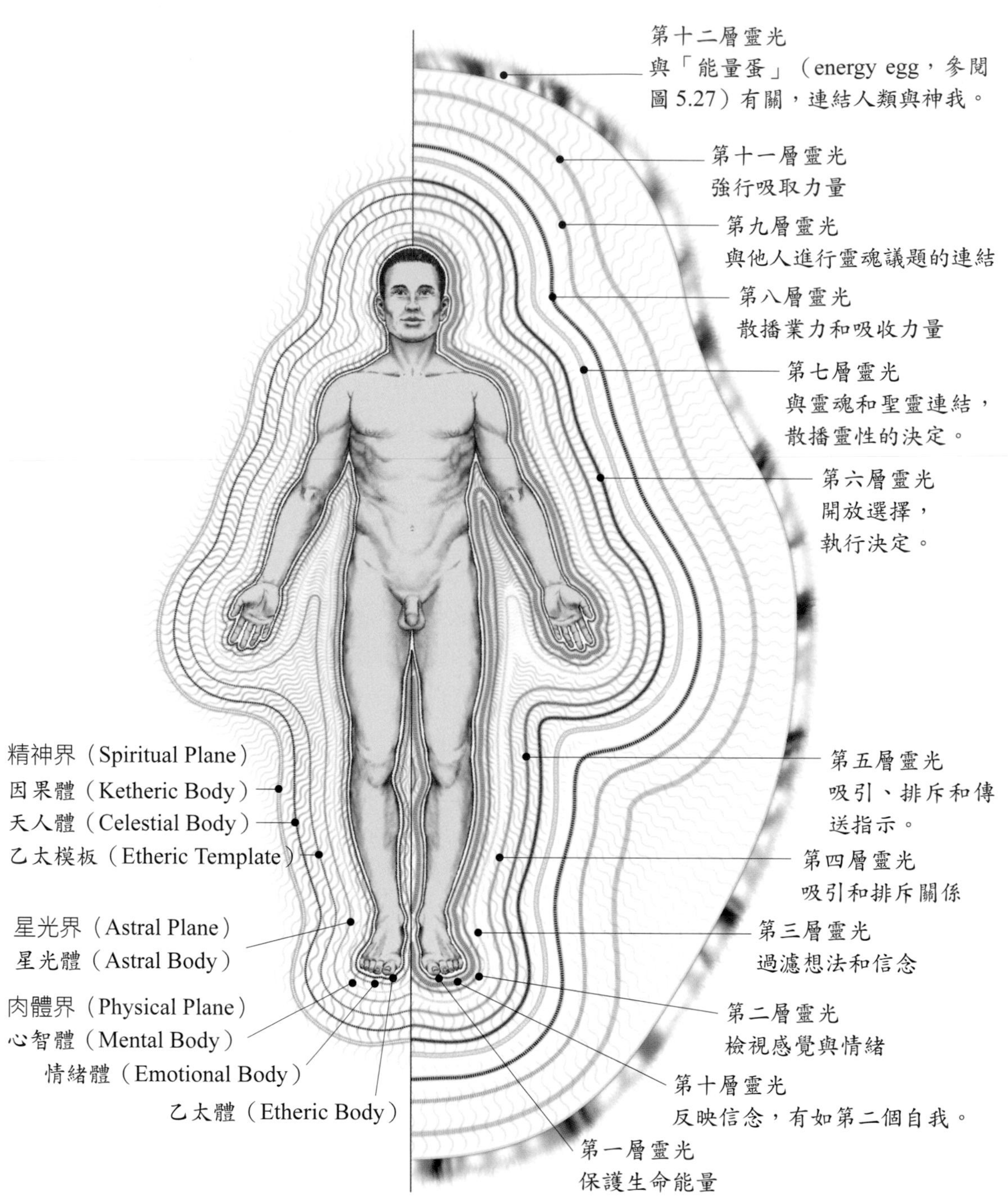

圖 3.20　靈光場的分層

我們根據靈光圈專家布萊南的發現和十二脈輪系統，可以將靈光場分為許多層次。

Medicine）作者奧許曼和許多其他的科學家都認為，靈光場是身體周圍的生物能量場[137]。奧許曼認為，「能量場是無限的，這是物理學的事實」[138]。這代表我們的生物能量場會無限擴張。現代的儀器最多可以在四點五公尺外測量到心臟場的強度，而心臟場是人體器官中最強的場。科學家們認為靈光的作用就像磁場傳遞資訊一樣，內容主要是關乎體內正在發生的事件，而非皮膚表層的狀態[139]。因此，靈光場與體內的健康狀態有十分密切的關係。

生物磁場是由來自每個器官和身體組織的信息形成的。心臟的電流可以決定它的形狀，因為心臟是人體最強的發電部位。因此，人體最初的電流是由循環系統所形成，而神經系統也能夠與循環系統互動，產生獨特的電流，然後在生物磁場內形成迴旋的模式。

我們若不知道靈光場的構成元素，就無法完全了解它的功能。關於這點，我們仍在努力探索。布萊南曾經整理相關的科學研究而得出結論，認為靈光場是由「電漿」（plasma）所組成，這指的是一大群移動的小型粒子（或許是次原子粒子），科學家認為電漿是介於能量與物質之間的狀態。布萊南認為這種「生物電漿」（bioplasma）是物質的第五態[140]。知名作家暨哲學家史坦納（Rudolf Steiner）則認為，人體的能量場是由乙太組成，這是一種類似負質量的元素，或是中空的空間[141]。綜合各家的解釋，我們只能說或許這個場其實是由電磁輻射（具體而言是磁力）和一種反物質共同組成，可以轉換不同世界之間的能量。因此，當療癒師根據意念傳遞療癒的能量時，其實是在「此時此地」創造足夠強度的能量，進入反世界中的同等物體中。換言之，我們在自己體內建立的能量場，可以像網路的即時通訊一樣，傳送到另一個人的能量場內。

靈光場的分層

布萊南將靈光場分為七個基本的層次，每一層都是源自於人體，與七個基本的脈輪連結。脈輪也會與不同的能量體調合，而能量體又會形成三種基本的界。我們可以藉由靈光場進入這三種界[142]。

布萊南能透過直覺理解另外兩種超越因果體的層級，稱之為「宇宙界」（cosmic plane）。她認為宇宙界與第八及第九脈輪有關。在她看來，第八脈輪是液體狀，而第九脈輪則是由結晶狀的模板組成[143]。

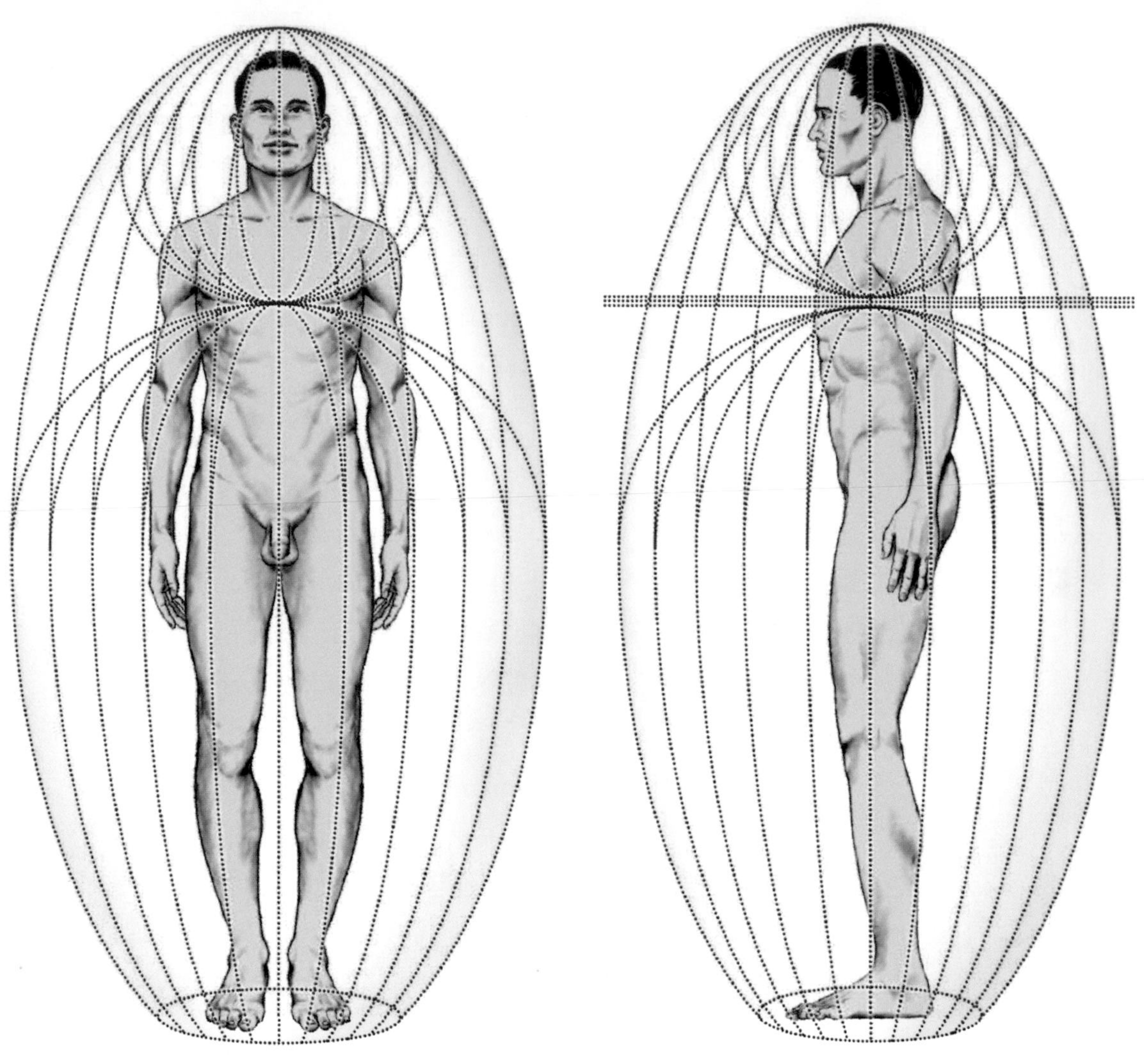

圖 3.21　聚合點

聚合點是群集的能量線，會與身體連結或包圍著身體。

十二脈輪系統與靈光場

我們在圖 3.20 中介紹靈光場與人體十二脈輪系統的連結方式，詳細內容會列在第四十章。十二脈輪系統延伸了布萊南提出的第八和第九脈輪，擴及到更高層的場 [144]。

靈光場是由一層層的光慢慢形成的，負責處理身體外圍的能量。靈光場會和脈輪建立連結，與人體內外發生的種種建立共生關係。

病蔭：透過場傳遞的跨代疾病

「病蔭」（miasm，先天病邪）一詞是由順勢療法創始者山繆・赫尼曼（Samuel Hahnemann）提出的。西元一八一六年，赫尼曼被一些病患的纏疾難倒，因此推論出病蔭的存在，指的就是「人體生命力罕見的病理錯亂」[145]，基本上都深埋於體內或有遺傳傾向。他藉由順勢療法來治療這些疾病，而現代採行順勢療法的醫者也會測試病蔭，同時利用皮膚穴道電機能檢測等方法來進行治療。

赫尼曼最初提出三種病蔭：

疥瘡（psora，內在搔癢）：造成功能不足；和皮膚的搔癢有關，但也會導致許多疾病。
抑制性淋病（sycotic）：造成功能過度。
抑制性梅毒（leutic）：造成自體的毀滅。

赫尼曼之後的科學家又補充了其他的病蔭：

結核病（tubercular）：導致限制。
癌症（cancer）：導致抑制[146]。

科學家提出許多方法來解釋病蔭。其中一種說法是這些疾病會透過前面討論過的基因形態生成場傳遞。另一種說法指出，它們與表觀遺傳學有關，也就是社會與情感現象對基因的影響。李察・葛伯博士在《振動醫學實用手冊》中提到，人體與精微體會發展出由未療癒的問題所形成的能量盔甲。舉個例子，我們會用一種振動的形式，攜帶某種嚴重的病毒感染的能量印記。儘管我們沒有「生病」，卻有容易感染這種病毒的體質，或是容易感染類似的疾病。這些振動模式會代代相傳[147]。這種理論包含了基因形態生成場和表觀遺傳學的概念。

七道光[148]

七道光指的是神的七種屬性。七道光系統認為我們的精微體就像轉換器，會把高層的振動能量轉換成肉體的形式。每個人的體內都有七道光的能量，正如每個肉體都有脈輪一樣，但是我們特殊的靈魂和性格之光往往會決定個人可能的優缺點。也表示影響每個人精微體的精微能量，可能導致心智、情緒和生理的疾病。

七道光的概念源自於吠陀典籍，與其中提到的「七仙人」（seven rishis）有關。這些先知乃是絕對真理的代理人。每道光都有不同的顏色、符號、脈輪出入口、祕教能量和特殊的象徵。「射電電子學」的療癒師經常透過某種靈修的方式，利用七道光來加強診斷和治療病患。

聚合點：群集的能量線[149]

聚合點物理療法指的是聚集的能量線或弦，能夠從特定的點穿透人體。它們不是身體的一部分，卻緊緊圍繞著身體，從胸部進入體內，然後從背部離開。每條弦的周長約一公分或小於一公分。最靠近身體的弦具有最密集且最強烈的能量，距離比較遠的弦則會發散出去，能量也會擴散[150]。

根據從業者的經驗，能量線進入人體的點相當柔軟，寬度介於半公分到一公分之間。也有科學家利用紅外線數位溫度計和影像掃描機進行測試，結果發現這個點的體溫與周邊皮膚的體溫相比，略低攝氏零點二度。

還有許多種理論支持聚合點的存在。這些理論主要強調人體是由一個振動的能量場所組成，體內有一個中心點，也就是聚合點。人體能量場的形狀必須視聚合點的位置和進入的角度而定，聚合點也會管理一個人的生理和情緒狀態。不過，聚合點的位置是由體內的生理活動所決定的。我們若能善用聚合點，便能正面地影響健康與生活。

但有些非常負向的情境，例如強暴或巨大的財物損失，則會讓聚合點轉移到有害的位置，導致肉體和情緒發生劇變。童年時期的創傷或情境會讓聚合點無法安定在一個健康的位置上面。聚合點似乎會在大概七歲時，固定在一個特定的位置上。各種位置的改變，無論是偏上、偏下、偏右或偏左，都會對全身造成不利的影響，特別是大腦。聚合點療癒師時常使用水晶石或電子寶石療法，來改變聚合點的位置和形狀。

我們已經討論過可測量的場、精微場以及宇宙場，還深入介紹了天然場、人為場和各種人體的變化。結果發現每種生物或有機體，無論微小或巨大，都會散發能量場，同時被這個場影響；而大部分的生物或有機體都會創造自身的生命基礎。通道則是物理現實的另一種結構，這也是我們要在「第四部：能量的通道」討論的重點。

PART 4
能量的通道：光的路徑

人體是一個包含著無數通道的能量系統，而通道就像能量或光的河流一樣遍布全身。這些通道可以讓實體的宇宙，與我們體內的能量振動、有生命的組織產生連結。

中國人早在五千多年前就發現了精微能量的通道，有如河流遍布全身，稱之為「經絡」。這個發現衍生出最古老的醫學形式之一：傳統中醫，也為東方醫學奠定了根基。以中醫理論為基礎的治療型態是「經絡治療」，協助「氣」的傳送，而「氣」就是生命所需的精微能量。

有關經絡的知識發展成複雜且先進的醫學系統，主要根據是「整體論」（holism）而非解剖學。整體論將人體視為整體而非零件的組合。經絡治療的基本原則就是，無論是身體、心智、精神或情緒問題，療癒都必須針對病根而非病症下手。古代中國人把人體想像成一個圓，而非單位的組合。但這個圓不僅僅涵蓋個人；每個人或任何有機體，都會在宇宙的母體中互相連結。「此處」的一切，基本上都與「那邊」的種種息息相關。

傳統經絡治療提出了「五行理論」。這個概念非常複雜，累積了許多關於經絡治療的解釋。相較於對抗療法醫學的概念，五行理論講的是所有事物之間的**關係**，而非強調獨立的因素。它將所有事物化約成五種元素：金、木、水、火、土，同時還主張四種概念，分別為陰和陽，也就是兩極對立；導致疾病的內在和外在因素；生命的週期循環，如同四季的交替；最後還有傳送氣的能量通道（也就是經絡）。五行理論確切地解釋了「存在」（beingness）的本質，也就是以能量形式存在的自我。

這套秘傳的理論現在已經變成可印證的科學。研究解釋了經絡就是化學、電子和乙太能量的傳遞通道。我們透過熱成像儀（測量熱）、電子儀器和放射性儀器等現代科技來標示經絡的位置，研究和應用這些神奇能量流動，正在縮短東方與西方思想的鴻溝。由於經絡的本質是能量，因此也具有物理性質和影響力。我們既生為肉體，也充滿著能量。

我們會藉由探索能量的通道，繼續回到本書的核心主題，也就是中國古代所強調的哲學：凡事都歸因於能量。疾病是能量的混亂或失衡所導致的。反言之，療癒就是恢復或維持能量平衡的過程。古代中國人跳過表面所見，檢視「表皮之下」的狀態，最終穿透肌腱、組織和皮膚，發現疾病出現之前體內精微通道的失衡。如果你也像古代中國人一樣，可以在「黑暗中觀物」，會怎樣呢？事實上，如果你真能學會如何看見黑暗，甚至「照亮它」，你就能變成療癒師，成為健康的人。你的確有能力做到這點。

CHAPTER 28

經絡治療的歷史

大部分的學者都認為大約西元前二六九八年的經典《黃帝內經》和《神農本草經》，就是經絡治療的源頭。《黃帝內經》把中醫描述成一門療癒的藝術，而《神農本草經》則是專門研究藥理學的典籍。黃帝是中國五帝之首，《黃帝內經》記錄了他與御醫之間的對話[1]。

另一本重要的經典是《難經》，或稱為《黃帝八十一難經》。學者對此書的作者及成書時間看法分歧。有些人認為這是西元前六世紀至三世紀之間的醫生扁鵲撰寫的；也有人認為作者是黃帝本人。還有些人主張這本書是介於西元一世紀至三世紀之間的作品，作者另有其人。無論起源為何，《難經》非常有系統且詳盡的勾勒出傳統中醫的精髓。

西元一九七三年，考古挖掘者發現了《馬王堆帛書》，此書以它的出土處湖南長沙的一個墓碑為名。這個墓地可以追溯至西元前一百六十八年。值得一提的是，這部帛書缺漏的部分和它涵蓋的內容同樣聞名。書中描述了十一條經絡而非十二條，似乎「遺漏」了一條。不過它提到了古代的陰陽哲學，也描述了針灸的穴位和五行理論的「要件」。最有趣的是書中收錄了五十二種「神奇處方」，譬如對抗惡靈力量的秘方，證明了經絡治療中也有薩滿的傳承[2]。

時至今日，我們仍然「看不見」經絡。研究者不斷證明它的存在，同時解釋它的運作方式。但即使是外科醫生用手術刀切開皮膚，或是藉由X光技術檢視，我們的肉眼仍然觀測不到這些能量的流動。不過現代儀器及技術顯示了氣的存在，幫助我們評估它的組成。無論如何，在現代科學能證實氣的存在之前，人們已經廣泛接受氣的概念，因為它的治療效果斐然。

這些中國的知識並不是只留在中國。佛教僧侶將有關能量通道和五行的知識傳到了日本，中醫從業者也將這門學問散播到各地。西方世界最後才接觸到中醫，主要是透過法國的耶穌會士。他們在十六及十七世紀時去中國傳教，將解剖學和其他的西方觀念帶到中國，然後將傳統的中醫理論帶回西方[3]。

經絡治療目前在西方非常「火紅」，見於各地診所和醫院，也被各種型態的專業療癒師採用。經絡治療在當代有許多應用模式，或許最引人注目且獲得科學驗證的，就是針灸治療具有鎮痛的效果。加拿大多倫多大學的波馬蘭茲博士（Bruce Pomeranz）是紓解疼痛領域中最著名的研究者之一。他發現刺激穴位可以活化髓鞘神經纖維，將脈衝送到脊髓、中腦和間腦內的下視丘—腦下垂體區域。間腦是由丘腦及下視丘組成，負責調節人體大部分的感官和運動系統，以及多種自律神經功能[4]。

針灸能提升腦內啡濃度，而腦內啡是人體內自然產生的化學物質，可以減少疼痛。腦內啡會跟遍布神經系統的嗎啡類受體連結，消除送到大腦的疼痛信息，增加「好感覺」的信息，藉此止痛。下視丘—腦下垂體區域一旦受到刺激，就會釋放β—腦內啡（beta-endorphins），進入血液及脊髓液中。針灸的刺針及電刺激都能成功啟動這個過程。在重複的療程中，次數少而高強度的應用，就能產生長期的最大止痛效果[5]。

數世紀以來，中醫和其他東方經絡治療師已經利用針灸來鎮痛。不僅應用在人體，也應用在動物身上。事實上，大部分關於針灸的研究，都是針對紓解疼痛。研究發現，針灸的鎮痛效果高達七至八成，安慰劑卻只有三成左右[6]。

如果你能先具備經絡系統的基礎知識，經絡存在的證據對你才比較有意義。當代科學已經證實了有關經絡的基本概念，包括陰陽之說，子午流注，或是經絡對情緒的影響。

CHAPTER 29

經絡系統概論

英文用「meridian」來翻譯中醫的「經絡」，不過這並非精準的翻譯。「經」的意思是「通過」，而「絡」則是「連絡」。經絡的原意接近「通道」，因此許多系統中，把經絡稱為「通道」（channel）：主要的通道是「經脈」，次要的支持管道則是「絡脈」。經絡中有穴，也就是經絡的入口，現代中醫常稱之為「腧穴」或「穴位」。

經絡是氣的能量通路[7]，也是傳統中醫的精髓所在。氣是維持生命必需的能量，等同於其他系統中的「般納」（prana）、「瑪那」（mana）、「瑪雅」（maya）、「生命力」（orgone），或是日本療癒系統中的「Ki」。氣是充滿萬物之間的激發力量，賦與萬物生命力。

氣有兩種基本的振動或層次（嚴格來說分為三種，稍後會在161頁「氣的基礎概念」以及209頁「三種生命的寶藏」中介紹）。第一層次的氣本身不具備活動力，被視為單純的生命力量或能量，它會從空氣進入我們的肺部，再從排泄系統回到大自然裡。另一個層次的氣則包含智能或信息。

古代中國人早已建立氣的理論，而我們現在才開始用科學的方式去發掘它。用現代術語來說，萬物都是能量。物質之所以被視為是物理性的，乃是因為其振動頻率相當低。能量則是以超光速的速度在振動著，所以被認為是精微物質。氣就是可以創造各種物理性物質的精微能量。

人體有十二條主要的經絡，稱為「正經」。這十二條正經形成了貫穿人體的能量通道網絡，負責氣的傳送，進而控制生理機能，讓身體的每個部位產生連結。每一條通路都會連接到一個特定的器官或器官系統，顯示身體是每個部位相互依賴而形成的循環，並非獨立部位的組合體。氣會以規律的方式，一天二十四小時在體內循環，因此這十二條正經與日常生活中所有的新陳代謝和生理功能有關。

這十二條正經分布在身體的表面，包括胸、背、手和足的部位上，分別為：肺經、大腸經、胃經、脾經、心經、小腸經、膀胱經、腎經、心包經、三焦經、膽經和肝經。十二正經指涉的是生理功能而非具體的器官結構，不過只有三焦經和心包經沒有和特定的器官系統連結。三焦經負責管理整個身體氣的飽滿程度，因為它控制了各種氣的分配。心包經和三焦經共同運作，控制人體的全部能量，對於心臟的功能也有關鍵影響。

人體除了十二正經，還有八種額外的通道，稱為「脈」（奇經八脈），分別是督脈、任脈、衝脈、帶脈、陰維脈、陽維脈、陰蹻脈和陽蹻脈。

胎兒在母體內會先形成八脈，這是一種深層的能量結構。它們就像倉庫一樣，負責氣的儲存和流失，並且會沿著十二正經傳送氣和血液。脈並沒有和特定的器官或經絡相連，而是與十二正經有密切關係；十二正經可以藉由脈，和器官及其他部位連結。八脈中最重要的就是督脈，位於人體背部的正中線；任脈則位於人體正面的中線。現代有些中醫認為這兩脈的重要性等同於十二正經，所以也有十四正經的說法。

總計有三組經絡與主要的經絡相連，每一組各自有十二條經絡。它們分別是：「十二經別」，從十二正經之一延伸出來，通過胸部或腹部，從頸部或頭部浮出表面之前，與一器官相連；「十二經筋」則是把十二正經的氣分送至肌肉、肌腱和關節，這種分送比較表層，因為這些經絡沒有接觸到任何器官。「十二皮部」則是在皮膚表層沿著十二正經運作，也屬於表層的分送，有些門派認為這是感覺神經系統的一部分。

依照「世界衛生組織」的分類，人體的十二正經上有超過四百個穴位（有些派別的估算介於五百至兩千個穴位之間），根據各自的名字、數目和相對的經絡來標示[8]。每一條正經有二十五至一百五十個專屬穴位，最後結束在手指或腳趾的末梢。每一條正經都有特定的穴位，能夠最準確地呈現它目前的狀態。人體軀幹正面的中線上有「警示點」，當某一條正經內的氣失去平衡時，該穴位就會產生反應。警示點在脊柱上有相應的「連結點」，會呈現出正經內的問題。本書稍後會用圖表介紹經絡和穴位的分布。

每一個器官系統都有本身專屬的氣，可以執行特定的生理和能量功能。西方醫學擅長分析器官的生理功能，例如肝會產生酶。東方醫學則更熟知器官及系統的能量功能，以及能量在完整自我中扮演的特定和整體的角色。

我們最好把氣想像成一股連續的能量，而不是藉由顯微鏡定義的東西。它可以同時是活動或不動的；它可以自由流動、毫無意識，也可以是有覺知且具有輪廓的。它由兩種相反的信息所組成：陰性及陽性。

陰是地上的能量，象徵地球的女性特質，本性屬寒。陽是天上的能量，象徵男性特質，本性屬熱。氣結合了這兩種截然不同的能量，還有許多自然界特有的表現方式。它也可以透過五種元素的術語來描述；五種元素指的是不斷流動、具有生命力的基礎能量。五種元素也是五行診斷及治療理論的基礎，我們稍後會再加以解釋。每一種元素都對應著一個主要的器官系統，然後就能根據它和季節、時辰、顏色、聲音、味道、情緒及食物等等的關係來歸類。陰陽之說與五行理論反映出一套宇宙法則：萬物之間有複雜的相互依賴關係，進而形成物理層次的現實。

陰陽論對於認識經絡非常重要。人體內的一切，包括經絡系統在內都具備二元性。舉個例子，每條經絡都分為兩部分：外面的部分在皮膚表層運作，負責吸收能量，也就是陽的功能；內面的部分則在內部器官運作，負責把能量傳送到器官或系統裡，這就是陰的運作過程。

人體的主要經絡可以分為陰陽兩組。手的陰經有手太陰肺經、手少陰心經和手厥陰心包經。手的陽經則包括手陽明大腸經、手太陽小腸經和手少陽三焦經。足部的陰經有足太陰脾經、足少陰腎經和足厥陰肝經。足部的陽經則包括足陽明胃經、足太陽膀胱經和足少陽膽經。陽的能量管理督脈，陰的能量則主宰任脈。

根據氣的兩極性，經絡也常被分為振奮（陽）與抑制（陰）兩組。與陰脈相連的器官歸屬為陰性，或是抑制。與陽脈相連的器官則歸屬為陽性，或是振奮。由於一條經的陰陽兩面是相互連結的，所以你可以治療一個器官的陽性症狀，然後在經絡上產生陰性作用。

所有的經絡都是成雙或互相對立的（參閱 220 頁「氣的循環：生理時鐘」）。對立的經絡會在二十四小時兩極的循環中，相隔十二個小時發揮作用。這些成雙的經絡有些地方相似，然而其他地方正好相反。舉個例子，足太陰脾經與手少陽三焦經是對立的經絡，兩者都會影響免疫系統，同時也是散熱的環道，但彼此會產生負面影響。當手少陽三焦經過於振奮時，足太陰脾經就會受到抑制，反之亦然。手少陽三焦經的能量尖峰是在晚上九點至十一點之間；而足太陰脾經是在早上九點至十一點之間。

根據五行理論，每一條經絡都與一種元素有關。以下列出彼此的對應關係及陰陽屬性：

表 4.1 陰經及陽經

陰—陽經	元素
手太陰肺經　手陽明大腸經	金
足太陰脾經　足陽明胃經	土
手少陰心經　手太陽小腸經	火
足少陰腎經　足太陽膀胱經	水
手厥陰心包經　手少陽三焦經	火
足厥陰肝經　足少陽膽經	木

中醫認為，人體的任何一個部位都會由身體內外的某種東西映照出來。這個觀點產生了令人讚嘆的醫學系統，它是如此深入且複雜。這個出色的理論其實只是簡單的道理。所有的中醫模式基本上都能化約成一簡單的運作過程：評估氣在經絡中的運行。

陰與陽：對立的遇合

陰陽理論認為有兩種基本力量，彼此對立又相互依賴。當陰陽的能量結合時，能夠創造出統一至上的能量。這種能量創造了宇宙萬物，而且會在宇宙間不斷地流動。

陽是男性和振奮的能量。它是動態的，具有激發力及邏輯性。它創造了高度，代表天空與天國。中國人認為陽屬熱，能夠創造熱度。陰則是女性和抑制的能量，它是靜態且安定的，具有直覺性。陰由大地或大自然中的低點來代表，土地和地下世界為其象徵。它的本質屬寒，會生出寒氣。

陰和陽象徵兩種不同類型的氣，也有所謂的陰經和陽經、陰性器官和陽性器官。當兩者失衡時，就會產生嚴重的健康問題。舉個例子，當人體過熱時，會導致疼痛和發炎。當人體過寒時，會造成停滯和淤塞。陰和陽需要彼此來達到平衡。例如，熱能驅散寒，而寒能減少熱。正因為陰陽彼此相關，所以永遠有「互為消長」的關係，例如，要有「寒」，我們才能理解「熱」。

陰能生陽，陽亦能生陰。各自的能量進入彼此，然後回歸本質。舉個例子，冰（陰）接收到陽性能量時，會變成水；水接受到更多的陽性能量時，就會變成蒸氣。身體的活動（陽）是由物質形式（陰）支持，而肉體的形式則是靠身體的活動來維持。

我們必須在控制與抑制之間找到平衡，才能達成陰陽協調。有時我們必須滋陰，以利身體系統：當我們覺得疲倦，需要休息時，陰主宰身體來讓我們放鬆。陽或者行

氣的基礎概念

氣有許多種譯名，幾乎每一種文化都有自己的版本，但就整體而言，氣指的是宇宙的生命能量。氣是純粹和自由流動的能量，可以活化並滋養生命，讓最微小與最宏大的事物產生連結。

古代中國人認為氣是連續的。物質的氣並沒有意識，但可以創造出物理性的宇宙。它是可以測量的，所以形成了可以測量的宇宙。精微的氣無法測量，所以形成了非物質性的宇宙和意識。當氣通過經絡（也就是分配氣的通道）時，既是自由流動的（無意識），也帶有信息（有意識）。有意識的氣可以在身體每個部位和系統之間，以及人體和宇宙之間傳送信息。

在正負能量，或陰與陽的交替循環中，氣會減少和消散。在過程中，氣會以不同的形狀和形式出現。氣就像所有的能量一樣，無法被消滅，只是轉換狀態。

動必須減少，才能完成轉換（我們在慢跑時不可能小睡片刻）。當需要忙碌時，就會出現相反的狀況。人們有時會成為沙發上的懶蟲，是有原因的。坐在沙發上看電視吃洋芋片，是陰性的修行，然而對腰圍和心智無益。我們必須放棄一些陰，讓路給陽帶來的健康貢獻。同理而論，全部都是陽也不健康，我們也必須休息，不能一直跑馬拉松，心智與肉體都承受不了。

中國人認為所有的生命都是陰陽循環，包括四季的輪替，都是在持續交換陰（冬）陽（夏）能量，而中間的季節則是陰陽平衡。當陰或陽其中一方達到高峰時，通常會引起另一方的出現。舉個例子，冬至或夏至出現在太陽位於極北或極南，因此標記了光的交換。十二月二十一日是光在低點的時候，而六月二十一日則是高點。冬至屬陰或黑暗，之後就會產生陽或光；夏至則剛好相反。這也反映了人體從某個極端流向另一個極端，陰與陽不斷地此消彼長。

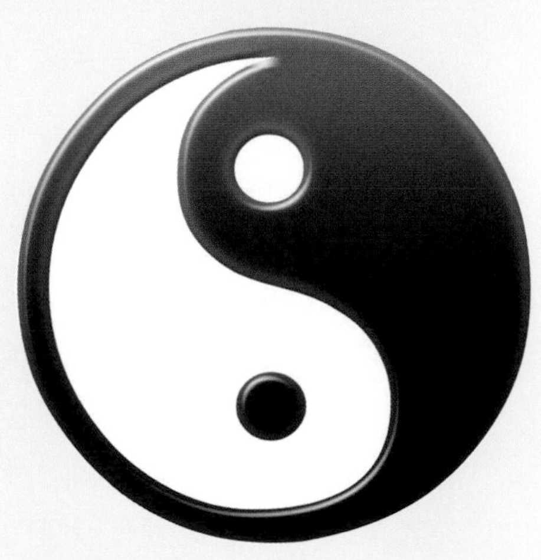

萬物都只是氣的暫時顯現，特別是物理性的宇宙。

氣也被認為是人體和宇宙一切運作的源頭。帶有智慧的氣的確可以連結世俗和靈性世界，或是讓我們的肉體與性靈產生連結。氣時常被認為與呼吸有關，呼吸是生命力的來源。人們經常會用氣來測量身體的能量，同時認為它能創造並維持人格。

日本文化中也有「氣」（ki）的說法。對於東方的印度人而言，氣就是「般納」（prana）。古代居住於英格蘭北部的皮克特人則稱之為「馬赫特」（Maucht）；基督徒長久以來一向認為氣是來自聖靈的禮物。希臘人和埃及人將它稱之為「謎樣的藝術」（Art of Mysteries）；海地巫術（巫毒教）則稱之為「力量」（The Power）。阿帕拉契山脈的原住民稱之為「閃耀」（Shining）。近期許多科學家稱其為「生物能量」、「生物磁力」、「電子化學能量」、「電磁能量」、「精微能量」，或乾脆簡稱為「能量」。

各家理論對氣抱持著不同的看法。以下是「氣功」（氣功是以動作為基礎的療癒過程，我們會在第六部加以探討）提供的流行版本：

天氣（heaven chi）：來自宇宙的能量，例如陽光、重力和磁力。

地氣（earth chi）：來自地球萬物的能量，包括土地、海洋、風、植物和動物。

人氣（human chi）：和人類有關的能量[9]。

這三種形式的能量相互依存。「天氣」影響「地氣」，兩者都會影響「人氣」。中醫系統認為，這三種氣是透過手少陽三焦經來控制和分配。以二十四小時為循環，氣通過人體的十二正經；氣的運行會隨著季節改變。氣也會通過兩條重要的脈：位於身體前面正中線的任脈，以及位於身體背部正中線的督脈。

我們也可以透過太極拳來理解這三種互相依存的生命能量。太極拳是一種生活方式，也是「柔版」或「能量版」的武術。太極的意義是「終極」，慢慢朝著終極的存在邁進。這個過程必須藉由一連串的動作，讓氣在體內運行。在太極拳的觀念裡，可以透過三個階段的發展接觸到三種層次的能量。最基層的就是「生命能量」，這是每個有機體與生俱來的能量。下一階段就是「氣」，這是生命能量高於平常的顯現。第三層則是「天氣」，是比氣更高的能量形式。太極拳的理論認為，氣能產生稱為「勁」的能量形式，也叫「內勁」或內在力量。練習太極拳不僅能產生更多的氣，也能把氣轉化提升為勁。練習太極拳的另一個目的則是製造「力」，這指的是身體的力量。

五行理論常會用三種形式來呈現氣，稱為三種生命的寶藏：

- 本體或「精」
- 能量、生命力或「氣」
- 精神、心智或「神」[10]

我們還能根據器官系統細分這三種生命能量。我們會在第三十四章「五行和相關診斷理論」和「三種生命的寶藏」中再做討論。

還有一派理論提出另外六種氣，分別為：

清氣（clean chi）：在我們吸入的乾淨空氣之中。

廢氣（waste chi）：我們呼氣時幫忙把廢物排出。

以新觀點來看古老的氣

俄羅斯出生的物理學家赫羅尼斯博士（Yury Khronis）提出了有關氣的最新理論：「機械氣」（mechanical chi）。他幾年前發明了一種複雜的氣產生器，和受過東方訓練的中國氣功專家陳東（Dong Chen，音譯）合作，陳東可以發功讓電子儀器感應到氣的能量。舉個例子，他能進入一種氣功態，稱為「安靜的心智」，讓大腦進入低頻率的θ波，另一種氣讓每一個脈輪點進入氣功態[11]。

這部機器的運作理論就是：氣雖然是精微能量，卻能透過電磁能量來傳送。這個概念與第一部提到過的提勒能量模型相呼應。提勒認為精微與物質能量之間具有兩極性。能量的電磁形式因此容納了精微能量的印記，可以透過正常的五感來覺知[12]。

物理的氣

金鳳漢教授等人認為，氣除了是乙太物質，也可能是由物理物質組成的。我們接著會在 170 頁「精微能量與物質在經絡中的結合」中探討，金鳳漢認為氣是由數種化學物質和電形成的液體。許多生物能量專家都提出，精微能量同時也具有物理性質。

宗氣（material chi）：包括淨氣、廢氣和食物養分。

營氣（nourishing chi）：源自消化好的食物，然後會在體內循環，滋養整個身體。

衛氣（protective chi）：由食物形成的氣。衛氣會透過身體的表層組織和皮膚循環，提供防禦機制。

功能氣（functional chi，臟腑之氣與經絡之氣）：與特定的器官系統或經絡連結的氣。

一般認為營氣屬陰，衛氣屬陽[13]。

人體還有逾七百個空腔，常用於針灸、指壓按摩和氣功中。這些都是人體天生的凹洞，像是靜脈竇、胃腔、鼻腔和關節腔，許多腔內都有器官或充滿體液。能量是變化多端的，你必須增加或減少能量，才不會讓氣腔或經絡變得淤塞。

CHAPTER 30

經絡的功能、目的及存在的理論

經絡是許多種物理和精微能量的通道。肉眼雖然無法看到經絡，但已經透過各種方法證明它們是陽性能量、陰性能量和體液的通路。針灸會利用四百至五百個（不同的系統有不同的數目）經絡點。針灸師在針灸的過程中，用針藉由能量的通道來刺激經絡，展現出不同於周遭皮膚的電的特質，這些都是經過科學驗證的。針灸的穴位具有電磁的本質，我們可以用手來找到它的位置，透過微電壓儀器測試，或是利用「肌動學」（kinesiology）或「肌肉測試」來辨識，這主要是測試身體對於信念或物質的反應（我們會在第六部討論肌動學）。科學研究支持以下五種經絡的理論。它們不盡相同，但是互有關連。

生物力學理論（Biomechanical Theory）

生物力學理論試圖證明經絡的存在。達拉斯（Claude Darras）和戴凡內喬（Pierre De Vernejoul）博士曾經用放射性追蹤器來追蹤經絡系統。劉（Liu YK）博士則在運動神經上找到了針灸的穴位[14]。這些研究都證明經絡是身體力學架構的一部分，會與解剖系統產生互動。

生物電磁理論（Bioelectromagnetic Theory）

這派理論認為人體就是電磁現象，完全沒有玄秘可言。科學家在過去數十年來，已經探測了神奇的「受傷電流」。當皮膚受傷時，受傷的部位會釋放帶有正電荷的離子進入周圍的組織，創造出微弱的電荷，類似於電池產生的電荷。這股電流具有重要的功能，會刺激附近的細胞產生療癒反應。許多研究已經應用這種生理現象，來解釋刺激穴位的功效。

駐波理論（Standing Wave Theory）

一九八六年，帕波和張長琳博士合作創造出一種模型，稱為「駐波重疊假說」（standing wave superposition hypothesis）。簡言之，他們描繪出完整的人體

微電路：次要電子系統

有越來越多的科學家主張經絡系統是次要電子系統的一部分；次要電子系統可能包括循環系統和中樞神經系統，但又與其不同。

瑞典知名放射線專家諾登斯壯研究發現，電跟血液一樣，在血中流動，但似乎是「滋養」兩種不同然而相關的系統[15]。諾登斯壯認為人體內有類似電路的環道貫穿全身。他把這一部分的研究結果收錄於《生物封閉電路：關於附加循環系統的實驗及理論證明》（*Biologically Closed Electric Circuits: Experimental and Theoretical Evidence for an Additional Circulatory System*）[16]。他已經證明這些電路會因為受傷、感染或腫瘤，甚至正常的器官活動而轉換。這些電壓的形成與波動，會沿著動脈及靜脈行進，穿透微血管壁。

生物電路是由累積的電荷來運作，這些電荷會在正負兩極之間擺盪。比較大的血管就像電纜，透過血漿傳送電荷。在可以穿透的組織中（例如結締組織），細胞內液會傳遞離子。這些離子透過細胞的開口或細胞孔穿過細胞。電子則是利用酶（酵素）來通過細胞壁。無論如何，當人體出現一個電場時，例如受傷肌肉產生的電場，動脈壁就會關閉。這會強迫離子透過血流沿著微血管壁移動。由此可證明，人體內實際上有一個「次要電子系統」在運作著。

這份研究的延伸應用令人咋舌，這意味著我們若能轉換離子流，讓它在電路之間流動，就可能治癒疾病，包括癌症和自我免疫系統疾病。諾登斯壯已經藉由這種方式治癒八十多名癌症患者。

早在諾登斯壯的發現之前，科學家就相信人類的每個動作，都牽涉到神經系統纖維傳導的電子信號。顯然所有的生理運作，都包含這種生物封閉電路的消長[17]。諾登斯壯的研究至少部分解釋了經絡及穴位的功能。這個過程必須藉由電磁力發生。諾登

經絡全息圖，呈現在耳朵和腳部。他們也試圖解釋這些穴位點之間的關聯性。

經絡的駐波理論被稱為「張—帕波理論」，包括了一條科學準則：「重疊」。重疊牽涉到波的互動，我們在第 10 頁「最基本的能量結構：粒子和波」的章節中探討過這個主題。105 頁「標量波」的討論中，也介紹了駐波。我們將複習其中一些知識，以應用在經絡上面。

當兩個或更多相似的波，結合成為第三個較為複雜的波時，重疊就發生了。這些波會繼續之前的狀態，還會創造出新的東西，但是有些互動會不同。當兩個波在同一點開始，然而從不同的方向互相接近彼此時，就會出現「干涉」現象

斯壯在他的書中做出下列推論：

- 針灸的穴位會接收來自外界的精微能量信息，有如一精密的雷達系統。
- 穴位會接收各種類型的能量，不僅限於物理性的能量。氣功專家就是透過心智運作和力場來影響身體的電屬性。
- 這可以解釋安慰劑與反安慰劑的效果，以及癌症病情的自然減緩；這只是心身現象的兩則例子。換言之，信仰或信念的信息可以自行進入針灸的穴位，造成次要電子系統的改變，促進療癒[18]。

諾登斯壯認為在次要電子系統內流動的力量就是氣，而正電荷和負電荷則是陰與陽。至少在某種程度上，次要電子系統「就是」經絡系統。這種生物電磁力量會影響細胞的生死，甚至擴及身體的生死，顯露出五種元素與相關器官的循環[19]。

諾登斯壯的實驗可以發展成癌症的治療。他把導電的不銹鋼針直接插入病患肺部的腫瘤內，再藉由貼在胸口表皮帶負電的導電體，施加十伏特的正電，結果成功殺死了癌症組織[20]。

貝克博士是研究電對人體影響的先驅。他主張正極和負極的電都會增加罹癌風險。原因是電荷會導致電離作用的改變，因而出現質變，例如，電會改變局部的酸鹼值[21]。貝克曾經進行過一系列的實驗，結果證明當癌細胞暴露於特定的與電相關的因素時，生長速度至少三倍於控制組（無論是正電或負電）。物理學教授李柏夫（Abraham Liboff）等人的研究則揭露了抑制或加速癌細胞生長的關鍵因素並非電荷，而是磁場[22]。本書討論的研究也顯示北極和南極的磁場，對組織的生長或減少有相反的效果。

（interference）。這兩道波的週期同步時，就會產生「建設性干涉」（constructive interference）或強化，其所產生的波幅，是原來的波的兩倍。「破壞性干涉」（destructive interference）出現在兩個波不同步時，導致互相抵銷。「駐波」是不會移動的波。當兩個波從相反的方向前進，相遇之後創造出一個和諧的縱波，就形成了駐波。根據張一帕波理論，來自針灸穴位和經絡的波，會藉由建設性的干涉發揮作用。

皮膚具有高度的導電性，部分是因為皮膚由鈉、鉀，以及其他電離子，包括蛋白質和DNA組成，一旦受到刺激會釋放電磁輻射。皮膚的導電性仰賴內部的電場，而這是由無數波的重疊形成的干涉模式來決定。針灸穴位具有最高的導電性[23]。

針灸會干擾標準的波形，活化受傷反應的電流。此時會出現電磁場的變化，因而改變生理反應[24]。電磁場的改變並不僅限於局部，而是發生在整個身體的場域。因此這套理論具有「全息的本質」。

結締組織理論（Connective Tissue Theory）

這種理論認為人體內每個細胞都存在細胞骨架結構。人體的結締組織就是由細胞骨架結構形成。核磁共振可以證明肌肉是由「液狀結晶般」的結構組織而成，一旦暴露在電磁場之中，這些結構就會劇烈改變[25]。這種改變的發生是因為結締組織帶有靜電，而且會受酸鹼值、鹽的濃度和溶劑的介電常數影響。許多科學家相信，經絡就存在於這個「液體網路」中，或是至少刺激了這個網路的反應。換言之，這個液體網路會傳送針灸導致的電磁反應。

結締組織、能量和針灸穴位

提勒博士曾提出一個理論，解釋經絡如何與體內的乙太或精微能量產生互動。他的想法主要是根據針對結締組織角色的研究，以及經絡科學。

研究顯示，在兩個針灸穴位之間的電阻大約五萬歐姆，而正常皮膚上相同距離的電阻，足足少了二十倍。電阻會因為我們的行為而變化。舉個例子，處於睡眠時電阻會增加，而情緒激動時，電阻會增加得更多。提勒注意到，這些實驗以及其他實驗使得一些研究者下結論，針灸的穴位位於兩塊或兩塊以上肌肉之間的淺凹處，它們位於結締組織的垂直柱體內，被更肥厚和比較緊密的皮膚組織包圍著。穴位外部組織的導電性並不好，這代表穴位其實是相當獨立的導電體[26]。

提勒在《科學與人體轉變》（*Science and Human Transformation*）中就是如此解釋結締組織和經絡系統之間的「連結」。針灸的穴位是沿著兩塊或多塊肌肉之間的淺凹處分布。穴位周圍的結締組織比較鬆散，這些結締組織又被皮膚上厚而密實的結締組織包圍。皮膚的結締組織並不是很好的導電體。當經絡中出現嚴重失衡時，皮膚的電阻就會顯現出異於平衡狀態的變化[27]。

如果有嚴重的失衡時（例如疾病），就會有一股彷彿吸入的力量讓針灸的針維持在位置上，達到暫時的平衡後，就會放掉針。這可以解釋所有針灸類型的治療原理，包括指壓、艾灸、針刺、電流或雷射光治療。這些療法的刺激會提高血流內腦內啡的濃度，進而讓大腦內產生腦啡肽。腦內啡和腦啡肽都是人體內天然的「鴉片」。大腦和脊髓中也會出現血清素，作用是針灸止痛劑。

這個理論無法完全解釋針灸時發生的一些生理組織改變。提勒表示，這些改變顯示經絡必須同時處理精微和物理性的能量。他假設有某種粒子存在，稱之為「磁性粒子」（deltron），連結了兩種能量[28]。提勒根據「磁性粒子」提出了以下主張：

- 結締組織內的經絡就像是精微能量的天線。
- 針灸的天線主要位於在乙太而非物質層次，這說明了為何穴位與周圍組織之間沒有什麼生理組織上的差異。
- 精微能量的波會沿著乙太層次的經絡流動，產生一股沿著經絡通道流動的磁向量勢（magnetic vector potential）。
- 這股能量流動會沿著經絡創造出電場，沿途推送離子，來增加離子傳導性，於是增強了表皮穴位的導電性[29]。

提勒主張外界的電磁場和身體的精微能量系統，都可以藉由體內物理性與精微性的物質進行溝通，包括透過經絡溝通。他也認為乙太體與肉體之間的轉換溝通，就是磁鐵能影響針灸穴位的原因。

玻尿酸：遺失的連結？

哪些物質可以連結人體的結締組織和微電路系統？其中一個可能的答案就是「玻尿酸」（hyaluronic acid，HA）。

玻尿酸是結締組織的成分，具有潤滑和緩衝的功能。傷口在療癒時，玻尿酸會與纖維蛋白（負責凝固）連結，形成三度空間的矩陣，促使組織重生[30]。我們接下來會在下方「精微能量與物質在經絡中的結合」這個段落中，介紹科學家金鳳漢的理論。金鳳漢認為就物理層面而言，氣是由電和高能量的化學物質組成，其中包括玻尿酸。玻尿酸構成了經絡中流動的液體[31]。玻尿酸存在於臍帶，人一出生體內就帶有玻尿酸。

我們之前提過，諾登斯壯博士認為人體內有一個次要電子系統，是由電磁場所包圍的血管「電纜」產生的。自然療法醫師威爾森（Ralph Wilson）則認為這些場由玻尿酸分子所固定，創造出功能性的細管或區域，做為離子的通道，而這些離子就是所謂的「氣」[32]。目前研究發現，玻尿酸至少在氣的傳導中扮演了後台輔助的角色。

脈管理論（The Ductal Theory）

金鳳漢教授的研究主張，經絡是一系列傳導氣的脈管或通道。金鳳漢發現在精子與卵子最初的結合之後，經絡就已經形成，在胚胎中發育，然後遍布全身。

精微能量與物質在經絡中的結合

我們曾經在第三部中介紹過生物能量科學的重要先驅——布爾博士。布爾研究發現，未受精的卵子中有一電軸，和成人的大腦及中樞神經未來的定向相互呼應[33]。這個電軸就像能量場的嚮導，會在胚胎發育時替細胞指引方向。他還發現胚胎電場的輪廓與成人電場的形狀相同。

布爾博士認為一個電力場（electrodynamic field），可以建立一個生物系統的組織。這個場部分是由物理和化學成分所組成，具有電的性質。極性治療的創始者史東博士（Randolph Stone）對此提出了更簡潔的解釋：

> 能量波藉由子宮內生命的輻射建構人體，以能量電流的模式存在，而且藉由無線電流形式的能量流動，繼續維持這個模式[34]。

根據諾登斯壯的研究，我們已經知道人體內有一個次要（也許是主要）電子系統。此外，經絡本身還帶有電磁的性質，也會產生電磁的效果，所以能幫助我們和身體內外的電磁場連結。有關結締組織的研究則證實至少有部分的經絡是位於結締組織內。達拉斯和戴凡內喬也曾經探討過經絡系統，他們的發現與貝克和本山博等人的研究相呼應，證實了古人對於經絡的觀點。提勒的理論則認為經絡不僅是生理系統，也是精微系統，似乎提供了經絡「無所不包」的本質：物理—化學、電和乙太。研究電圖的科學家則發現針灸穴位的變化，可能比身體疾病的改變更早出現，或許早幾個小時、幾天，甚至幾個星期。這進一步推論了經絡在某種程度上替身體「寫好了程式」[35]。

這些研究都引出了一個問題：經絡到底來自何方？

金鳳漢教授至少提出了部分的解釋。他在一九六三年發表的實驗中，藉由一具高功率的電子顯微鏡測試經絡所在之處流動的體液，結果發現其中含有數種形成生命的物質，包括 DNA、腎上腺素、雌激素和玻尿酸。這些物質的比例遠超過在其他體液中（包括血液和淋巴液）存在的含量。金鳳漢因此認為這種體液就是氣的物質表現，融合了高能量的化學物質和電。

金鳳漢也曾經進行過幾種動物的胚胎實驗，結果發現雞會在出生的十五小時之內，開始發展出自己的經絡系統。經過進一步的分析，他認為胚胎的外胚層、內胚層和中胚層，還有所有的器官，都是由胚胎的能量（精微能量）組織而成；這股精微能量之後又成為物質能量的模板。此外，他定義經絡是一套管狀系統，可以分為表層和深層系統，然後再進一步分支。他的發現如下：

內部脈管系統（internal duct system）：由血管和淋巴管內自由浮動的細管組成。這些細管會在兩個點穿透血管壁，一個是入點，另一個是出點。這些脈管內的體液通常會朝同一個方向流動。金鳳漢的理論是，這些脈管會有不同的形狀，或許早在血管和淋巴系統之前就已經形成，可能為上述身體系統的發育，扮演了空間嚮導的角色。換言之，血管和淋巴管是包圍著經絡生長，而非經絡沿著它們生長。

內外脈管系統（intra-external duct system）：出現在內臟器官的表層，形成與血液、淋巴和神經系統分開的獨立網絡。

外脈管系統（external duct system）：細管會沿著血管壁和淋巴管壁的外層行進，也見於皮膚內，在皮膚內的稱為表層脈管系統。

表層脈管系統（superficial duct system）：這是大多數經絡治療師熟知的系統。

神經脈管系統（neural duct system）：存在於中樞和周邊神經系統內。

這些小脈管的美妙之處在於，它們讓身體所有的部位交織在一起，無論是深層或表層。這些脈管透過各種系統的「終極脈管」（金鳳漢用語）連結在一起。終極脈管會延伸至組織細胞的細胞核。沿著經絡散布的是非常小的微粒，與針灸的穴位相互吻合，然而也位於穴位之下。

總結而論，金鳳漢主張人體實際上是由經絡（加上其他精微能量）組織而成。經絡具有乙太本質，也帶有物理性質；它們是由化學物質、電和電磁力交織而成，能夠傳送氣（一種物理及乙太的能量）來滋養我們的身心靈[36]。

CHAPTER 31

經絡科學的歷史

學術界自一九三七年起開始求證經絡的科學性。當時一份知名的英國醫學期刊刊登路易士爵士（Sir Thomas Lewis）的文章，其中提到人體內有一種不知名的網絡，他相信是皮膚神經與自律神經系統連結在一起。路易士假設這套網絡並不是由神經纖維構成，而是由細線形成[37]。這是首次經西方的研究確認人體內有另外一種網絡的存在，讓人聯想到中醫的經絡系統。

一九五〇年日本學者中谷義雄發現，當一個人生病時，受影響的經絡上分布的針灸穴位測到的電阻，明顯比周邊皮膚的電阻低。這個電阻值會因時段、周邊溫度、針灸、體能活動和情緒狀態而改變。他把這些穴位命名為「良導點」（ryodurako points），日後成為電針灸治療的基礎，包括皮膚穴位電機能檢測法[38]。

中谷的研究被複製了許多次，研究者一致證實了針灸穴位與非穴位之間的導電性差異[39]。研究也顯示針灸穴位的電阻介於一百千伏（kV）至二百千伏，非穴位的電阻則比較高，高達一毫伏（mV）。針灸穴位也比周邊的點多出大約百分之五十的導電性[40]。

羅馬尼亞醫師杜米崔斯裘（Ioan Dumitrescu）針對這個特別的領域，進行過最複雜的研究。他利用電圖成像來掃描身體，記下哪些地方會出現輻射點，他把這些點稱為「皮膚穴位導電點」（electrodermal point）。皮膚穴位導電點與中醫傳統的針灸穴位相關。杜米崔斯裘根據研究得出以下結論：

- 皮膚穴位導電點只會在有電流或病變即將發生時出現。
- 皮膚穴位導電點精準反映了傳統的中國經絡理論；生病的器官與相應的經絡有關聯。

- 皮膚穴位導電點越大，疾病越活躍。

總結而論，杜米崔斯裘認為這些點是「電穴」（electric pores），可以在人體與電傳導體之間交換能量。皮膚穴位導電點活躍運作時，可以讓人體與周遭的能量場產生連結。換言之，經絡系統就是精微能量與物理能量之間的介面[41]。

一九七〇年代末期，貝克博士和同儕也加入研究的行列，他們的研究確認了沿著大腸經分布的針灸穴位，一半以上電阻都比較低。貝克認為穴位是半導體直流電的擴大器，這股半導體直流電沿著神經周圍細胞行進；而神經周圍細胞則像是包覆神經的傳導體。這個直流電系統在身體末梢（例如手指和腳趾）轉為負電，而在進入軀幹和頭部時成為正電。

我們已經知道人體本身就是巨大的電磁場，也會散發電磁力；而身體的循環帶有電的性質，會產生磁性。電磁性仰賴系統中正電荷與負電荷的兩極對立，也就是陽與陰。皮膚的作用像是有黏性的液體混合物，皮膚之外，電荷是負極，之內的電荷則是正極。貝克發現針灸穴位的正電荷，比周圍皮膚來得多，而刺入體內的針會讓混合物「短路」好幾天。根據貝克的理論，電活動的產生是源自金屬針和體液之間的離子反應，以及旋轉針時產生的低頻率電脈衝。

貝克認為針灸產生的電能量會流過經絡，而經絡的作用就像直流電電池系統內的電線一樣，會把電能量傳送到大腦。在這個過程中，我們可以看到氣在經絡中流動。更重要的是，貝克發現經絡與另一個更大的場共同運作著，這個不同質的場是由身體的基本結構來決定的，包括組織、肌肉、骨頭和皮膚。這個場的電阻、極性、干涉和共振，會受身體結構之間的關係影響。針灸的作用就是藉由經絡透過這個場，來連結這些結構。我們可以把經絡看成人體內的力量線[42]。

一九七八年，科學家路西安尼（R. J. Luciani）利用克里安攝影拍攝到大腸經與小腸經上面的穴位，出現發光兩極體的效應（light emitting diode，LED），更加證實了中醫所描繪的經絡系統的存在[43]。一九八五年，關於針灸的研究出現了最重大的躍進，巴黎大學科學家戴凡內喬將一種放射性標記物——鎝 99（technetium 99，一種顯跡同位素）注射進入針灸穴位。結果發現這種顯跡同位素會在四至六分鐘之內，沿著經絡移動三十公分的距離[44]。戴凡內喬和達拉斯等其他研究人員之後又進行多次實驗，以隨機的方式將顯跡同位素注射進入非穴位的皮下組織、血管和淋巴管內，結果發現只有進入穴位的同位素會移動[45]。

這項實驗包含形態（形狀和組織）研究、差異分析，以及後續和模擬的測試[46]，同時也利用機械、電和溫度等工具，包括針和雷射光束，來進行注射後的刺激實驗。結果發現顯跡同位素的位置與一般身體部位沒有相關性，通道不是血管或淋巴系統，反而是連結到結締組織。因此，是有神經化學機制涉入，沿著經絡傳布信息。

研究人員還發現，顯跡同位素在健康人體內的移動速度，遠比在病患體內來得快。這也支持了中醫的理論，可以透過檢查通過經絡的氣（生命能量）來偵測疾病。這或許也強調了另一種概念：透過治療氣，可以幫助一個人恢復健康。

這項法國的研究也印證了劉博士（Liu YK）在一九七五年的研究發現。劉博士研究穴位在運動神經上的位置，結果發現穴位分布在運動神經進入骨骼肌的區域。他還發現有一群密集的自律神經動作受體（mechano-receptor），分布在穴位上面[47]。北京的瓦塔利博士（N. Watari）根據劉的研究進行更深入的探討，在一九八七年發表成果。瓦塔利指出穴位相應於血管的密度，是周圍組織的四倍；穴位相應於神經的密度，則高過周圍組織將近一點五倍[48]。以上研究證明了經絡系統的生物化學基礎。

還有另一位研究者確立了經絡存在的科學證據。日本的本山博博士不僅是醫師、電子工程師，也是古代能量系統的專家。他設計了六個實驗來證實經絡的存在[49]。他的第一個實驗是針對三焦經，因為它並未對應到西醫解剖理論中的任何部位。他在三焦經的幾個穴位上安置電極，測試皮膚導電電位的變化，然後再把一根針插在三焦經位於左手腕上的穴位。經過兩分鐘之後，再施加輕微的電刺激。

他請了九個人參與測試，結果發現，六個人的三焦經上的所有測試點，都出現皮膚導電反應（儘管這些穴位並未插針），最大的變化出現在與插針處距離最遙遠的穴位。這也許是因為這兩個穴位（分別為「警示點」和「連結點」）是每條經絡中能量最強的穴位。受刺激的穴位與產生反應的穴位之間，並沒有神經的連結，這意味著兩者之間有另外一種生理溝通的方式。本山博的另外五個實驗採用類似方法，也得到相似結果[50]。

日本千葉大學內科醫師長濱善夫則是從病患的症狀，發現經絡系統的存在。他發現一位病患被閃電擊中後，接受針灸治療時，竟然可以感受到氣的「回音」或移動。長濱博士把針插入每一條經絡的源頭，請病患用手指畫出回音的路線，而他記錄氣流的時間。這位病患對經絡系統一無所知，卻能精準追蹤每一條經絡，而且速度比神經傳輸來得慢很多[51]。

之後的科學家又在實驗中加入了光的因素。俄國新西伯利亞臨床和實驗醫學中心的卡茲那切吉博士（Kaznachejew），率領一群科學家進行研究，實驗把光束集中在身體的不同部位上[52]。

他們的目的是測量皮膚對可見光的輻射如何反應。他們十分驚訝地發現，距離被照射的皮膚表面十公分處會出現光點。他們還發現光會穿透皮膚，沿著經絡通道蔓延，在針灸穴位處發出最明顯的光。光的顏色與前進的距離有關。白色的光前進最遠，其次是紅色和藍色。綠色的光速度最慢，前進的距離也最短。這個研究意味著經絡也是「光分配系統」。

這份研究稍後獲得其他研究者的證實和深化。莫斯科國家身體文化研究中心的瑞波特博士（Gregory Raiport）就利用雷射針灸治療生理問題，還有上癮、憂鬱和焦慮的症狀。莫斯科臨床和實驗醫學中心的潘克拉托夫博士（A. L. Pankratov）則證實，當一個光源貼近針灸穴位，或離針灸穴位一至二公釐的距離時，針灸一經絡系統的確可以傳導光，尤其是介於白色與紅色光譜之間的光[53]。

經絡系統的性別差異

男性與女性的經絡系統是否有任何差異？加州人類科學中心的一份研究指出了其中的主要差異。在炎熱和寒冷的季節裡，男性經絡的氣運行速度遠比女性的快，也比較強勁。相反的，在氣候溫和的季節裡，女性經絡的氣運行速度卻比男性快，也比較強勁。不過無論男女，經絡之中的活動類型和層次都是相同的，表示兩者擁有相同的能量解剖結構[54]。

CHAPTER 32

主要經絡

經絡的編號與縮寫

我們將人體的十二正經編號，從 1 編到 12，另外兩個次要的經絡則編為 13 和 14。目前有幾種不同的英文縮寫系統來標示經絡。以下是其中常用的系統之一：

1. 肺經（LU）
2. 大腸經（LI）
3. 胃經（ST）
4. 脾經（SP）
5. 心經（HE）
6. 小腸經（SI）
7. 膀胱經（BL）
8. 腎經（KI）
9. 心包經（PC）
10. 三焦經（TB）
11. 膽經（GB）
12. 肝經（LR）
13. 任脈（CV）
14. 督脈（GV）[55]

主要與次要經絡

人體有十二條正經和數條次要經絡。我們接下來會逐一介紹這十二條正經和兩條最重要的脈（或稱次要經絡）。我們除了會描述能量在經絡中的流動之外，也會簡單介紹每一條經絡的功能，以及經絡失衡時會出現的基本症狀。

這十二條正經會流向雙手或雙足，取決於不同的經絡。以下的描述適用於四肢（有許多方式來描述每一條正經的路徑及連結的病症，在此只是提供摘要和舉例，並不能取代專業的資訊來源）。

十二正經區分成陰或陽，並根據相關的器官來命名。其中三焦經與心包經沒有直接和特定的器官連結，但仍舊在人體內扮演重要角色。

我們接下來會用詳細圖表來說明十二正經和任督二脈。圖上面會標示出經絡的屬性（陰性或陽性），也會介紹每條正經的分支或「深入的」路徑，這指的是從正經中分出的「別經」，在更深的層次上將所有經絡連結起來[56]。我們還會標示經絡的輸送點（腧穴）、警示點（募穴）和連結點（俞穴），還有它們之間的基本關係。以下是十二正經的概論：

1. 肺經

肺經起於肚臍附近的三焦經處，向下走與大腸相連，繞轉後往上經過胸腔的橫膈膜和肺，與肺相接。這條經絡從腋下分出，向下走沿著前手臂內側，經過肘窩行至腕部，並走在腕動脈血管之上。在此分為兩支，一支從大拇指分出，另一支脈則從食指尖分出。

肺負責調節體內的氣，同時也調節呼吸以及和水分有關的器官，例如腎與膀胱。肺經的失調容易導致胸漲、胸悶、氣喘、過敏、咳嗽、喘氣、打嗝、焦躁、四肢冰冷、掌中熱、呼吸短促、皮膚問題和全身乏力。

2. 大腸經

大腸經起於食指的尖端，循行於前臂側部和上臂外側前緣，直達肩膀上方，在此分為兩條支脈。其一進入體內和肺，經過橫膈膜，抵達大腸。另一支脈在體

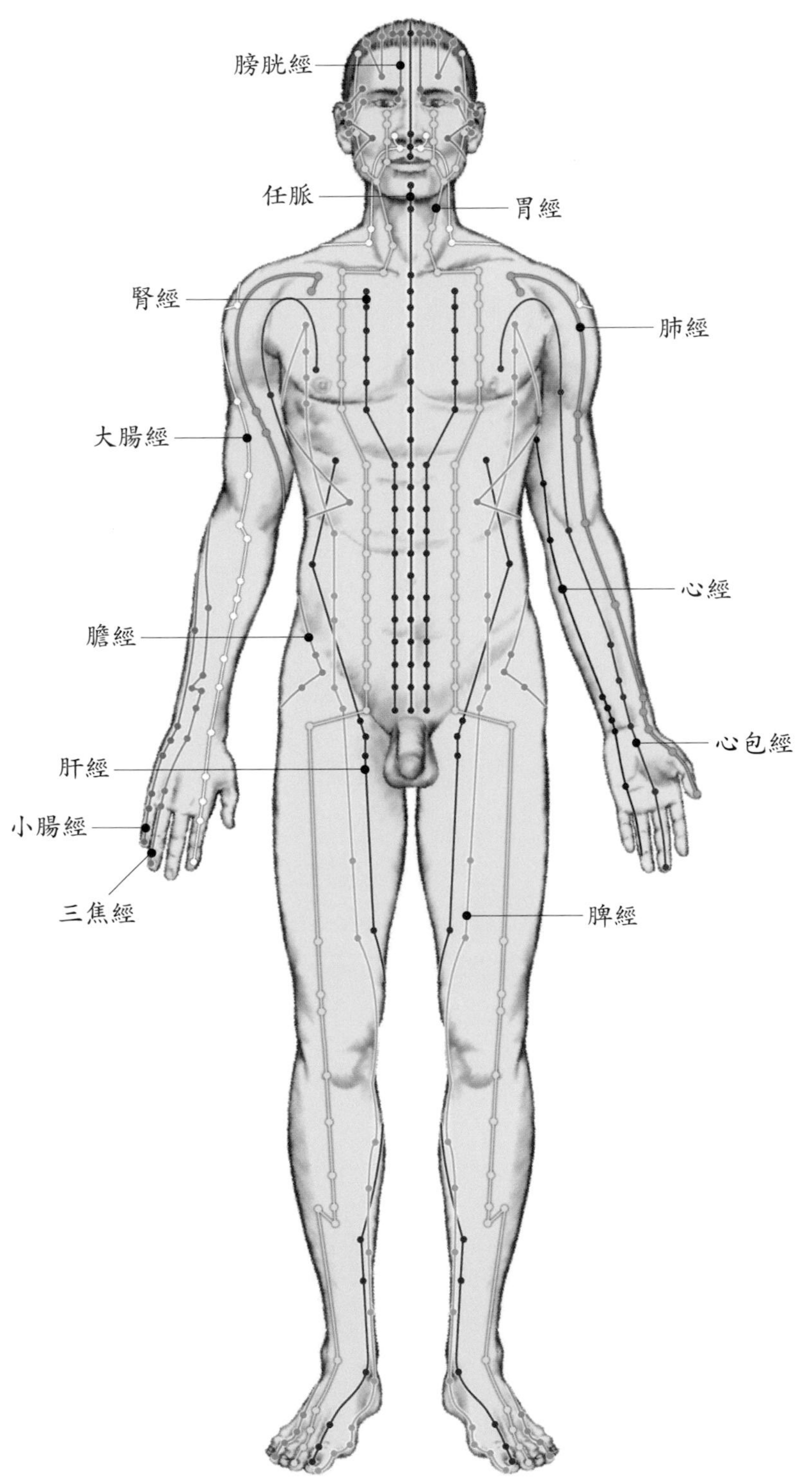

圖 4.2　人體十二正經

正面

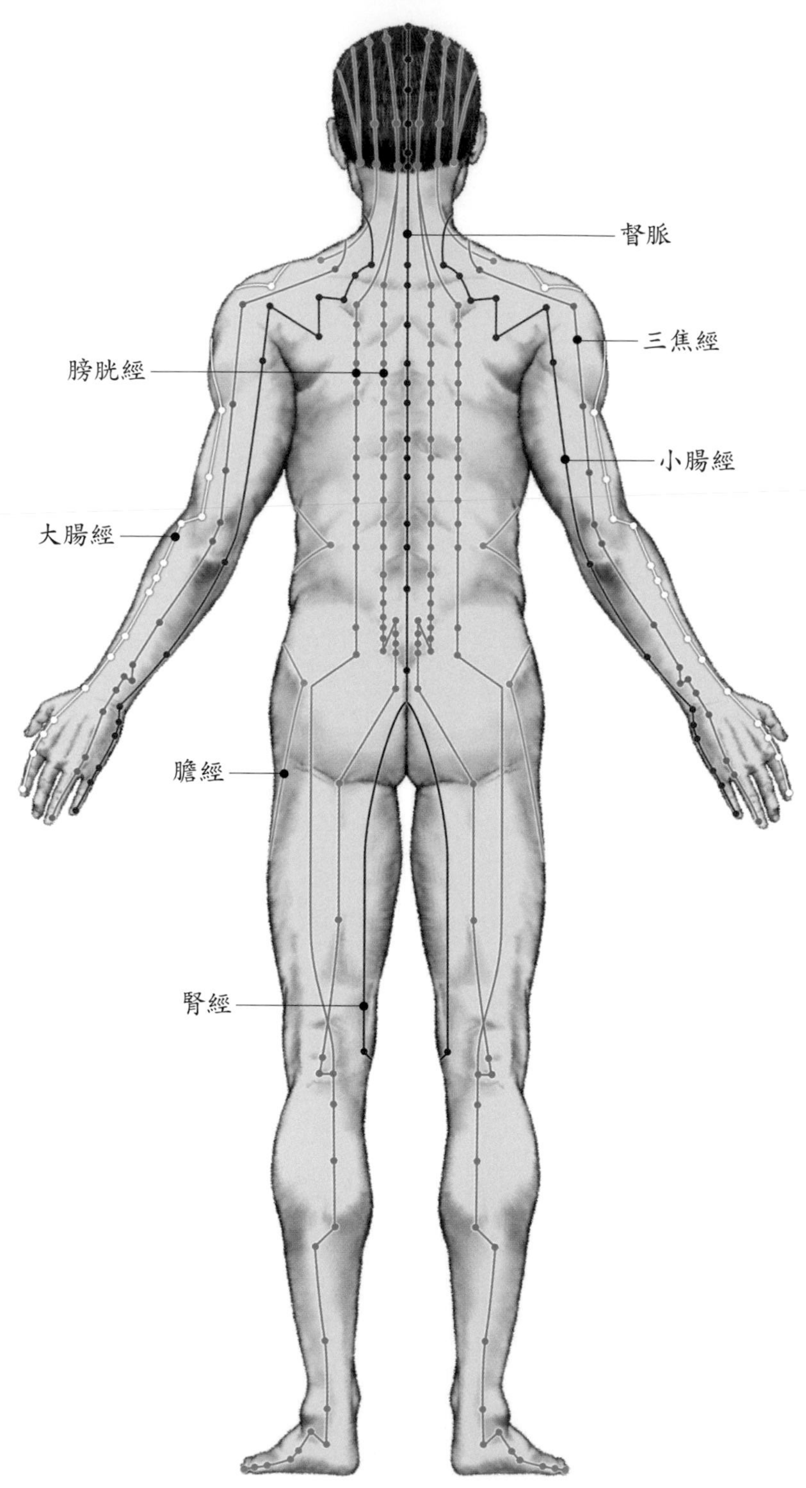

圖 4.3 人體十二正經
背面

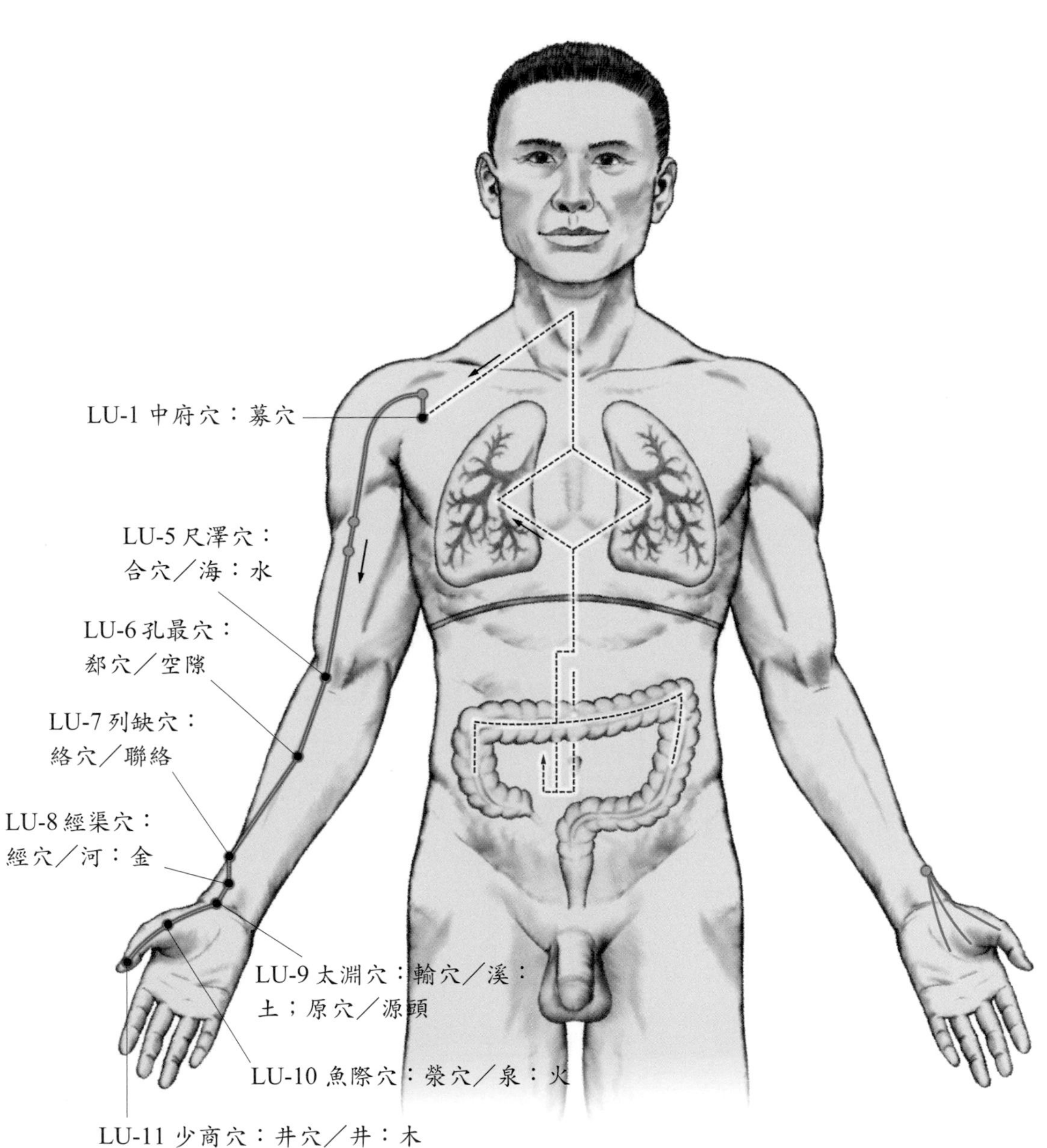
LU-1 中府穴：募穴
LU-5 尺澤穴：
合穴／海：水
LU-6 孔最穴：
郄穴／空隙
LU-7 列缺穴：
絡穴／聯絡
LU-8 經渠穴：
經穴／河：金
LU-9 太淵穴：輸穴／溪：
土；原穴／源頭
LU-10 魚際穴：滎穴／泉：火
LU-11 少商穴：井穴／井：木

圖 4.4　手太陰肺經

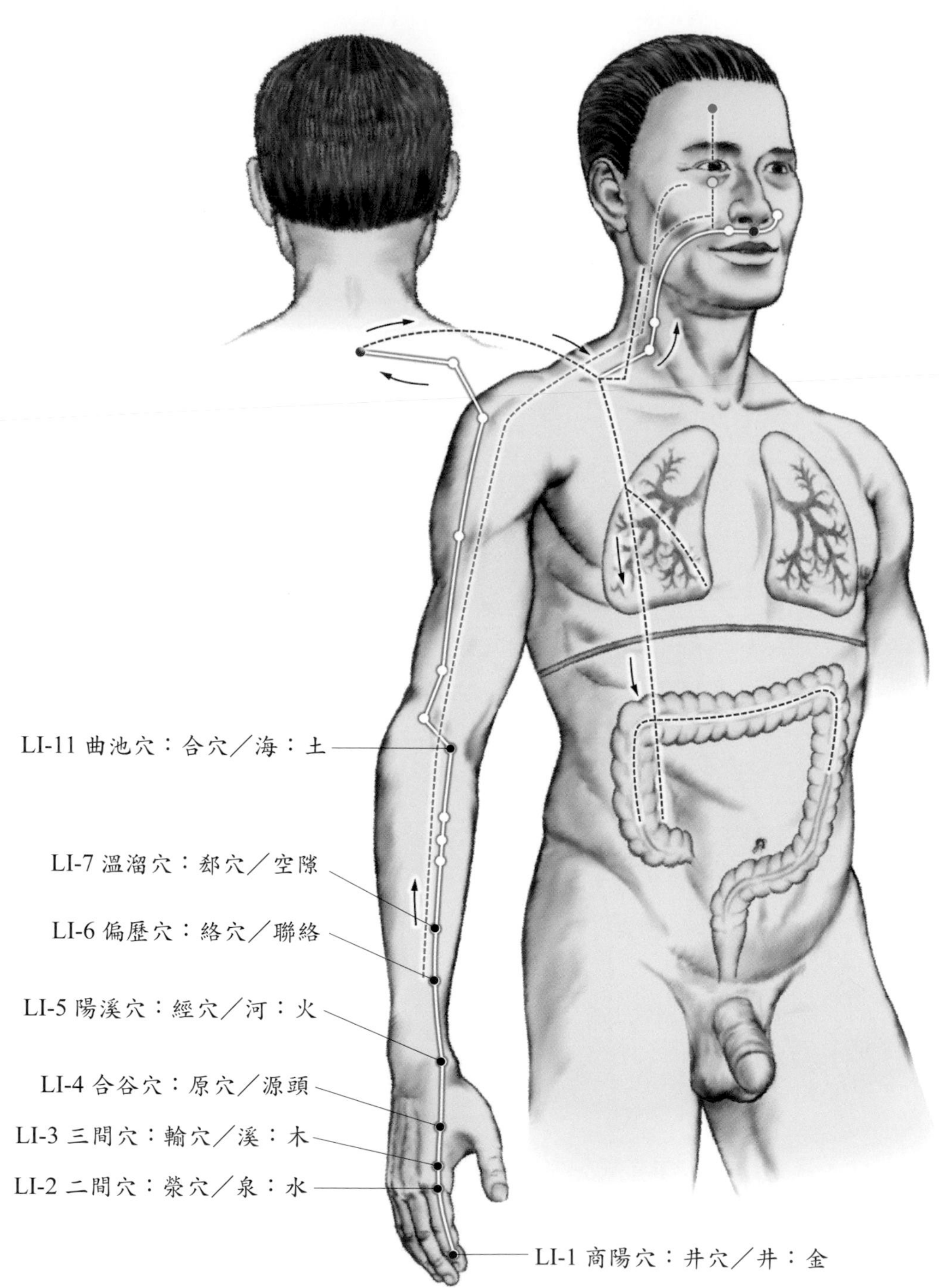
LI-11 曲池穴：合穴／海：土
LI-7 溫溜穴：郄穴／空隙
LI-6 偏歷穴：絡穴／聯絡
LI-5 陽溪穴：經穴／河：火
LI-4 合谷穴：原穴／源頭
LI-3 三間穴：輸穴／溪：木
LI-2 二間穴：滎穴／泉：水
LI-1 商陽穴：井穴／井：金

圖 4.5 手陽明大腸經

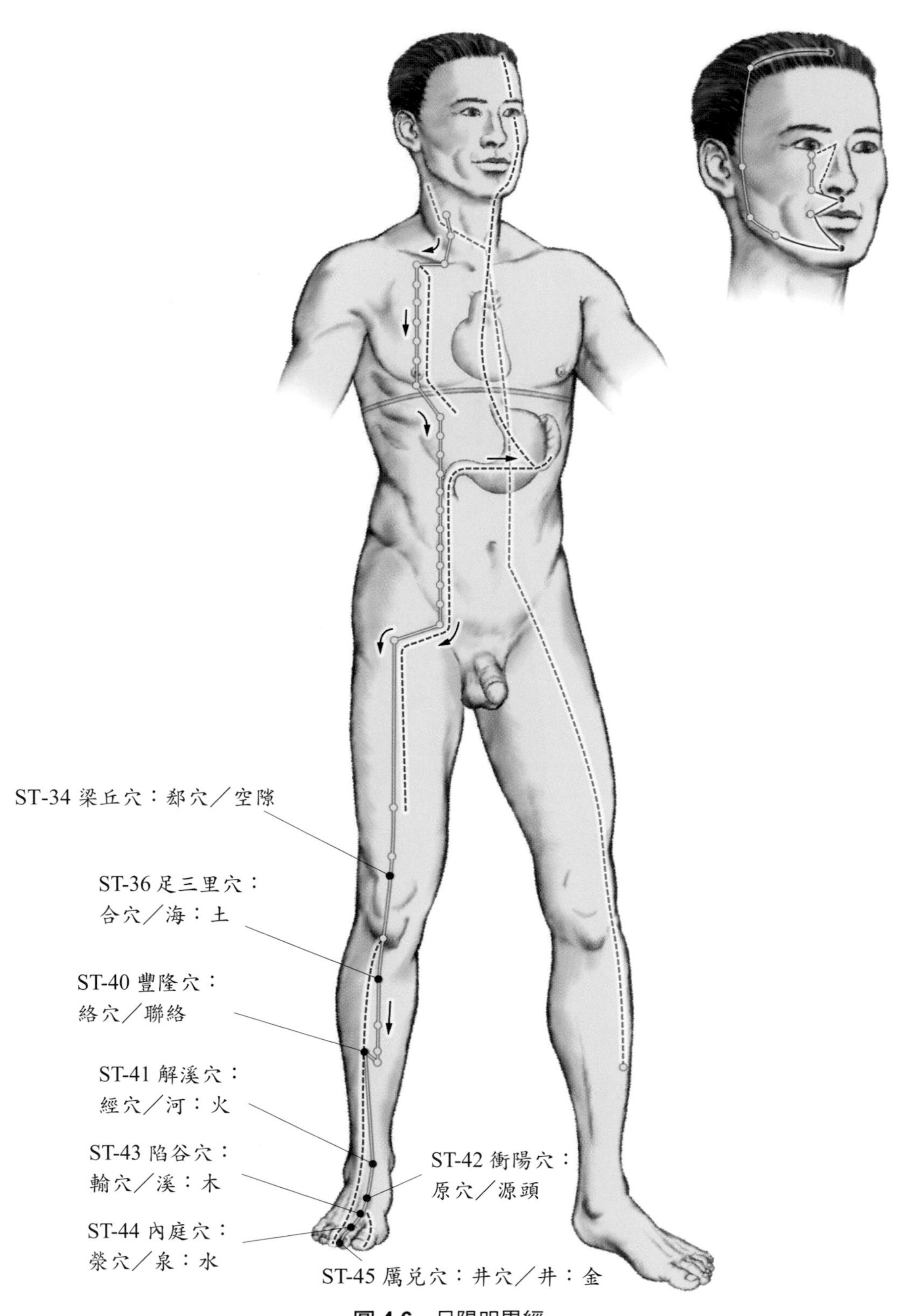
ST-34 梁丘穴：郄穴／空隙
ST-36 足三里穴：
合穴／海：土
ST-40 豐隆穴：
絡穴／聯絡
ST-41 解溪穴：
經穴／河：火
ST-43 陷谷穴：
輸穴／溪：木
ST-44 內庭穴：
滎穴／泉：水
ST-42 衝陽穴：
原穴／源頭
ST-45 厲兌穴：井穴／井：金

圖 4.6　足陽明胃經

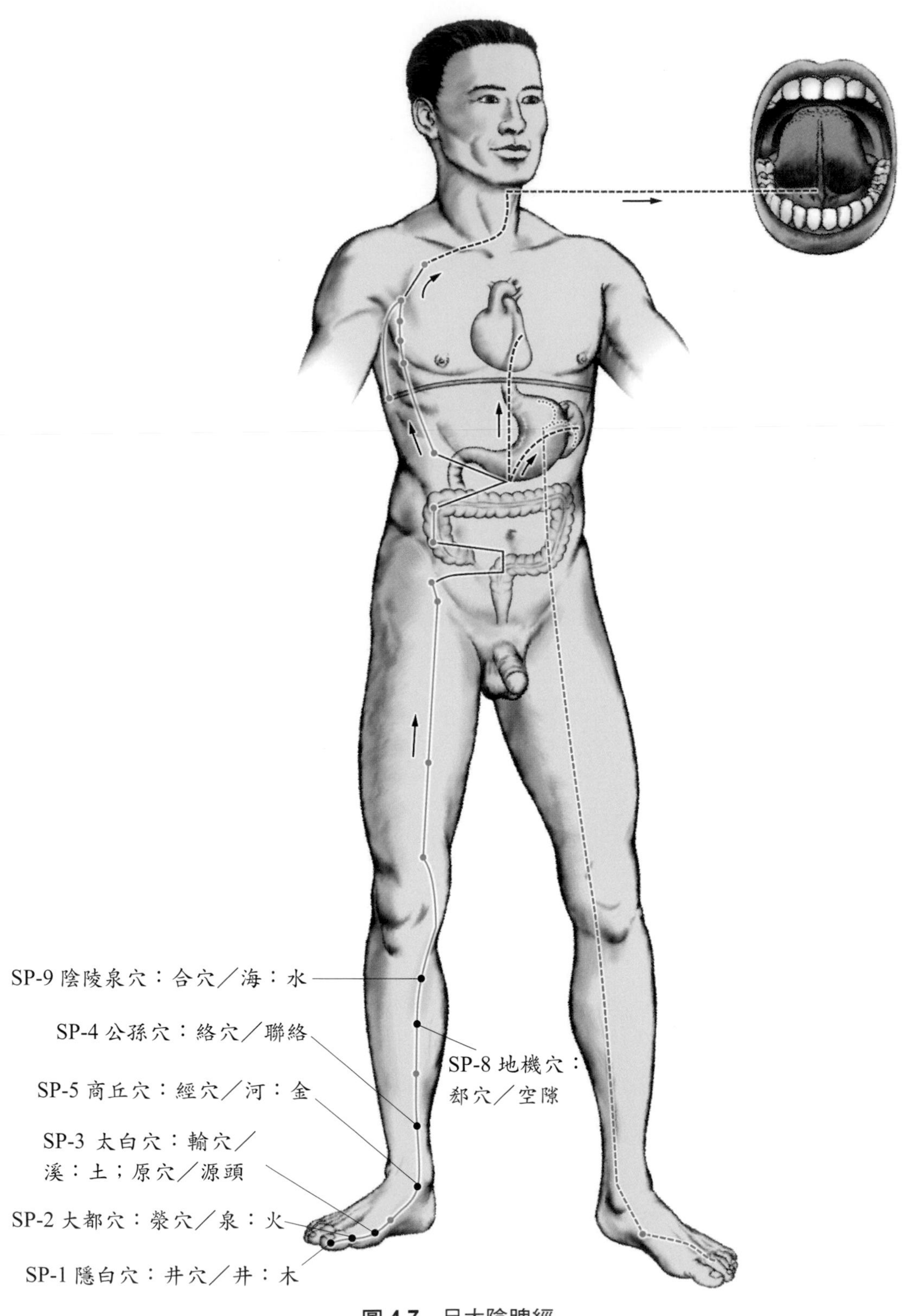
SP-9 陰陵泉穴：合穴／海：水
SP-4 公孫穴：絡穴／聯絡
SP-8 地機穴：
郄穴／空隙
SP-5 商丘穴：經穴／河：金
SP-3 太白穴：輸穴／
溪：土；原穴／源頭
SP-2 大都穴：滎穴／泉：火
SP-1 隱白穴：井穴／井：木

圖 **4.7** 足太陰脾經

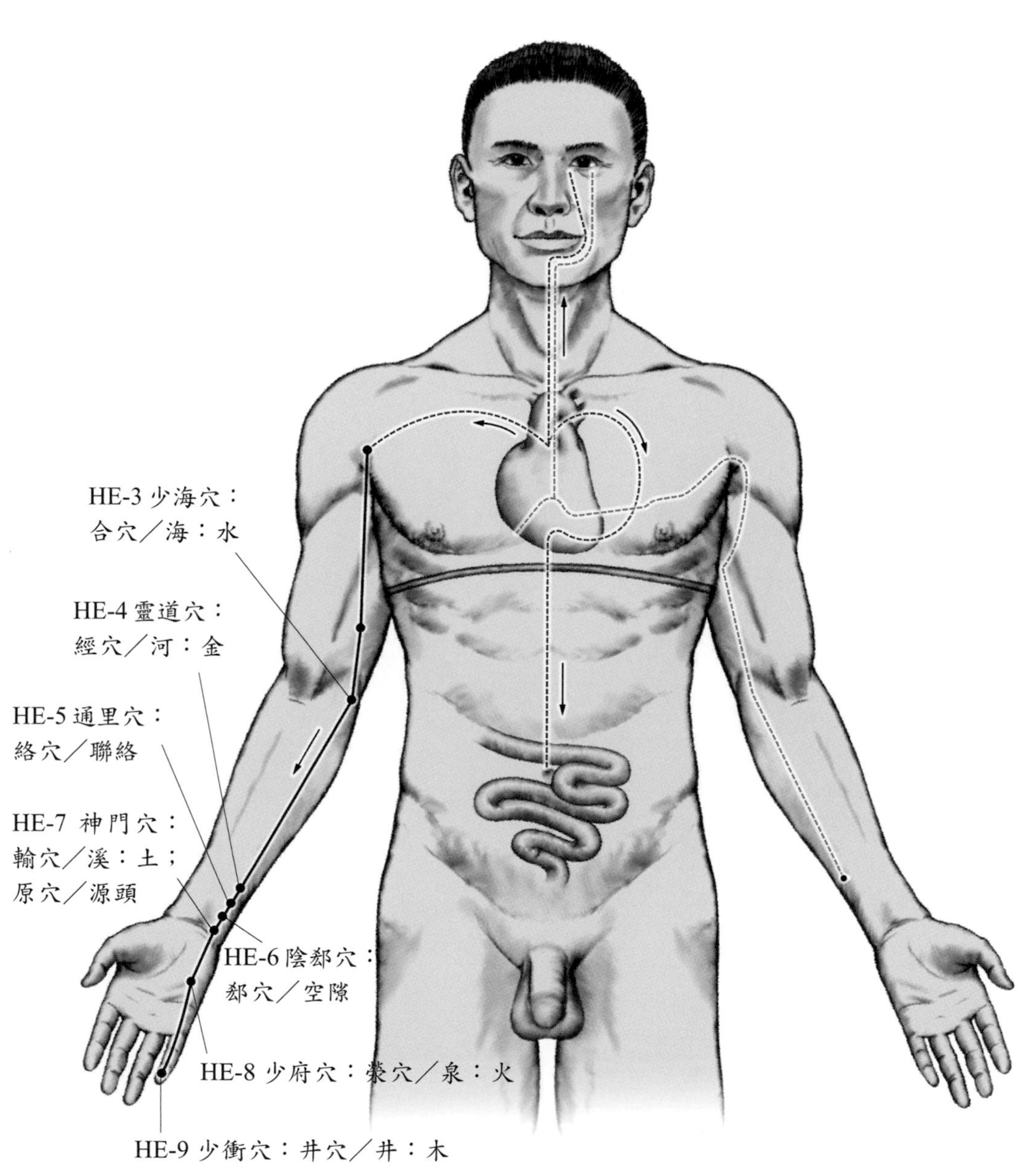
HE-3 少海穴：
合穴／海：水
HE-4 靈道穴：
經穴／河：金
HE-5 通里穴：
絡穴／聯絡
HE-7 神門穴：
輸穴／溪：土；
原穴／源頭
HE-6 陰郄穴：
郄穴／空隙
HE-8 少府穴：滎穴／泉：火
HE-9 少衝穴：井穴／井：木

圖 4.8　手少陰心經

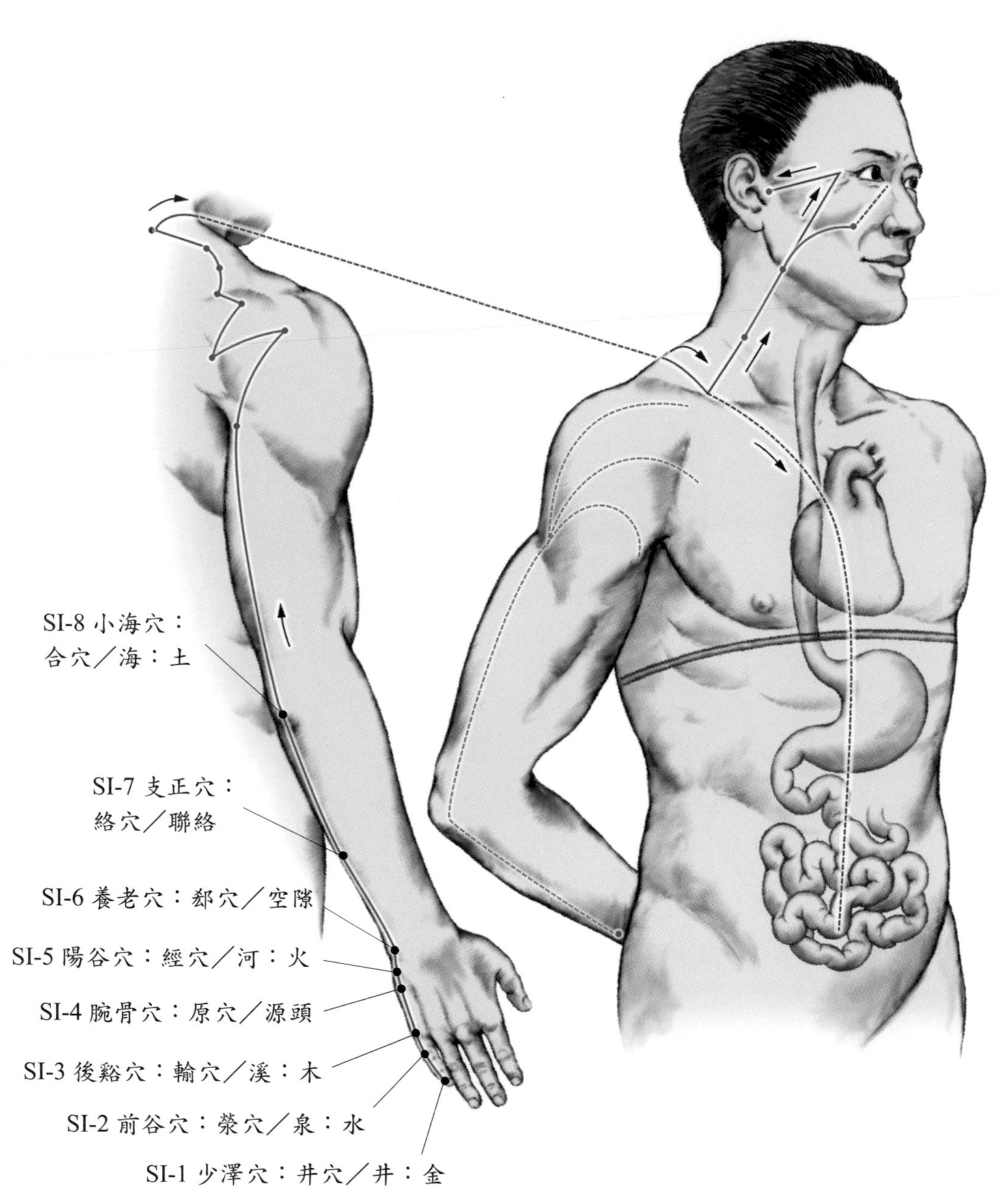
SI-8 小海穴：
合穴／海：土
SI-7 支正穴：
絡穴／聯絡
SI-6 養老穴：郄穴／空隙
SI-5 陽谷穴：經穴／河：火
SI-4 腕骨穴：原穴／源頭
SI-3 後谿穴：輸穴／溪：木
SI-2 前谷穴：滎穴／泉：水
SI-1 少澤穴：井穴／井：金

圖 4.9 手太陽小腸經

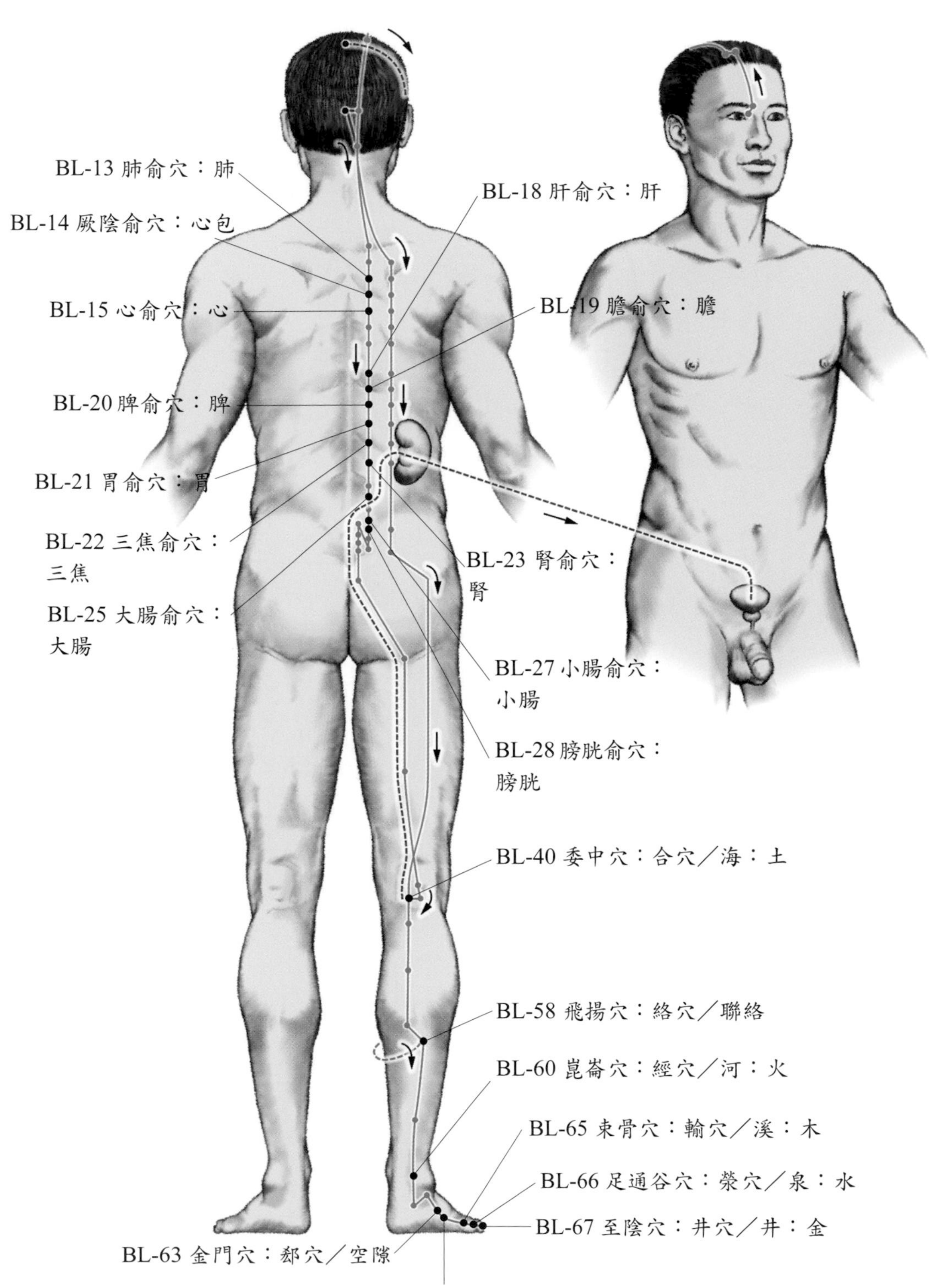
BL-13 肺俞穴：肺
BL-14 厥陰俞穴：心包
BL-15 心俞穴：心
BL-20 脾俞穴：脾
BL-21 胃俞穴：胃
BL-22 三焦俞穴：三焦
BL-25 大腸俞穴：大腸
BL-18 肝俞穴：肝
BL-19 膽俞穴：膽
BL-23 腎俞穴：腎
BL-27 小腸俞穴：小腸
BL-28 膀胱俞穴：膀胱
BL-40 委中穴：合穴／海：土
BL-58 飛揚穴：絡穴／聯絡
BL-60 崑崙穴：經穴／河：火
BL-65 束骨穴：輸穴／溪：木
BL-66 足通谷穴：滎穴／泉：水
BL-67 至陰穴：井穴／井：金
BL-63 金門穴：郄穴／空隙
BL-64 京骨穴：原穴／源頭

圖 4.10　足太陽膀胱經

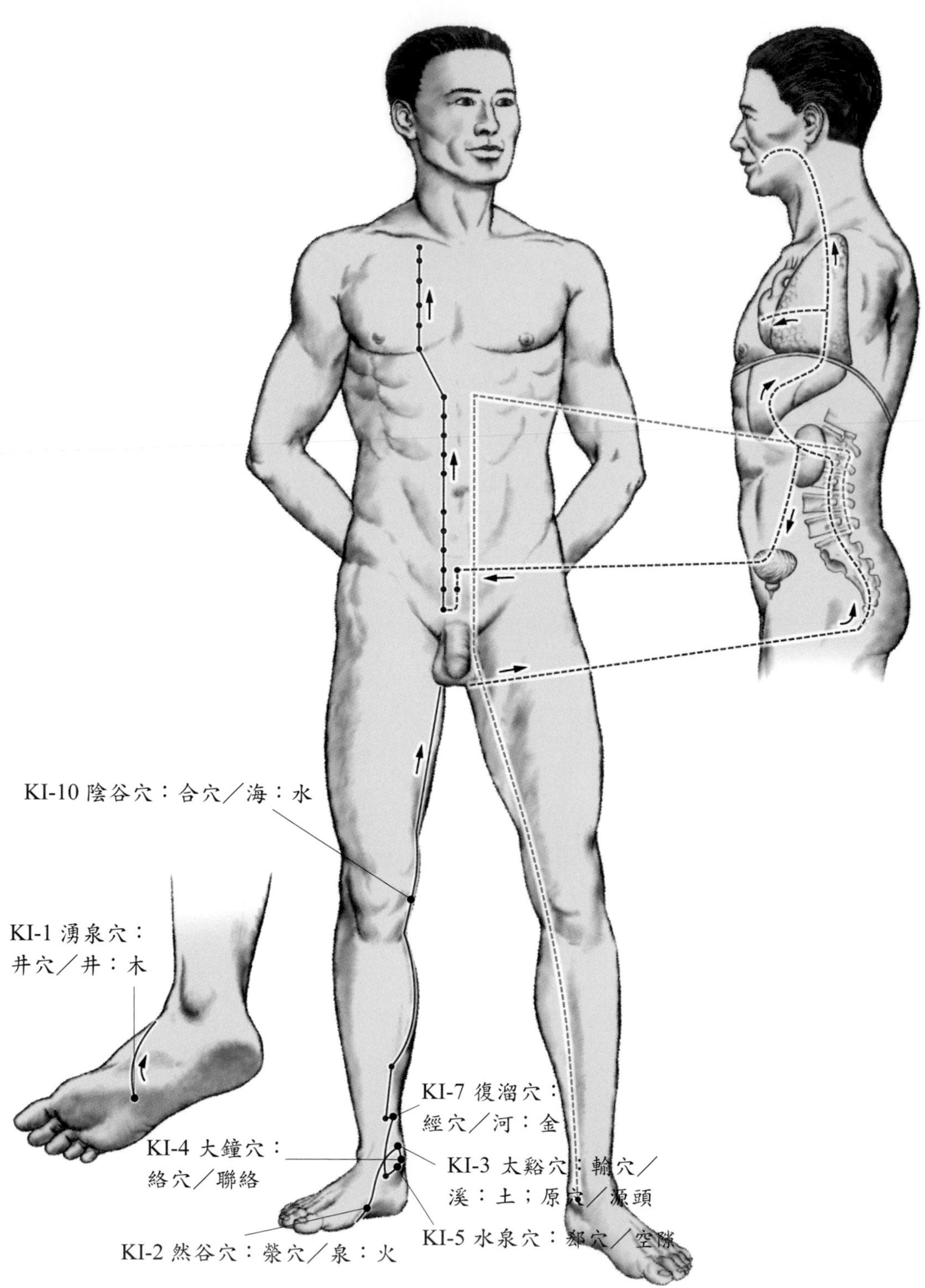
KI-10 陰谷穴：合穴／海：水
KI-1 湧泉穴：
井穴／井：木
KI-7 復溜穴：
經穴／河：金
KI-4 大鐘穴：
絡穴／聯絡
KI-3 太谿穴：輸穴／
溪：土；原穴／源頭
KI-5 水泉穴：郄穴／空隙
KI-2 然谷穴：滎穴／泉：火

圖 4.11　足少陰腎經

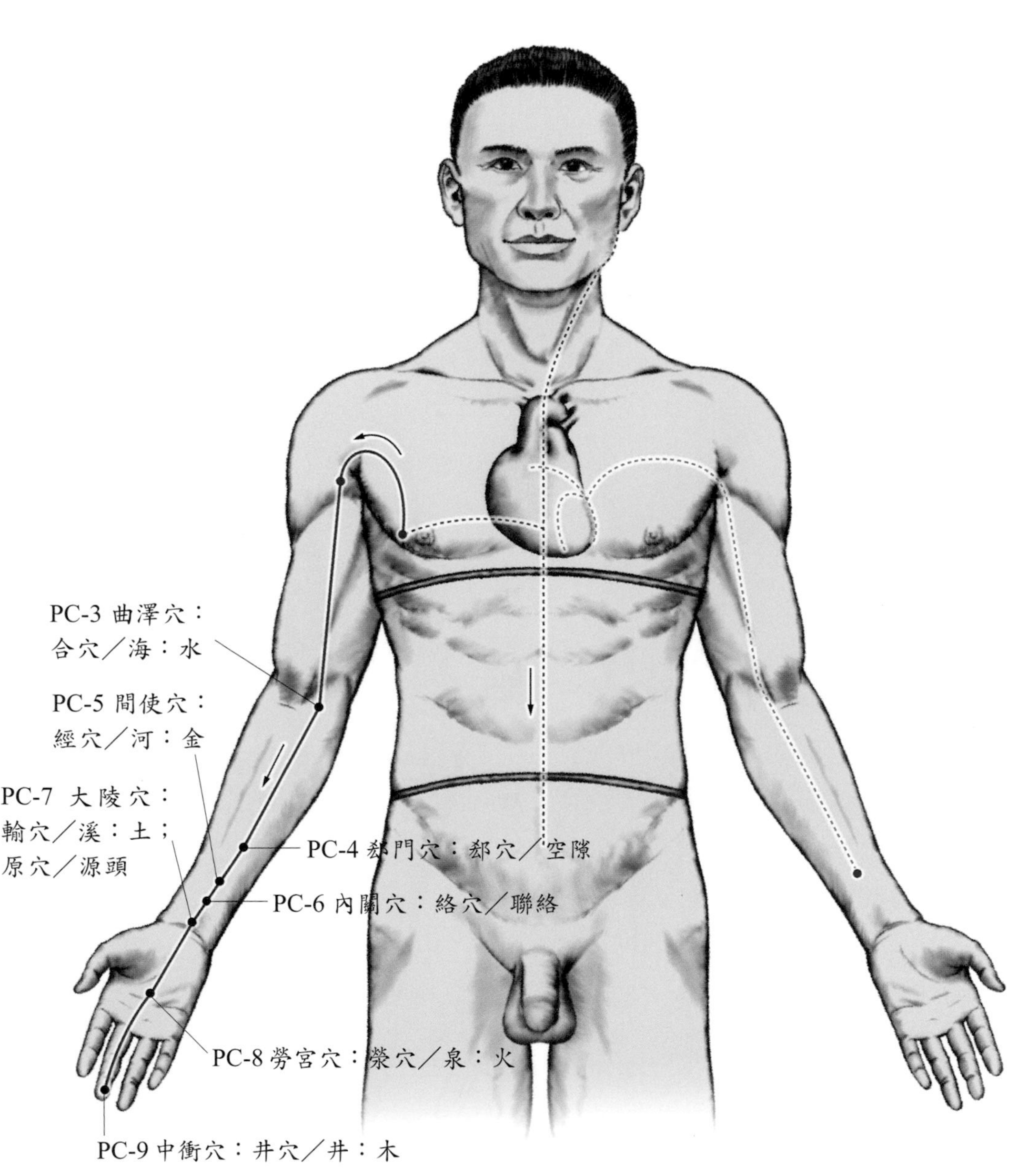
PC-3 曲澤穴：
合穴／海：水
PC-5 間使穴：
經穴／河：金
PC-7 大陵穴：
輸穴／溪：土；
原穴／源頭
PC-4 郄門穴：郄穴／空隙
PC-6 內關穴：絡穴／聯絡
PC-8 勞宮穴：滎穴／泉：火
PC-9 中衝穴：井穴／井：木

圖 4.12　手厥陰心包經

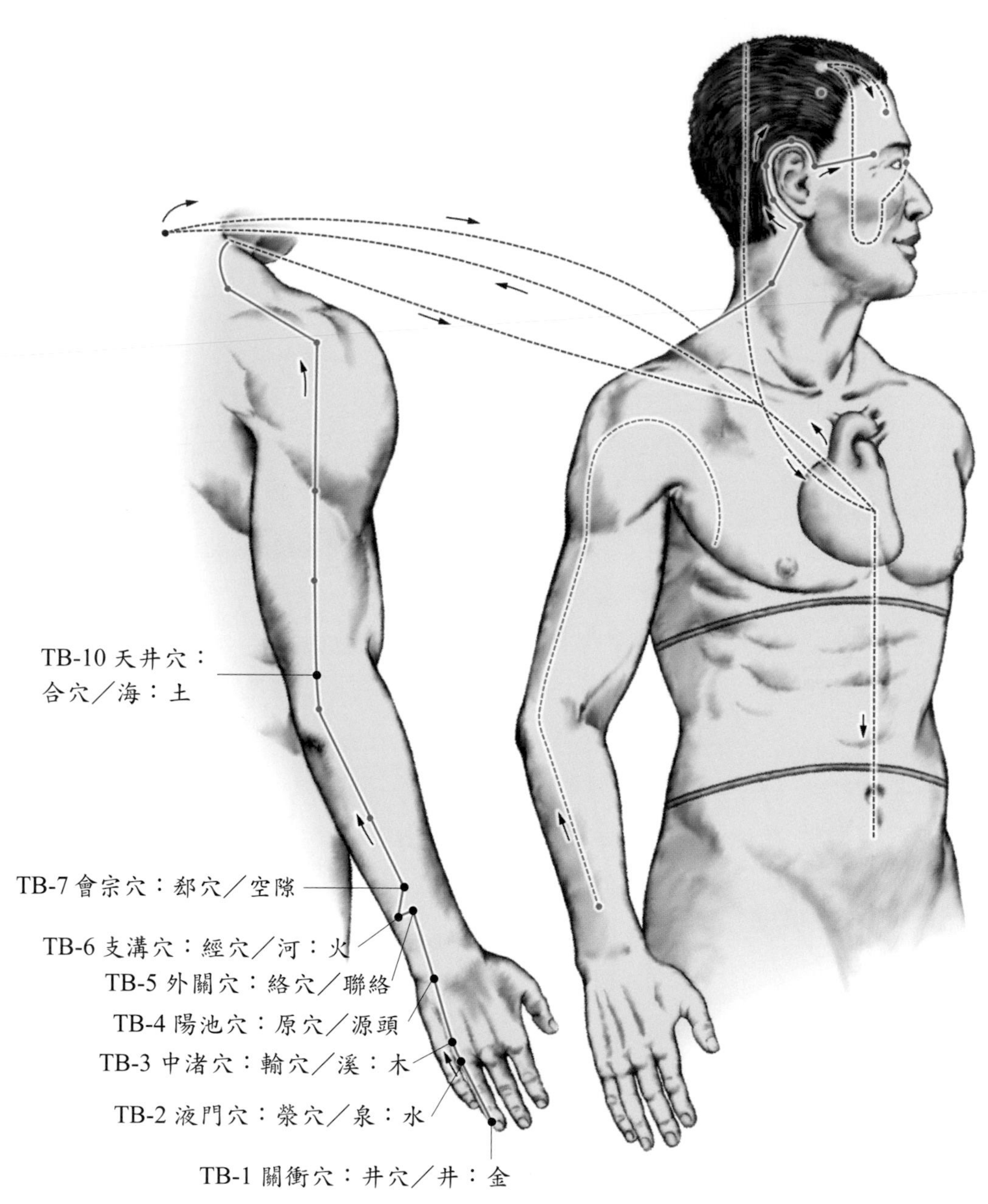
TB-10 天井穴：
合穴／海：土
TB-7 會宗穴：郄穴／空隙
TB-6 支溝穴：經穴／河：火
TB-5 外關穴：絡穴／聯絡
TB-4 陽池穴：原穴／源頭
TB-3 中渚穴：輸穴／溪：木
TB-2 液門穴：滎穴／泉：水
TB-1 關衝穴：井穴／井：金

圖 4.13 手少陽三焦經

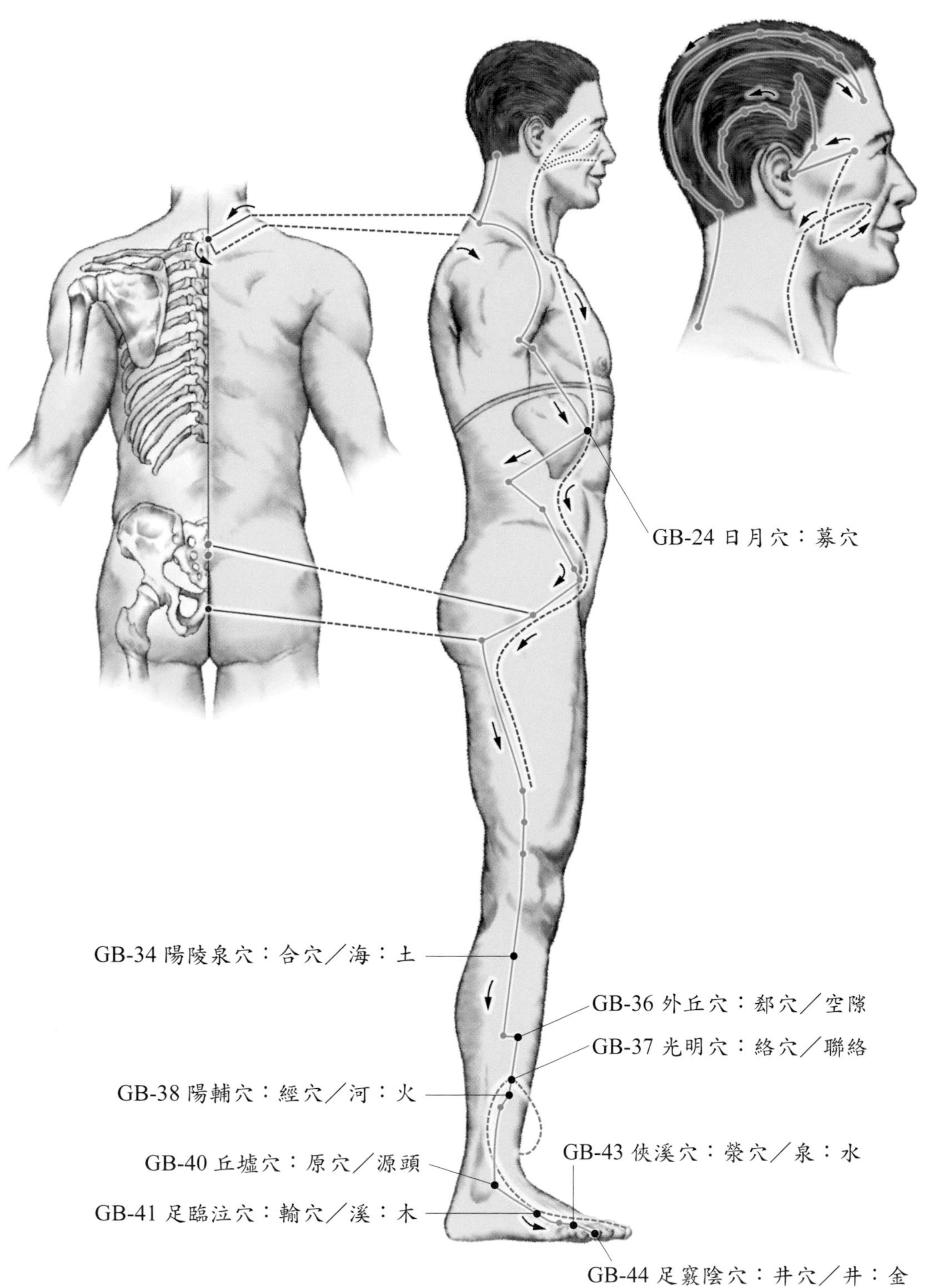
GB-24 日月穴：募穴
GB-34 陽陵泉穴：合穴／海：土
GB-36 外丘穴：郄穴／空隙
GB-37 光明穴：絡穴／聯絡
GB-38 陽輔穴：經穴／河：火
GB-40 丘墟穴：原穴／源頭
GB-43 俠溪穴：榮穴／泉：水
GB-41 足臨泣穴：輸穴／溪：木
GB-44 足竅陰穴：井穴／井：金

圖 4.14　足少陽膽經

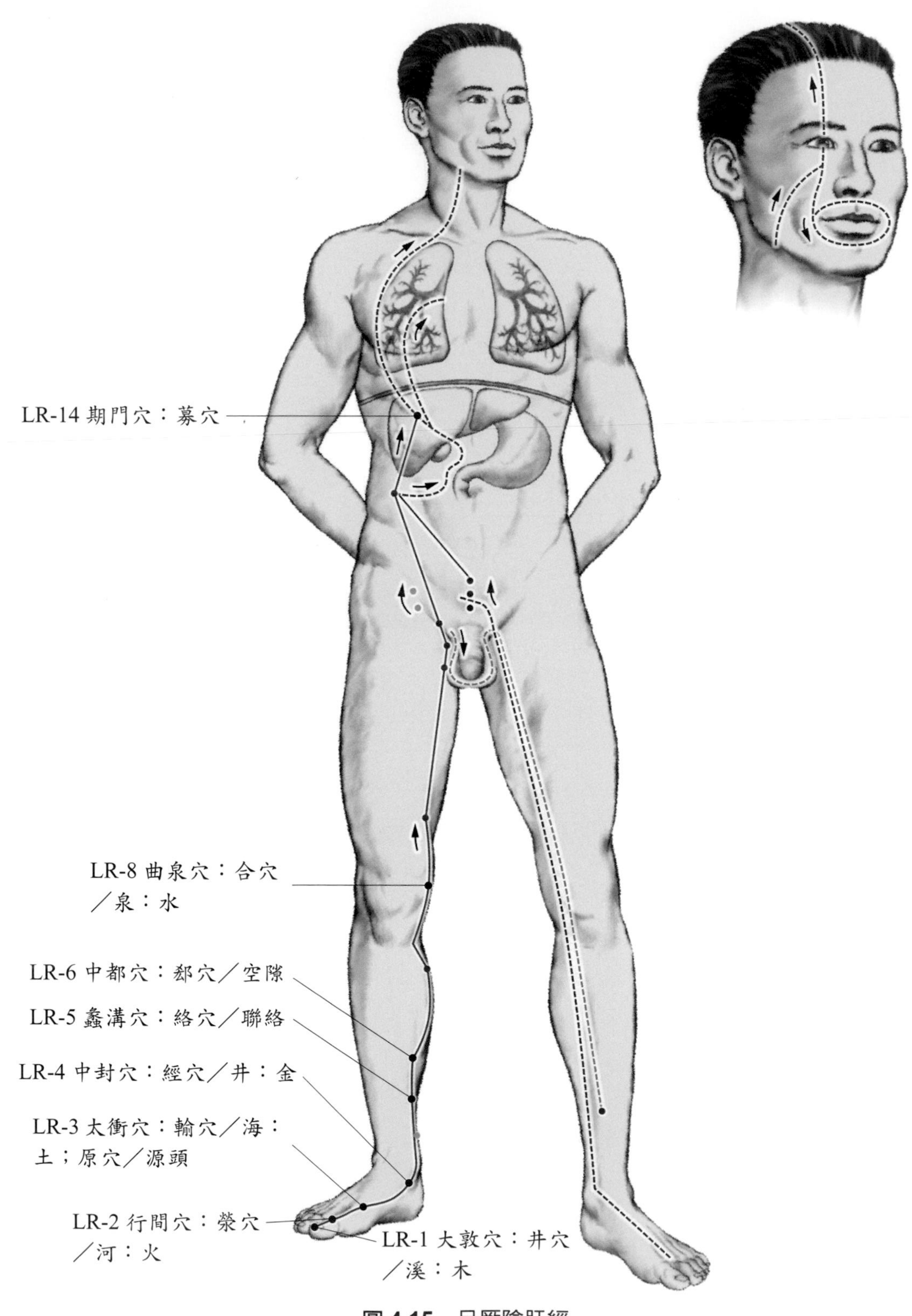
LR-14 期門穴：募穴
LR-8 曲泉穴：合穴
／泉：水
LR-6 中都穴：郄穴／空隙
LR-5 蠡溝穴：絡穴／聯絡
LR-4 中封穴：經穴／井：金
LR-3 太衝穴：輸穴／海：
土；原穴／源頭
LR-2 行間穴：滎穴
／河：火
LR-1 大敦穴：井穴
／溪：木

圖 4.15 足厥陰肝經

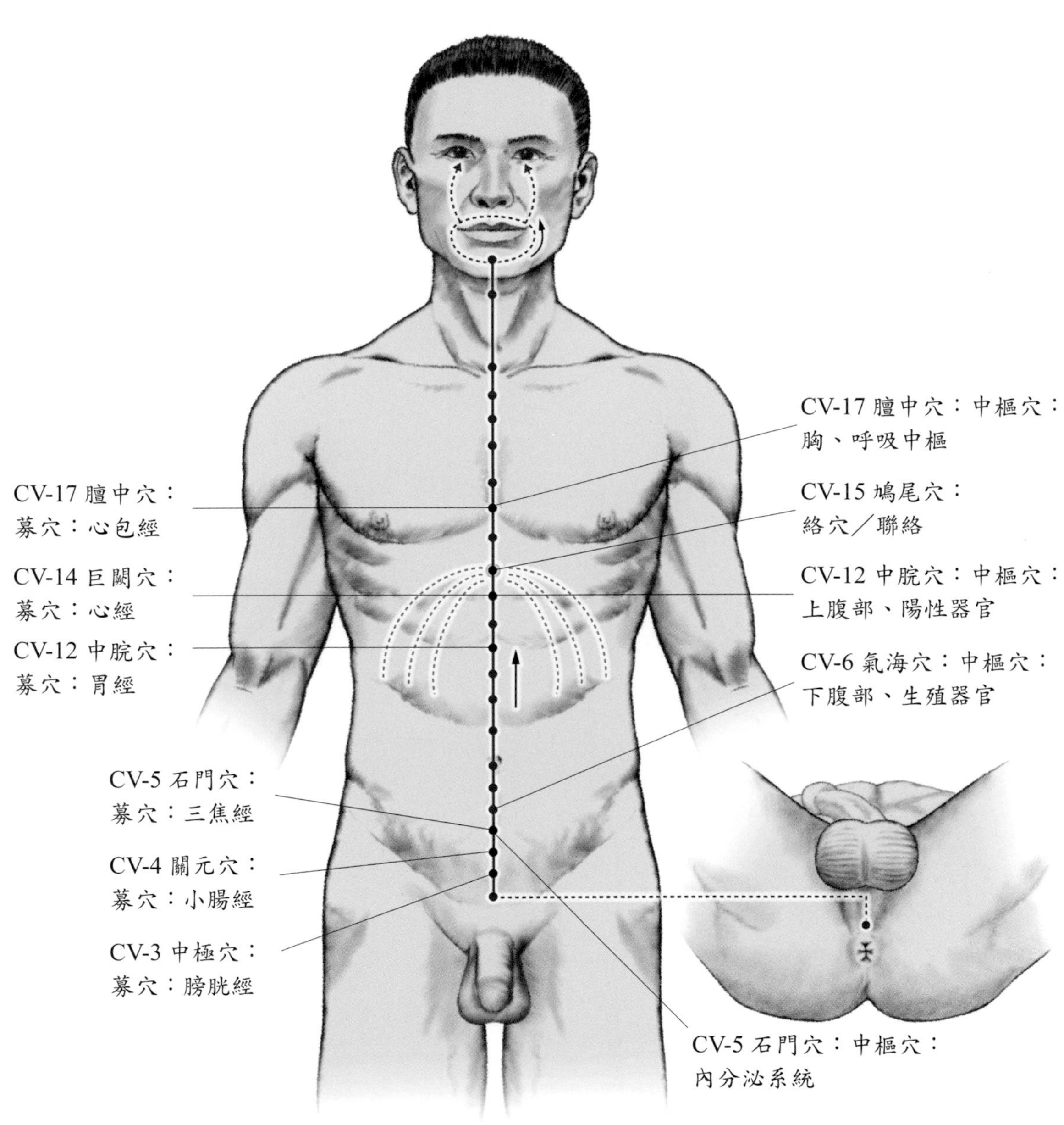
CV-17 膻中穴：中樞穴：
胸、呼吸中樞
CV-17 膻中穴：
募穴：心包經
CV-15 鳩尾穴：
絡穴／聯絡
CV-14 巨闕穴：
募穴：心經
CV-12 中脘穴：中樞穴：
上腹部、陽性器官
CV-12 中脘穴：
募穴：胃經
CV-6 氣海穴：中樞穴：
下腹部、生殖器官
CV-5 石門穴：
募穴：三焦經
CV-4 關元穴：
募穴：小腸經
CV-3 中極穴：
募穴：膀胱經
CV-5 石門穴：中樞穴：
內分泌系統

圖 4.16　任脈

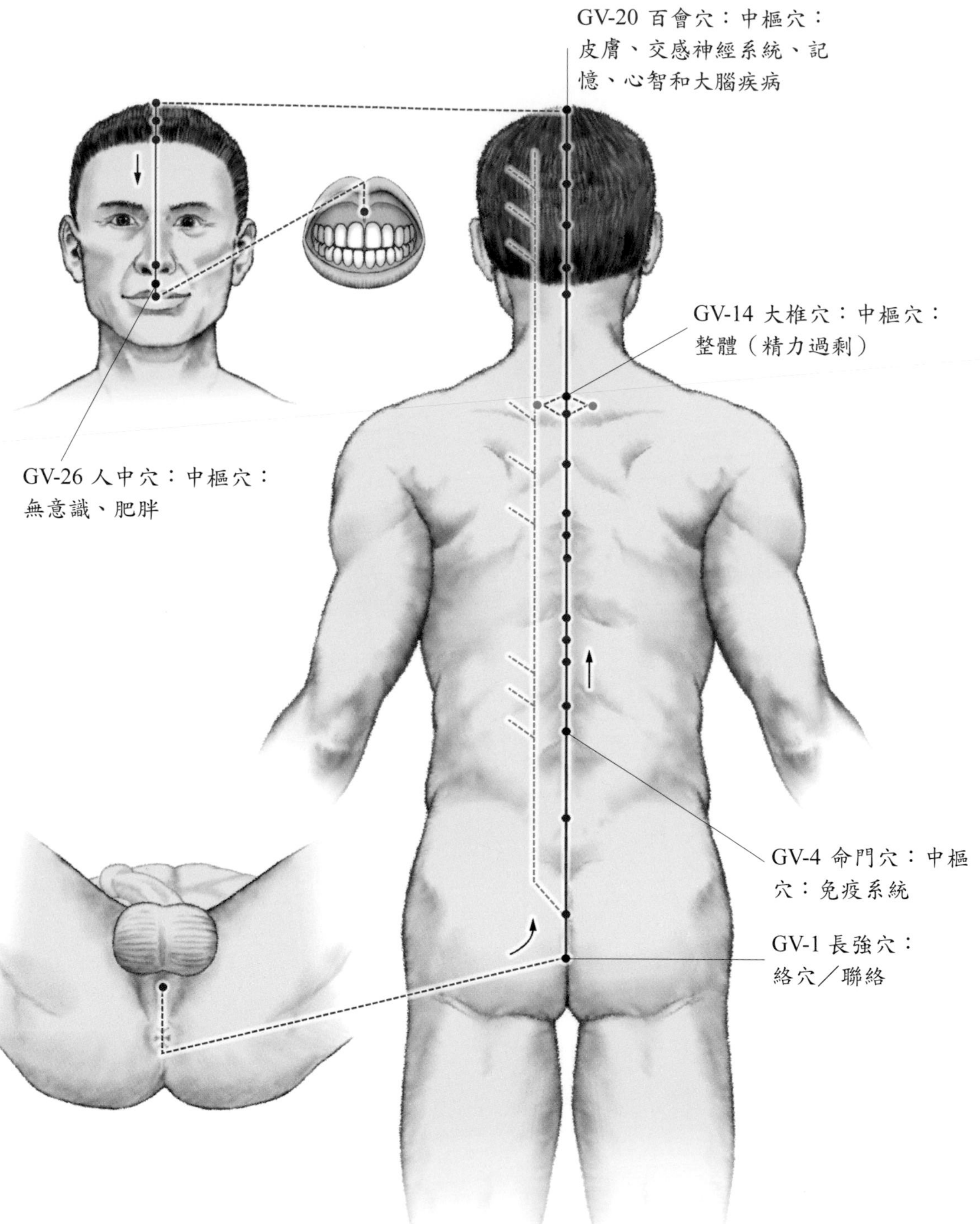
GV-20 百會穴：中樞穴：
皮膚、交感神經系統、記
憶、心智和大腦疾病
GV-14 大椎穴：中樞穴：
整體（精力過剩）
GV-26 人中穴：中樞穴：
無意識、肥胖
GV-4 命門穴：中樞
穴：免疫系統
GV-1 長強穴：
絡穴／聯絡

圖 4.17　督脈

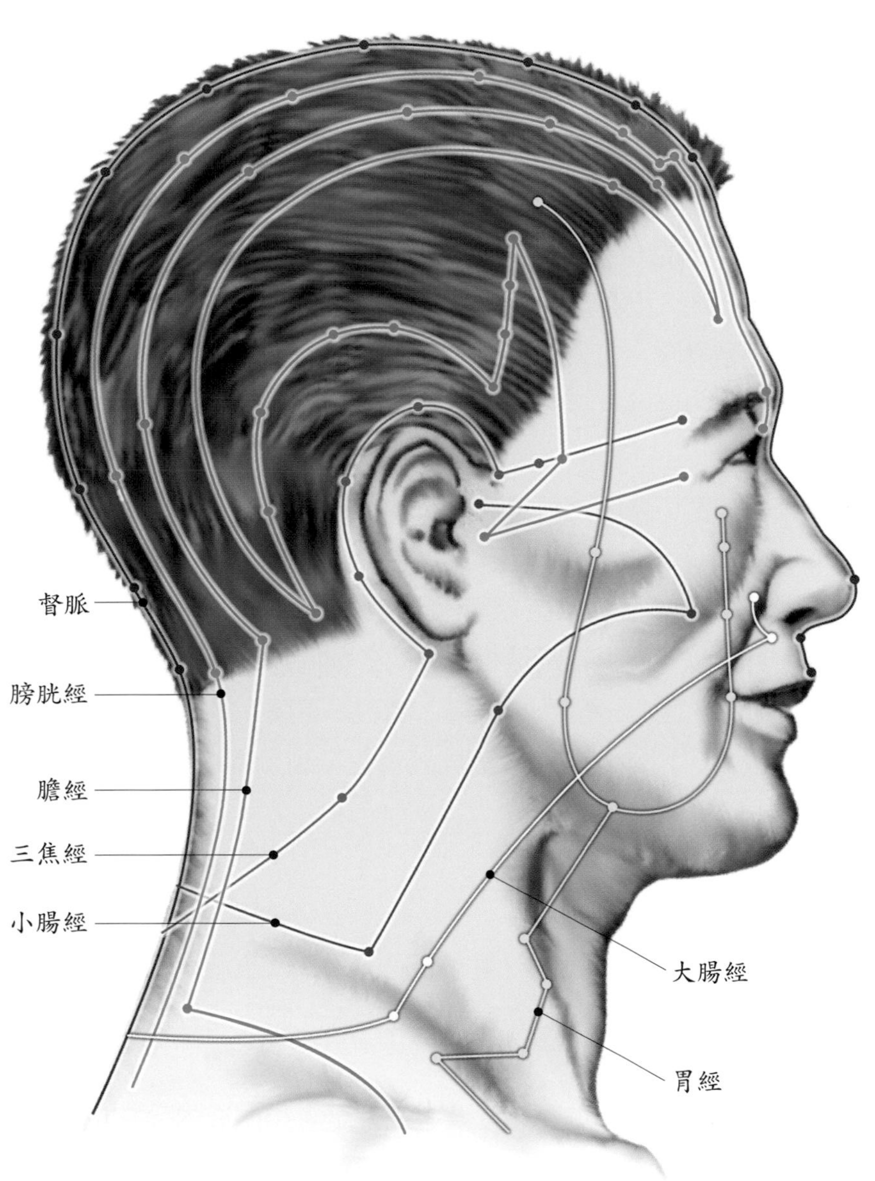

圖 4.18 頭部經絡

外沿著頸部和面頰，進入牙齒和牙床，最後止於鼻翼。

大腸經負責調節排泄，並與肺部溝通，管理身體的運輸功能。和大腸經相關的疾病主要會影響頭、臉和喉嚨。大腸經失調會出現牙痛、流鼻水、流鼻血、頸部腫大、眼黃、口乾、嚴重口渴、喉嚨痛、肩膀痛、手臂痛、食指刺痛、腸絞痛、腹瀉、便秘和痢疾。

3. 胃經

胃經起於眼下方的大腸經的末端，上行的支脈沿鼻環繞，交於鼻根部，隨後向下沿鼻柱外側，進入上齒之中，環繞嘴唇之後，循二頰沿鬢髮邊際到額前；下行的支脈沿下顎和喉嚨，進入鎖骨上方，深入體腔。此後沿著胸、腹、鼠蹊，直到足背，止於中趾內側縫；另一支脈在膝下七點六公分分出，沿著足背，向下止於中趾外側縫。

胃經與脾經有密切關係，負責消化和吸收。兩者又被稱為「後天之本」（acquired foundation），成為消化健康的基礎。胃經的功能是確保氣能向下進入體內的系統。胃經的毛病通常會造成胃不舒服、牙痛和精神問題（例如對同一議題過度「纏繞」），以及與胃經路徑相連結的各種問題，包括胃痛、口瘡、消化疾病、腹積水、飢餓、噁心、嘔吐、口渴、嘴歪、浮腫、頸腫大、喉嚨痛、寒顫、打呵欠和印堂發黑。精神問題則包括反社會行為和恐懼症。

4. 脾經

脾經起於腳大拇趾，沿著腳內側，經過內踝，繼續循大腿和小腿內側直上，進入腹腔，抵達腋窩。另一支脈會在腹腔分出，在體內運行後抵達脾，與胃和心連結。

脾是重要的免疫器官，主要負責傳送養分至氣和血液內。它也是儲存想法的部位，負責管理心智思考的品質。相關的病症包括腹脹、胃口不佳、肝炎、異常出血、經期失調、軟便、腹瀉、胃脹氣、厭食、僵硬、膝蓋或大腿僵硬或腫脹、舌根疼痛等。

5. 心經

心經起於心，包含三條支脈。其中一條支脈往下通往小腸。另一支脈往上通過舌頭抵達眼睛。還有一支脈往上行經胸腔，再沿手臂往下，最後止於小指尖，與小腸經相連。

心臟管理血液和脈搏，也控制心智與精神。心經的問題顧名思義，通常是心臟問題，會出現喉嚨乾渴、心絞痛、心悸和口渴。其他症狀包括胸口或前臂內側疼痛，掌心發熱、眼黃、失眠，或是心經行經的部位疼痛或發寒。

6. 小腸經

小腸經起於小指外側邊緣，往上沿著手臂抵達肩膀後方。小腸經在與膀胱經的交會處分為二條支脈，其中一條向內行經心臟和胃，最後止於小腸。另一條支脈向外行經兩頰，通過眼和耳。兩頰處有另一小支脈，進入眼內角，與膀胱經相連。

小腸經負責分離純質與雜質，包括食物、體液、想法和信念。小腸經的問題會導致頸、耳、眼、喉嚨、頭和小腸的病症，還有心智疾病。症狀包括發燒、喉嚨痛、下巴或下頰腫大、頸部僵硬、頭部轉動困難、聽力問題或耳聾、眼黃，以及肩膀、下顎、上臂、手肘和前臂劇痛，或是腸躁症等疾病。

7. 膀胱經

膀胱經起於雙眼內緣，行經大腦通過頭頂，往下通過頸後方，在此分為兩支脈，其一為內脈。內脈行至頸尾，沿著脊柱往下循，最後進入膀胱；內脈中又有一支脈，從腰部沿脊柱外側下行，進入臀部，再下行進入膝蓋。另一支脈繞過肩膀後方，一路與內脈並行往下延伸。二脈進入臀部，會合於膝蓋。之後各自沿著小腿後方繼續往下，環繞腳踝外側，最後止於足小趾外側，與腎經相連（並非腎經的起源處）。

膀胱經負責儲存並排泄無用的體液。它會接收來自腎經的氣，利用氣來轉化排泄的體液。膀胱經功能失常會導致膀胱問題，症狀包括排尿不順和尿失禁；也可能導致頭部問題，例如頭痛、眼突、流鼻水、鼻塞、頸緊繃、眼黃、流眼淚和流鼻血。下半身的問題則包括脊椎、臀部和小腿肌肉的疼痛；也可能出現腰痛、髖關節僵硬、鼠蹊部位的問題、膝蓋周圍或小腿的肌肉緊繃。

8. 腎經

腎經起於足小趾之下，交於足底，沿著小腿及大腿的最內側，上行至脊柱的底部，進入體內，與腎相連，在此分為兩脈，一支脈出於骨盆，沿腹部上行至胸上方。另一支脈則在體內從腎上行至肝、橫膈膜、肺、喉嚨直至舌根部，與心經相連。此外，另一小支脈從肺部分出，與心經和心包經相連。

根據傳統說法，腎能掌控氣，也是陰與陽的「居所」。腎也管骨頭、牙齒和腎上腺。人體缺乏營養會導致腎的問題，例如水腫、腹瀉和便祕。其他症狀包括背痛、耳疾、厭食、焦躁、失眠、視力弱、精力不足、持續恐懼、口燥舌乾、脊柱和大腿疼痛、下肢無力、感冒、困倦、腳心疼痛發熱。

9. 心包經

心包經始於前胸心臟附近，出於心包，向下通過橫膈膜，和三焦相連。另一支脈向上走至腋窩中，並沿上臂內側向下行，經過肘窩後，一直沿著前臂和手掌，直達中指指尖。還有另一小支脈則掌中分出，於無名指指尖，與三焦經相接。

心包經和心經密切合作，心包就像包含心臟的袋子，保護心臟免於外界入侵。心包經掌管血液和心智（與心經一起），所以也會影響血液、循環和人際關係。心臟和血液的功能障礙會導致心包經失調，造成胸腔、心臟及乳房問題，症狀包括胸部不適、心跳急促、心律不整、腋窩腫大、臉潮紅、肘部和手臂痙攣、狂躁。

注意：心臟儲存「神」或是心智能量。許多心智或情緒問題都與神的失衡有關。任何與心智疾病有關的症狀，都和心包經有重要關係。許多經典和針灸著作都會介紹一些特定的提神點。

10. 三焦經

人體內沒有任何器官可以代表三焦經，但是它的工作卻十分重要，負責把液體能量循環傳至所有器官。三焦經始於無名指指尖，沿著手背往上循行，經過手腕和手臂，抵達肩膀，於肩膀分為二支脈。其中一支脈進入胸腔，通過軀幹的中下部位，連繫上焦、中焦及下焦（故名三焦經）。另一支脈則向上循行於頸的側部，繞過耳和面，最後抵達眉尾端外側，與膽經相接。

三焦經能分配由腎產生的元氣，同時負責管理各種器官之間的關係，分配其中的氣。

上焦：分配橫膈膜以上的氣，主要與心臟和肺（呼吸）有關 。

中焦：將氣傳送到橫膈膜以下、肚臍以上的部位，與胃、脾、肝和膽（消化和吸收）有關。

下焦：把氣傳送到肚臍以下的部位，與生殖及排泄有關。

三焦經失調最典型的問題包括體內積水、頸僵、以及耳、眼、胸和喉嚨的疾病，常出現的症狀與水分失調有關，像是水腫、尿失禁、排尿困難和耳鳴。

11. 膽經

膽經始於眼外角，分為兩條主要支脈。其中一條在體外行走，在頭部兩側交錯之後，繞過耳後方，循至肩膀上方，然後沿著胸腹側部，直達臀部。另一支脈則從面頰進入體內，往下循通過頸部和胸部，直達於膽。此時兩支脈合一，循著大腿和小腿側部，直達足四趾尖。另一小支脈會在此離開本經，行至足大趾，與肝經連繫。

顧名思義，膽經管理膽，而膽則是負責分泌及儲存膽汁。就能量的層面而言，膽主宰決策的過程。膽和肝緊密相連，所以許多症狀都會以肝的病症表現，包括口苦、黃疸和噁心。其他的症狀包括長吁短歎、頭痛、下巴及外眼角痛、腺體腫大、心智疾病、猶豫不決、發熱，或是膽經所經過之處感到疼痛。

12. 肝經

肝經始於足大趾尖端，沿著腿向上循行直至恥骨，繞過生殖器官後，進入下腹部，再往上行與肝及膽連接。繼續上行，沿喉嚨而上，與眼相連，後出於前額，直達頭頂。其中一支脈會從眼部向內走，下至面頰部，在唇的內部環繞而行。另一支脈則從肝開始，通過橫膈膜進入肺，與肺經相連。

許多中醫把肝視為人體的「第二心臟」，其重要性不言而喻。肝經能確保情志、氣、血的流暢，控制身體的免疫反應和筋力（腱、韌帶和骨骼肌肉）、吸收無法消化的東西，同時也和眼睛有關。肝經的問題大部分都表現在肝和生殖系統。症狀包括暈眩、高血壓、疝氣、女性下腹部脹大、噁心、水便夾雜未消化的食物、過敏、大小便失禁、肌肉痙攣、尿閉症、眼部問題、喜怒無常或憤怒。

13. 任脈

任督二脈都負責將氣送至主要器官，以維持氣血平衡。任脈出於會陰，行於身體前正中線，上抵臉頰部位。任脈的問題包括緊張、疝氣和腹部問題。

14. 督脈

如同任脈，督脈負責將氣送至主要器官，維持體內氣血的平衡。督脈出於會陰，經過尾骨，沿背部正中線直到後腦，然後繞過頭部往面部下循，止於下顎齒部。督脈失調會導致僵硬和脊柱側彎。

頭部經絡

頭部有許多複雜的針灸穴位，參見圖 4.18。陽性的經絡始於頭部，往下循行；不過所有的經絡都有頭部的穴位來對應之。

CHAPTER 33

基本穴位

穴位就是通往經絡的入口，也被稱為腧穴、經穴或孔穴。

每個穴位對體內不同的氣流和器官都有特定的作用。各派中醫系統對於穴位的命名和功能解釋大同小異，分列如下：

五腧穴

五行理論提出「五腧穴」的觀點，用自然界的水流動來比喻人體內的氣流動。氣會沿著經絡的通道流動，如同水在河、湖或其他水域中流動。舉個例子，氣會從泉中「冒出」，然後「滑入」通道。

五腧穴是十二正經分布在四肢末端和肘膝關節附近的五種重要穴位。我們用井、泉、溪、河、海來形容氣在這些穴位的流動狀態。五腧穴的正式名稱如下[57]：

井穴（井）：如水之源頭，氣會在此處「冒出」。井穴多位於陽經的開端或陰經的末端，有些例外則位於手指尖或腳趾末端。

滎穴（泉）：氣會在此「滑入」經絡，如剛流出的泉水。滎穴主要應用於身體發熱的病症，和膚色的變化。

輸穴（溪）： 氣在此「灌入」經絡。輸穴多用於治療身體沉重、關節疼痛和間歇性的疾病。

經穴（河）：氣在此「流入」經絡，如水流在河中暢流。

合穴（海）：集氣之地，正如百川匯入大海，由此深入臟腑[58]。

五行穴位

每一條經絡上都有穴位代表金、木、水、火、土五種元素，位於手指和腳趾，也有些是位於四肢，參見圖表 4.1 至 4.17。

中樞穴位

中樞穴位（中樞點）和身體特定區域、功能或狀態有關。任脈（圖 4.16）和督脈（圖 4.17）各有四個中樞穴。

其他重要穴位

許多傳統中醫還會運用以下穴位：

原穴——源頭：每一條經絡都有一個原穴，作用是針灸時能釋放元氣。
郄穴——空隙：氣會累積在郄穴，有時必須刺激或針灸郄穴來調節氣。
絡穴——聯絡：每一條十二正經都有一個絡穴，從此處分出支脈，形成另一絡脈。

刺激穴位和大腦

穴位對大腦是否有影響？根據英國南安普頓大學和法國土魯斯普巴醫院的研究，答案是肯定的。

科學家利用核磁共振攝影（MRI）和正子造影（PET）技術發現，刺激穴位會對大腦皮層活動產生顯著效果。

研究發現刺激傳統中醫的穴位，會導致大腦內部大量活化或鈍化的反應。舉個例子，跟聽力和視覺相關的穴位，與大腦中負責這些功能的部位會產生共振。疼痛受複雜的生理交互作用控制，即便是負責疼痛的部位，刺激穴位也能達到紓解疼痛的效果。由此看來，針灸似乎能「正中核心」[59]。

募穴——正面警示點：位於身體正面，通常位於特定器官附近。它們會影響器官功能，但不會影響所屬的經絡。募穴被稱為「警示點」，因為按壓此穴位會有強烈反應，常被用來診斷病症，十分有用。

背俞穴——背部穴位：位於脊柱附近背腰部，臟腑之氣出入處。根據背俞穴來診斷病症十分有效。

會穴——交會點：人體有八會穴，指的是臟、腑、氣、血、筋、脈、骨、髓的精氣聚會的八個穴位，分布在軀幹部和四肢，對特定組織和器官有獨特功效。

通往頭部的穴位：若將人體分為三部分，這些穴位位於身體上方三分之一位置。這些穴位必須打開，才能恢復地（身體下三分之二位置）與天（身體上三分之一位置）的連結。有一派理論認為這些穴位可以通往性靈能量，特別是個人的靈性[60]。

CHAPTER 34

五行和相關診斷理論

傳統中醫是根據五個階段或五種元素，也就是「五行」，來建構理論的。五行和許多療癒的診斷理論及哲學有關。我們可以用簡單一句話來描述五行理論：

> 氣會完美均衡地通過每一條經絡，除非被破壞生命基本元素的內力或外力干擾。

我們接下來要介紹五行理論，這不僅以五種元素為基礎，也交織了不同的哲學，包含與器官、季節和方位相關的概念。還有臟腑理論，該理論把氣分為三種生命的寶藏。我們也會介紹六經（太陽、陽明、少陽、太陰、少陰、厥陰）、八綱辯證（裡／表、寒／熱、虛／實、陰／陽）、七情和三焦的三階段。人體的所有疾病，都和這些相互作用的能量失衡有關。

五行理論的基本概念是大自然有五種基本元素，分別是金、木、水、火、土。這些元素會藉由季節和器官來展現階段性的循環，每一階段都由特定的顏色代表。人體是由這些自然元素所組成，必須運用正確的元素和元素循環的時間，才能給予適切的治療。

五種元素代表的能量，會接續循環。中國人並不強調元素本身，反而著重元素之間的運行，這些運行合在一起產生了氣，也就是生命力。

每種元素都與特定的身體系統和內部器官有關。每種器官都可以分為陰性或陽性。臟腑理論講的就是器官的功能和交互作用。臟指的是陰性器官，包括心、肝、脾、肺、腎和心包。腑代表陽性器官，包括小腸、大腸、膽、膀胱、胃和三焦。每一個臟都會與一個腑成對，每一對分屬一種元素，詳見表 4.20。

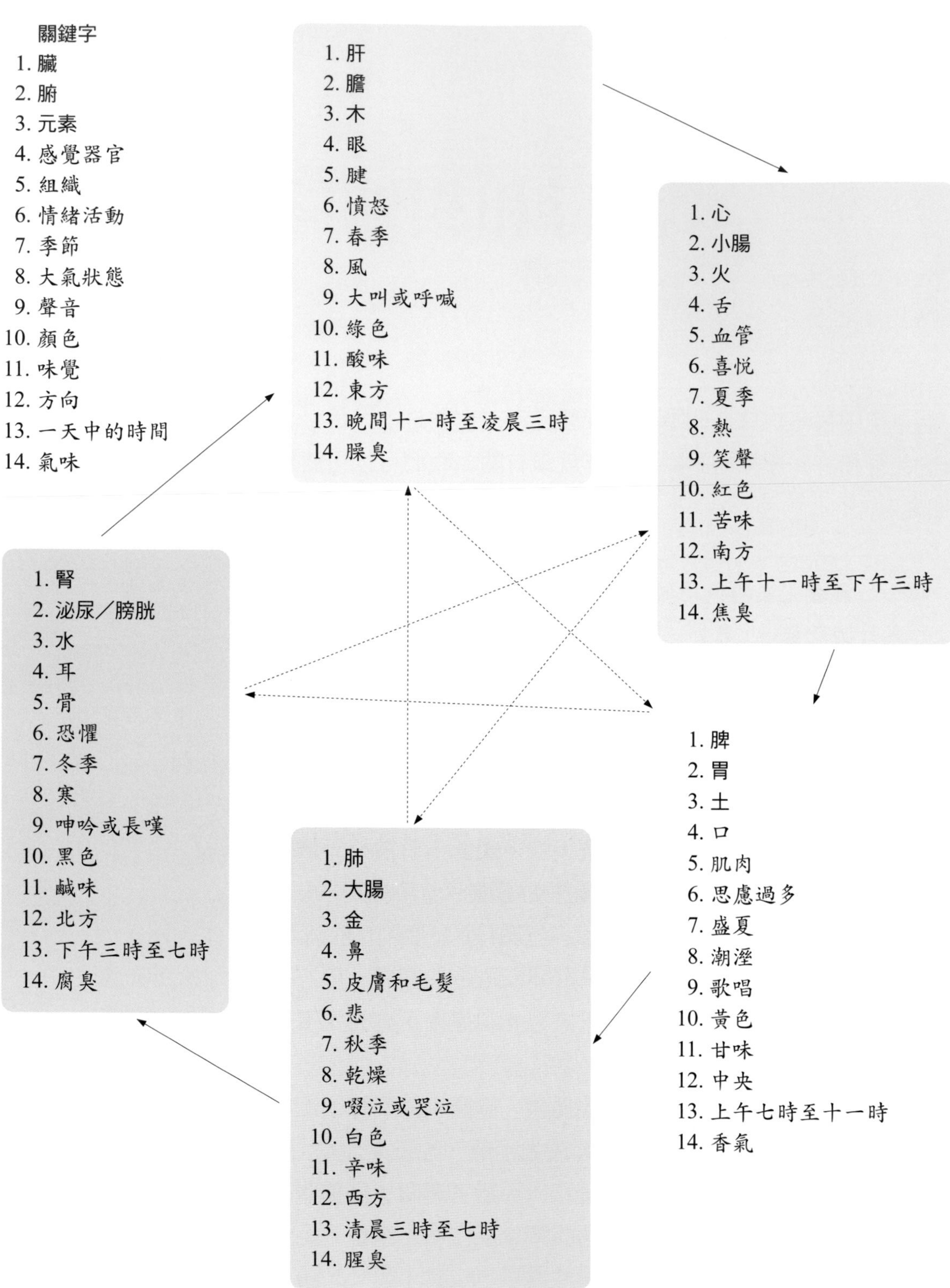
關鍵字
1. 臟
2. 腑
3. 元素
4. 感覺器官
5. 組織
6. 情緒活動
7. 季節
8. 大氣狀態
9. 聲音
10. 顏色
11. 味覺
12. 方向
13. 一天中的時間
14. 氣味
1. 肝
2. 膽
3. 木
4. 眼
5. 腱
6. 憤怒
7. 春季
8. 風
9. 大叫或呼喊
10. 綠色
11. 酸味
12. 東方
13. 晚間十一時至凌晨三時
14. 臊臭
1. 心
2. 小腸
3. 火
4. 舌
5. 血管
6. 喜悅
7. 夏季
8. 熱
9. 笑聲
10. 紅色
11. 苦味
12. 南方
13. 上午十一時至下午三時
14. 焦臭
1. 脾
2. 胃
3. 土
4. 口
5. 肌肉
6. 思慮過多
7. 盛夏
8. 潮溼
9. 歌唱
10. 黃色
11. 甘味
12. 中央
13. 上午七時至十一時
14. 香氣
1. 肺
2. 大腸
3. 金
4. 鼻
5. 皮膚和毛髮
6. 悲
7. 秋季
8. 乾燥
9. 啜泣或哭泣
10. 白色
11. 辛味
12. 西方
13. 清晨三時至七時
14. 腥臭
1. 腎
2. 泌尿／膀胱
3. 水
4. 耳
5. 骨
6. 恐懼
7. 冬季
8. 寒
9. 呻吟或長嘆
10. 黑色
11. 鹹味
12. 北方
13. 下午三時至七時
14. 腐臭

圖 4.19　五行圖

表 4.20　中國五行

元素	木	火	土	金	水
顏色	青	赤	黃	白	黑／藍
季節	春	夏	長夏（夏至前後九天）	秋	冬
器官	肝、膽	心、小腸、三焦、心包	脾、胃	肺、大腸	膀胱、腎
方向	東	南	中	西	北
屬性	少陽	陽	中性／平衡	少陰	陰
味道	酸	苦	甘	辛	鹹
感覺器官	眼／目	舌和脾	口和味覺	鼻和嗅覺	耳和聽覺
分泌	泪	汗	涎	涕	唾
情緒	怒	喜	思	憂	恐
本質	溫	熱	平	涼	寒
負面狀況	風／熱／溼	熱／乾	溼／寒／熱	乾／熱／寒／黏	寒／溼／乾／熱
耗盡和阻塞	氣血	血潮	氣潮	溼氣	本質潮溼
聲音	呼	笑	歌	哭	呻
身體部位	肌肉／筋	血管（脈）	肉	皮膚／身體毛髮	骨／髓／毛髮（頭）
氣味	臊	焦	香	腥	腐
氣候	風	暑	溼	燥	寒
穀物	麥	稷	裸麥／黍	稻	豆（菽）
水果	桃	梅	杏	栗	棗
肉	家禽	羊	牛	馬	豬
蔬菜	韮	薤	葵	蔥	藿
發展階段	出生	發育	轉化	衰老	停滯／死亡
情緒——平衡	自重、果決	喜悅、沉穩、愛	同情、專注	釋放悲傷	謹慎的勇氣
情緒——過度	憤怒、易怒	緊張或陶醉	憂慮、強迫性	憂鬱、自憐	恐懼、恐慌

（續下表）

表 4.20　中國五行（續）

元素	木	火	土	金	水
情緒——不足	罪惡、憂鬱	憂鬱	分心、渴望人群	無法感到悲傷	蠻勇
生理症狀	頸僵、頭疼	消化不良、失眠	肥胖、消化不良	流汗或咳嗽	腳冷、下背痛
行星	木星	火星	土星	金星	水星
滋生來源	水	木	火	土	金
滋生對象	火	土	金	水	木
受剋來源	金	水	木	火	土
剋制對象	土	金	水	木	火

器官和元素會以特定的方式相生或相剋。這反映了中國人認為可以藉由陰陽或五行的平衡，來恢復身體的均衡。五行的概念是彼此會相生或相剋。相生指的是木生火、火生土、土生金、金生水、水生木；相剋則指水剋火，火剋金，金剋木，木剋土，土剋水。中醫會先診斷病患需要減少或加強哪些元素，然後給予適當的治療。我們必須先認識相生相剋的道理，才能創造體內的平衡。

相生

木　**供給**　火
火　**創造**　土
土　**包含**　金
金　**收集**　水
水　**滋養**　木

相剋

「剋」的交互作用，指的是彼此會互相破壞或改變。

木　**分離**　土
土　**接收**　水
水　**熄滅**　火
火　**融化**　金
金　**劈開**　木

古代中醫對於身體結構的想法與西醫截然不同。中醫不強調器官在體內的位置，而是注重器官在整個人體系統中扮演的角色。因此中醫會描述器官相互依賴的關係，或是器官藉由血液、體液和經絡與皮膚的連結，也很注重生命的三種寶藏：精、氣、神。

器官會分五行，季節和羅盤方位也一樣。中國人除了東西南北四個方位，還提出第五個方位：中央。

中國的羅盤與西方的指北針不同。中國羅盤強調南方。南方屬夏季，是一年中最炎熱的季節。夏季與火有關，而西方是日落的方位，與秋季和金有關；北方與冬季和水有關。東方則是日出的方位，與春季和木有關。土則與羅盤的中央和盛夏有關。五行中任何一元素失去平衡，整個系統也會失衡。任何一處的阻塞和停滯也會導致過量或不足的問題。適當的診斷會整合全部因素。

三種生命的寶藏

三種生命的寶藏：精、氣、神常被稱為傳統中醫的三寶。從道家的觀點來看，這三種寶藏是生命的基礎力量，也是物質的三種形式。這三種寶藏分別為：

- 精：基本或滋養的本質，常存於精液或其他物質中。
- 氣：與空氣、水氣、呼吸和精神連結的生命力。
- 神：與靈魂和超自然連結的精神本質。

精常被認為和身體能量有關，氣則和心智能量有關，而神則與精神能量有關。三種能量的循環中，精是生命與繁殖的基礎，氣可以活化身體的表現，神則會反映靈魂的狀態。

六種大氣狀態

許多派別的中醫都會提到六種不同的大氣狀態，與不同的元素相連結。每一種器官系統都有偏好的狀態，請參見圖 4.19「五行圖」。六種狀態如下：

- 乾燥
- 潮溼
- 熱／火
- 暑／熱
- 寒
- 風

四個階段

西元十七世紀末期至十八世紀初期，中國清代名醫葉天士的「溫熱論」確立了「衛、氣、營、血」的四個療癒階段，其中提到病邪從口鼻而入，循序漸進開始衛、氣、營、血四個階段的轉變，也就是從表面深入內在、從微恙導致死亡的過程[61]：四階段依序為：

- 「衛」是防禦的階段，由「衛氣」得名，衛氣在皮膚中保護身體。「衛」是大部分疾病和感染的初期階段，由於外風侵入所致。最常見的問題是「溫風」；溫風是溫邪加上風，侵犯皮膚。症狀常表現在肺和皮膚上面，需要排出邪氣。
- 「氣」是內在階段，主要是身體的正氣和溫邪的對抗。溫邪會侵入臟腑，導致極端的症狀，通常會引起裡熱症，症狀要視發病的器官系統而定。
- 「營」是滋養的階段。在這個階段中，溫邪（致病的溫熱）已經在氣階段中取得優勢，與「營」對抗，營是氣或血的前身。營會經過血管和心臟；心臟是儲存心智能量，也就是「神」的地方。
- 「血」，一旦溫邪進入血液之中，便會耗損肝經和腎經，開始出血，可能不久於人世。

六經辨證

傳統中醫有六經辨證，這是類似上述四階段理論的診斷疾病方法，把所有疾病簡化為六種演變的狀態，處理的是風或寒的入侵。六經辨證最早記載於漢代張仲景的《傷寒論》，大約是在西元二百二十年。

這六個階段和手腳的經絡有關，描述的是人被疾病入侵，直至死亡的過程，通常是受到風邪或寒邪的攻擊。（參見表 4.20「中國五行」）

太陽

手太陽：和小腸經有關。替心臟釐清信息，負責消化、吸收和區分疾病。

足太陽：和膀胱經有關。也和體液有關，負責平衡身體，發揮保護作用，管理排泄功能，並且監督身體適應狀況。

太陽病：太陽病有許多種，但都是描述外寒侵犯皮膚體表的症狀，稱為表症。這種疾病通常來自外風或表寒，症狀表現在經、血、腑、臟，也可能出現在陰性和陽性器官上面。

陽明

手陽明：和大腸經有關。負責傳送和排泄功能，同時反映身體的負面徵兆。

足陽明：和胃經有關。負責儲存營養，管理五官感覺，會受情緒壓力影響。

陽明病：隨著疾病侵入體內，正氣和邪氣將病原體轉為熱。陽明病會衝擊受影響的經絡或相關的臟腑器官。

少陽

手少陽：和三焦經有關。負責調節熱，監督三焦的功能。

足少陽：和膽經有關。負責分解脂肪，與毒性有關，節制判斷與決策能力。

少陽病：表症沒有及時緩解，外邪（風和寒）開始入侵體內，但又未達到陽明病的過渡階段，屬於半表半裡的症狀。這個階段必須化解外來的風寒病邪，紓解體內的熱。

太陰

手太陰：和肺經有關。主宰氣、呼吸、皮膚、毛髮和水的流動。

足太陰：和脾經有關。處理循環和重大變化，主宰血液、肌肉和四肢。

太陰病：內部溼寒入侵脾經、胃經和臟腑。

少陰

手少陰：和心經有關。主宰心血管和心臟，穩定心智。

氣、血和津液（體液）：三種整合元素

無論是衛氣營血四階段辨證、六經辨證或八綱辨證，都圍繞著人體的三種元素打轉：氣、血和津液（非血的體液）。當疾病嚴重到影響三者時，許多問題都會接連發生。下述是關於血、氣和津液的主要症狀。

氣的症狀

氣虛：欠缺足夠的氣執行必要的生理機能。

氣陷：脾經的氣無法執行支援的功能。

氣瘀：氣的流動受損。氣如果阻塞或停滯在某一個器官內，會造成疼痛、倦怠或僵硬。

氣逆：氣朝錯誤的方向流動。

血的主要症狀

血虛：當脾經的氣（提供維持生存的必要物質）不足時，心和肝也會受到負面影響。心主宰血，肝則負責儲血。當氣不足時，心臟無法有效率地進行血液循環，而肝也無法正常地淨化血液。

血瘀：血液因為淤塞而無法正常流動。

津液問題

津液不足：體內過熱、過乾或血液不足，導致乾燥。

足少陰：和腎經有關。儲存精氣，調節生殖和發育，管理水分的新陳代謝、骨頭和腦髓；負責接收氣。

少陰病：主要有陽虛內寒和陰虛火旺兩種症狀。

厥陰

手厥陰：和心包經及三焦經有關。附著於心臟，負責保護心臟。

足厥陰：和肝經有關。負責分配氣和淨化，也和權威議題有關。

厥陰病：這是寒邪入侵的最後階段，症狀為氣虛。

津液淤滯：陽性器官如果無法輸送體液，體液會累積導致潮溼（造成浮腫或痰）。

以上的問題症狀綜合起來，就會導致氣血淤塞或不足。其中一種可能性是氣的長期阻塞導致血瘀。也有可能反過來，是血虛導致氣虛。如果氣不能推動血，結果就是血瘀。

舉個例子，中醫可能會說疾病是由「風寒」或「風熱」入侵造成。根據字面意義想像，風寒會導致寒顫或溼氣，而風熱會導致發燒和流汗。

傳統中醫理論認為當一個人有壓力時，會導致體內經絡失衡。有許多原因會導致壓力，像是生理、情緒、心智或精神的挑戰，也可能是心理議題或生物化學問題，甚至是地磁壓力導致的電磁場問題。有些自然界的狀態也會導致經絡失衡，像是過度的冷、潮溼、風、乾燥或熱。在這些因素的脅迫之下，我們體內的血、氣和津液無法正常流動，通常會導致阻塞（過度或閉鎖）或耗損（不足或虛弱）。即使身體尚未出現任何症狀，我們可以先在經絡上發現病兆。等到身體出現問題時，這些隱藏的因素就會阻礙身體的療癒能力。

經絡治療師通常會透過針灸來刺激穴位，恢復經絡的平衡。滯怠的氣需要刺激。寒氣則需要溫暖。我們在介紹經絡治療的形式和診斷方式時，不難發現經絡專家其實有許多選擇，包括針灸、非針刺的技巧、按摩、能量工作、飲食和藥草等。

八綱辨證

中醫用八綱辨證教導我們如何察覺並處理體內的能量失衡。這八種準則分為四組，性質互相對立，介紹如下：

裡／表：裡和表指的是病發的位置，而非病因的來源。內部器官的疾病（裡證）通常是受到情緒問題的干擾，比較少受到外部或不明因素影響。外部疾病（表證）可能是受到體外病原體的突襲，或是經絡受到急性或慢性病原體的入侵。外部的症狀可能表現在毛髮、肌肉、周圍神經和血管上面；內部的症狀則多半出現在器官、大腦、脊髓、深層血管和神經上。

熱／寒：熱和寒指的是病患的整體能量和失衡性質。實熱指的是體內熱氣過多，陽熱指的是陽氣過剩，虛熱則是陰氣不足（通常是腎陰不足導致）。實寒是體內寒氣過多，陰寒是陰氣過剩，虛寒則是陽氣不足。寒熱可能同時存在於體內。寒證則可能包括寒顫和臉色蒼白，熱證包括高燒和新陳代謝亢奮。

實／虛：實和虛分別指的是過度與不足，指出了病原和氣的狀態。實指的是邪氣盛實，代表體內的氣、血或食物淤滯，或是有致病邪氣的存在。虛代表體內沒有致病邪氣，但是正氣虛弱、血不足。虛實夾雜代表有致病邪氣，氣血虛弱。實證多半是急性或突發；而虛證則比較是長期的慢性病。

陰／陽：陰陽是其他三類的整合。陰等於裡、虛和寒；陽等於表、實和熱。可能會出現陰虛或陽虛，嚴重或過度者可能導致亡陰或亡陽。

三焦辨證

三焦系統也是有效的辨證方法，特別是由風熱或溼熱造成的問題。這個概念是由清代中醫溫病學家吳鞠通在十八世紀末於《溫病條辨》中所提出。

三焦辨證是根據溫熱在三焦中的位置來確定病理的變化，通常會搭配中藥而非針灸合併治療。三焦的階段分別如下：

上焦：主要在上半身，包括心、肺和心包。病邪入侵肺和皮膚，也會影響胃和脾。

中焦：身體的中間部分，包括脾、胃、膽和肝。如果脾受溼氣入侵，就不能運送原物質，進而影響胃和肌肉的功能。

下焦：位於下半身，包括小腸、大腸、腎和膀胱。

CHAPTER 35

七種情緒和對應器官

傳統中醫認為情緒會影響生理，所以通常會評估並治療病患的情緒，尤其是這些情緒已經影響某些器官的功能時。

中醫系統有七種基本情緒，這指的是喜、怒、憂、思、悲、恐、驚。每一種情緒都會影響一個特定的器官。在正常情況下，情緒和器官的關係可以幫助一個人針對日常事務做出適當反應。不過當情緒過度或不足時，人就會生病。

舉個例子，過度的憤怒會危及肝和身體的其他部分。肝是怒氣的棲息地。極度的惱怒或激憤會擴大肝的能量，而能量往往會衝向頭部，導致高血壓或頭痛，最糟糕的狀況就是中風。

我們要切記在心，情緒會影響器官，特定的器官也會製造情緒。器官可以「引起」情緒。以下就是器官與情緒的關係：

心 **引起** 喜
肝 **引起** 怒
肺 **引起** 憂、悲
脾 **引起** 思
腎 **引起** 恐、驚

三種基本的情緒模式

事情會變得複雜，是因為有三種基本的情緒模式，分列如下：

「一種情緒引發另一種情緒，導致雲霄飛車般的連鎖反應」：

怒　　　**引起**　喜
喜　　　**引起**　思
思　　　**引起**　憂、悲
憂、悲　**引起**　恐、驚
恐、驚　**引起**　怒

「一種情緒克制另一種情緒，導致失衡」：

怒　　　**克制**　思
思　　　**克制**　恐、驚
恐、驚　**克制**　喜
喜　　　**克制**　憂、悲
憂、悲　**克制**　怒

「一種情緒降低另一種情緒時，就能創造平衡」：

憂、悲　**降低**　喜
思　　　**降低**　怒
怒　　　**降低**　憂、悲
恐、驚　**降低**　思
喜　　　**降低**　恐、驚

用情緒治療身體的關鍵就在於，利用一種情緒來克制或轉化。舉個例子，怒能克制思，而當思轉化成火時，怒就能減少，身體就能達成平衡[62]。

七種情緒和器官

以下的表格介紹七種情緒及其對應的器官，同時解釋過度的情緒對於對應的器官會造成哪些傷害。

表 4.21　七種情緒和器官

情緒	對器官造成的傷害
喜	過度喜悅會消耗心氣（心的能量），導致心氣不足；也會鬆弛心臟，導致心臟無法有效運作。
怒	過度憤怒會消耗肝氣，導致肝氣不足；怒也會湧到頭部，導致頭痛、高血壓和中風。
憂、悲	過度的憂慮和悲傷會燃燒肺氣，導致肺氣不足；也可能造成腹痛和腹腫大。
思	過度的思慮會消耗脾的氣，導致脾氣不足；也可能造成脾的淤塞。
恐、驚	過度的恐懼和驚嚇會消耗腎氣，導致腎氣不足；恐懼也會迫使腎氣向下走，造成下半身和腎臟問題。驚嚇則會製造腎臟內的混亂，損害腎功能。

治療情緒的食物特質

食物中主要的五種味道常被用來將情緒轉化為火，重新校正身體狀態。食物也可以用來推升重要的情緒，以及舒緩過度激動的情緒。

表 4.22　食物與情緒

具療效的食物	強化的器官	強化的情緒	減輕的情緒
酸	肝、膽	怒	思
苦	心、小腸	喜	悲、憂
甘	脾、胃	思	恐、驚
辛	肺、大腸	憂、悲	怒
鹹	腎、膀胱	恐、驚	喜

雷同的系統：經絡與其他能量通道

許多專家發現經絡和任督二脈與印度教文獻中的「脈」（nadis）有相似之處，也與能量體──「脈輪」──相關。雖然技術上來說脈也是能量通道，但在這個章節我們只會稍加提及，在第五部「能量體」才會詳加解釋。這種內文安排是考慮到脈與脈輪之間的替換關係，因為兩者能互相刺激。

吠陀文獻是脈輪系統知識的傳統來源，始於印度和東南亞地區，但也有馬雅等其他文化自稱為創始者。中醫是源自於中國，流傳至韓國、日本和越南。自西元七百年之後，佛教文化橫跨了中醫和脈輪系統，在兩者之間搭起橋樑。因此我們可以發現，這兩種系統雖然是各自獨立發展，但其中又有些關聯。

氣的循環：生理時鐘

傳統中醫認為可以藉由人體的生理時鐘，獲得重要的診斷資訊，用來治療氣的失衡。你一旦知道體內的哪個器官，正處於特別活躍或虛弱的狀態，就可以透過一些技巧來補強。方法包括傳統療法、食療、運動、呼吸、注意情緒或練習氣功。氣功是鍛鍊器官的特定動作。

人體的氣會在二十四小時內完成循環，而器官的功能也會隨著氣的循環消長。氣循環的概念是根據對十二正經的觀察，它們左右對稱，也互相連結。氣會流經每一個器官和經絡系統，就像一條水蛇在同一條河流中環繞游走，讓身體有機會化解淤塞，促使器官發揮最佳功效。

氣的每日循環始於肺經，接著進入大腸經，然後按部就班在體內流動，最後止於肝經，然後再開始另一個新的循環。氣如果在某一個器官內阻塞，無法完全啟動該器官的功能，就不能繼續運行，也無法為下一個器官提供足夠的助力。中醫常鼓勵病患把某個特定毛病或長期問題出現的時機對應到生理時鐘上面，就能找出哪個器官可能出現淤塞。中醫如果能正確診斷出淤塞點出現的時機就能治療隱藏的問題，幫助病患恢復健康。

生理時鐘

肺經	清晨三時至五時
大腸經	清晨五時至七時
胃經	早上七時至九時
脾經	早上九時至十一時
心經	上午十一時至下午一時
小腸經	下午一時至三時
膀胱經	下午三時至五時

生命能量

中國人把生命能量稱為「氣」，印度教徒則稱「般納」。兩者都被視為維持生命所需的精微能量。有些中醫系統把氣分為五種（分別為「元氣」，出生以前就具備的氣；「宗氣」，源自器官的氣；「營氣」，源自器官和體內的氣；「衛氣」，防衛／外部的氣或建設性／內部的氣；「邪氣」，從外入侵體內的病原

腎經　　下午五時至晚上七時
心包經　晚上七時至九時
三焦經　晚上九時至十一時
膽經　　晚上十一時至凌晨一時
肝經　　凌晨一時至三時[63]

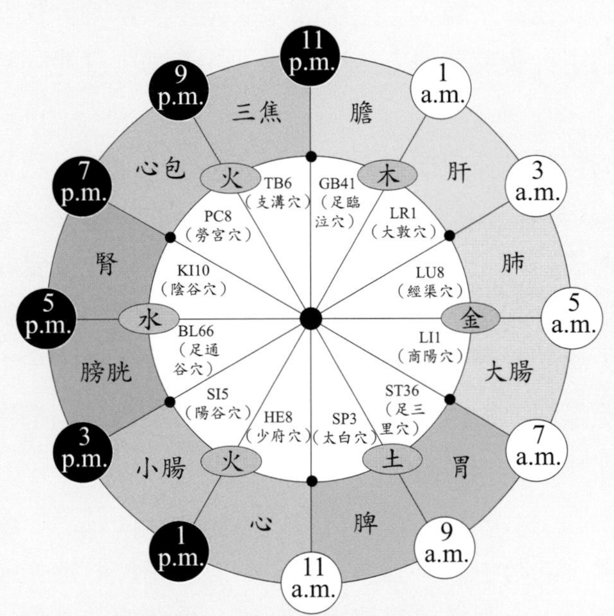

圖 4.23　氣的循環：生理時鐘

正如上方的生理時鐘圖所示，人體內的氣以每兩小時為一單位，依序經過十二條正經。每一條正經會在氣經過的兩小時內處於高峰狀態。十二條正經是成雙相互對應的，兩者的氣之運行剛好相隔十二小時，它們看似功能雷同，但卻有對比之處。舉個例子，脾經與三焦經相互對應，同樣管理免疫系統，屬於發熱的氣流，但是脾經屬陰，三焦經屬陽。當其中一者不足時，另一者就會過度亢奮；換言之，兩者會互相影響，而且時間剛好日夜顛倒。脾經最活躍的時間是上午九時至十一時，而三焦經最活躍的時間則是下午九時至十一時。

體）。有些則會按照元素來命名，分別是木、水、火、金、土。不同的系統對氣有不同的分類方式，種類和數目各有不同。同樣的，許多印度教系統也主張五種類型的生命之氣，分別為入息（prana）、出息（apana）、周遍氣（Vyana）、上息（udana）和平行氣（samana）。

能量通道和身體

在吠陀系統中，般納（生命之氣）會通過脈來滋養脈輪，而在中國的系統中，氣則會流過經絡來滋養器官。正如提勒教授在《科學與人體轉變》所提到的，經絡中會發生電磁波和乙太層的信息交換，「或許就是古印度學說中提到的『精微脈』」[64]。

提勒認為，經絡就像偵測精微和物理信息的「天線」。脈輪則類似天線的接收點，跟中國的經絡相比，脈輪的功能更偏向乙太層和精微層的運作[65]。當經絡（也就是脈）的氣在乙太層次上出現部分或完全淤塞時，物理層次（肉體）也會出現淤塞。我們用針灸或其他方法增加離子的流動，就能同時解決乙太層和物理層次的問題。

有些秘教的科學家往往把次要脈輪和穴位相提並論，認為兩者都是「振動能量的節點」[66]。這兩種系統如何產生關聯的？多數的能量科學家認為脈輪是精微能量的轉換器；經絡則是始於胚胎階段的精微能量，之後變成了物理能量的傳輸工具。脈輪紮根於神經系統和內分泌腺中，固定在體內；這就如同經絡深植於結締組織內，為人體的次要電子系統。此種相互影響的作用，主要是根據三種圍繞並進入人體的能量體。根據本山博博士的理論，它們分別是物理體、因果體和星光體，三者各有不同的振動頻率[67]。

這三個看似同中心的環狀物，會透過脈輪彼此連結，然後藉由體內數以千計的脈來供給能量（同時也被脈滋養）。本山博認為最原始和最接近物理層次的脈（相對於精微脈），會跟經絡系統相互呼應。根據傳統文獻，脈和經絡內都充滿了體液，這是一種能量體，如同肉體和精微體之間的夾層。脈和經絡也都存在於結締組織內[68]。

情緒的角色

無論是印度教的次要脈輪或中國的穴位之說，都主張情緒對體內狀態非常重要，能促進健康或導致疾病。

女性與男性的角色

在印度教系統中，女性能量指的是拙火（通常以沉睡的蛇來代表），拙火會從海底輪啟動上升，最後與頂輪中心的男性能量結合。中醫的陰和陽則代表兩極的能量，分別是磁與電、女性與男性或其他二元的特質。

電磁力

傳統的理論和研究認為無論是經絡或脈輪，都會透過電磁通道或電磁體產生連結，因此也是透過正負極電荷連結。

光的系統

原住民薩滿文化專家艾柏特・韋羅多博士（Alberto Villoldo）認為，療癒大師不在肉體層次施展醫術，而是透過一發光的能量場來進行治療。這個能量場是所有身體層面的模板。脈輪和經絡就是這個發光能量場的一部分，可以創造並維持肉體的存在[69]。說得更明確一點，經絡就像是流動線，稱為「cekes」，印加人的後代也稱它為「rios de luz」，意思就是「光之流」[70]。（參閱 290 頁「印加能量模型」）。

風的通道

在馬雅醫學系統中，有些醫者把經絡比喻成「風的通道」，同時認為中醫大部分的主要穴位都與「風的通道」有關[71]。

正如我們所見，亞洲文化已經在過去數千年中利用能量醫學，而其理論也都在實際操作和真實療效中得到了印證。他們的貢獻已經獲得實驗派的讚揚，而實驗派的科學家雖然對能量通道的實際運用仍有許多迷惑，但也逐漸將精微系統轉化成比較容易被測量的科學。能量通道的研究為我們開啟了另一個研究領域，也就是能量體。我們將進入第五部「能量體：脈輪與其他『光開關』」，藉由精微體的解剖來完成這趟探索之旅。

PART 5
能量體：脈輪與其他「光開關」

想像一下你拿到一副眼鏡。戴上眼鏡後你可以觀察到原子的動作、量子的移動和自己的意識流。你可以在自己的體內看到宇宙的整體。印度吠陀、埃及、西藏、希伯來、中國和馬雅等古文明都知道，我們所有人都是一種投射，都是大宇宙投射出來的小宇宙。正如煉金術經典《翠玉錄》（*The Emerald Tablet*）所說的：

下界呼應上界，上界亦呼應下界。[1]

這句話也可以拿來描述個人體的能量系統。我們體內的精微系統模仿了外在的宇宙，而我們的肉體自我也會複製精微的自我。這兩種自我讓我們和更大的宇宙產生連結。

在第五部中，我們會檢視在我們精微能量系統內的主要能量器官，首先要介紹的是脈輪。每一個脈輪都和靈光場中的某一層配對（參閱第三部）。靈光場就是光的集中，負責管理「本體之外的我」。儘管脈輪會與能量的通道經絡交接，但脈輪與「脈」（nadis，氣脈）的關係更深。脈就是一種通道，可以將生命能量（又稱為「般納」）傳達至身體的每一個角落。脈輪和脈與其他能量體之間有重要的關聯性，我們接著會深入介紹脈的概念。

我們也會介紹不同民族、地區和時代的脈輪系統，探索古代和現代的方法，以便透過脈輪的知識更加認識自體的能量。我們會介紹其他的能量體，譬如乙太體、星光體和因果體，還有猶太教卡巴拉系統的十個質點（sephiroth），也會提到不同的界和其中的運作過程，包括拙火的練習。我們還會討論不只一種的脈輪系統，主要是希望讀者能理解能量體系統沒有所謂的對錯。單單印度教本身就假設有四到十二個脈輪，甚至更多。你可以深入認識任何一個或所有的系統，然後得出自己的結論，創造自己的運作模式。

當我們在研究這個主題時，不僅是在定義並檢視「自我中的自我」——亦即建構肉體的能量體，同時也在認識自我之中的小宇宙。脈輪知識如人類一般古老，甚至也許比人類更早出現。或許就像猶太卡巴拉系統中的「無限」（Ein Sof），是開啟一切的光。

CHAPTER 36

能量體

生物有機體內有無數的能量體。就某些方面來看，人類的每個細胞和組織都是能量體，會接收能量、分解能量、進行新陳代謝，然後散播能量。每個能量體都是由一套複雜的頻率來管理運作，對其他能量體提供等同的服務。顧名思義，身體器官與精微能量器官之間的主要差異就在於，身體器官只能處理物理性的能量，而精微能量器官不僅能處理精微能量，同時也能處理粗鈍或物理性的能量。

印度教傳統的能量體知識系統主要包括兩種類型的能量：

粗鈍能量：物質能量，也被稱為「俱屬性」（saguna），或是「具備屬性的能量」。

精微能量：「物質外」的能量，也被稱為「無屬性」（nirguna），或是「沒有屬性的能量」。

粗鈍能量是種無意識的能量，精微能量則具有意識。精微能量體可以轉換形式，而每個能量體的核心，都會在人體能量系統的解剖結構中，執行自己獨特的功能。這些核心會連結身體的不同部位，連結身體和宇宙，也連結存在的各個面向，含括肉體、情緒、心智和精神層面。

主要的能量核心：脈輪

脈輪是人體系統的關鍵所在，也可以稱為能量核心或能量器官。它們負責協調物理和精微能量，讓兩種能量可以互相轉換。人體內有數十個（也可能是數百個）能量核心在同時運作著。大部分的派別都同意，這個運作過程是由脈輪所主宰。

印度教系統本身就有數十種不同的詮釋方法，其中包括譚崔（Tantra）和瑜伽。每一種詮釋都會提出某種「真理」。其中有一種提出了四個脈輪之說，另一種則主張十一個脈輪。即使是源自於相同的文化傳統，每個系統會賦予脈輪不同的顏色、聲音、位置和確切的角色。我們在此要介紹的是最常見的版本，並且會附上最典型的西方拼音和定義，也會提到世界各地的其他系統。每一種文化都為各自的脈輪系統建立了獨特的印記。幾乎沒有能量系統的主張是完全相同的，對非洲的薩滿和傳統的中醫而言，脈輪及其相關的概念還是略有出入。

圖 5.8 呈現的是七個脈輪的系統，這是秘教醫療者最普遍使用的系統。

概論：何謂脈輪？

脈輪到底是什麼？對我們有哪些影響？古代傳統非常小心地將「脈輪學」的概念代代相傳。我們先透過歷史和科學的角度，來介紹最廣為接受的脈輪概念，然後再提出一些變異的詮釋。

脈輪有許多定義，不過都是源自於梵文對此字的解釋：光輪。大部分的權威人士都同意脈輪是精微能量的核心，位於神經系統的主要分支上面。它們就像收

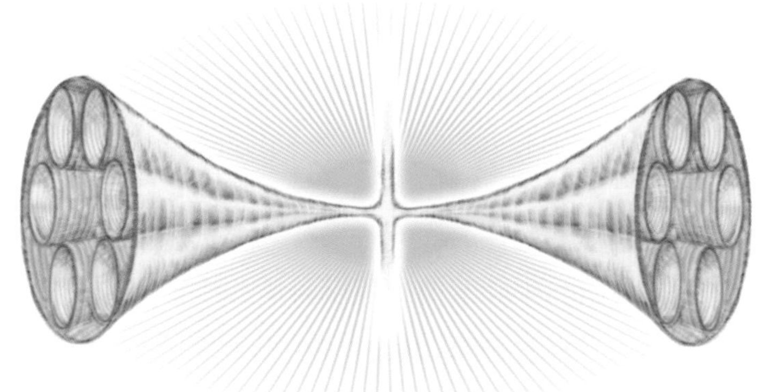

圖 5.1　脈輪的解剖

我們可以將每一個脈輪視為一對圓錐旋渦，分別朝身體的正面和背面射出。這些旋渦合起來管理我們的意識和無意識的現實、心靈和感官的能量，以及精微和肉體的自我。

集和傳送中心，可以同時處理精微（形而上）能量，以及具體（生物物理）的能量。

人們經常把脈輪設想成圓圈，或者當它從體內浮現時，則是圓錐形的旋渦。根據不同的梵文字源，圓圈具有許多意義。舉個例子，它可以代表「性力」（shakti）或女性生命能量的循環，也可以代表指引現實的「象徵圖」（yantras，神秘符號），或是人體內不同的神經中樞[2]。我們綜合各家對脈輪這個字的分析之後，可以簡單地說：

脈輪是一種圓形能量體，指引著生命能量達成身心的健康。

對於脈輪的位置、生理功能、數目和其他細節，各家系統看法不一。接下來要介紹最普遍認可的系統。

印度教脈輪模型

對印度教徒而言，脈輪是神秘次元解剖學的一部分。脈輪和脈相互連結，而脈類似於經絡通道，可以在人體內傳輸能量。有些古代文獻認為人體有四個脈輪，再加上一個形而上的脈輪。其他珍貴的文獻則有五個、六個、七個甚至更多脈輪的說法。印度教脈輪系統認為脈輪跟其他的能量體連結，能夠幫助拙火的提升。拙火是一種生命能量，可以促使人體與神性結合。

譚崔脈輪模型

譚崔系統主張脈輪（通常為八個）是「梵天」（Brahman）——意即神性——的投射。高層能量會透過逐漸降低的頻率，慢慢從精神層面下降，最後抵達並棲息於脊柱底端的拙火。拙火被形容為沉睡的蛇。在這個過程中，不同類型的意識會被保留在不同的脈輪中。換言之，能量體是沿著脊柱分布的。每一個脈輪都代表不同層次的意識。我們可以藉由瑜伽喚醒拙火的能量，將它提升至比較高的脈輪，最終完成轉化，回歸到最高的意識層次。換言之，脈輪提供了我們重返開悟的道路。

傳統中醫脈輪模型

傳統中醫認為氣或生命能量會透過經絡而非脈循環。但是，中醫和印度教系統之間有許多相似之處。如同最基本的印度教系統，脈輪位於腦脊髓的區域，它會慢慢地演化，最後與神性結合。其中的過程可能涉及六至八個脈輪，視不同的系統而定。

西方對脈輪的觀點

亞瑟・艾弗隆（Arthur Avalon）被公認為譚崔瑜伽（或拙火瑜伽）脈輪的西方權威。艾弗隆認為脈輪是意識匯集的位置，他認為總共有七個脈輪（或是六個脈輪再加上一個「額外脈輪」）。他把脈輪稱為身體的「蓮花」（lotus 或 padma），認為脈輪是精微能量的核心，而非物質中樞。艾弗隆主張脈輪位於中脈之內；脈就是精微能量的通道系統。艾弗隆與其他西方學者的看法不同，他不贊成脈輪是神經系統的一部分，因為脊髓的分層把脈輪與身體區隔開來。他認為脈輪存在的目的在於拙火或靈蛇力量的覺醒，這股力量是以女性的形式深藏在脈輪系統底端，它必須升起、「穿透」上層的脈輪。當拙火抵達頂輪時，便能從生死輪迴的循環中獲得解脫，人就會「開悟」[3]。

後來衍生出的脈輪系統通常主張人體有七個脈輪，位置依序從尾椎骨沿著脊柱上升到頭頂。每一個脈輪被賦予了一種意識層次或主題、顏色、元素、聲音，以及不同瓣數的蓮花，與人體的生理、情緒、心智和精神層面產生互動。每一個脈輪對應著特定的內分泌腺體及神經交叉點（神經叢或神經節）。幾乎所有的脈輪系統都認為，脈輪是開悟或靈性化過程的關鍵。

大部分的系統對於脈輪的位置有下列共識：

第一脈輪　鼠蹊部
第二脈輪　腹部
第三脈輪　太陽神經叢
第四脈輪　心臟
第五脈輪　喉部

第六脈輪　前額
第七脈輪　頭頂

有一些的脈輪系統認為第七脈輪是在頭頂，而不是頭頂的上方。在一九三〇年代寫過許多脈輪著作的C．W．賴德拜特（C. W. Leadbeater）則主張，第二脈輪接近脾的部位，比位於肚臍的第三脈輪稍微高一點。他也將心輪的位置稍微往左移。

我個人的觀察認為整個人體能量系統在基本的七個脈輪之外，還有另外五個脈輪，但這五個脈輪並不位於人體內。《光之手》（*Hands of Light*）作者布萊南等神秘學家，也在傳統的七個脈輪之外，提出了第八脈輪和第九脈輪的概念，位置是在頭頂的上方[4]。《晶體的傳送》（*The Crystalline Transmission*）作者卡翠娜．拉斐爾（Katrina Raphaell）則提出了十二個脈輪之說，頭頂還有另外一個脈輪，另外有兩個體外的脈輪位於頭的上方，一個體內的脈輪位置介於心臟和太陽神經叢之間，還有一個體外脈輪則在腳下[5]。總而言之，大部分的系統都同意最基本的七個脈輪之說。

精微能量研究者和醫界人士不斷改變了我們對脈輪的認識。從科學的角度而言，我們可以為脈輪下一個綜合性的定義：

> **脈輪是能量的轉化器，可以把能量從較高的振動頻率，轉換成較低的振動頻率；反之亦然。**

根據上述的定義，脈輪與流動的精微能量產生互動，通過特定的能量通道，對身體的細胞層次產生影響，反映在體內的荷爾蒙和生理功能上。

這些令人驚歎的「光輪」到底是什麼？它們如何跨越了時間和文化的界線，變得如此風行？讓我們先介紹人體脈輪系統的歷史，然後再討論背後的科學理論。

脈輪知識的歷史

歷經長遠的時代演變之後，世界各地的文化都發現，人體不僅僅是由塵世的物質所構成的。我們其實是由能量振動所形成的，這指的是一種和體外世界互動或對外界產生反應的能量振動。我們的老祖先比愛因斯坦更早知道：能量不能被摧毀，只會改變形式。我們可以想像老祖先帶著一副「可能性的眼鏡」，透過直覺的鏡片清楚描述並運用能量體，這些能量體可以將粗鈍物質轉換成精微能量，也可以將精微能量轉化成粗鈍物質。脈輪顯然就是這個轉換過程的核心。

大部分的研究者都相信脈輪系統源自於四千多年前的印度。當時有一種「神秘次元解剖學」的分類，介紹了各種會影響身體的精微能量體和精微能量通道。這種說法的源頭就是吠檀多哲學，記載於西元前八百年左右的《奧義書》（Upanishads）裡。吠檀多的意思是「吠陀的終極」，指的是源自西元前一千五百年的四本印度經典。這些古代經典也被稱為「譚崔」（Tantras）。整體而言，脈輪系統可以分為兩大類：吠陀與譚崔（保存在阿優吠陀醫學和譚崔瑜伽裡）。

譚崔源自於兩個字，分別為擴展（tanoti）和解放（trayati）。所以譚崔也可以代表「擴展解放的知識」。譚崔是根據多種教義的生活修行，其中包括脈輪、拙火、哈達瑜伽、天文學、占星學和對眾多印度男神和女神的崇拜。譚崔瑜伽起源於印度的前雅利安時期，大約在西元前兩千五百年至三千年之間。許多譚崔瑜伽或靈修的派別都源自於此，其中包括譚崔佛教。衍生自譚崔瑜伽的每個派別對脈輪，以及相關的神祇、宇宙學和符號都有各自的看法。

脈輪本身的歷史又更為複雜。脈輪系統和幾種不同的文化都有關聯，也可能是由許多種文化共同創造出來的。雖然譚崔瑜伽通常與印度連結在一起，但是源自衣索比亞的德拉維達人也練習譚崔瑜伽。我們看到埃及前王朝時期和非洲的修身方式，與古印度的譚崔信仰有許多相似之處[6]。

舉個例子，許多印度教的神祇都源自於印度的黑色文明階段，所以經常會用黑色來形容神祇[7]。有些歷史學家認為，早期的埃及人廣受非洲信仰影響[8]，進而影響了希臘人、猶太人，以及稍後的伊斯蘭和基督教思想，還有印度的印度教徒[9]。

其他文化也交流了脈輪的概念。早期的艾賽尼派是一個宗教性和精神性的族群，西元前二世紀到西元二世紀之間，這個族群居住在巴勒斯坦地區，其修行方式反映了古代印度人的修行[10]。信奉伊斯蘭神秘主義的蘇菲教派也有一套關於能量核心的系統，不過只涉及四個能量中心[11]。蘇菲教派與部分亞洲的印度人和美國印地安人一樣，都借用了譚崔瑜伽中的拙火觀念[12]。

墨西哥的馬雅人、秘魯的印加人和北美的切羅基人，都有各自的脈輪系統。馬雅人甚至認為，是他們把脈輪系統的知識傳授給印度教徒。

脈輪系統以迂迴的方式，慢慢流傳到西方世界。十六世紀一名印度瑜伽士首次在《六個脈輪探索》（*Sat-Chakra-Nirupana*）中，完整介紹了脈輪的概念。艾弗隆隨後又在一九一九年首次發表的《靈蛇的力量》（*The Serpent Power*）中，把脈輪知識引進了西方世界。艾弗隆在書中大量引用《六個脈輪探索》和另一本書《*Pakaka-Pancaka*》的內容。早在艾弗隆之前，德國神秘學家傑克．邦姆（Jakob Bohme）的學生尤安．喬治．吉奇特爾（Johann Georg Gichtel），就在西元一六九六年發表的《神智學修練》（*Theosophic Practica*）中，把內在的力量核心與東方的脈輪戒律相提並論[13]。

現代有許多神秘學專家的理論，則是根據艾諾蒂．朱迪斯（Anodea Judith）對艾弗隆著作的闡述。朱迪斯針對脈輪提出了心理層面的解釋[14]。

我們回顧歷史就會發現，脈輪深藏於世界各地的靈性傳統之中，而現在已經快速推進到另一種專業訓練的最前線：科學。

CHAPTER 37

拙火：合一的力量

印度教系統中提到了許多種能量通道和能量體，我們接下來會介紹其中的幾種，包括脈輪和脈、三種化身以及五種「軀殼」（koshas，意為「鞘」），或稱為精微體。此外，還有一種覺知的力量（意識），可以整合這些獨立的主題。

關於拙火，必須從神祇的故事談起，這些神祇都存在於我們的體內。這個故事告訴我們應該如何融合內在的女性和男性能量，同時超越這兩種能量。這是有四千年歷史的一則印度教神話。

宇宙中有單一的意識統合萬物。在這種意識中有兩位神祇，分別是天神「溼婆」（Shiva），代表無限的最高意識，以及女神「夏卡提」（Shakti），代表永恆的最高意識。溼婆代表時間，夏卡提則代表空間。我們也可以用東方醫學中的陽與溼婆的形象結合，而夏卡提則代表陰。

當這兩種存在分離之後，宇宙就產生了物質與意識的區別，宇宙的產物（包括人類）之中也有同樣的區別性。夏卡提存在於每個人的體內，偽裝成蛇，盤繞在體內最底端的脈輪內。夏卡提代表我們體內的「性力拙火」（Kundalini Shakti），一種靜止的力量[15]。祂只有在移動時才會現身，而這也是祂的終極目標，從稠密的肉體升起，直到和位於第七脈輪的摯愛——溼婆——重新結合。當兩者合為一體時，就能透過最高意識進行創造活動。

夏卡提不只是女神，也是般納的源頭，也就是生命力的根源。祂有聲音和形狀，由梵文字母組成（或稱為梵咒，Mantras）。當溼婆與夏卡提結合時，會創造出「納達」（nada，意指純淨的宇宙之音）和「瑪哈賓度」（maha bindu，意指存在於萬物的最高光明）。當一個人開始融合體內的陰陽面向時，意味著什麼呢？當一個人完成融合之後，就能擺脫肉體的限制，而內在的神秘和神奇能力也會甦醒。更甚有者，靈魂可以不再輪迴，脫離迫使輪迴的生命之輪。

科學說了相似的故事，只是用了不同的文字。根據近期的研究，這整個世界都可以化約為頻率和振動。正如第三部中提到的，我們都是由 T 場和 L 場所組成，形成了統一的頻率。我們也是由「男性」和「女性」所形成，具有電性及磁性。我們如果能達成平衡，將每一種面向融合，就能創造出和諧，並在和諧之中發揮療癒的力量。遵循拙火之路，不僅是為了達到開悟的心智狀態，也是要療癒心智、靈魂和靈性，以及身體。

拙火如何運作？它與我們接下來將要介紹的能量有關。

脈輪：一種環狀的光能量，主宰著肉體，同時等待著靈性的活躍。

脈（nadis）：精微能量的串流或管道，能與脈輪及身體產生互動。脈會傳遞般納或精微能量，同時淨化身體，提升拙火向上通過脈輪。用科學術語來說，脈就像是能量的動線（參閱 266 頁「脈：能量的通道」）。最主要的脈是位於脊柱的中脈（Sushumna），負責傳送拙火的能量。左脈（Ida）則位於脊柱的左側， 代表女性的能量。右脈（Pingala）位於脊柱的右側，代表男性的能量。當拙火從中脈升起時，會順著左脈和右脈環繞上來，並啟動核心的七個脈輪，來幫助拙火不斷地提升。

軀殼（koshas）：指的是限制靈魂或本我的五層能量護圈，會隨著初學者肉體、心智、精神和能量的進化，而一一消除。

精微能量體：這指的是包容人性和靈性層面的三個基本能量體。

拙火提升過程

以下簡介拙火提升的過程：

升起前：入門者感受到生命的所有變化無常，包括無法控制日常生活的實際事物。我們可以想像性力拙火之蛇盤繞在脊柱的底端等待啟動，而位於第七脈輪的溼婆能量，也在等待祂失去的伴侶。

發展：從某一層軀殼轉移到另一層軀殼，入門者啟動氣脈裡面的能量打開脈輪，最終讓性力拙火從第一脈輪升起。這段演進過程包括淨身，學習認識身心靈，進行徹底的療癒。

拙火的升起：當拙火升起通過中脈時，脈輪就會透過三個主要的脈（中脈、左脈、右脈）一一啟動。這會促進我們對於每一個脈輪領域的認識和達成健康。

轉化：當第七個脈輪接收到升起的拙火能量時，溼婆與夏卡提——亦即男性和女性能量——就會合為一體。許多系統都認為此時拙火能量會停留在第六脈輪，等待進一步的聚焦。

啟動力量：有些能量系統認為拙火可以啟動神通力（siddhi），這包括許多神奇的能力，例如隱形、飄浮升空或療癒的能力等等（參見 279 頁「神通力：源自精微體的力量」）。我們可以藉由這種轉化，讓般納改變身體的物質能量，將初學者從物理法則的局限中解放出來。

CHAPTER 38

當科學法則遇上脈輪理論

人體的每個脈輪都以獨特的方式來影響肉體、情緒、心智和精神。這是因為每個能量器官都有自己的振動頻率，會以獨特的速度自旋。我們曾說過能量的定義就是移動的信息，因此信息也有速度和頻率。速度和頻率的變動都會影響每一小片能量中的信息。

我們通常把比光速還快的信息定義為精微能量，它會藉由脈輪呈現出來。脈輪則將以光速或比光速慢的信息詮釋為感覺，進而影響身體的生理狀態。脈輪可以接收並轉化物理能量和精微能量，然後將它們還原成對人體有利的信息。

脈輪的能量振動是從體內擴散至體外，透過皮膚傳送信息。它也會吸收外界的信息進入體內，將信息轉化以便接收。即使是體外的脈輪，也和身體連結著。這種能量的內外串流，代表脈輪實際上就像永不停息的能量傳輸帶，而非一般人描述的圓錐形旋渦。

脈輪的能量流動不僅像一條永不停歇的川流，也會吸引宇宙中的其他能量。有些互動會形成自體的小宇宙，其中包括靈光場（環繞人體的層層能量），以及身體內外流動的能量通道、能量體和能量場（其中包括脈和次要能量體，例如因果體和情緒體）。

每個脈輪都以不同的頻率振動著。體內位置較低的脈輪，振動速度比較慢；位置較高的脈輪，振動速度比較快。能看到這些頻率的人，會將它們形容成光和顏色。體內脈輪涵蓋了可見光的光譜，位置最低的脈輪鄰近光譜中的紅外線，而比較高層的脈輪則偏向紫外線那一端。

脈輪的位置越低，越靠近光譜中的紅外線頻率；位置越高的脈輪，則越靠近紫外線的頻率。越過紅外線和不可見光的範圍之後，第一種可見光的顏色就是紅色，它與位於鼠蹊部的第一脈輪有關。紫色則是在進入紫外線頻率之前，肉眼能見到的最後一種顏色；紫色與前額的第六脈輪有關。

脈輪色彩光譜圖（圖 5.3）衍生出許多有關脈輪能見度的問題。最常見的一個問題就是，既然脈輪的確存在，同時以顏色的頻率振動著，為什麼肉眼無法看到這些顏色？我們腦波的振動頻率通常是介於每秒零次到一百次，也就是零赫茲到一百赫茲（參閱下一節「科學研究」中維莉・杭特的研究）。脈輪的振動幅度則介於一百赫茲和一千六百赫茲之間。這代表我們的大腦根本無法理解像脈輪這麼高的振頻。

長久以來，具有直覺力的人一直可以重複觀察到體內的六個或七個脈輪。最主要的六個脈輪（從第一脈輪到第六脈輪）的頻率，與肉眼可見的光譜有關（紅色、橘色、黃色、綠色、藍色和紫色）。直覺通常只能辨識大腦允許辨識的事物，所以如果大腦說：「我不能看到紅外線或紫外線」，我們的直覺就無法辨識出更高或更低光譜的顏色或脈輪。這也許就是為何許多神秘派修行者，之所以把第七脈輪的位置定在頭頂上方而不是在體內的理由。第七脈輪是以白色光的頻率振動著，它是「超脫俗世」或規範之外的。這或許也能解釋為何有些通靈人士可

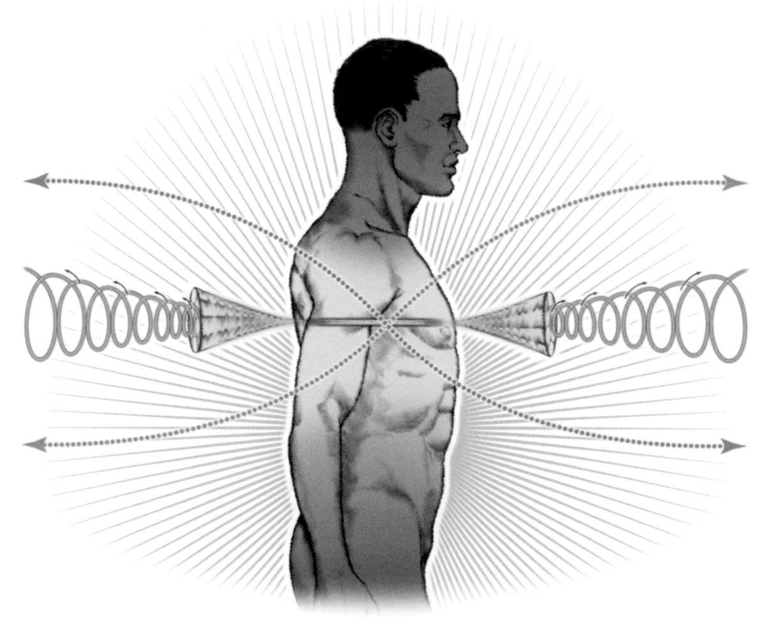

圖 5.2　脈輪就像波

傳統的說法把脈輪形容成「光輪」，就像一股自旋能量的旋渦，從脊柱由內向外擴散。從擁有超覺能力者的觀點來看，脈輪更像是鬆散連結的一段段波帶，可以把信息送入體內或送出體外。

以看到身體下方或上方的脈輪。他們可以辨識出「不同程度的灰色」，而這是一般人辦不到的。

科學研究

已經有相當多的研究證實了脈輪的存在。維莉．杭特博士是其中的先驅。杭特是加州大學洛杉磯分校的肌動學教授，專研人體的動作。她在過去二十年來藉由可以測量肌肉電活動的儀器（肌電圖檢測儀），來測量人體電磁波在不同狀態下的輸出狀況，結果發現人體會在與脈輪有關的位置散發輻射。她也發現特定的意識層次和特定的頻率有關[16]。

在杭特的實驗中，當受測者想像日常生活的狀況時，能量場的頻率約為二百五十赫茲，等同於心臟的頻率。而她藉由肌電圖的測量，發現擁有超覺能力者的能量場頻率大約介於四百赫茲至八百赫茲。催眠專家和通靈者的頻率是介於八百至九百赫茲。至於不斷和高層自我連結的神秘主義者，其能量場或乙太體的頻率則高於九百赫茲。

杭特的發現和傳統脈輪的學說有關，意味著脈輪可以當做開悟的踏腳石。每一個脈輪都會啟發不同的靈性覺知，提高精微體的振動頻率。事實上，肌電圖檢測儀的製造者改良了儀器來測量更高的頻率，結果發現神秘主義者的精微能量場，平均頻率是二十萬赫茲[17]。

杭特還在一份與韋恩．梅賽博士（Wayne Massey）等學者共同撰寫的報告中提到，當受測者在接受羅夫按摩時，脈輪的顏色會改變[18]。羅夫按摩是一種深層按摩，可以藉由按摩肌筋膜，達到整合身體結構的效果。

杭特在受測者接受羅夫按摩時，藉由傅立葉分析法和聲波頻率圖，來測量並記錄頻率的變化。與此同時，知名的療癒師羅斯琳．布魯伊爾牧師，也透過靈視力來記錄她所看到的顏色。

杭特以光和聲音的形式記錄觀測到的頻率，結果發現無論是根據布魯伊爾的靈視力或儀器的紀錄，脈輪的顏色都有相同的改變。這些觀察到的顏色與形上學的文獻吻合：海底輪或第一脈輪是紅色，生殖輪或第二脈輪是橘色，臍輪或第三脈輪是黃色，心輪或第四脈輪是綠色，喉輪或第五脈輪是藍色，眉心輪或第六脈輪是紫色，而頂輪（頭頂）或第七脈輪是白色。

杭特的其中一個概念就是，從量子的角度來看，身體不僅是一堆系統的組合

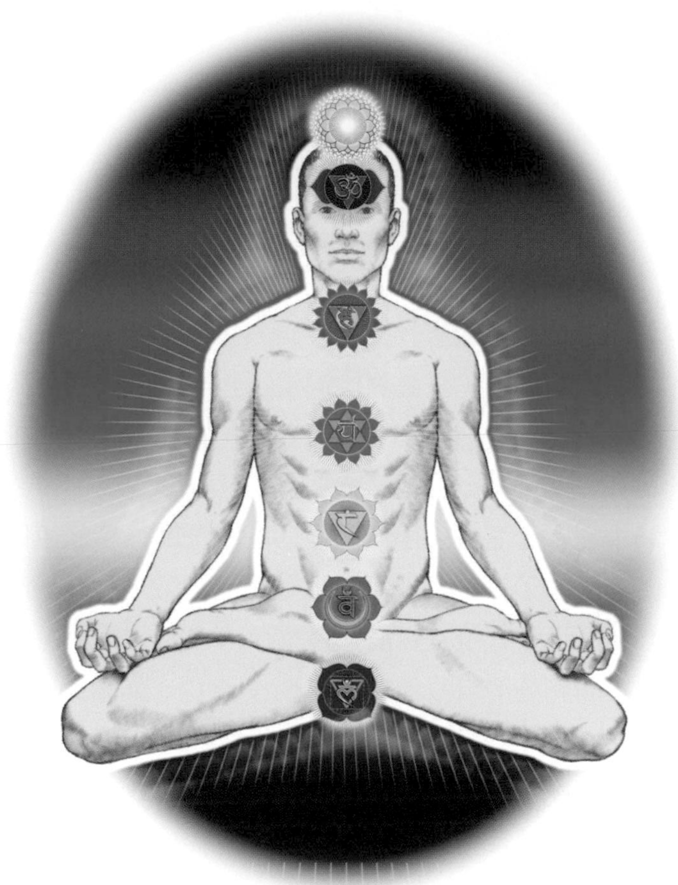

圖 5.3　電磁波譜上的脈輪

（例如內分泌、神經肌肉或心血管系統）。人體的所有系統和組織都是由能量所安排的，這裡特別指的是生物能。杭特的研究意味著脈輪的確存在，同時也會影響我們肉體、情緒和能量的本質。

另外一項研究，對象是具有超凡靈視能力的朵拉・凡蓋德・庫茲，也證實了脈輪的存在。研究者要求庫茲觀察兩百位罹患不同疾病的人，並且從非物質身體和脈輪變化的角度，來描述他們的病情[19]。《脈輪與人體能量場》（*The Chakras and Human Energy Fields*）的作者莎菲卡・卡拉古拉博士（Shafica Karagulla）後來把庫茲的觀察結果，與標準的醫學診斷相互比對，結果發現疾病的確會改變脈輪和非物質身體的顏色、光度、韻律、速率、體積、形狀、彈性及組織。

最令人驚喜的是，這份研究詳細介紹了脈輪與內分泌腺體的關係。研究者發現特定腺體的問題，會表現在對應的脈輪上面。舉個例子，如果松果體受到干

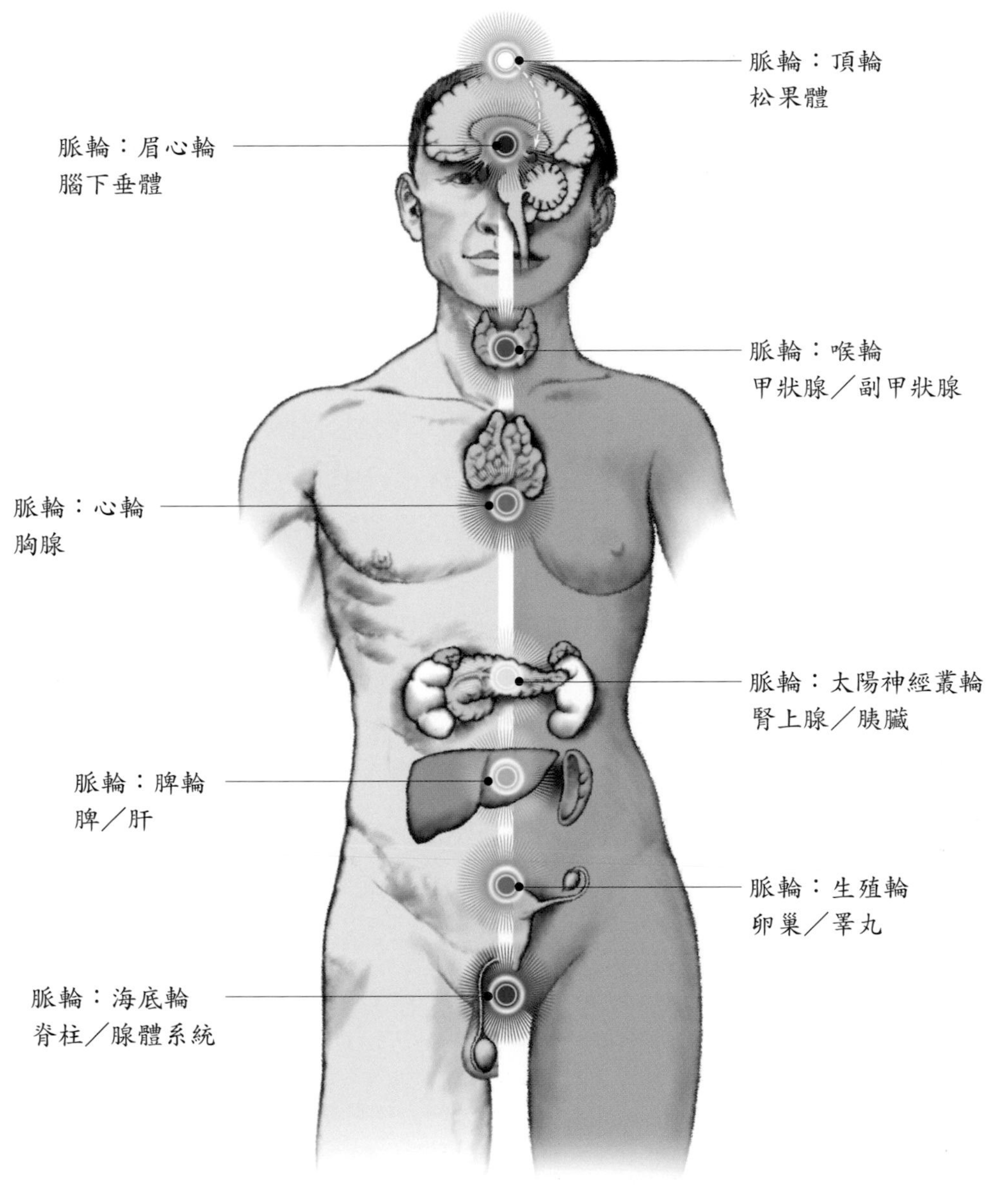

圖 5.4　脈輪和內分泌系統

擾，頂輪也會失序。有關脈輪和內分泌腺體的關係，請參閱圖 5.4。

如圖 5.4 所示，研究者發現了八個主要的脈輪（多了一個位於脾的脈輪）而非傳統的七個脈輪，同時也在手掌和腳底發現次要的脈輪。

科學家暨神道牧師本山博博士，也加入了脈輪的研究行列。他進行過無數的研究，證實能量系統的存在，而許多研究都收錄在他逾二十本的著作中。本山博曾經發明一種儀器，用來測量受測體附近的電、磁和光的細微變化。這種儀器稱為 AMI，也能測量經絡和其對應內臟的功能。本山博實驗發現心輪的活動增強時，的確會製造出微弱但可以測量的物理光。他要求受測者在感受到超心靈能量或超覺力量時，像是無法言喻的感受、圖形或聲音時，就按下按鈕。這些內在感受，與客觀測量到的心臟活動，具有相關性。經過多次類似的測試之後，本山博得出結論：啟動脈輪的關鍵，就在於讓心智專注於脈輪之上[20]。

根據許多研究的推論，本山博認為某些人能透過脈輪投射能量。這個觀點也得到伊柴克．班多夫（Itzhak Bentov）的認同，他主要是研究和冥想（靜坐）有關的生理變化。班多夫印證了本山博的發現，認為脈輪會發射靜電能量[21]。

根據本山博的理論，脈輪表現在中樞神經系統中的大腦和神經叢，還有針灸的穴位。儘管脈輪和中樞神經系統、經絡是分開的，脈輪會疊加在這兩個系統之上，而不是位於同樣的物理空間內[22]。

本山博指出脈輪會藉由氣脈的系統，利用外界的能量來供給身體所需，氣脈是把精微能量傳送到全身的通路。他還認為「粗鈍脈」（gross nadi）就等於經絡系統，兩者的結合代表了位於結締組織內「控制生理作用的實質，但肉眼看不見的系統」[23]。

科學現在正藉由某些方法接近古代的知識。我們接下來會發現所有的宇宙論，無論是俗世、物理或神秘取向的，可能其實並無差異。

CHAPTER 39

世界各地的脈輪系統

西方傳統經常認為脈輪系統源自於印度教，但其實全世界各地一直都有脈輪的概念。有些是源自於印度教，有些是自行發展出獨立系統；但也有些自稱是印度教脈輪系統的源頭，例如馬雅文化。

印度的七個脈輪

「Hindu」意指「印度河的」，印度河源自於西藏喜馬拉雅山區，流經現代的巴基斯坦，出於阿拉伯海。印度河孕育了許多個古老的文明，進而融合成現代印度脈輪系統的概念和觀點。

根據印度教哲學，脈輪是位於脊髓內的精微能量體，居於「中脈」的最核心。中脈稱為「梵脈」（Brahma nadi），負責傳送靈性能量。脈會把精微能量傳送到全身，它是提升拙火的重要夥伴。拙火是位於最低層脈輪中的生命能量。當拙火能量甦醒後，就會沿著脊柱（也就是脈輪所在的中柱）而上，擴散至全身，然後帶來開悟。

大部分的脈輪系統都認為，中脈的核心是精神能量體而非物質能量體，所以脈輪具有精微的本質。不過也有些印度教系統認為，脈輪和脊柱外的粗鈍神經叢有關，同時具有物質和精微的本質，也是所有心理和肉體存在的基礎。

海底輪或基底輪：第一脈輪或根脈輪

海底輪（Muladhara或Adhara）被視為吠陀脈輪眾神的根基。它是體內第一個脈輪，位於脊柱的根部。精微能量的通道——脈——從此處升起，將生命能量送至全身。因此，第一脈輪時常被認為是尾骨神經叢內的精微能量中心，同時也是身心的重要基礎。

海底輪也和大象有關，它負責傳送脈輪的種籽音（seed sound）。海底輪的能量可以幫助我們堅持不懈，就像大象一樣結實、可靠又不屈不撓。海底輪幫助駕馭和引導我們需要的能量，得以在生命中堅韌茁壯。

海底輪的幾何圖案是一個正方形內有一個圓圈，圓圈內是一個尖端朝下的三角形，象徵女性的性器官。與海底輪有關的蓮花圖案是四片紅色花瓣。紅色是第一脈輪最典型的顏色。蓮花之中有一個黃色的正方形，象徵土元素。因此第一脈輪的熱情和喚起生命的紅色就由土的能量來限制和扎根。海底輪的梵咒（種籽真

印度教脈輪傳說

印度教脈輪系統一般有七個基本脈輪，雖然有些譚崔派別會在前額部位加上幾個脈輪。本書還會介紹另外三個脈輪。不同的印度教文獻，觀點略有出入，我們在此要介紹的是最普遍的概念、定義和拼法，然後會扼要介紹脈輪的諸多傳統面向。

我們首先會列出脈輪的梵文名稱，再加上第二個名稱，然後是脈輪的概述。此外還包括以下的重點：

別名：其他的印度教名稱。

名字意義：脈輪梵文名稱的意義。

主要功能：脈輪主要功能的概述。

位置：脈輪在脊柱的位置、靠近的器官或相關的神經叢（也稱為「粗鈍體」，sthula sarira）

相關器官：列出部分與脈輪有關或由脈輪主宰的器官。

象徵符號：也稱為「象徵圖」（yantra），與脈輪形狀有關的圖案。一個脈輪通常包含著一個幾何圖案和一朵蓮花。每個脈輪的蓮花有不同的花瓣數目和顏色。

脈輪顏色：脈輪整體的顏色。

成分：每個脈輪都與元素連結，其中包括顏色、聲音和蓮花瓣。

粗鈍元素：也稱為「要素」（twttwas）。關於「五種物理元素」（bhutas），請參閱圖 5.8。

精微元素：較具精神性的元素，也稱為「五維」（tanmatra）。

元素顏色：根據譚崔瑜伽，粗鈍元素具有的顏色。

言）是「lam」，它可以阻止我們的能量從根基（第一脈輪）往下降。有些派別認為三角形中央有一個「林伽」（lingum，是溼婆的生殖器象徵）或集中點，象徵所有生物都具有男性與女性的能量。海底輪是由天神「梵天」所主宰，它是印度教的創造之神。傳統認為梵天有四個頭、四張臉和四隻手臂，能監督並管理四面八方。祂的后妃「空行母」（Dakini）是物質界的守門人。空行母有四隻手，每隻手都握

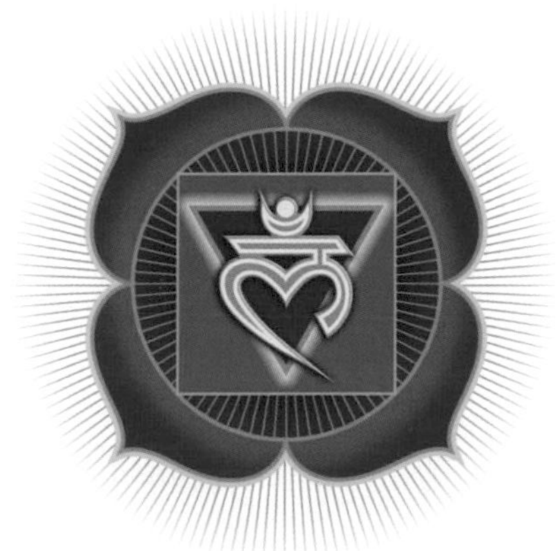

圖 5.5　第一脈輪：海底輪

元素聲音：也稱為種籽音或「種籽真言」（bija-mantra）；是由該脈輪元素產生的聲音。

種籽音傳送者：每個脈輪都由一種動物或「聖騎」（vahana）來代表，負責傳送種籽音。每個脈輪也會透過動物來表示某種特質。

花瓣：每個脈輪都由蓮花（padma）來顯示，帶有特定的花瓣數目。花瓣本身也與特定的聲音、神祇和意義有關。

主要感覺：與該脈輪有關的特定感覺。

感覺器官：「帶有感覺意識的器官」（jnanendriya），或處理相關感覺的器官。

行動器官：「付諸行動的器官」（karmendriya），或是能替該脈輪執行主要生理活動的器官。

生命之氣：不同的脈輪負責的氣息，如果有的話。

宇宙次元或界：大部分的脈輪連結了一個「宇宙次元」或特定的「界」（loka）。如果有的話，都會列出來。

主宰女神：每個脈輪都由特定的女神來負責監督。

主宰男神：每個脈輪都有一特定男神來監督。

主宰行星：與該脈輪對位的行星。

林伽：有些脈輪有林伽進駐，也稱為「業結」（granthi，紀錄的保存處），必須解開它才能讓拙火升起。

著一個象徵生死的物品，也意味著生死之間的生命道路。

就心理層面而言，海底輪掌管我們最原始的需求和肉體的存在。它是與生存本能最有關的脈輪。海底輪決定了我們是要求生或求死；決定了如何生存或茁壯成長。它也被認為由土元素所塑造，所以也提供了物質世界的根基。

第一脈輪：海底輪

別名	支撐（Adhara）、冥界（Patala）
名字意義	「Muladhara」有根基（mul）和支撐（adhara）的意義。這個名字反映出它的最高目的：做為肉身生活的基礎。它也常被稱為「根脈輪」。
主要功能	安全感
位置	位於體內的脊柱底端，介於肛門和生殖器官之間
相關器官	骨頭、骨骼結構、尾骨神經叢、腎上腺
象徵符號	四片紅花瓣內有一個正方形和一個尖端朝下的三角形
脈輪顏色	紅色
成分	
粗鈍元素	土
精微元素	吸引力／嗅覺
元素顏色	黃色
元素聲音	Lam
種籽音傳送者	大象或「神象」（airavata），代表引導生命力達成目標的能力
蓮花花瓣	四片紅色花瓣
主要感覺	嗅覺
感覺器官	鼻
行動器官	足
生命之氣	出息（apana）
宇宙次元或界	塵世、物質界（Bhu Loka）
主宰女神	空行母，物質現實的守門人
主宰男神	梵天，物質現實的創造者；象頭神（Ganesh），象頭人身的男神，能賜予保護和移除障礙，經常與這個脈輪連結在一起。
主宰行星	土星
業結	梵天結。如果我們要拋棄讓我們把大地視為牢籠的幻覺障蔽，就必須先解開梵天結。

生殖輪：第二脈輪

生殖輪（Svadhisthana）會啟動個人特質的拓展，它位於生殖器官，反映出培養特定人格的本能需求，但也會向外與人接觸。生殖輪的水元素鼓勵我們享受生命的周期和韻律。與生殖輪最有關的動物是鱷魚。鱷魚通常棲息在水中，等待機會表現自己，也許是透氣享受日曬或進行獵殺。

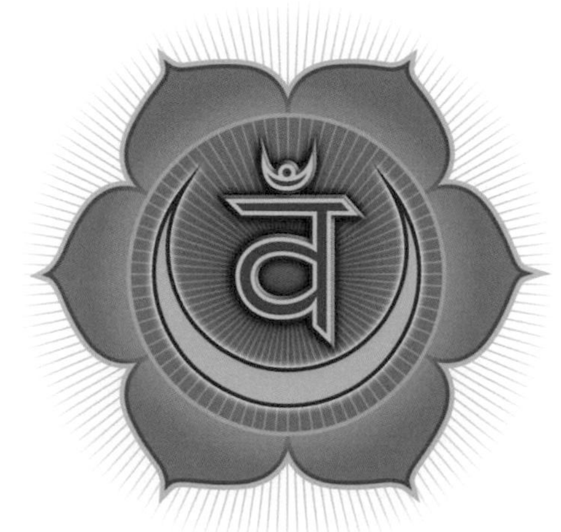

圖 5.6　第二脈輪：生殖輪

我們的靈魂會想透過第二脈輪表達自己。第一脈輪——海底輪——代表生存的根基；第二脈輪——生殖輪——則象徵創造力。我們如何活出熱情，然後與人分享？我們的夢想呢？慾望呢？兩者該如何整合？主宰生殖輪的天神「毗濕奴」（Vishnu）負責平衡梵天的創造力和溼婆的毀滅力量。每個人體內都有生產和退化的力量。我們何時會運用這些力量？所求為何？主宰生殖輪的女神是夏卡提的化身瑞基尼（Rakini Shakti），曾經飲用第七脈輪的甘露，也就是天神的珍饈。祂的提問是：我們願意用生命的甜美和愛來充實自我嗎？

第二脈輪的圖案是一個圓圈內有一輪新月，外圍則是一朵有六片橘紅色（有些系統認為是白色）花瓣的蓮花。脈輪的梵咒是「vam」，它可以滋養我們的體液。這個脈輪的象徵集中在月亮，充滿性的象徵意義。據說月亮天神會在新月階段遍遊世界，滋養世間的水。水會接著滋養植物，供養動物和人類的生存所需。

就心理層面而言，第二脈輪會刺激我們發展出獨特的人格、創造和滋養的能力，以及對愛和甜美的需求。

第二脈輪：生殖輪

別名	「加持」（Adhishthan）或「六花瓣」（Shaddala）
名字意義	自我的所在。梵文是「sva」（自我或般納），加上「adhishthan」（居所）；也有「六片花瓣」的意思。
主要功能	甜美

（續下表）

位置	位於下腹部，介於肚臍和生殖器官之間。
相關器官	生殖器官、膀胱、前列腺（攝護腺）、子宮、薦骨神經叢、腎
象徵符號	六片橘紅色蓮花花瓣，內有一輪新月和神獸鱷魚（makara）。
脈輪顏色	橘色
成分	
粗鈍元素	水
精微元素	吸引力／味覺
元素顏色	白色、淡藍色或如水般清澈
元素聲音	Vam
種籽音傳送者	鱷魚（亦稱魔羯魚），象徵水底下看不見的事物（如同我們的慾望）。
蓮花花瓣	六片朱紅色花瓣
主要感覺	味覺
感覺器官	舌
行動器官	手
生命之氣	出息（apana）
宇宙次元或界	星光界或天空、「粗鈍心界」（Bhu var Loka）
主宰女神	瑞基尼夏卡提，飲用第七脈輪的甘露。
主宰男神	毗濕奴，結合創造與毀滅 。
主宰行星	冥王星

臍輪：第三或太陽神經叢輪

臍輪（Manipura）本身就是一顆明亮發光的寶石，與火元素有關，就像是位於身體中央的耀眼太陽。

臍輪負責消化作用和器官，同時也會影響神經系統和免疫作用。消化可以反映出一個人吸收和同化事物的能力，其中也包括思想。因此，這個能量中心也決定了我們身體和心智的健康。

臍輪是由天神樓陀羅（Rudra）和女神夏卡提的化身拉基尼（Lakini Shakti）共同主宰。樓陀羅是臍輪之王。身為溼婆的一個化身，樓陀羅是駕馭太陽馬車的天神，他手中射出的箭可以帶來破壞和疾病。他要求我們必須組織自己的心智和經驗，決定哪些部分必須被「燒毀」，哪些部分必須被保留。拉基尼夏卡提則是破壞女神時母（kali，迦梨）的仁慈形式。她鼓勵我們設定目標，專注在必要的行動和思考，以達成個人的抱負。

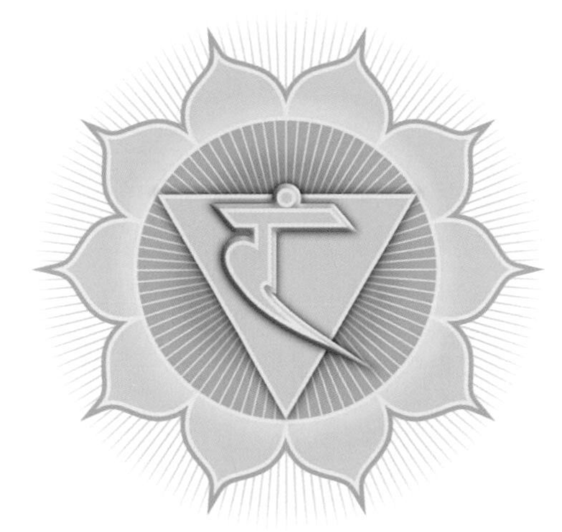

圖 5.7　第三脈輪：臍輪

第三脈輪的圖案是一個圓圈，其中有一個尖端朝下的三角形。三角形有三個「T」符號，做為通往「卐」符號的門戶。卐是梵文符號，無論是卐（左旋）或卍（右旋），都代表幸福。第三脈輪的卍是左旋，是火的象徵。火是代表第三脈輪的粗鈍元素。這裡的十片蓮花花瓣都是藍色的，藍色也是火焰中心的顏色，因此意味著第三脈輪兼具建設性和破壞性。火元素也與印度教理論有關，認為消化是藉由熱來完成，所以食物會燃燒，創造生命的能量。我們在第三脈輪中聽到的聲音是「ram」，再恰當不過，因為公羊（ram）也是這個梵咒音的傳送者。公羊可以帶來勇氣與支持，幫助我們進入現實世界。

就心理層面而言，臍輪是我們個人力量的中心。有些派別解釋成對信息的強烈需求，另外有些派別會解釋成對於權威的強烈渴求。這個脈輪的重點是找到平衡，決定我們要如何達成自己的「法」（dharma）或人生目標，而不只是活在業

印度教的脈輪發展

關於脈輪的發展，意即脈輪自然漸進開啟的順序，許多理論各有見解。最廣為所知的譚崔，列出了以下的順序：

脈輪	發展年齡
海底輪	1-8 歲
生殖輪	8-14 歲
臍輪	14-21 歲
心輪	21-28 歲
喉輪	28-35 歲

眉心輪和頂輪與年齡無關。

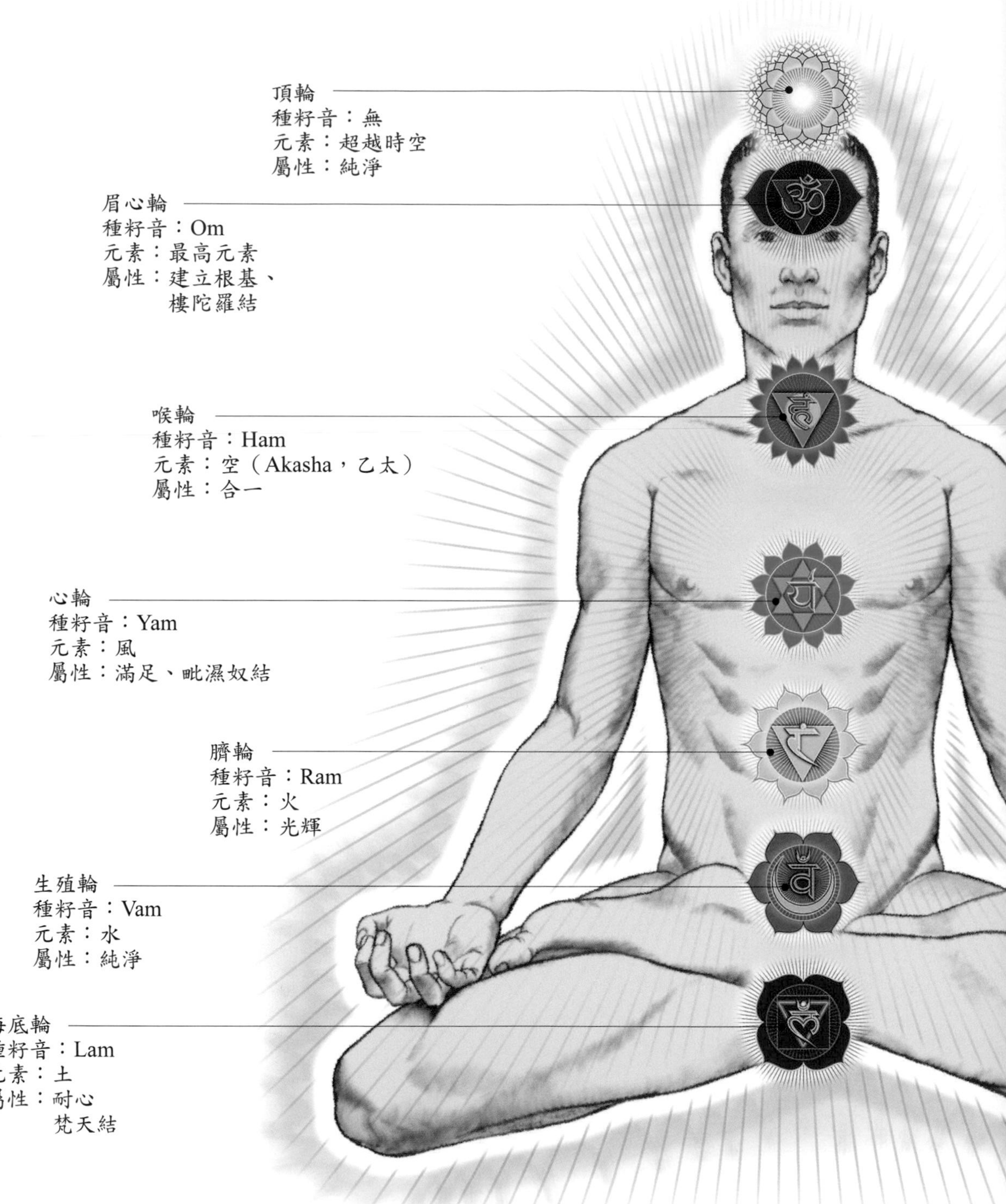
頂輪
種籽音：無
元素：超越時空
屬性：純淨
眉心輪
種籽音：Om
元素：最高元素
屬性：建立根基、
樓陀羅結
喉輪
種籽音：Ham
元素：空（Akasha，乙太）
屬性：合一
心輪
種籽音：Yam
元素：風
屬性：滿足、毗濕奴結
臍輪
種籽音：Ram
元素：火
屬性：光輝
生殖輪
種籽音：Vam
元素：水
屬性：純淨
海底輪
種籽音：Lam
元素：土
屬性：耐心
梵天結

圖 5.8 印度脈輪系統

力或過去的經驗裡。

元素

印度教中的五種基本元素（土、水、火、風、空）只會被比較低層的脈輪使用。元素能維持脈輪運作，供脈輪使用，也能以許多不同的方式和形狀呈現。比較高層的兩個脈輪會利用比較高層的元素，或是綜合低層脈輪的元素。眉心輪帶有「我覺」（mahat，「最高元素」），其中包含三個面向，分別為心靈、智能和我的覺知，也就是自我覺知。其他脈輪的粗鈍元素都源自於最高元素。頂輪是一種純淨的意識，因此它的元素是超越時空的。

蓮花

還有什麼東西能夠比蓮花更美麗地呈現脈輪呢？每一個脈輪都由不同數目的蓮花花瓣及顏色所代表。

蓮花的花瓣型態是根據脈（nadis）或氣脈的位置而定，圍繞著一個特定的能量中心，透過體內的生命能量（般納）而展現。當呼吸或「生命的氣息」（vayu，呼吸）停止時，蓮花也會停止綻放。也有人認為蓮花是拙火的呈現，合力創造了性力拙火的生理面向。簡言之，花瓣代表了拙火這股精微能量中的物質面向。

每一朵蓮花中央都有一個種籽音，除了千瓣的頂輪蓮花之外。種籽音是由蓮花核心的能量振動所產生的精微音。整體而言，蓮花的形狀包含了脈輪獨特的型態和意涵。

林伽或業結（granthi）：把結打開

「林伽」或「業結」是人體內約束能量的鎖。我們如果想要讓其中的能量自由流動，就必須解開業結，才能達到完整的神性。

這些業結分別位於海底輪（根脈輪）、心輪和眉心輪（三眼輪），當拙火升起時，業結就會化解。

林伽通常與兩種基本符號連結，各自代表不同形式的神性。林伽的其中一種形狀有如男性的陰莖，類似圓柱體。另一種象徵符號則是三角形（Trikona）或優尼（Yoni），意味著女性陰道，以尖端朝下的三角形來代表。海底輪中的鎖有自己的林伽，被「靈蛇」或是性力拙火包覆著。「性力拙火」必須解開盤繞，沿著中脈上升，才能釋放林伽。

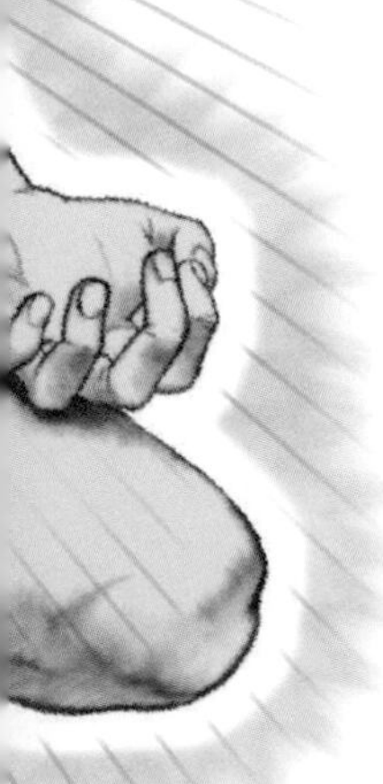

第三脈輪：臍輪

別名	「寶石之城」（Manipurak）、正道輪（Nabhi）
名字意義	寶石之城。「mani」代表寶石或珍品，「pura」代表棲息的地方；「nabhi」則代表肚臍。
主要功能	充滿光澤的寶石
位置	位於肚臍和胸骨底端之間
相關器官	中焦或太陽神經叢、消化器官和系統。有些專家還主張包括肌肉、免疫系統和神經系統。
象徵符號	十片蓮花花瓣，其中有尖端朝下的三角形，由三個T字組成的卐符號包圍著。
脈輪顏色	黃色
成分	
粗鈍元素	火
精微元素	形式／視覺
元素顏色	火紅
元素聲音	Ram
種籽音傳送者	公羊，促進靈性的鬥志（力量、智慧和勇氣）。
蓮花花瓣	十片藍色花瓣
主要感覺	視覺
感覺器官	眼
行動器官	肛門
生命之氣	平行氣（samana 或 saman），有助消化。
宇宙次元或界	天空、天國；天界（Svarloka）
主宰女神	拉基尼夏卡提，用同理心來鼓舞或專注。
主宰男神	樓陀羅，年長的破壞力量。
主宰行星	太陽

心輪：第四脈輪

據說開悟能讓人在心輪（Anahata）中聽到宇宙的聲音。心臟的確是人體的中心，也是最重要的人體器官。我們已經知道心臟發射的電力和磁力，足足是大腦的數千倍。心輪的中央器官——心臟，會藉由每次的心跳衝擊我們的存在，這顯示所有的生命不過是聲音和韻律的結合。

心臟中有第二業結，我們必須解開其中打結的能量，才能解放我們的神性。心臟是許多印度教神祇的領域，其中一位是黑天（Krishna），祂是毗濕奴的第八個化身，代表高層的愛和心中的愛。在黑天之下，還有另一位天神自在天（Isvara），祂是溼婆的化身之一，以對愛和生命的秘法聞名。自在天也和神通力有關（參閱 279 頁「神通力：源自精微體的力量」）。自在天還能瓦解小我和世界之間的阻礙。女神夏卡提的化身卡基尼（Kakini Shakti）和自在天共同治理天下，幫助虔誠的信徒讓自己的心跳和宇宙協調一致。羚羊也會在這個脈輪之內跳躍，象徵對風元素的駕馭。

心輪的圖案是一個圓圈內有兩個重疊的三角形，一個尖端向上，另一個尖端向下，形成一個六角星。蓮花則有十二片花瓣，一般都是紅色，儘管它的元素是風，通常由灰色來象徵。心輪發出的種籽音是「yam」。

心輪有許多複雜的符號。兩個三角形代表男性和女性能量的完整結合，不像第一脈輪中的林伽，關心的是性的結合。此處的風元素不是「生命的氣息」，而是聲音和能量的傳遞者。在心輪中，風的神秘本質意味聲音其實是超越時空的，因此鼓勵我們去認識日常俗務之外的物質。

就心理層面而言，心輪代表愛和同情，也代表讓自身內外充滿愛的其他成分。

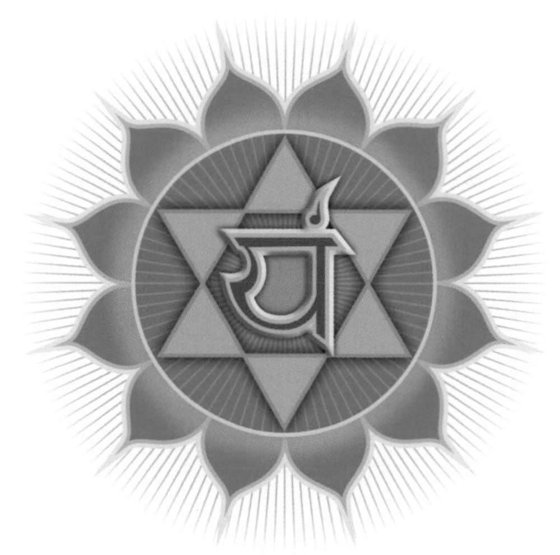

圖 5.9　第四脈輪：心輪

第四脈輪：心輪

別名	「心蓮」（Hritpankaja）、「十二花瓣」（Dvadashadala）
名字意義	心蓮。「hrit」代表心；「pankaja」代表蓮花；「dvadash」代表十二；「dala」意指花瓣。
主要功能	愛和關係
位置	胸的中央，心臟
相關器官	心臟神經叢、呼吸和心臟系統、胸腺
象徵符號	十二片花瓣，其中有兩個上下顛倒的三角形，形成一個六角星
脈輪顏色	綠色

（續下表）

成分	
粗鈍元素	風
精微元素	影響／觸覺
元素顏色	無色、灰色或淡綠色
元素聲音	Yam
種籽音傳送者	羚羊，反映活著的熱情和喜悅。
蓮花花瓣	十二片深紅色花瓣
主要感覺	觸覺
感覺器官	皮膚
行動器官	性器官
生命之氣	入息（prana）
宇宙次元或界	平衡，成就或聖人的居所；超心界（Maharloka）。
主宰女神	卡基尼夏卡提，讓我們的心跳和宇宙合一。
主宰男神	自在天，幫助我們和世界連結。
主宰行星	金星
業結	毗濕奴結，我們必須解開它，才能消除區別心。

喉輪：第五脈輪

喉輪（Vishudaha）是我們和世界溝通真相的中心，發自內心地表達意見、音樂或聲音，然後聽見世界的回應。

這是處理粗鈍或物質元素的最後一個脈輪。我們在喉輪的部位，準備攀上意識的樓梯，讓脈輪轉向靈性。我們現在得自問必須表達什麼，才能邁向超然的存在。

喉輪由四牙象愛羅婆多（Airavata）來支撐，祂是一隻白色的象，有六條腿。祂是象之神，也是雲的主宰者。與第一脈輪的象對比，愛羅婆多不受任何限制。祂可以自由地在乙太界和太空之間遊走，接受宇宙的光照。半女自在天（Ardhvanarisvara，溼婆與妻雪山女神合而為一的半男半女神）和夏卡提的化身薩基尼（Sakini Shakti）則會提供額外的指導。女性的薩基尼指導我們善用五種元素，專精與靈界的溝通；祂會贈與高層的知識，幫助我們啟動神通力（siddhi）或生命力量。半女自在天則是雌雄同體，祂鼓勵我們融合自身的女性及男性特質。

就圖案而言，第五脈輪是一個圓圈內有一個尖端向下的三角形，三角形又被一個更小的圓包圍。蓮花共有十六片花瓣，大部分的系統都認為是紫藍色。第五脈輪是由乙太管理，這是元素中最精微的。它的種籽音是「ham」，能活化並協調喉嚨。

就心理層面而言，第五脈輪可以開啟我們更高層的智慧，接受更高層的指引，找到自己的靈魂。許多派別認為喉輪是夢的中心。我們可以在第五脈輪決定自己真正想要表達的真相，也可以完成內心的夢想，活出人生的意義。

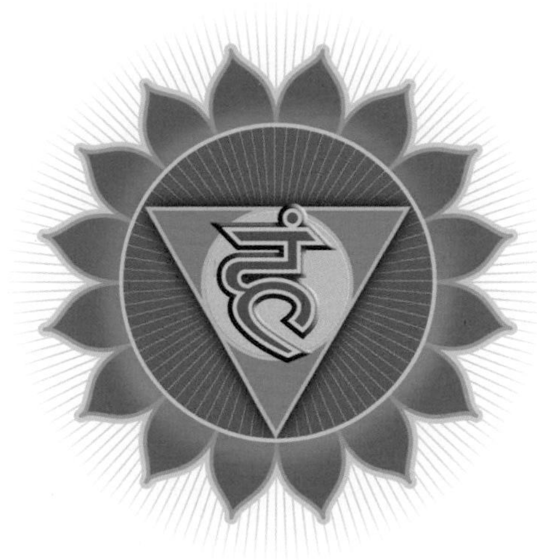

圖 5.10　第五脈輪：喉輪

第五脈輪：喉輪

別名	「喉蓮」（Kanth Padma）或「十六花瓣」（Shodash Dala）
名字意義	純淨或喉蓮。「kanth」意思是喉嚨，「padma」代表蓮花；「shodash」代表十六，「dala」意指花瓣。
主要功能	溝通和自我表達
位置	喉嚨
相關器官	喉神經叢、聲帶、口、喉、耳、甲狀腺、副甲狀腺
象徵符號	十六片花瓣，其中有一個尖端朝下的三角形，三角形內又有一個圓形，象徵滿月。
脈輪顏色	藍色
成分	
粗鈍元素	乙太
精微元素	振動／聲音
元素顏色	灰紫色
元素聲音	Ham
種籽音傳送者	白象，傳遞和諧與優雅。
蓮花花瓣	十六片灰紫色花瓣
主要感覺	聽覺
感覺器官	耳

（續下表）

行動器官	口
生命之氣	上息（udana）
宇宙次元或界	人界；器世界（Janaloka）、黑暗的終結。
主宰女神	薩基尼夏卡提，生有五個頭，代表善於操縱五種元素和靈界。
主宰男神	半女自在天，生有五個頭，代表善於操縱五種元素。
主宰行星	木星

眉心輪：第六脈輪或三眼輪

日月的能量會在第六脈輪相遇並融和，結合下列準則：世俗、流動、良心、中立、苦行、暴力和靈性奉獻。眉心輪（Ajna）能化解二元性，讓我們停止著眼於「好」和「壞」，不再劃分「我」和「你」，直到我們能接受宇宙中更大的合一。我們可以在此利用「第三眼」或內觀力來看透現實，進入底層的真相。

眉心輪中有第三個業結，圖案是發光的白色閃電。我們可以藉由這種能量見到萬物的聖潔和至善。

第六脈輪是由破壞之神溼婆主宰。祂控制精微心智，因此也教導我們如何控制慾望與衝動。夏卡提的化身哈基尼夏卡提（Hakini Shakti）與溼婆共同主宰第六脈輪，扮演第三眼的看守人。哈基尼夏卡提是「性力拙火」的一個面向，祂有六個頭，分別代表開悟、思想控制、專注、冥想、超意識專注，以及無分別意識的注意力。祂將長生不死的甘露「蘇摩汁」（soma），送給喜愛的人（參閱 260 頁「另外三種脈輪體」中對蘇摩脈輪的介紹）。

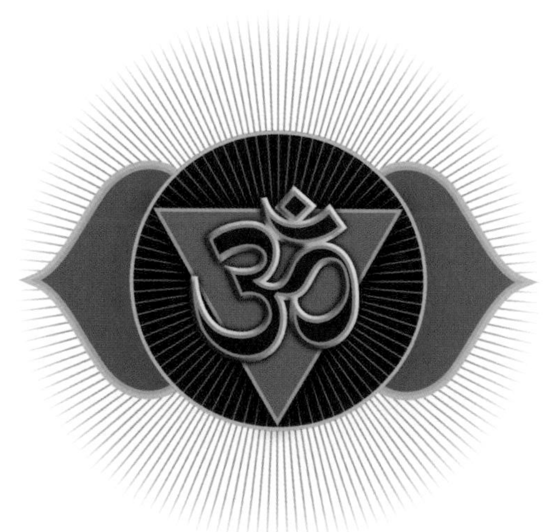

圖 5.11　第六脈輪：眉心輪

眉心輪的圖案是一個圓圈內有一個尖端朝下的三角形，蓮花只有兩片花瓣。它是由透明的光所組成，目的是要幫助我們的視野更加透徹。它的種籽音是帶有神性的「aum」，可以連結所有事物的開始及結束。眉心輪沒有特定的元素或動物，但是有些人認為它和黑色羚羊有關，扮演光的傳送者。眉心輪有時也被稱為最高元素的中心，由光來產生其他所有的元素。因此，人們也常認為它的圖案中有一個種籽音節：「OM」，如圖 5.11 所示。但也有些人認為圖案中央是另一個音節。

就心智層面而言，眉心輪與我們的認知和感官能力有關。我們在眉心輪以超越具體及世俗的信息，形成抽象及更高層的想法。因此，眉心輪的其中一個主要功能就是搭建通往精微次元的橋梁，也負責管理形成完整精微體（suksma sarira）的軀殼或兩個鞘層（參閱 275 頁「脈輪之外」）。我們可以在此發現真正的自我，開啟新的旅程，創造渴望的未來。

一般認為眉心輪超越了粗鈍和具體元素，具有「最高元素」，是低層脈輪元素的基礎。

第六脈輪：眉心輪

別名	「眉間」（Bhru Madhya）或「二瓣蓮」（Dvidala Padma）
名字意義	命令；眉毛之間的點。「bhuru」代表眉毛，「madhya」意指中間。也稱為「二瓣蓮」。
主要功能	認知和自我實現
位置	眉毛之上和眉毛之間
相關器官	延髓叢、腦下垂體、眼
象徵符號	兩片巨大花瓣在蓮花兩側，花瓣圍繞著一個圓，其中有一個尖端朝下的三角形。
脈輪顏色	紫色／靛藍色
成分	
粗鈍元素	光
精微元素	最高元素，其他元素都可在此呈現。
元素顏色	透明
元素聲音	Om
種籽音傳送者	有些人認為沒有，有些人則認為是黑色羚羊，風神的交通工具。
蓮花花瓣	兩片花瓣
主要感覺	中立
感覺器官	心智
行動器官	心智
生命之氣	沒有生命之氣，但有和諧的聚合。

（續下表）

宇宙次元或界	苦行界（Tapas loka）、有福者的家園
主宰女神	哈基尼夏卡提，六個頭，代表完美的冥想。
主宰男神	溼婆，破壞和聖舞之神。溼婆有女性為伴。
主宰行星	雙魚座
業結	樓陀羅結。這個結被打開之後，我們就能維持住拙火帶來的轉變。

另外三種脈輪體：眉心輪的連結

在拙火往上升眉心輪的過程中，還有另外三種脈輪體扮演著重要角色。三者統稱為蘇摩脈輪：分別為「蘇摩」（Soma）、「卡喜瓦拉」（Kameshvara）和「卡麻塔奴」（Kamadhenu）。

蘇摩脈輪位於頂輪之中，眉心輪之上。各家系統對於這個脈輪的看法不一。有些人認為它是三個獨立脈輪的統合，也有人認為是兩個脈輪加上一個次脈輪，還有些人認為它只是類似脈輪，透過眉心輪發揮功能。我們在此把蘇摩脈輪視為兩個次脈輪和一個類似脈輪的橋梁。兩個次脈輪分別是「蘇摩」和「卡喜瓦拉」，橋梁則是「卡麻塔奴」。

蘇摩脈輪的圖案大致上是一個淡藍白色的蓮花，有十二片花瓣（有時是十六片），再搭配上一輪銀色的新月。這輪新月就是肉體的甘露「蘇摩」的來源，據說源自於「卡麻塔奴」──白色的牛面女神。

卡麻塔奴是「給予願望」的牛，已經突破精神業結的入門者可以許願。在這個層次中，一個人已經放棄個人的需求，只許下賜福世界的願望。卡麻塔奴女神是兩個次脈輪之間的橋梁（有些派別認為她單獨代表一個脈輪）。

卡喜瓦拉脈輪的位置就在卡麻塔奴之上。此處夏卡提的化身「卡喜瓦利」（Kameshvari）和天神「至高溼婆」（Param Shiva）結合。在卡喜瓦拉脈輪中有一個三角形，圍繞著卡喜瓦拉和卡喜瓦利。在譚崔瑜伽中，這稱為 A-KA-THA 三角式，是由三脈形成的，分別為左脈（vama）、中脈（jyeshtha）和右脈（raudri）。這三脈也在海底輪中形成一個三角形，包覆住夏卡提和溼婆。

當夏卡提（性力）提升至卡喜瓦拉脈輪時，人的覺知、感受和行為進化為真善美。這是因為三「屬性」（guna）和三「明點」（bindu）已經結合為一（參閱 263 頁「明點的力量」）。

卡喜瓦拉是非常英俊的男神。祂的坐姿有如一名瑜伽士，擁抱著最美麗的女人卡喜瓦利。他們的結合就是「譚崔」或擴張的意識，其中融和了喜悅（bhoga）和超脫（yoga）。

頂輪：第七脈輪

代表男性和女性的溼婆與夏卡提，會在頂輪（Sahasrara）結合，創造出梵天—蘭迪諾（brahma-ranhdra），超越了自身。在這個脈輪中，個人的特質會消融為所有事物的本質。

頂輪有千瓣蓮花。這些花瓣代表梵文的五十個字母，加上二十種排列。這些字母振動的強度可以增加第七脈輪的能力，掌管並協調其他的脈輪。

頂輪有許多獨特之處。其他的脈輪都是尖端朝上的蓮花，但頂輪的蓮花尖端卻是朝下的，意味著擺脫了俗世的束縛，而神性從花瓣降臨人間。有些瑜伽士的確已經打開頂輪，他們的囟門（頭頂最柔軟的部位）已經得到「神性甘露」的滋潤。

印度教經典不認為頂輪是體內的脈輪。傳統認為頂輪位於頭頂上方，比較現代的系統則認為脈輪在頭頂「之內」。無論你認可哪一個位置，頂輪的概念都是一樣的：通向自我的空間。

頂輪製造出第五層軀殼：大梵福佑身（anandamaya sheath），也就是因果體（causal body）。當我們的拙火抵達頂輪之後，便能轉換這層軀殼，不再受到物質次元的束縛，也能擺脫「生命之輪」，亦即啟動輪迴的載具。我們一旦跳脫因果體，就能進入身體之外更高的三層界（或軀殼）之一，即「真界」（Satyaloka），意指「真理的所在」。我們也可以達到「三摩地」（samadhi），即是至福之境與超越的存在。三摩地與「黑天」在《薄伽梵歌》的教誨，以及派坦加利（Patanjali）瑜伽的八步功法中的第八步有關（參閱 265 頁「派坦加利瑜伽的八步功法」）。三摩地可以分為許多層，

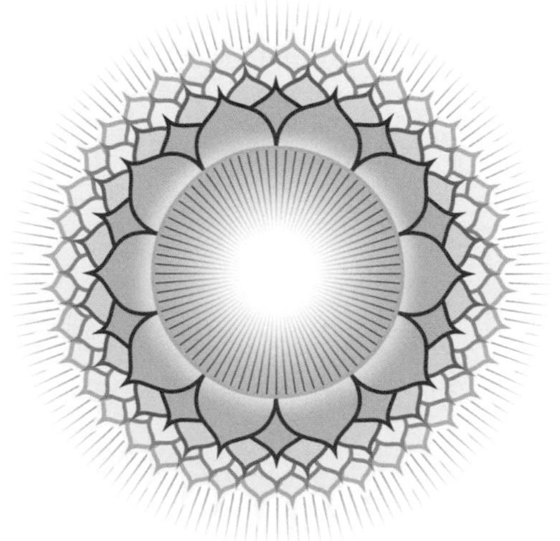

圖 5.12　第七脈輪：頂輪

最高層講的是與最高意識層的合一，而個人最後終將能與整體融合為一。

一般認為頂輪超越大部分的象徵符號，不過通常是以白色呈現。

頂輪超越感覺、感官系統和生命之氣。因此正如圖 5.12 所示，它不具備種籽音，但也有些人認為頂輪的種籽音是 OM。

第七脈輪：頂輪

別名	「千瓣蓮」（sahasrara-padma）
名字意義	空無、無支撐的棲息地；千瓣蓮花。
主要功能	靈性
位置	頭頂或頭頂上方
相關器官	頭骨上部、大腦皮層、松果體
象徵符號	千瓣蓮花
脈輪顏色	白色；也有紫色或金色。
成分	
粗鈍元素	
精微元素	頂輪無相關的粗鈍元素、精微元素和元素顏色。
元素顏色	
元素聲音	止韻（Visarga），一種呼吸的聲音。
種籽音傳送者	明點的移動；新月加上一個點。
蓮花花瓣	千片花瓣，彩虹色彩。
行動器官	松果體
宇宙次元或界	「真界」（Satyaloka）或真理
主宰女神	夏卡提與溼婆在此結合
主宰男神	溼婆與夏卡提在此結合
主宰行星	計都（ketu，彗星）

印度教脈輪類型

人們通常會從一個而非多個脈輪中汲取能量。我們在攀爬拙火的階梯時，也傾向會「常駐」在特定的脈輪內。下列的解釋是根據知名的東方靈性專家哈瑞許・喬哈利（Harish Johari）的觀點，他著有數本有關印度及譚崔脈輪的著作[24]。

海底輪的人格特質

由海底輪主宰的人通常面對的生命功課是關於安全感。更明確地說，也就是對身體與財物安全感的渴望。他們的行為常被比喻成螞蟻，會為了蟻后不停地辛勞工作。他們的自我意識往往奠基於獲得贊同或遵循法律。因此，這些人的功課通常都與貪婪、慾望、感官及憤怒有關，他們必須學著將自己從中釋放出來。正如土元素一樣，海底輪的人通常都很強壯，生殖力旺盛，也常因為他們的驅力和力量在競爭中獲勝。

明點的力量

在顯現之前，「至高明點」（param bindu，無上意識）具有三重特質，呈現為一個三角形。三角形的每一個頂點都由一個「明點」或力量代表，和另外兩個明點互動之後帶來開悟。這三個明點分別為：紅色（rakta），代表創造者梵天的能量（Brahmi）；白色（shvait），代表保存者毗濕奴的能量（Vaishnavi）；還有一混合色，是代表毀滅者大自在天或溼婆本身的能量（Maheshvari）。

至高明點（創造出三角形的三個明點的力量）會形成「坎卡拉」（Kamkala），這是實現能量意識（性力）的準則，以精微聲音頻率的形式表現。我們現在把至高明點視為三種性力，分別流經三條不同意識的氣脈，代表三種意識。左脈（vama）會轉化成洞見；中脈（jyeshtha）會轉變成感覺，而右脈（raudri）會轉變成行動。當拙火升起，與最高意識在卡喜瓦拉脈輪結合時，這三個明點會跟三種屬性（悅性、變性、惰性）混合。三種屬性是能量的特質。這些新融合的能量會形成至高明點和開悟必要的三種特質：真（satyam）、美（sundaram）、善（shivam）。表 5.13 列出這個過程中的三種意識面向。

表 5.13　意識面向

脈	意識性質	意識表現	創造的聲音	屬性	天神形式
左脈	意志（iccha）	感覺	精微音（pashyanti）	創造	梵天
中脈	智慧（jnana）	洞見	中間音（madhyama）	保留	毗濕奴
右脈	行動（kriya）	行動	清晰音（vaikhari）	瓦解	大自在天

生殖輪的人格特質

由生殖輪主宰的人傾向於投入生命中比較高層的事物，例如藝術、音樂、詩歌或極致的創作。這樣的豐美也會帶來誘惑，偏離了靈性道路，他們最常分心且耽溺在性、感官和嗜慾上面。

第二脈輪的人很容易感受到心情變動或情緒不穩。慾望深植於我們的第二脈輪之中，這裡可以產生愛和喜悅的享受，但也能導致輕薄或徹底的自私。生殖輪的道路往往被稱為蝴蝶的道路，因為生命的樂趣無窮，蝴蝶很難在一處長久停留。生殖輪型的人最重要的功課就是培養紀律，來平衡追求體驗的強迫驅力。

臍輪的人格特質

臍輪包含業（過去）、法（個人目的）和天界。它的重點在於彌補過去的錯誤。臍輪屬火，所以這一類的人通常性格激烈，而喜悅的關鍵就在於熱力四射。這些人要自問是否會習慣性地迴避過去？還是朝著正向的未來努力？

第三脈輪的人經常喜怒無常，但也能朝著目標邁進。驅策他們的動力就是對成功的慾望，也就是渴望獲得別人的認同。

臍輪要面對的主要功課就是自我（ego）。公羊是最能象徵臍輪的動物。面對驕傲和控制的議題，臍輪型的人能夠展現公羊的最佳特質；公羊能靈敏地走在最高的山頂，這正是第三脈輪的人做到的事。

心輪的人格特質

當蓮花綻放時，十二片花瓣會啟動能量往十二個方向移動。這也能啟動十二種心智能力：希望、焦慮、努力、占有、自負、無能、辨識、自我中心、淫蕩、欺騙、猶豫和懺悔（出自《涅槃譚崔》〔Mahanirvan Tantra〕的描述，該書詳細介紹譚崔的儀式和練習，是約翰·伍卓夫爵士〔Sir John Woodroffe〕以亞瑟·艾弗隆為筆名，在一九一三年為西方讀者編撰的）[25]。其中有十二位天神會以聲音的形式，協助人們用自己的方式，來面對、處理和療癒這十二種特質。

心輪型的人會面臨的挑戰是在心中翻攪不已的所謂負向特質，但若是已經處理了低層脈輪的挑戰，就能轉化成奉獻、同情、無私和愛的感受。最後他們就像羚羊一樣輕盈，能夠像光一樣移動：迅速、柔軟且堅定地悠遊於人世間。

喉輪的人格特質

喉輪能促進重生。當我們從較低的脈輪一路攀升時，會接觸到每一種粗鈍元素，同時學會如何駕馭。到了喉輪階段，我們已經進入了乙太層。

處於喉輪階段的人常被認為愛做夢、喜歡音樂、靈感豐富且博學。聲音會以各種不同的形式流經第五脈輪。活在世間有兩種方式，我們可以疏離且不負責任，私藏自己的知識，也能不斷地追尋真理，然後與別人分享。

眉心輪的人格特質

眉心輪型的人能在光明和黑暗、物質和靈性、男性和女性之間搭起橋樑，與別人分享光的能量。我們如果觀察已經完成拙火提升的人，會發現他們的左脈和右脈結束於眉心輪。這些人可以超越時間的框架，看清過去、現在和未來，也不

派坦加利瑜伽的八步功法

許多虔誠的信徒會透過練習派坦加利瑜伽的八步功法（亦稱八支瑜珈），向上突破五層軀殼（鞘），療癒三種化身體，也就是舍利（sariras）。關於這部分，可以參閱 275 頁「脈輪之外：印度教能量體的排列」。在《瑜伽經》（*Yoga Sutras*）裡，著名的瑜伽士派坦加利推薦了下述的修行過程：

- 學習克制，也就是持戒（yama）。
- 培養靈性紀律（niyama）。
- 體位法（asanas），維持穩定舒服的姿態。
- 調息（pranayama）。
- 感官收攝（pratyahara）。
- 心靈集中（dharana）。
- 深層冥想（dhyana）。
- 達到更高層意識——三摩地（samadhi）。

前面六個步驟和身體的鍛鍊有關，後兩者則和靈性的開啟有關。這八個步驟都和突破軀殼或發展階段有關，也是為了提升拙火而準備。

會被這些參數所局限。

他們必須非常小心運用這種能力，否則跳過發展過程中的任何階段，結果會變得「神遊」或「離場」，與日常生活及具體世界失去連結。對於眉心輪的人而言，最理想的狀態就是保持非二元性的意識。他們必須活在現實中，處理像是購買生活用品或付帳單等日常瑣事；他們必須連結物質和靈性的現實。他們如果能做到這一點，就能成為這世界上真正的「光明」。

頂輪的人格特質

頂輪是拙火提升後所能延伸的至高點。此時個人的「我」已經消融，和更高的靈性融為一體，反而創造出展現真我的機會。活在這個層次的人不斷處於至樂狂喜的狀態，能同時成為「小我」和「大我」。在最理想的狀態下，這種融合可以讓他們脫離肉身，不再感受到世間的痛苦、煩惱和羞辱。然而，這種脫離也可能導致無感、冷漠，以及在團體中的孤獨感。

頂輪型的人通常能透過他們的神通力來展現自己，他們能有許多不可思議的機會去幫助別人。很多人都因為被喚醒和擴展的天賦，成為上師（guru），或接近上師的地位。但也有些人混淆了具有天賦和與眾不同，變成自我主義者。換言之，有些頂輪型的人會利用自己的高層天賦，耽溺於名利和財富的追逐。

脈：能量的通道

只有透過與脈輪和拙火的相關性，我們才能真正了解脈的運作。因此我們在這裡詳細探索脈。

脈的梵文「nadi」字根是「nad」，意思是「移動」。根據最古老的印度教經文《梨俱吠陀》（Rigveda），「nadi」意指「溪流」（stream），這是一個貼切的字眼，因為脈就是負責輸送各種精微能量至全身。脈如同脈輪的通道或傳遞系統，可以幫助清理並控制生理系統，在拙火的提升中扮演重要的角色。

脈這個字首次出現於西元前七世紀至八世紀之間成書的最早一本奧義書。脈的概念經由後來的奧義書，以及瑜伽和譚崔的門派更進一步發展。

世人常把脈和傳統中醫的經絡系統相提並論。兩者都負責配送能量，與脈輪交互作用，但是仍有些差異。大部分的中醫系統都是應用十二正經，但是脈的數量遠超於此。第一本奧義書認為人體有七萬二千條脈[26]，而其他的奧義書則認為有一千條至三十五萬條脈之間。古老經典《溼婆本集》（*Shiva Samhita*）甚至認為脈的數量遠勝於此[27]。不過，包括印度傳統醫學「阿優吠陀」和西藏傳統在內的大部分系統，同意人體內約有七萬二千條不同的脈。其中一本古老文獻如此描述脈：

自我存在於心臟，而這也是一體性和一百條神經（脈）的匯合點。從這一百條脈每一條再生出百條分脈，之後再生出七十二條分脈，每一條衍生一千倍。「遍行氣」（Vyana）在其中遍行流動[28]。

有些專家認為，經絡在人體中有一個實際的導管系統，而脈也和神經系統互相作用。很顯然的，脈不僅會把生命能量（般納）送至全身，同時也會把生命能量轉換成不同類型的能量，供給器官、腺體和組織使用。

並非所有的專家都認為脈和神經系統有關。著有逾二十本東方醫學著作的本山博博士就認為脈和神經無關。他認為主要的脈——中脈，是位於脊柱的核心，而神經則在這個核心之外（「氣」在脊椎管內流動，而脊椎管包圍住脊髓），所以脈不可能與神經有關。他還指出脊髓和神經系統的細胞，其實是源自於不同的幹細胞[29]。

我們在第三十八章「當科學法則遇上脈輪理論」中提過，本山博認為脈和經絡可能是相同的。舉個例子，他認為督脈和中脈有密切的關聯，因為就解剖學的角度來看，它們是相連的，而且功能類似。他還提出理論，主張其他經絡和一些主要的脈關係密切。他的理論支持了一種說法：無論脈扮演何種角色，都與脈輪、經絡和神經有緊密的連結[30]。

根據源自於印度教傳統的譚崔瑜伽系統，脈可以分為兩種：

瑜伽脈（Yoga nadis）：這指的是非物質性、看不見的精微能量通道，其中又可以分為兩種脈：

- **意脈**（manas）：心智的通道（也稱為 manovahini 或 manovahi nadis）。
- **心脈**（chitta）：感覺自我的通道（也稱為 chittavahii nadis）。

肉身脈（Gross nadis，**粗鈍脈**）：這指的是物質性、看得見的精微能量通道，其中包括神經、肌肉、心血管、淋巴系統和針灸經絡[31]。

無論是肉身脈或精微脈都能傳送生命能量。負責執行這個任務的脈，經常被稱為「氣脈」（paranavahi 或 pranavahini nadis）。

幾乎所有派別都同意人體內有三個主要的脈，分別為中脈（或主脈）、位於身體左側的左脈，以及位於身體右側的右脈。主要的脈輪都是靠中脈滋養。中脈位於脊柱內，從脊柱底端延伸至腦中央。

左脈和右脈則像交纏的雙螺旋，和脊髓兩側的交感神經幹有關。這三條脈會交互作用，淨化身體，刺激拙火由中脈升起。如果過程順利，還能打開神通力，或是看似神奇的天賦。

整體而論，人體內共有十四條主要的脈。正如中脈等同中醫經絡系統中的督脈，其他的脈也與不同的經絡有關[32]。

中脈

流動：這條中央的脈流經脊柱，從底端的海底輪開始往上流動，最後止於頂輪，然後分為兩條支脈。正面的支脈會通過眉心輪，到達梵穴（Brahma Randhra），也就是最高意識所在，位置是介於兩個腦半球和頂輪之間。背面的支脈則會通過頭骨，然後抵達梵穴。中脈是由三條瑜伽脈形成，可以分為三層：

- 外層：中脈。很難理解，一般認為這是存在於時間之外的鮮紅色層。
- 中層：金剛脈（Vajrini 或 Vajra nadi）。這個脈的本質會閃爍發光，展現兩種相反的本質：太陽和毒性。
- 內層：雜色脈（Chitrini 或 Chitra nadi）。這個脈散發朦朧的光采，反映了月亮和天國女神的本質。它也與夢和想像有關，對於畫家和詩人十分重要。它止於梵門（Brahma Dvara），也就是創造之神梵天的門。它也是拙火攀升抵達的終點，位於蘇摩脈輪內。

中脈的正中央是梵脈，這是一股純淨的氣流，與梵穴相連。

角色：中脈是生命能量（般納）主要的配送者，可以將能量送到精微能量器官和脈輪裡。當別的脈活躍運作時，它通常處於閒置狀態；當它運作時，別的脈則是沉靜不動。它也會與左脈及右脈的氣流合作，負責調節呼吸，啟動拙火的提升。

呼吸和三條主脈

瑜伽士善於運用三條主脈來尋求開悟。這三條主脈最常見的圖解方式是：中脈宛如一根直立的權杖，有兩條蛇（左脈和右脈）盤繞在權杖上。權杖有如古希臘神話中商神赫密士所持的手杖，也是行醫的表徵[33]。左脈和右脈在權杖的尖端會合，左脈從左方而上，右脈則從右方而上。左脈和右脈會環繞脈輪交錯穿過中脈四次，替啟動的拙火安排一條向上的路徑。

我們如何啟動拙火這條沉睡的蛇？基本的過程包括透過運氣（呼吸），引導能量通過左脈和右脈，抵達脊柱的底端。入門者一次用一個鼻孔呼吸，啟動左脈或右脈，同時啟動其他的脈。我們唯有用兩個鼻孔一起呼吸時，才會啟動中脈；如果按照正確的呼吸程序，一小時內大概只會發生十次。此時呼氣和吸氣都停止，其他的脈也會停止運作，而拙火（明確地說，是性力拙火）才能藉由梵脈攀升上去。當拙火攀升時，會跟左脈和右脈，以及它們環繞的脈輪達成和諧狀態，同時刺激脈輪的能量。左脈和右脈在拙火向上的路徑中，會在每個脈輪交換位置，直到眉心輪的位置，在此再度與中脈會合。入息（prana）的負離子和出息（apana）的正離子融合，創造出這股向上的力量。入息和出息都是生命之氣的形式。

據說在這個過程中呼吸停止（稱為「調息」），肉身就可以停止老化，也能激發神通力和各種天賦。

入門者必須讓身體為拙火的提升做好準備。一般的準備練習包括：利用體位法或瑜伽式、冥想、禁食、脈的淨化，以及其他方法來淨化身體。身體如果沒有完全準備好，拙火就會回降，產生負向的經驗。

左脈

流動：從海底輪之下開始，但也和男性左側睪丸有關，最後止於左側鼻孔。左脈也可以藉由對左鼻孔的刺激而啟動。有些派別對左脈的流動方向有相反看法，認為它是從左鼻孔開始，最後止於海底輪，特別是在拙火啟動的初期階段。

有些密教系統則認為左脈和交感神經系統有關，因為它位於脊柱的左側。但是其他教派則認為左脈比較屬於心智層面，而非神經的管道。

角色：左脈是脈的左側通道，負責傳遞生命和心智能量。與月亮連結，公認

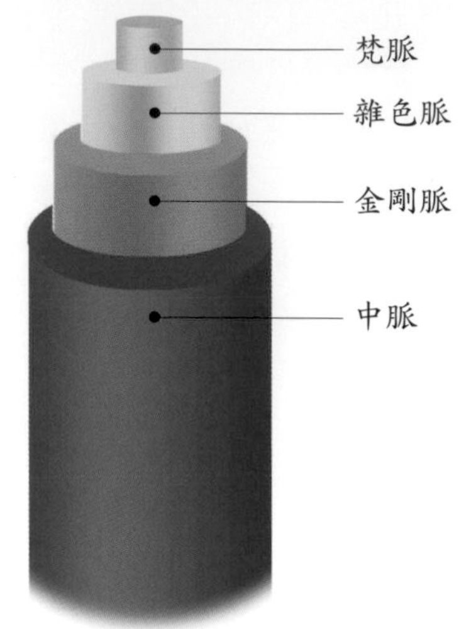

圖 5.14　中脈

中脈是位於人體中央的脈，由三個獨立的脈所組成，而其中則是純淨流動的梵脈。各家門派用不同的方式來描述中脈的結構，但通常都是紅色、透明或黃色。這個圖是根據喬哈利的觀點。

為女性的象徵，展現出相關的功能，例如保存能量，增加穩定性、安定心智，強調母性。左脈的本質帶有磁性，能恢復大腦的能量；同時由於它和月亮的連結，所以也與精神及靈魂有關。呼吸瑜伽（Svara yoga）等瑜伽系統會建議我們白天時要開通左脈（和左鼻孔），平衡太陽的能量。左脈通常在新月至滿月期間占優勢。

右脈

流動：從海底輪之下開始，止於右側鼻孔，也是透過右鼻孔來刺激。部份派別主張是相反的方向，從右鼻孔開始，止於海底輪。

角色：右脈是脈的右側通道，負責傳送生命與心智能量，主要是太陽的能量。與男性的符號太陽有關，提供身體動作和活動的能量。右脈也與生命力及力量有關，本質是電，能促進心智的敏捷度，支持建設性的行動。有些瑜伽系統建議晚上用右鼻孔呼吸，來平衡晚上的月亮能量。右脈在滿月至新月期間占優勢。

真正的開悟必須正確地融合男性與女性的能量。左脈主要是女性，而右脈則是男性。兩者根據屬性，各自都有特定的顏色、天體和河流代表。中脈是男女的結合，但不僅止於此，所以它也被認為是純淨如鑽石般的能量，會跟自身的火一起發揮作用。

下列表格列出三條脈的能量屬性，也列出與其相關的河流，這與印度的地理有關。左脈與恆河（Ganges River）有關，右脈與雅木納河（Yamuna River）有關，中脈則是與薩拉薩瓦蒂河（Sarasvati River）有關。印度教徒相信這三條交會的河流形成了一塊聖地，儘管薩拉薩瓦蒂河實際上並沒有和另外兩條河交會。但由於薩拉薩瓦蒂河能無形地參與三者的融合，所以印度教徒相信它是世界上最神聖的河流[34]。印度教徒把河流在地理上的連結，視為自我統合的關鍵。

表 5.15　三條主脈和代表的能量

名字	位置	河流	顏色	天體	象徵
左脈	左	恆河	黃	月亮	女性
右脈	右	雅木納河	紅	太陽	男性
中脈	中	薩拉薩瓦蒂河	鑽石	火	超越

次要的脈

接下來介紹一些次要的脈，以及它們對主脈的協助。

肺脈（Gandhari）

流動：起自左眼角，止於左腳拇趾。

角色：和任／督脈一同協助左脈，形成左側的能量通道，可以將精神能量從下半身提升至眉心輪。

任／督脈（Hastajihva）

流動：起自右眼角，止於左腳拇趾。

角色：和肺脈一起支持左脈，創造左側通道，可以將精神能量從下半身提升至眉心輪。

脾／胰脈（Yashasvini）

流動：起自左耳，止於左腳拇趾。

角色：和小腸脈合作，一同補充右脈。三者形成右側通道。

小腸脈（Pusha）

流動：在右耳與左腳拇趾之間流動。

角色：和脾／胰脈合作，協助右脈，創造右側通道。

胃脈（Alambusha）

流動：起自肛門，止於口。

角色：提供生命能量供食物消化與排泄，也有助於吸收想法和觀念。

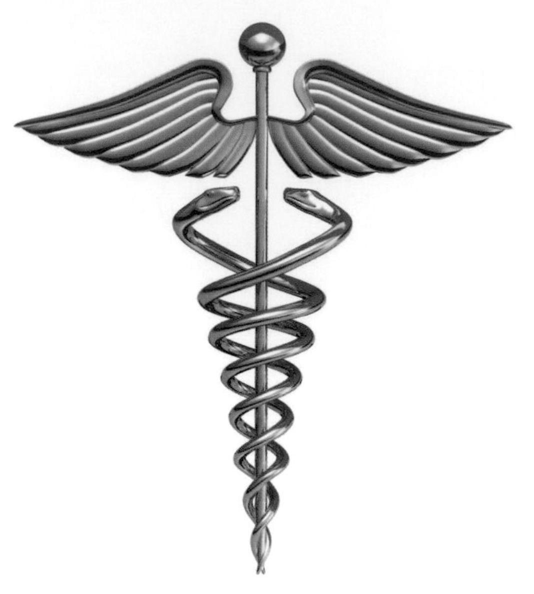

圖 5.16　拙火的權杖

權杖常用來做為行醫的符號，而上圖是根據中脈、左脈和右脈的纏繞繪製的。如蛇般的拙火沉睡在脊柱的底端，也就是海底輪的基部。左脈和右脈會在鼻子會合，左脈從身體左側過來，右脈則從右側過來。這兩個脈會繞過中脈四次，與中脈交錯而過，同時也圍繞著脈輪，因此替啟動的拙火鋪出一條向上的路徑。呼吸能為拙火提升的過程提供重要的支持。

膀胱／肝脈（Kuhu）

流動：起自喉嚨，止於外陰部。

角色：協助拙火脈（Chitrini nadi）傳送精液（bindu）（這裡指的是精液，而非生命力），促使射精。一些靈修練習可以幫助一個人保留性液，達到「三摩地」，這指的是無二元性的境界。

三焦脈（Shankhini）

流動：起於喉嚨，經過肺脈和腎脈，止於肛門。

角色：藉由結腸和肛門的淨化來啟動能量。

腎脈（Sarasvati）

流動：起於海底輪，止於舌頭。有些派別則認為起於舌頭，止於聲帶。

角色：藉由淨化的戒律，幫助「心想事成」。負責知識的分享，有人認為是中脈的夥伴。

大腸脈（Payasvini）

流動：在小腸脈和腎脈之間流動，止於右耳。就生理結構而言，是在右耳的耳垂和頭骨神經之間流動。

角色：瑜伽士會戴耳環來啟動這個脈，作用是刺激與頭骨神經連結的耳垂部位。這可以讓身體接觸到環境的能量，加強與高層自我的連結。

膀胱脈（Varuni）

流動：在脾／胰脈和膀胱／肝脈之間流動，起於喉嚨，止於肛門。

角色：做為氣脈，膀胱脈能淨化下半身軀幹的毒素，藉由「出息」來協助排泄。當這個脈受到干擾時，會導致脹氣，或者下半身無力。

心主脈（Vishvodara）

流動：在任／督脈和膀胱／肝脈之間流動，停駐在肚臍或臍帶附近。

角色：幫助消化。刺激腎上腺和胰臟，和膀胱脈一起將生命能量（般納）送至全身，特別是透過中脈。

調息：生命的呼吸

傳統印度教系統提出許多能量的形式與分類。最基本的就是「般納」（prana），這指的是能量、呼吸或生命力。這個字也代表空氣、靈性、精微能量或人體內向上移動的氣流（稱為「入息」）。

梵文「prana」的字根是「pra」，意指「填滿」。因此，我們也可以將般納解釋為填滿整個宇宙的能量。它常被視為是和呼吸有關的生命力，充滿萬物。般納存在於萬物之間，無論該物體有沒有生命。般納是印度教能量系統的根基，也是「調息」的根基。調息是最重要的修練發展過程。

調息是呼吸的科學。梵文「pranayama」可以分為兩部分來解釋，「prana」指的是無限的生命力，而「ayama」則有增加、延伸或控制的意思。因此我們可以將調息視為呼吸控制自如的練習，讓呼吸或生命力充滿體內。在運作的過程中，調息是一整套的練習，可以增加腦部的氧氣，啟動精微能量系統，控制體內的生命能量。

呼吸既是神經性的活動，也是肌肉活動，可以支撐體內的所有系統。吸入的氧氣對於身心健康都非常重要，而呼氣可以釋放體內的廢物和毒素。

在日常生活中，我們平均每分鐘呼吸十至十六次；在休息狀態時，則為六至八次。我們會交替鼻孔呼吸，輪流使用其中一側的鼻孔，同時由不同的元素主導輪替的循環。當一個脈輪需要的元素位居主導地位時，就能活化該脈輪的能量。

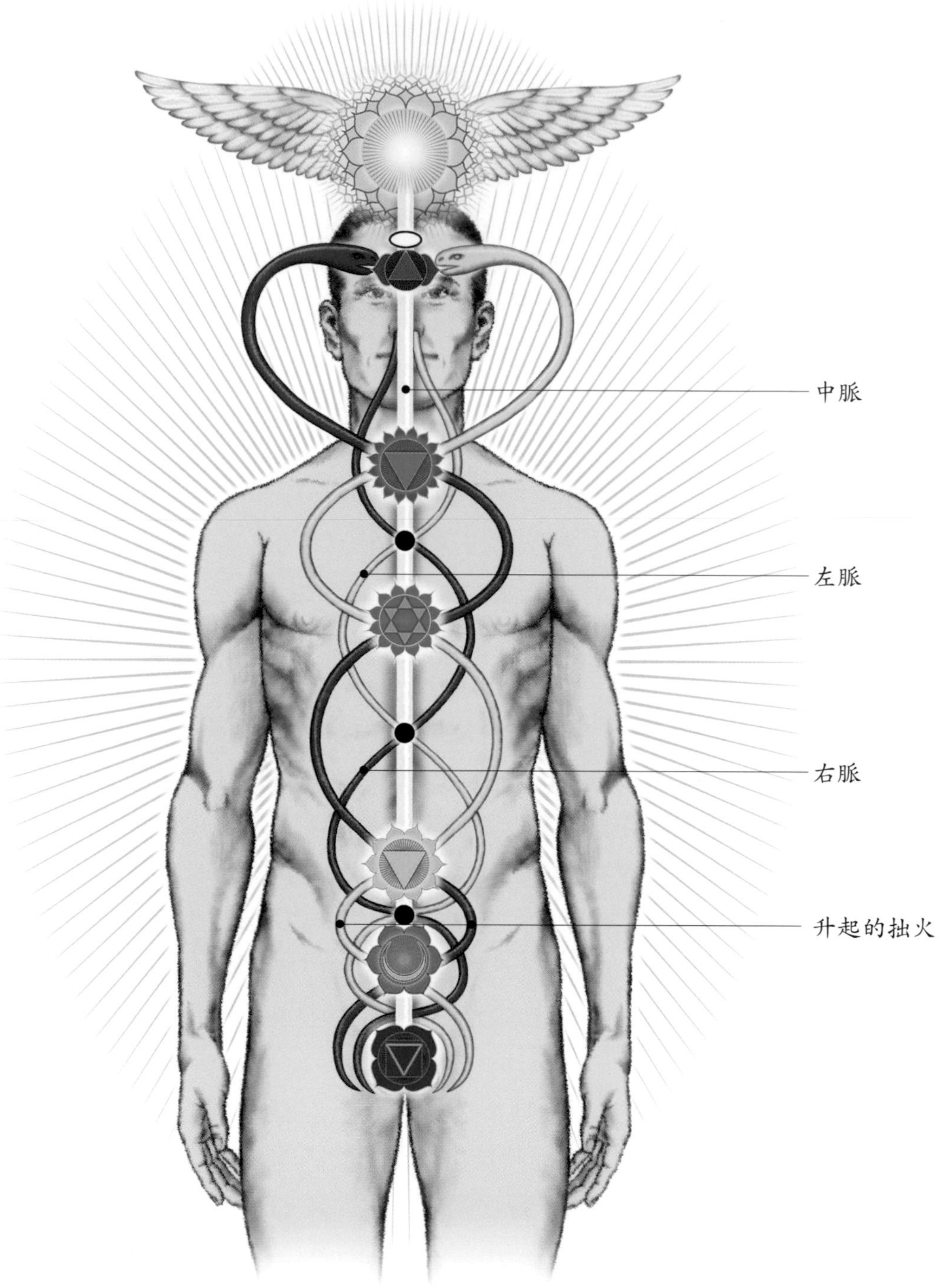

圖 5.17　三條主脈

人體內一共有十四條主脈或能量通道，連結脈輪，支持拙火的提升。圖中為三條主脈。

我們如果以最少的呼吸次數頻率來計算（每分鐘呼吸十次，每小時六百次），則會發生下列狀況：當其中一側鼻孔壓過另一側鼻孔時，風元素會運行八分鐘，接著火元素會持續十二分鐘、土元素二十分鐘、水元素十六分鐘，然後是由乙太元素主導，持續四分鐘。脈輪也會在不同時段交換主導權，從第四脈輪至第三脈輪，然後是第一脈輪和第二脈輪，最後是第五脈輪。在這個過程中除了中脈之外，其他的脈都處於活躍狀態。中脈只會在一小時的最後一分鐘或最後十次呼吸時，當兩側鼻孔一同呼吸才會啟動。這段時間與拙火的提升無關。

印度教或譚崔的瑜伽士會投注大量時間來學習調節呼吸，因為這是啟動拙火的重要過程。我們可以透過改變或維持身體姿勢，計算呼吸的韻律和次數，運用各式各樣的呼吸法來達到調節呼吸的目的。舉個例子，想要完成拙火過程的修習者可能會一次只用一側鼻孔呼吸，或同時用兩側鼻孔呼吸；透過嘴巴呼吸；或是改變吸氣和吐氣的節奏。當呼吸和體位法結合時，調息就能升高體內的熱，喚醒沉睡的蛇。

脈輪之外：印度教能量體的排列

每一種能量系統都會提到脈輪以外的能量體，有些數目非常龐大，難以數計。根據傳統的印度教系統，人體共有三種基本的能量體，跟五種鞘（軀殼）交接，與不同層面的現實產生連結。我們接下來會介紹這些不同次元的能量體，以及它們和整個印度教系統的關聯性。

印度教經典《鷓鴣氏奧義書》（*Taittiriya Upanishad*）認為，五種鞘就像「遮罩」，「包覆」或包含了我們的高層意識。鞘存在於三種化身體內；這些精微能量體主宰了不同的發展階段和鞘。

一層一層的鞘或「遮蔽」，初始是物質體，然後會超越至乙太的層次。我們可以把鞘想像成不斷朝外轉換的圓圈。當拙火沿著脈輪提升時，就可以從一層鞘進化到另一層鞘，從最原始的肉身狀態提升至精神層面。當我們專注在日常事務上面時，例如進食、呼吸、活動、維持正念或強調高層智慧，便能漸漸邁向開悟的境界。

和鞘（軀殼）有關的三種化身（舍利），分別是：

- 粗鈍體（sthula sarira）或肉體，由五種元素組成。

- 精微體（suksma sarira），包含脈輪和脈。
- 因果體（karana sarira），靈魂的載具。

我們接下來會根據這三種化身體來介紹鞘。有些系統把精微體稱為「星光體」（astral body），認為粗鈍體含有第一層鞘，星光體包含第二、第三和第四層鞘，而因果體則包含第五層鞘。按照這種觀點，星光體藉由一條細微的線和肉體連結，有些派別把它稱為「銀線」。當這條線被切斷時，人就死了。

我們也會介紹每一層鞘和它們在三種化身體內的位置。我們已經提過鞘的進化是由肉身至靈魂，而關鍵的傳統和現代方法都是在幫助我們一層一層地提升鞘的層次。

五種氣

根據印度教系統，般納（氣或呼吸）可分為五種，也稱為「方向」（vayus）或「氣的方向」（prana-vayus）[35]。

般納（prana）：又稱為命根氣，充滿著頭、心、肺和喉嚨。這是最主要的生命氣息，存在於從鼻子進出身體的空氣中。般納主宰吸氣、打噴嚏、吐唾液、打嗝和吞嚥。每個人的般納都是宇宙生命力的一部分，我們可以藉由這股氣來掌握我們能量轉換的過程，特別是我們從食物和水攝取的能量、五種感官知覺、呼吸以及透過心智吸收的觀點。

上息（udana）：又稱上行氣，位於頭和喉嚨的部位。上息主宰著吐氣和說話。當我們死去時，上息會將我們的意識往上提升，脫離身體。

周遍氣（vyana）：又稱遍行氣。它遍布全身，會啟動循環、淋巴和神經系統的運作，將能量透過脈送至身體的周邊部位。

平行氣（samana）：又稱均等氣。位於肚臍和小腸的部位。均等氣負責消化、吸收，加熱食物和進入的能量。也負責消化吸收我們的印象、想法和觀念。

出息（apana）：又稱下行氣。位於結腸，主管向下的衝動，包括吐氣、排尿、分泌、排泄、月經、生產和性活動。它在梵脈的開啟和拙火的移動中扮演重要角色。

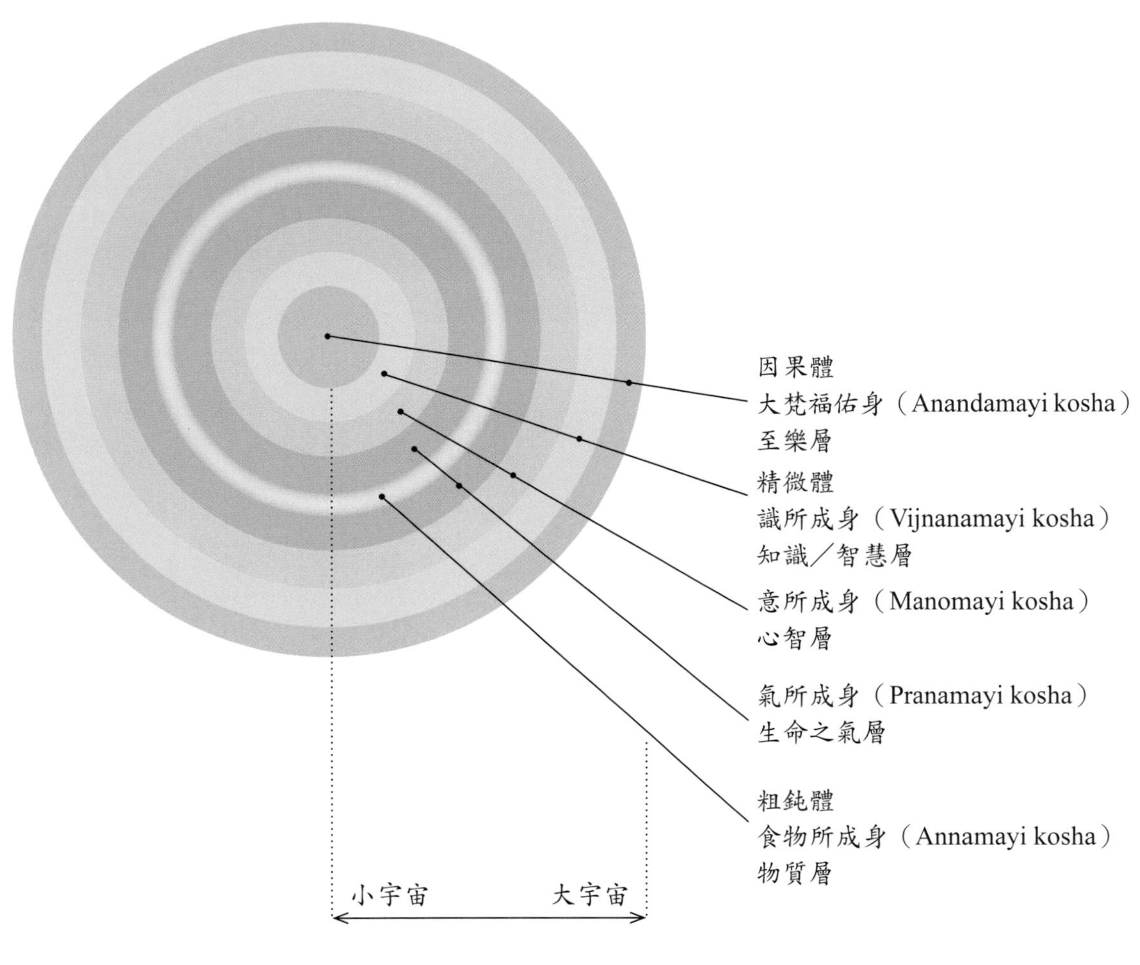

圖 5.18　鞘（軀殼）

鞘是一層一層的，在不同的層次上發揮作用，但永遠是從內在自我向外環繞一圈又一圈。通常關於這五種意識層次或鞘的描述是，初始是最物質層次的，然後漸漸超越提升至最精微的乙太層次。另一種觀點則認為，鞘源自於靈性狀態、至樂層次或最高層次的能量振動，然後朝物質層面移動。能量會從精微轉為物質，然後物質再向上攀爬轉為精微。因此我們可以說，鞘不斷地同時在小宇宙和大宇宙中運作。

粗鈍體

食物所成身：物質層

概述：也可稱為細胞體。當我們意識到自己的身體時，就在「粗鈍體」或肉體中建立了基礎，而粗鈍身或肉身都必須仰賴食物維生。因此適當的進食是治療身體疾病的主要藥方。所有的鞘（軀殼）都仰賴印度教的傳統元素來維持。

傳統方法：分為飲食和體位法，包括手印，例如瑜伽手印（mudras）。印度傳統瑜伽醫學阿優吠陀認為，這層軀殼會加強飲食控制的動力。

現代方法：包括運動、健康的飲食或藉由空氣和水來淨化和過濾，還有本書提到的能量和物理療法。

精微體

氣所成身：生命之氣（般納）層

概述：心智體。這層軀殼負責支持心智、精神活動和個人意識。它有時也被認為是脈所在的位置。許多系統認為脈輪位於這層軀殼。阿優吠陀認為，這層軀殼與空氣以及三種體質（dosha）中的「風」（vata）有關（我們會在第六部「阿優吠陀」中介紹三種體質）。我們若把意識集中在身體上面，就能專注於呼吸。

傳統方法：利用呼吸的訓練和工具，例如之前介紹過的「派坦加利的八步功法」，目的是啟動五種形式的風或氣。一般發展脈的技巧，包括體位法、冥想、呼吸練習、觀想、梵咒或吟誦，以及身體淨化。

現代方法：上述所有方法，包括在辦公室或家中使用空氣清淨機，或是運用任何具有旋律的工具（聲音、音樂等），幫助建立規律的呼吸。

意所成身：心智層

概述：集中在心智的功能、內心的思緒和神經系統。著重於了解並控制九種不同的心緒或「滋味」（rasas），也就是我們的沮喪、擔憂、焦慮、分心、思緒紛亂等傾向。在阿優吠陀系統中，這層軀殼和三種體質的「膽汁」（pitta）有關，元素是火。在睡眠時會完全關閉。

傳統方法：呼吸練習、冥想、利用梵咒或吟誦、觀想和感官收攝。

現代方法：除了上述傳統方法，還包括心理健康治療和釋放能量的方式，例如情緒釋放技巧（emotional freedom technique，EFT），還有一些將在第六部討論的療癒方法。

識所成身：知識（或智慧）層

概論：智慧是超越感官認知的知識。這層軀殼包含智性（buddhi）和自我意

神通力：源自精微體的力量

當我們開始發展五種精微體時，就會喚醒神通力或「神奇的力量」，其中包括許多瑜伽士和上師展現的不可思議能力，例如飄浮、療癒、通靈能力和隱形。

我們可以藉由專注於某個精微體，以及與其連結的的元素、形狀、音節和神祇，來開啟神通力。下列表格列出精微體之間的關係、連結，以及特定的神通力[36]。

轉變的過程包括下列步驟，每一步都是針對一個精微體。為了喚醒神通力，學習者必須做到下列步驟：

1. 專注於精微體所在的身體部位。
2. 傾聽內在的元素。
3. 屏氣。此時（約三分鐘）將氣息和自身之外的某一元素結合。如果是土元素，就和地面連結；如果是風元素，就和天空連結。
4. 對該元素產生直觀力。
5. 看見內心與這個元素相連的曼陀羅或符號，以及相關音節。
6. 唸出這個音節。
7. 接受和該元素連結的神祇的啟示。
8. 冥想這個神祇，直到完全釋放恐懼，不再畏懼該元素導致的毀滅[37]。

有些靈性團體相信打開神通力是很危險的事，會讓學習者偏離了靈性道路，變得自負，或者去挑戰神。但也有許多派別認為，這些超自然能力潛伏在每個人的體內，不是只有少數特定的人能運用。

表 5.19　神通力

精微體位置	元素	形狀	音節	神祇	益處
足和膝蓋之間	土	黃色正方形	Lam	梵天	克服土元素造成的死亡
膝蓋和肛門之間	水	白色新月	Vam	毗溼奴	沒有水造成死亡的風險
肛門和心臟之間	火	紅色三角形	Ram	樓陀羅	沒有火造成死亡的風險
心臟和眉毛之間	風	黑色六角形	Yam	大自在天	像風一樣在空氣中移動的能力
眉毛和頭頂之間	乙太	藍色圓形	Ham	溼婆	遨遊宇宙空間的能力

識（ahamkara）。我們可以在此跨越受限於時空的自我認知，達到純粹的意識。

傳統方法：努力保持超然，前提是前三層軀殼已經達到和諧狀態，能不帶情緒觀察萬物。

現代方法：研究零點場和其他宇宙理論，評估自己在宇宙中的位置。也要瞭解「觀察者現象」，也就是我們在第一部中提到的：觀察者會影響觀察的結果。

因果體

大梵福佑身：至樂層

概論：這比較像是一種狀態而非一個位置。我們了悟了非二元意識：溼婆和夏卡提在第七脈輪結合，邁向開悟的境地。許多印度教徒認為在這個階段，人能停止肉體的老化，啟動神通力。這一層軀殼和因果體有關。因果體也稱為種籽體，它就像一粒橡實，包含了橡樹生長的密碼和藍圖。同樣的，我們永遠保有自我實現的祕密，卻尚未完全成長為真正的自我。因果體之中包含了這些種籽，包括業力的議題，也就是我們必須努力克服才能成長和改變的議題。

傳統方法：可以藉由瑜伽練習和拙火提升來達成，其他方法還包括無私的服務、專注於神性和非常專注的冥想。

現代方法：包括以上的方法，還有學習如何設定並活出個人目的。

其他文化的能量體

這世上的能量系統不下數千種，其中許多都包括或暗示了脈輪和其他能量體的概念。以下數種系統提供了不同方式來詮釋我們體內由精微能量構成的小宇宙。

喜馬拉雅苯教脈輪模型：西藏能量系統

這個模型是由西藏喇嘛丹津・旺賈仁波切（Tenzin Wangyal Rinpoche）提倡的，他主張脈輪是「般納」或生命能量的核心。他認為人體總共有六個主要核心，分別和六種存在次元或「界」（loka）有關。一個人可以藉由瑜伽的練習，擷取潛伏在六個脈輪內的正向特質，通常是透過聲音和觀想，運用「種籽音」（梵咒）和象徵手勢的練習，開啟沉睡的脈輪能量[38]。

苯教（Bön，又稱黑教、本教或缽教）是西藏第二盛行的宗教。根據口傳歷史，苯教起源於一萬七千多年前，但是現代學者認定的時間要晚得多。原始的教義經過數世紀的演變，歷經三個主要的發展階段。由於苯教發源於西藏的喜馬拉雅地區，所以也被稱為喜馬拉雅苯教系統或西藏系統。它也和許多瑜伽修行有關，被認為是譚崔或以身體為主的修練法門。譚崔是透過靈修達到開悟的歷程。

苯教傳授九種教義，稱為「九乘次第」，每一乘都有各自的特質、修練和結果。比較低的層次包含醫學和占星學，而最高乘則指「大圓滿」，意指通往開悟的道路。苯教修行的終極成就，是在肉身死去時修成「彩虹身」，此時能熟練地釋放五種粗鈍元素，將它們轉化成純淨光。於是肉身會呈現多種色彩的光，也就是所謂的彩虹身。達到這個境界的人不再受限於二元性，例如生與死[39]。

密藏療癒的核心是五種元素，類似於其他以靈性為基礎的療癒系統。這些元素源自於「大母」（Great Mother，意指造物主）的精微能量，但是對肉身而言，則是可以測量且真實的。在最原始的階段中，五種元素被稱為五種純淨光，以不同的顏色呈現。元素和顏色的關係如下：

- 空，白色或無色
- 風，綠色
- 火，紅色
- 水，藍色
- 土，黃色

苯教主張這些元素之間或內部必須達成平衡，才能獲得療癒。有許多因素都會造成元素失衡，失衡就會導致疾病。丹津・旺賈仁波切認為導致元素淤塞和疾病的主要原因就是負向情緒。我們如果能把對經驗的認知從負向轉化為正向，就能改善健康，促進靈性成長。西藏人改變認知的方法就是對六界或六種層次的存在進行靈性鍛鍊。六界是次元和覺受力的分類方式。

我們每個人體內都含有六界，同時和相關的脈輪建立連結。在某些特定的情境下，例如業力使然或命中注定，一個人會「開啟」體內的界，而體驗到存在於

圖 5.20 西藏六脈輪系統

西藏傳統提出六個脈輪，每一個都代表一種元素、一個「界」或存在狀態。每一個都與特定的負向情緒有關，也與某尊佛有關，而佛的正向特質可以淨化或抵消該界的負面作用。修習者如果想要淨化某界，就必須觀想那個脈輪的元素和相關界的種籽音，以及原始音節「A」（發音是 [a]，代表所有的佛），同時吟唱包含六界佛音的「真言」（mantra）。在練習過程中，還會有許多詳細的圖象搭配觀想。

脈輪：喉輪
原始音節：A
解藥：寧靜

此界的種籽音：SU
界域：修羅道
負向情緒：驕傲

元素種籽音：DRUM
元素：五種元素

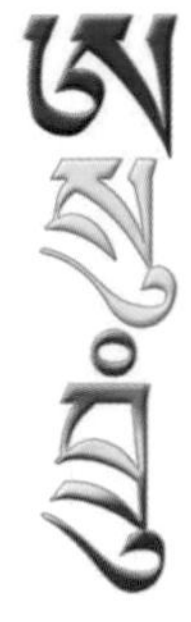

脈輪：臍輪
原始音節：A
解藥：智慧

此界的種籽音：TRI
界域：動物道
負向情緒：無知

元素種籽音：MAM
元素：水

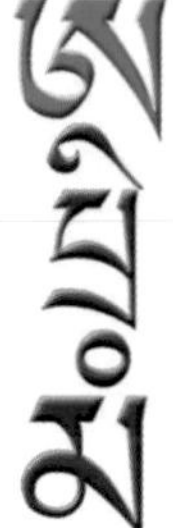

脈輪：左足輪
原始音節：A
解藥：愛

此界的種籽音：DU
界域：地獄道
負向情緒：仇恨

元素種籽音：YAM
元素：風

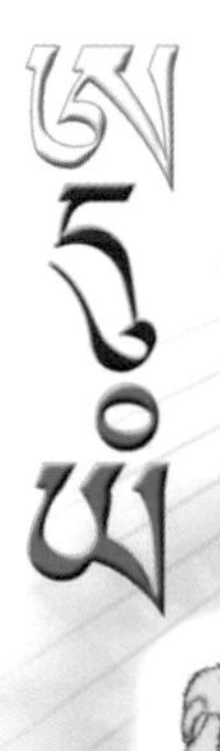

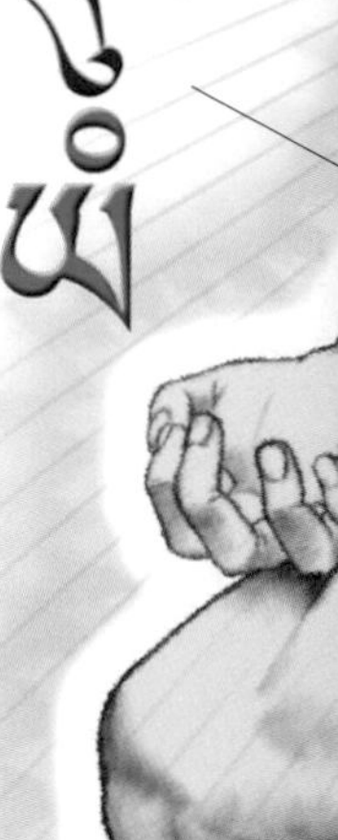

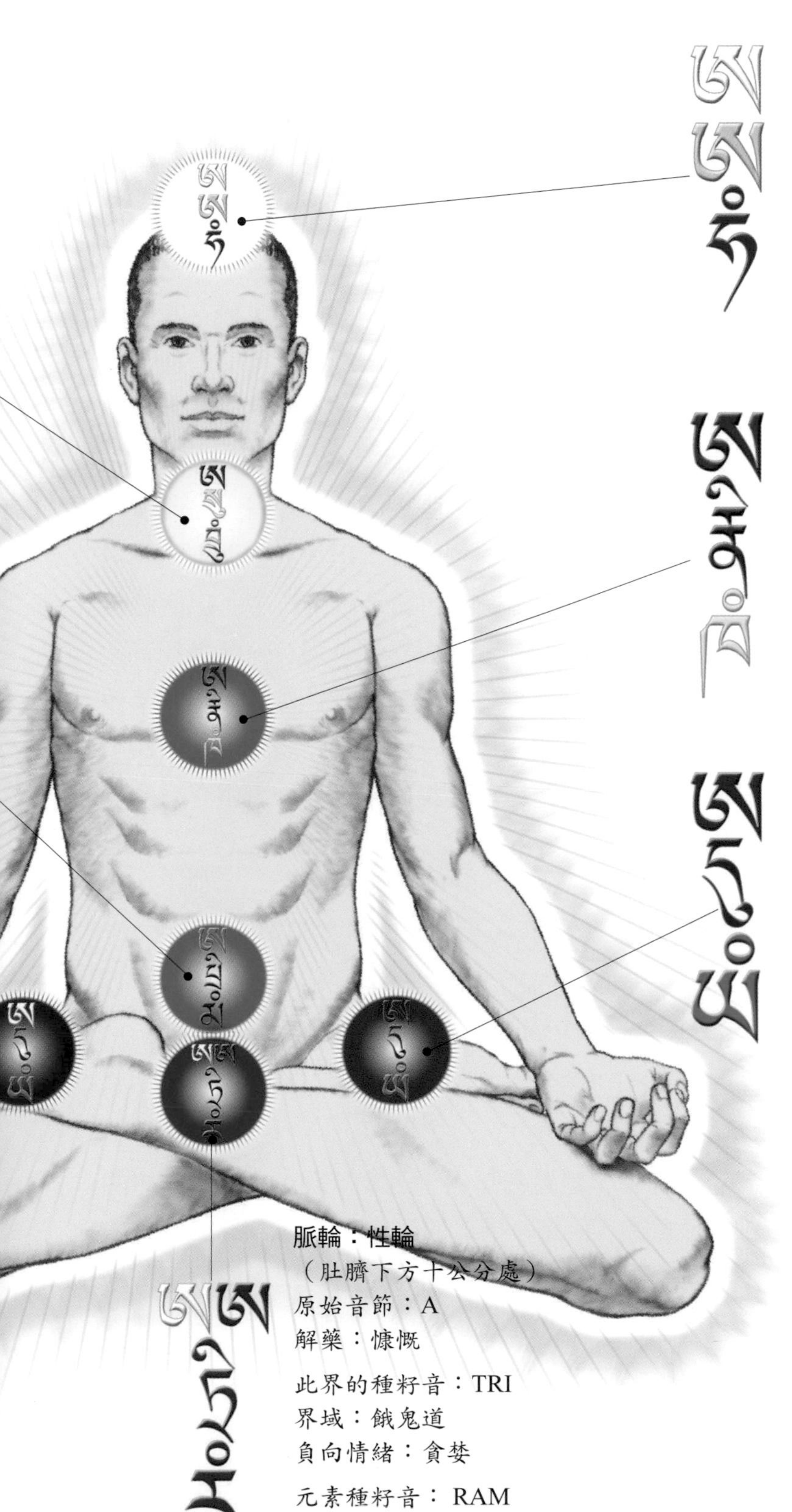

脈輪：頂輪
原始音節：A
解藥：慈悲和喜悅

此界的種籽音：A
界域：天道
負向情緒：自我中心、昏沉的享樂

元素種籽音：HAM
元素：空

脈輪：心輪
原始音節：A
解藥：開放

此界的種籽音：NI
界域：人道
負向情緒：妒忌

元素種籽音：KHAM
元素：土

脈輪：右足輪
原始音節：A
解藥：愛

此界的種籽音：DU
界域：地獄道
負向情緒：仇恨

元素種籽音：YAM
元素：風

脈輪：性輪
（肚臍下方十公分處）
原始音節：A
解藥：慷慨

此界的種籽音：TRI
界域：餓鬼道
負向情緒：貪婪

元素種籽音：RAM
元素：火

該界的認知和情緒。可能會導致負向經驗，但只要跟相關的脈輪配合運作，就能抵消或轉化這負面經驗。西藏系統認為脈輪就是粗鈍、精微或極精微能量通道的十字路口；通道的數目，各家說法從八萬四千到三十六萬不等，視詮釋的方式而定。整體而言，西藏系統主張人體內有三個主要的通道，分別位於中央和身體兩側，三者都能傳送般納（氣）或生命能量。人的健康狀態端視能量的流動而定。

西藏六脈輪系統

西藏的脈輪系統認為人體有六個脈輪，每一個都與不同的「界」或存在的層次有關，也與西藏傳統主張的五種元素有關。每一個「界」或元素都與一種特定的顏色有關。這些脈輪分別位於雙腳底、肚臍下方十公分、肚臍、心、喉和頭頂。

該系統主張清理脈輪和改善氣流的方法，就是吟唱或觀想種籽音。在印度教系統中除了第七脈輪之外，每一個脈輪都有自己的種籽音，但也有些派別認為第七脈輪和「OM」共鳴。丹津・旺賈仁波切所傳授的西藏苯教系統中，每個脈輪有一個種籽音，代表其中一種元素，另一個種籽音代表界域，還有一個種籽音代表一特定的佛，這尊佛的正向特質能淨化此界域的負向能量[40]。佛教和西藏苯教傳統提出了許多種能量修練的方法，這裡介紹的只是其中一種。請參閱圖 5.20，其中介紹了每個脈輪的種籽音和它們各自的連結。建議任何想要練習這套方法的人，最好能接受可靠的教導和傳授。

尋求開悟的譚崔之路：伊喜・措嘉佛母

譚崔的修行起源於印度，時間大約在西元五百年至一千三百年之間。梵文「Tantra」的字義是「網」，意味著相對事物之間的網狀連結，例如肉體和精神，男性和女性。譚崔基本上是一套淨化儀式，在過去許多年中整合進入許多其他的靈修系統，包括印度教與佛教的系統[41]。

採納譚崔方法的系統通常都很類似，差異處甚少。西藏苯教也是採用譚崔的途徑，過程都有相似之處，細節記載在《伊喜・措嘉佛母傳》（*Lady of the Lotus-Born*）[42]。這本書譯自一千多年前的佛教經典，描述伊喜・措嘉佛母的故事，她是第一位完全開悟的西藏修行者。伊喜・措嘉佛母追隨佛陀的腳步，成為掌握本質力量的上師。她的淨化過程也印證了西藏苯教的理論，以及和「十二因緣」（twelve nidanas）有關、沿著脊柱漸進攀升的十二步驟。

十二因緣是一連串的因果現象，導向未來的重生與痛苦。人們可以藉由各種方法來分析並釋放這些相依相生的議題（或業結）。伊喜．措嘉佛母移動「菩提心」（bodhichitta，覺醒的願心）的能量，沿著脊柱而上，在脊柱的十二個「基點」或能量中心停留，而完成修練。此修練方法藉由和蓮花生大士（Guru Padmasam-bhava）交合的方式，釋放「風」或精微能量。西元八世紀時，蓮花生大士將這種修練方法引進西藏。

馬雅能量系統

早期的馬雅宗教的確是一種「靈性科學」，它結合了各種領域的研究，包括數學、幾何學、天文學、醫學、哲學和宇宙學。不僅如此，它的能量原理和系統與古印度教系統相互呼應。事實上，馬雅系統甚至比印度教系統出現的更早一些[43]。

馬雅人在文化巔峰時期提出了一種能量解剖理論，暗示著脈輪、力量和神祇，以及和印度教能量系統類似的象徵符號。早期的吠陀文學作家蟻垤（Valmiki）是印度兩大史詩《羅摩衍那》（Ramayana）和《摩訶婆羅多》（Mahabharata）的作者，曾經提過納迦馬雅人（Naga Maya）將他們的文化帶到印度[44]。馬雅作家杭貝茲．曼伊（Hunbatz Men）在《馬雅科學與宗教的奧秘》（*Secrets of Mayan Science/Religion*）中提到，根據一位埃及祭司與歷史學家的說法，納迦馬雅人曾經把他們的文化傳到亞洲和非洲等地，稱之為「Mayax」[45]。

馬雅人與猶太人和早期基督徒有類似信仰，都認同生命之樹的概念。猶太卡巴拉派的理論以「生命之樹」（Tree of Life）為基礎，認為它會發射能量，促使我們達到更高層的意識狀態。馬雅也依循類似的開悟之路，取得羽蛇神庫庫爾坎（Kukulcan）的宇宙能力。庫庫爾坎類似印度教中象徵拙火的蛇，也是阿茲特克羽蛇神魁札爾科亞特爾（Aztec Quetzalcoatl）的前身。

馬雅人自幼就被教導如何處理身體和心智的能量。他們把自己的靈魂稱為「k'inan」，意即「源自太陽」。他們可以藉由發展藏於體內的七種力量，學習如何轉化身體與心智的神聖能量，達到羽蛇神的境界。

這七種力量也出現在兩萬一千個馬雅聖地，並且透過圖畫、雕刻、雕塑和故事的形式來表現。對於古早的馬雅人而言，「七」是一個很有力量的數字，令人聯想到他們自稱的銀河血統。就像北美切羅基人一樣（參閱286頁「切羅基能量系統」），許多馬雅人也相信他們來自於天上的星星，在地球上定居。

這七種力量有時也稱為「查克拉」（chacla），類似於梵文的「脈輪」（chakra）。古早的馬雅人相信，脈輪和銀河及銀河的移動有關。一個人可以像光一樣，從原始的核心開始上升，通過體內的七個中心。「查克拉」的另一個解釋是「這是我的紅色」，代表原始核心的顏色。正如印度教一樣，馬雅人也認為第一脈輪位於尾椎骨區域。

印度教用蓮花來形容脈輪，馬雅人則是用「lol」這個字來形容，此字的字義為「花」。「Lil」代表振動，「O」則和靈性的意識有關。所以我們又回到前面的概念：宇宙萬物都在振動。正如古早的印度教徒，馬雅人也利用字詞、聲調、幾何圖案、呼吸和其他方式，來喚醒體內沉睡的力量。

切羅基能量系統

許多原住民文化都有精微能量的知識，傳統的切羅基人（Tsalagi，切羅基人的原始稱呼）就是其中之一。作家狄雅妮・瓦侯（Dhyani Ywahoo）在《祖先的聲音》（*Voices of Our Ancestors*）一書中分享了這種神聖的知識。瓦侯從她的祖父母那利・瓦侯（Nellie Ywahoo）和依雅納・費雪（Eonah Fisher）身上學到部落的知識，而這已經流傳了二十七代[46]。

傳統切羅基人將他們的根源追溯至昴宿星團（Pleiades），並且把來自其他世界的知識稱為「火的智慧」。這是一種複雜而息息相關的學問，其中包括靈性的理想、自然主義、神秘連結，以及現代可能稱之為量子力學和機械學的知識。他們把許多的知識歸功於「奧秘看守者」（Pale One）的教導，這位偉大的老師在西元前八百三十七年抵達煙山（或稱霧山）。他是一位「不認識男人的女人」腹中誕生的，而他的祖母曾經夢見過這樣的奇蹟。這孩子被認為是「星星的種籽」，重新回到地球，幫助人們與自己和別人建立正確的關係。

跟印度教一樣，切羅基的故事也是從大地開始。大地是經線、緯線和連結的網絡，而這都會呈現在人體上面。切羅基人也賦予樹重要的意義。他們認為在生物和行星的持續交流中，樹就像是能量振動的溝通者。白松樹是生命的表徵，能夠將侵略轉化為和平。它的根會深入地底，收集波的振動，然後把振動傳送到大氣裡面，讓人類的大腦與地球的振動頻率同步[47]。

切羅基人相信有一股流動的能量讓精神顯現為物質。物質世界是在「星女」的恩典之下，由光的領域「加魯坦」（Galunlati）旋轉而成。星之女是萬物之父的女兒[48]。他們最原始的信仰認為有五種準則、五種音調、五條有顏色和聲音的

切羅基數字學

對於切羅基人而言，數字符號是神聖的象徵。數字也和顏色、特別的靈性目標及寶石有關。舉個例子，數字「1」是用圓圈來代表，被認為是生命的主要來源。「1」被描述成一道白光轉為藍色，激勵個人意志，並幫助人們釐清與治癒跟個體性有關的問題。「1」的力量由石英結晶反映出來。數字「9」的象徵符號則是九角星，象徵宇宙意識的結構。「9」可以帶來開悟，顏色是乳白色的，我們可以在火蛋白石（fire opal）中找到「9」的能量[49]。數字「0」則代表「偉大的奧秘」，指的是每個人尚未展現的潛能[50]。

河流，會通過人的肚臍。這些能量流動，從虛空變成聲音（或是意圖），從意圖轉為智慧，然後從智慧變成愛。

這三種概念（意圖、智慧和愛）也和印度教的「明點」（bindu）或神聖的三角形頂點相互輝映。三角形孕育了形式。

切羅基人認為有五種源自於虛空的聲音，連結了我們大腦的左半球及右半球，有助於療癒。身體的每個器官都與其中一種聲音（泛音）產生共鳴。這些泛音形成五聲音階。五聲音階常見於原住民文化。我們可以透過頭頂和脊柱底部來接收這些聲音及和聲的流動，也就是歌曲。當這些和聲在心臟部位融合並擴張時，便能引進高層意識。這是一種煉金術的過程，可以激發能量的轉化[51]。

生物共振

根據切羅基人的智慧，地球有兩層地殼。外層是太陽（太陽地殼），內層是月亮（月亮地殼）。「風的保護層」或能量的力量，會在地殼之間移動，與地殼的板塊及潮汐有關，並且造成地球磁場的改變。月亮的能量流動會回應月亮地殼，而位於脊柱部位的太陽能量的流動，則會反映出太陽和風的保護層的變化。此外，還有其他能量層圍繞著地球，包括電磁場和「閃電格網」（lightning gridwork），可以傳遞地球內與不同層之間的能量。切羅基系統認為每個人的身體也是以類似方式構成。太陽和月亮能量會以螺旋狀的方式，通過脊柱並且交換能量，而神經系統傳遞能量的方式，則比較像是閃電格狀。逆時針方向的卍符號，就是在描述這些能量的移動方向。人體和地球都藉由「生物共振」或「生物性的協調」運作。實際上，人類的責任就是有意識的感知構成萬物的元素，藉此實現

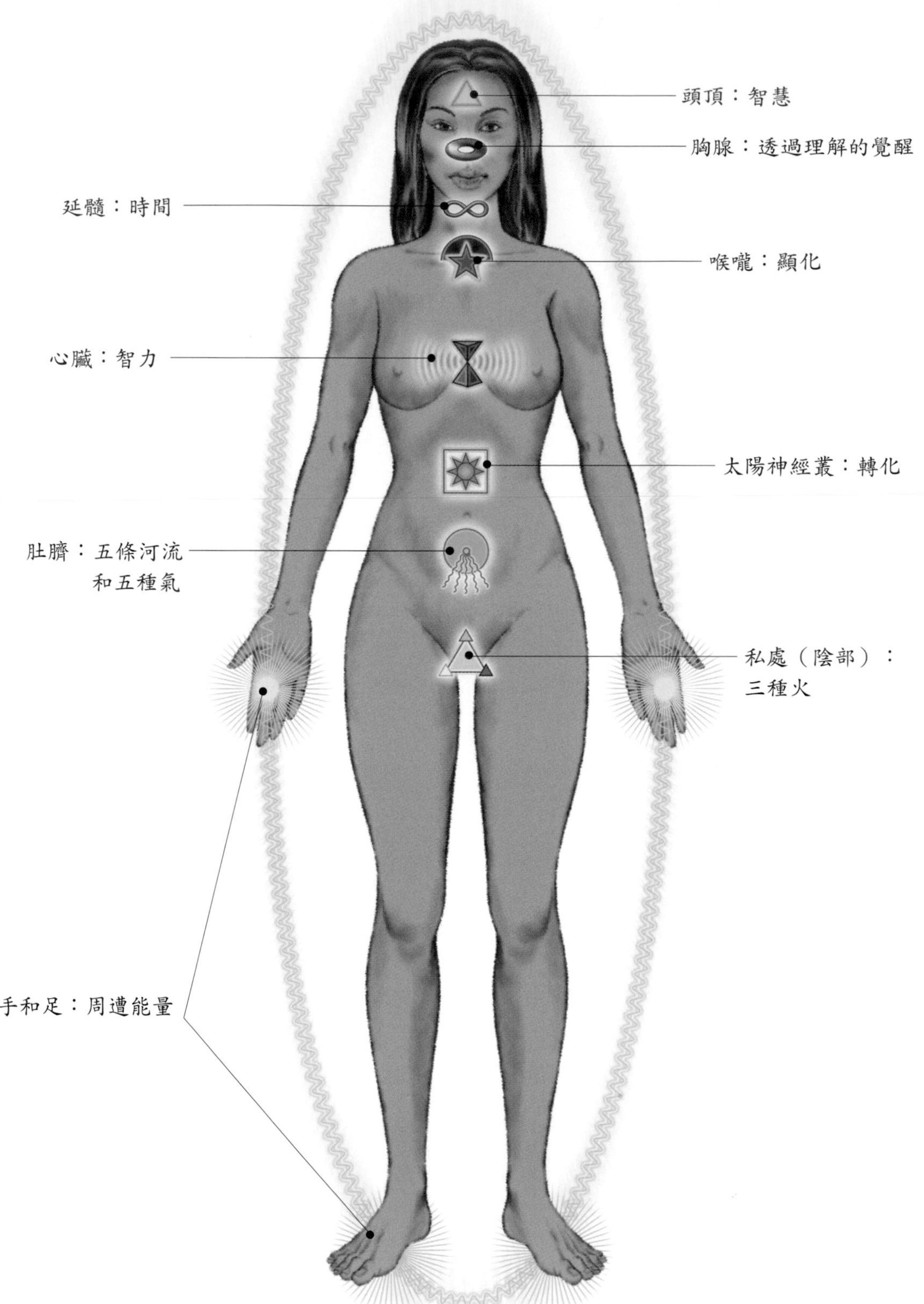
頭頂：智慧
胸腺：透過理解的覺醒
延髓：時間
喉嚨：顯化
心臟：智力
太陽神經叢：轉化
肚臍：五條河流
和五種氣
私處（陰部）：
三種火
手和足：周遭能量

圖 5.21 切羅基系統

能量的交換。

切羅基人認為我們都活在心智領域裡，而這個領域會跟地球及行星互動。我們若想發展最高的潛能，就必須「點燃」脊柱的能量，活化完整的自我。因此切羅基人相信脊柱就是通往天堂的階梯。脊柱內有三種火在燃燒，每一種火都必須達成不同的目標：

意志的藍火	清楚的行動意念
同情之火	了解並展現目的
活躍智能之火	和諧地採取行動

這三種火必須穿越體內的五道門，這些門可能阻礙能量的流動。這些門反映了人體內的基本脈輪：

太陽神經叢：一個人可以在此轉化感受，像是憤怒和負向想法，以達到更高層次的行動力。

心臟：心臟保存了智力。心臟周圍有兩種電場，其中一種以順時針方向移動，另一種則是逆時針方向。這些電場會讓人建立目標，在現實生活中實踐夢想。心臟的療癒就是要讓心成為天和地的平衡點。在療癒過程中，通常必須處理同情、悲傷和恐懼的議題。

喉嚨：聲音的力量存在於此，讓一個人有能力表達自己的想法並且實踐。關鍵是智慧地運用這股力量。

延髓：延髓位於腦的底部。它會儲存過去的議題和問題，這些甚至可能是過去生生世世帶來的。這扇大門讓我們有機會學習活在當下。

頭頂：位於囟門部位。當靈性追求者已經完成所有功課而能放下執著時，這扇門就會釋放體液。人可以透過這扇門和高層意識產生完整連結，有機會徹底體現三種燃燒之火的智慧。

切羅基人除了提出這五個能量中心，還補充了四個能量中心。一個是位於生殖器官的「秘密」區域（私處）。一個位於肚臍，能接收滋養五種身體器官系統的五種精微氣和五條河流。一個位於胸腺部位，還有一個位於雙手和雙足，這些都被一股能量連結著，這股能量會從身體的一側升起，然後從另一側降下。

有趣的是，切羅基人認為宇宙就如一個大水晶盤，被四條螺旋狀的繩索懸掛在空中。這個水晶盤會不斷地振動，其上的萬物也會隨之而動。其他的盤，也就是其他的宇宙也同時存在，實際上卻無法互相接觸。這種宇宙觀和量子力學的弦理論有相似之處，也讓人聯想到新興的音流學所闡釋的聲音和形狀之間的關係。

印加能量模型

作家艾伯特・韋羅多在《薩滿、療癒者、賢哲》（*Shaman, Healer, Sage*）中分享印加心靈導師唐・曼紐・奎斯皮（Don Manuel Quispe）傳授的人體精微能量系統。根據印加的宇宙論，每個人都有一個發光的能量場，稱為「波波」（popo），圍繞著我們的身體。這個能量場由光組成，能傳送身體內外的信息。它可分為四層：因果層、心靈層（靈魂層）、智力情緒層（心智層）和肉體層。我們個人和繼承的記憶、創傷都會保留在發光的能量場內，每一層都會保留屬於該領域的事件。因此它也像是我們人生的模板，展現我們如何活出生命。

這個發光能量場的形狀就像貝果麵包，可以反映出地球的磁場。能量會從我們的頭頂流出，隨著發光的能量場穿透至地表下約三十公分的深度，然後再從腳底返回人體。脈輪就像是發光能量場的器官。

南美洲人把脈輪稱為「光之眼」（ojos de luz）。唐・曼紐也稱之為「光井」（pukios）。脈輪會延伸出光的細線（huaskas），超出身體的範圍，讓身體和大自然連結。這些「光線」也能來回穿越時間，從出生、個人歷史到我們的終結。

和印度教徒一樣，印加人也認知到七個脈輪，不過他們也描述了另外兩個脈輪。第八脈輪位於身體的上方，但仍然在發光能量場內，稱為「神聖源頭」（wiracocha），是我們和造物主的連結。第九脈輪稱為「因身」（causay），它位於身體之外，與所有的造物合而為一，是造物主和我們的連結。比較低的五個脈輪會接收來自地球的滋養，比較高的四個脈輪則會從太陽吸收養分。

印加脈輪解剖

正如《薩滿、療癒者、賢哲》所言，印加傳統中的脈輪就像直接通往神經網絡的管道。小孩的脈輪會呈現真實的顏色，之後會隨著創傷和殘留的毒渣而褪色。振動頻率因而降低加速身體的老化。淨化脈輪可以重新啟動脈輪的純淨本質，創造「彩虹身」，如此稱呼是因為脈輪反射出彩虹的色彩。

脈輪會延伸光亮的細線到身體之外，和外界產生連結，包括樹、植物、山和

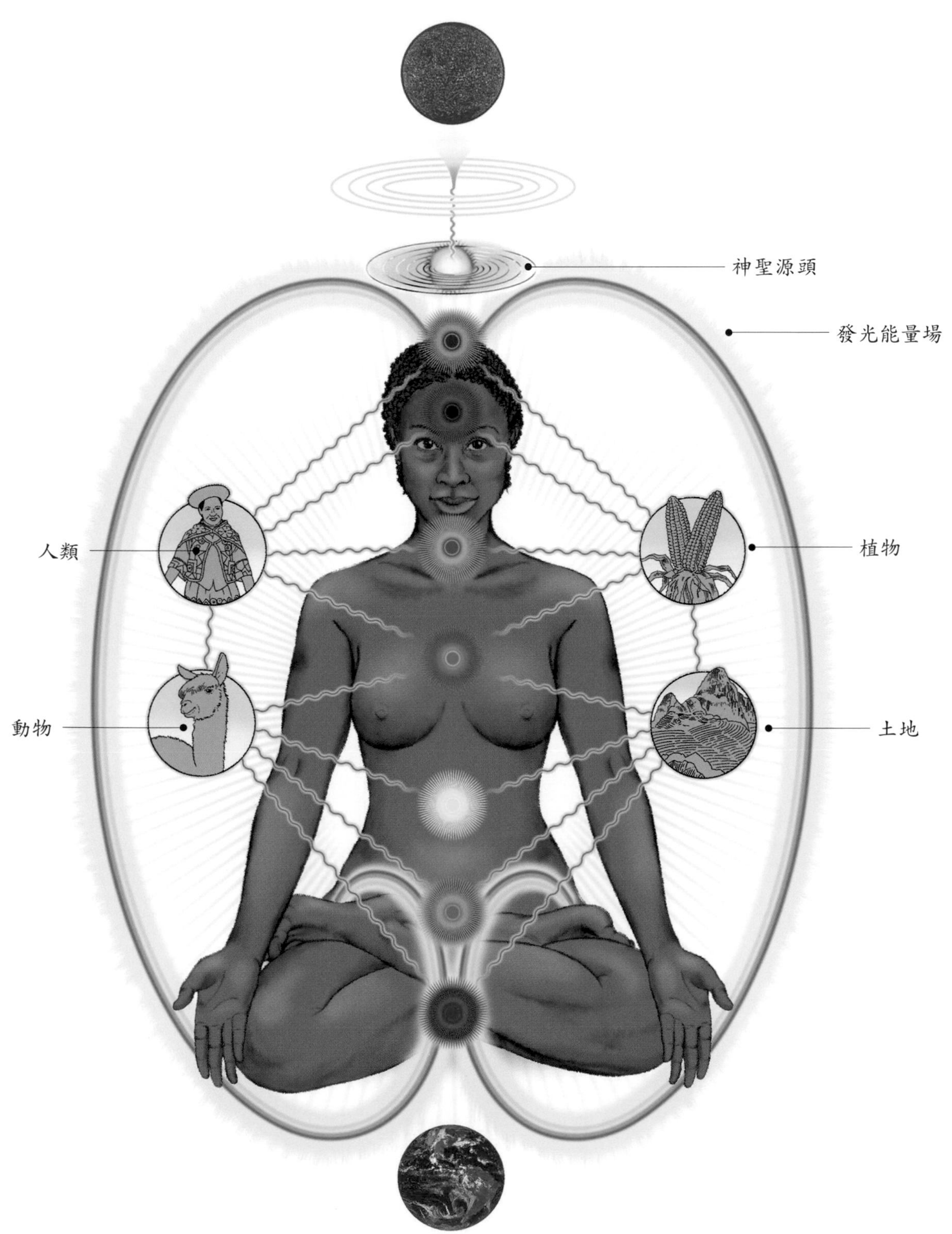

圖 5.22　光之眼：印加能量系統

表 5.23 印加脈輪（光井）

面向	第一脈輪	第二脈輪	第三脈輪	第四脈輪	第五脈輪	第六脈輪	第七脈輪	第八脈輪	第九脈輪
元素	土	水	火	風	光	純淨光	純淨能量	靈魂	靈性
顏色	紅	橙	黃	綠	藍	靛	紫	金	透明白
本能	生存、繁衍	性	力量	愛	心靈表達	真理	宇宙倫理	超越	解放
身體對應	排泄廢物、直腸、腿、足	消化、腎、腎上腺、尿道、經痛、食慾不振	胃、肝、胰、脾、儲存和釋放能量	循環系統、肺、胸、心臟、氣喘、免疫系統缺陷	喉嚨、口、頸、食道	腦、眼、神經系統	皮膚、腦、荷爾蒙平衡	身體的建築師	無
心理對應	食物、保護、安全	力量、金錢、性、控制、恐懼、熱情、自尊、亂倫	勇氣、力量	愛、希望、同情、親密	實現夢想、創造力、溝通	理性、邏輯、智力、同理心、沮喪	無私、正直、智慧	無	無
腺體	卵巢、睪丸	腎上腺	胰臟	胸腺	甲狀腺、副甲狀腺	腦下垂體	松果體	無	無
種籽	拙火、豐足	創造力、同情	自律、賦予個性、實現夢想、長壽	無私的愛、寬恕	個人力量、信仰、意志力	開悟、自我實現	超越、啟示	超越時間	無限
負面表現	囤積、長期疲倦、掠奪性行為、拋棄議題	恐懼、好鬥	腸胃疾病、厭食、悲哀、驕傲、自我、能量低、受害者心態、羞恥	怨恨、背叛、悲痛、寂寞、拋棄	背叛、耽溺、睡眠失調、害怕說出意見、毒性	妄想、不足	精神疾病、退化、犬儒	疾病的模版	無

其他人。當我們死亡時，靈魂會離開身體，重新和第八脈輪結合，再回到由發光能量場形成的格狀模式。第九脈輪不會受到生命事件污染，因為它從未進入時間（或時空）之河，因此能保留我們和造物者的神聖連結。

當我們活著時，所有的能量都來自於五個源頭[52]：

- 動植物
- 水
- 空氣
- 陽光
- 生物磁場能量（也就是印加人稱的「因身」）

人體的消化管道會處理動植物的養分和水，空氣則是透過肺處理。皮膚會接收陽光的能量，生物磁場能量則是透過脈輪來處理。

因此脈輪就像是自我和外界的連結者，是淨化的管道，也能幫助我們轉化，邁向更高層次的靈性實相。

偉大的奧秘

根據印加宇宙論，大約在一千二百億年前，「無限的力量」（Immense Force）從未顯化的虛空顯化成為我們所知的上帝。這股力量是無所不能且無所不在的，但是卻分裂成各種生命形式來體驗「自身」。每一種生命形式都有「全體」的特色。然而為了獲得更多的體驗，它保守自己的本質成為自身不解的奧秘。身體的能量系統就是要幫助我們重新回復這項認知，揭開奧秘。

印加「光井」或脈輪

第八脈輪位於頭頂之上數公分的位置，像一個旋轉的太陽，是我們和「神靈」（Great Spirit）的連結，上帝停駐於此，在我們體內。然後第八脈輪會擴張成發光的球體。

第九脈輪是第八脈輪的源頭，是我們的靈性，位於發光的能量場之外，可以延伸穿越宇宙。第九脈輪不受時空限制，藉由發光的線和第八脈輪連結。

印加力量儀式的波段[53]

艾伯特．韋羅多藉由印加力量儀式，教導學生如何啟動能量層面的保護作用。這個過程能夠讓人體的六個脈輪和五種元素直接連結，從中獲得直接的滋養，同時在體內不同的地方建立五種波段。

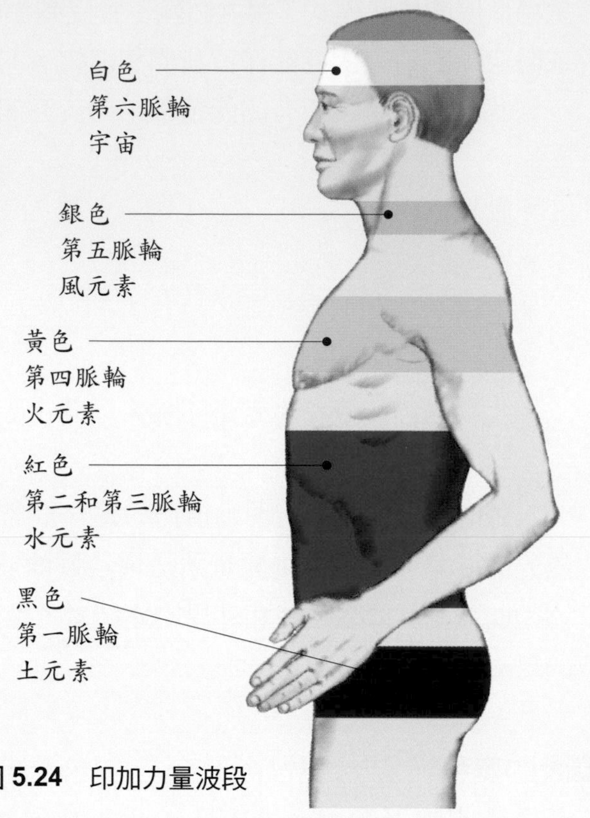

圖 5.24 印加力量波段

根據聖約翰啟示錄的基督教玄秘能量系統

許多秘教的能量練習都是源自於基督信仰。柴克立．藍斯當（Zachary Lansdowne）在《聖約翰啟示錄》（*The Revelation of Saint John*）中介紹過一種靈修系統，他比較並分析基督教聖經的最後一部，整理出一套靈魂演化的能量系統。他認為《啟示錄》隱晦地描述了基督教的神秘信仰，有如一張開悟地圖般。他將下列的能量系統理論收錄在自己的著作中[54]。

藍斯當認為人格共有四種面向，分別為肉體、生命體、情緒體和心智體。因果體則是上帝的心臟，可以保留一個人最高貴的想法。靈魂就像「生命之流」的媒介，「會從神的心臟流向肉體的細胞」[55]，而源自於上帝心臟的神性，則會以七彩的光芒呈現，也可以在冥想時藉由七位大天使來轉化。藍斯當也主張七個脈輪（位置和功能與傳統印度教系統相似）之說，他認為當我們帶著覺知思考和行動時，體內的拙火就會升起，同時喚醒脈輪的作用力。脈輪透過拙火轉化之後，便能喚醒下列的天賦：

頂輪：帶來自由的洞見
眉輪：智慧
喉輪：敏銳的洞悉力和深入的認識
心輪：辨識虛實的直覺
太陽神經叢輪：超然地觀察情緒
薦骨輪：培養更高尚的動機，例如善行、愛和慈悲，同時根據更高準則行事
基底輪：心智的寧靜和靈性的意志

埃及和非洲的能量體系統

古埃及人重視一種有秩序的宇宙論，而這也是非洲祖魯人（Zulu）靈性修練的基礎。祖魯人隸屬一個名為「巴納巴庫魯・艾巴斯庫木」（Bonaabakulu Absekhumu）的神祕社會。

與猶太卡巴拉密教類似，非洲和埃及系統都信奉生命之樹。他們也有一套能量體的理論，其中包括脈輪系統，有一些可以和印度脈輪相提並論。最早的埃及系統可以追溯至古夫法老王（Pharaoh Khufu）統治時期，以及西元前三千九百年的第三王朝。接下來要介紹這些系統的相似之處[56]。

埃及能量體系統

古埃及人假想有數種不同的能量體，儘管是單獨存在著，但每一種能量體都可以和其他能量體交互作用。關於能量體的數目，有五種至九種的說法。接下來介紹的是最常見的能量體。

- **肉體**：古埃及人將身體稱為「ht」或「jrw」，指的是活著時的「形狀」或「外觀」。身體處在死亡狀態被稱為「khat」，意指「會腐敗的」。
- Ka，此字可以粗略解釋成「雙重」或「生命力」。這是一個人的一部分，死後依然存在。
- Khabit，陰影的意思，意指比較低層次的本質，由感官所主宰。
- Shekem，神性力量和生命能量的領域。

- Ba，類似於現代的靈魂概念。「Ba」代表人所有的非肉體元素。
- Akh 或 khu，意指「變形的心靈」、「耀眼的合一體」或「發光的合一體」。它也等於一個人的高層自我，代表一個人死後的形式。
- Khaibit 或 Shwt，這指的是陰影或隱藏的自我，通常和死者或另一個世界有關。
- Ren，字義是「名字」，代表自我的一部分，能夠讓事情成真。許多文化都認為命名是非常重要的事。替一件事物命名，就是要呈現該事物的特質。
- Sahu，發光的靈性體，人死後，可以將「ka」（生命力）送至天堂。

非洲的能量體系統

根據曾在二十世紀初期年代接受過祖魯文化洗禮的高加索裔作家派翠克·鮑溫（Patrick Bowen）所述，祖魯傳統認同的能量體包括：

- 肉體（umzimba）
- 乙太體（isltunzi）：乙太體是肉體的對應。
- 低層心智（amandhla）：包含生命力與能量。
- 動物心智（utiwesilo）：熱情、情緒和本能。
- 人類心智（utiwomuntu）：意識、智力和高層感受。
- 靈性心智（utiwetongo）：創造靈性覺知的高層境界。
- 光（itongo）或宇宙精神的火花[57]。

生命之樹和埃及（及非洲）的脈輪系統

古埃及人和非洲祖魯人都將人類的不同面向，對應至他們自己版本的「生命之樹」（Kamitic），同時與脈輪系統連結。這些領域和第四十章中的卡巴拉相似。下列是其中一種對照版本：

表 5.25　埃及、非洲的脈輪與生命之樹[58]

靈性的分類	脈輪	領域	主宰
肉體（Khab）	根（第一）	第一至第五	肉體
動物感官（Khaibit）	肚臍（第二）	第六至第十	動物本性
具體心智（Sahu）	太陽神經叢（第三）	第七、第八、第九	低層自我
抽象心智（Ab）	心臟（第四）	第四、第五、第六	靈性之上、世俗之下
全能（Shekem）	喉嚨（第五）	第三	創造性的言辭
全知（Khu）	眉（第六）	第二	神諭的力量
無所不在（Ba）	頭頂（第七）	第一	創造源頭（Itango，光）

卡拉胡耶斯：土地的能量體

印度教能量系統反映了印度的地理分布；埃及人表現了尼羅河流域；南美安地斯山脈的人則賦予土地更深遠的意義，認為山和人體有同樣的結構。

自古至今，許多安地斯文化都將自處的環境和村落，與動物和人體的能量解剖相提並論。秘魯人根據鳥或動物來建立城市。印加人則把印加帝國首都庫斯科（Cuzco）設計成一隻美洲獅（puma）的形狀。玻利維亞村落耶穌德馬查卡（Jesus de Machacha）的村民也把他們的土地比喻成美洲獅（congar）。

波利維亞卡達山脈（Mount Katta）的「卡拉胡耶斯」人（Qollahuayas）創造了一種非常特別的文化。這些人分居三地，卻認為他們是一體的，因為他們所居的三個區域各自代表人體的一部分：阿帕契塔高地（Apacheta）象徵人的頭部，其中的草和樹木象徵頭髮，湖泊則形成眼睛。卡達（Katta）是山的主脈和中間區域，其中的作物象徵內臟和軀幹。卜筮者可以透過儀式和典禮，將其中的血液和脂肪傳送到其他區域。最後一個則是尼那卡倫低地（Ninokorin），其中的穀物、蔬菜和果樹則代表腿和腳趾甲。

卡拉胡耶斯人不僅創造出這種類比，還將它融入生活裡。他們認為受到侵蝕的河床會導致疾病，只有在山脈受到滋養時，人才能恢復健康。人類也會因為對社會和環境的不敬導致自身的疾病。人與人之間的問題不僅會導致人體的不安，也會擾亂土地，因此必須透過儀式來解決問題。這個儀式必須有病患所屬的社會族群參與，共同祈求土地的療癒。社會動盪和土地糾紛通常是造成疾病的主因，卡拉胡耶斯人主張必須藉由卜筮者建立土地的聖壇來恢復平衡。

你可能會對這種概念不以為然，但卻無法忽略卡拉胡耶斯療癒系統的徹底療效。卡拉胡耶斯巫醫（稱為curanderos）會採集草藥、動物的產物和礦石來替人治病。他們的醫藥袋裡有上千種處方，有些療效類似於阿斯匹靈、盤尼西林和奎寧。過去數百年以來，這些巫醫曾經做過各種手術，包括腦部手術。當地許多名人都因為他們的醫術而治癒許多看似無藥可救的疾病[59]。卜筮者也會使用一些超自然的方式，例如「擺桌」來供養土地。這些桌子裡包含動物和植物的成分，可以供給土地所需的肥沃養分。

十二脈輪系統

我曾經在另外兩本書中詳細介紹現代的十二脈輪系統[60]。它是根據傳統的印度脈輪系統，加上體外的五個脈輪。目前還沒有人測量或記錄過這五個脈輪。我是藉由自身從事能量療癒的經驗才發現了它們。當我對這五個額外的能量中心有了充分的了解之後，便開始時常運用它們。

這五個額外的脈輪是在頭頂之上、腳底之下和身體周圍。我們已經在本書中討論許多超出七個脈輪的脈輪系統。瑜伽支派那羅延天系統（Narayana）就認為有九個脈輪，如同在《Yogaranjopanished》裡闡釋的脈輪系統。瓦地卡（Waidika）系統則是深定瑜伽（Layayoga）的方法，它提出十一個主要的脈輪[61]。有些派別會在傳統的七個脈輪之外增加第八個脈輪，稱為「明點」（Bindu）或「蘇摩」脈輪[62]。

許多密教的修行者認為脈輪位於身體之外，有些更傳統的系統也有相同看法。在瑜伽傳統中，最重要的是記住第七脈輪位於「頭頂的上方」，而非「頭頂」[63]。其他傳統也認為腳底下也有脈輪，例如大衛．福倫（David Furlong）在《運用地球能量》（*Working with Earth Energies*）[64]中提到的，卡翠娜．拉斐爾也同意這個觀點[65]。幾乎所有系統都承認有次要或較小的脈輪存在。曾經有一位研究人員在主要的七個脈輪之外，列出了二十一個小脈輪和四十九個微脈輪[66]。大部分的系統認為這些脈輪位於手足的部位，而這也是十二脈輪系統中第十一脈輪的基礎。第十一脈輪雖然環繞全身，但是在手足周圍的能量最強[67]。

十二脈輪系統除了傳統的七個脈輪之外，還添加了五個脈輪。十二脈輪與傳統系統到底有何不同？這五個脈輪如下：

第八脈輪：位於頭頂上方。這個脈輪是一種額外的能量體，包括了「阿卡夏檔案庫」（Akashic Records）在內，意指所有已經被看見和完成的事物；以及「陰影記錄」（Shadow Records），意指未被看見的事物，與「阿卡夏檔案庫」有關。還包括「生命之書」（Book of Life），反應了所有事件的正面面向。第八脈輪是業力所在，我們可以透過它與所有的界、次元和時期連結，其中包括另存或平行的現實。

第九脈輪：位於頭頂上方四十五公分的位置。這個脈輪包含了「靈魂之所在」，意即創造物理現實（例如身體的基因）的精神性遺傳。它也包含靈魂的目的，以及維持靈魂獨特性的表徵。療癒者可以透過第九脈輪進行下列的工作：

- 針對個人量身訂製的能量醫療方法。
- 獲得資訊，來解釋一個人的人生經歷，以及即將做出的決定。
- 進行能量醫療，透過象徵符號來修復基因。

第十脈輪：位於腳底下方四十五公分的位置。這個脈輪是「基礎脈輪」，可以接收元素能量，讓能量穿透腳底進入身體。它包含個人靈魂的歷史，還有每個人繼承的故事和能量。它可以幫助一個人與本質及自然世界建立完整的連結。它對於引導一個人融入現實生活也特別有用，過程中會碰觸並治療過去的問題（包括基因性疾病），同時讓身體接受對健康有益的元素能量。

第十一脈輪：圍繞全身，集中於手足周圍。這個能量中心可以幫助人們控制並轉化現實和超自然的力量。一個人可以藉由它來控制外在的能量，讓能量發揮良好的作用。它特別能為體內外帶來立即的改變。

第十二脈輪：圍繞著第十一脈輪和全身。這個能量中心代表人類自我的外在領域。根據《新脈輪療法》（*New Chakra Healing*）的描述，它會藉由三十個次要脈輪和身體連結。它可以傳導來自於靈光場之外的靈性能量。第十二脈輪之外就是「能量蛋」（energy egg）（參見圖 5.27），這指的是一個三層的薄膜，管理靈性世界和身體之間的連結。

十二脈輪系統與靈點

十二脈輪系統可以進入能量的稜柱體，這有點類似於脈輪，但是位於人體之外。它們可以融合物質和靈性能量。十二脈輪之外還有二十個靈點。下列表格列出靈點在脊柱上的對應位置。我將這二十個靈點從十三號編至三十二號。這裡還有一個額外的「靈點」，可以超越所有的靈性法則[68]。

表 5.26　靈點與脊椎

靈點	脊柱部位	脊椎骨
13：陰	腰椎	第二
14：陽		第一
15：兩極的平衡	胸椎	第十二
16：相似的平衡		第十一
17：和諧		第十
18：自由意志與自由		第九
19：拙火		第八
20：支配		第七
21：豐足		第六
22：清晰		第五
23：善惡的知識		第四
24：創造		第三
25：顯現		第二
26：對位		第一
27：寧靜	頸椎	第七
28：智慧		第六
29：樂趣		第五
30：寬恕		第四
31：信仰		第三
32：恩寵與神性意識		第二
愛的法則		第一

脈輪與內分泌腺

在十二脈輪系統中，每一個脈輪都會各自藉由體內對應的內分泌腺發揮作用，以確保體外的脈輪和身體產生互動，創造身體內部的改變。

就傳統而言，心臟、橫膈膜、骨頭和結締組織不算是內分泌腺體，或是製造荷爾蒙的身體結構。不過現代醫學認為心臟也是內分泌腺，事實上是體內主要的荷爾蒙分泌和調節器官。醫界證實了骨頭能製造荷爾蒙，身體的其他器官和組織也會對荷爾蒙造成影響（參閱第二部）。舉個例子，橫膈膜負責控制呼吸的流動，而氧化作用正是分配荷爾蒙的關鍵，反之亦然。治療脊髓損傷的專家大衛．哈利斯醫師（Dave Harris）曾經提到過，某種現代療法可以藉由男性荷爾蒙（睪丸素、生長激素、黃體素或去氫皮質酮）有效地療癒結締組織的問題，例如會讓骨頭及軟骨疼痛與磨損的退化性關節炎[69]。

圖 5.27 列出十二脈輪與內分泌腺的關係。

脈輪發展與年齡

小嬰兒誕生之後，會漸漸發展出完整的脈輪，然後在不同的階段啟動脈輪。一般認為在受孕之前，第九脈輪和第十脈輪會與靈魂和靈性的指引產生活躍的互動，挑選適當的基因來形成生命。

人一出生時，第一脈輪就已經啟動；出生後很短的時間內，第七脈輪也會啟動，並且和囟門連結。囟門會在生命最初幾個月內關閉，再度建立對第一脈輪，也是最具物質基礎的脈輪的徹底依賴。其他脈輪會一個一個地啟動，直到一個人完全發育成熟。第一到第六脈輪從胚胎階段至十四歲之間，分別開啟（第七脈輪在十四歲啟動）。這時身體還會繼續打開額外的脈輪，不過現在是以七年為期開一個脈輪。

第一脈輪：子宮至六個月
第二脈輪：六個月至二歲半
第三脈輪：二歲半至四歲半
第四脈輪：四歲半至六歲半

圖 5.27　十二脈輪與能量蛋

正如傳統的七個脈輪，十二脈輪也各自掌管特定的生理機能，同時還執行特殊的整體性任務。能量蛋是一個三層的電磁體，圍繞並穿透十二個脈輪和靈光帶。

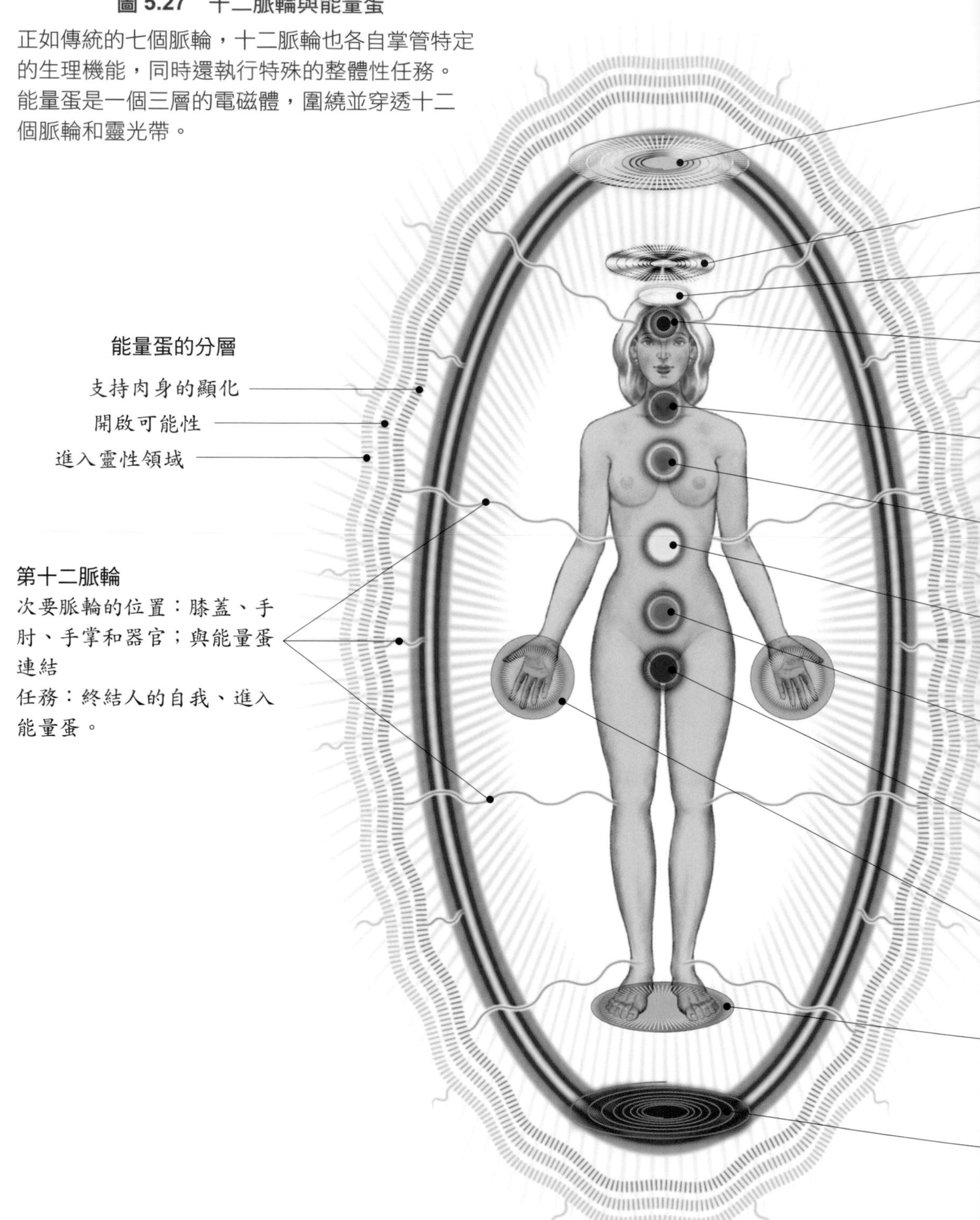

第九脈輪
橫膈膜、松果體、胼胝體和其他的高層學習中心，包括大腦皮質和新皮質
任務：靈魂的程式和計畫

第八脈輪
胸腺（免疫系統）、擷取記憶功能、中樞神經系統、視丘和右眼
任務：業力和宇宙連結

第七脈輪
松果體、部分的下視丘、大腦內高層學習和認知的區塊、部分的免疫系統
任務：目標和靈性

第六脈輪
腦下垂體、部分的下視丘、視覺和嗅覺系統、記憶儲存、耳和鼻竇的問題、左眼
任務：洞察力和決策

第五脈輪
甲狀腺、喉頭、口和聽覺系統、淋巴系統、胸椎
任務：溝通和引導

第四脈輪
心、肺、循環和氧化系統、胸、腰椎、胸椎
任務：關係和療癒

第三脈輪
胰臟系統、胃附近的所有消化器官，包括肝、脾、膽、胃、胰和部分的腎臟系統、腰椎
任務：心智和結構

第二脈輪
影響部分的腎上腺系統、腸、部分的腎功能、部分的生殖系統、薦椎、針對刺激決定情緒反應的神經傳導物
任務：感覺和創造力

第一脈輪
生殖器官和腎上腺、尾椎、影響部分腎、膀胱和排泄系統、皮膚
任務：安全感和生存

第十一脈輪
部分皮膚、肌肉和結締組織
任務：力量和能量轉換

第十脈輪
腳、腿、骨頭
任務：傳承和本質

第五脈輪：六歲半至八歲半
第六脈輪：八歲半至十四歲
第七脈輪：十四歲至二十一歲
第八脈輪：二十一歲至二十八歲
第九脈輪：二十八歲至三十五歲
第十脈輪：三十五歲至四十二歲
第十一脈輪：四十二歲至四十九歲
第十二脈輪：四十九歲至五十七歲

直到五十六歲之前，我們的脈輪仍處於十二脈輪的發展階段，該階段是從四十九歲開始。然而，這是第一次有兩個脈輪同時開啟，我們會在此時再次進入第一脈輪（下一個結合的時間點是六十三歲，停駐於十二脈輪，同時再次進入第二脈輪）。

童年時期（從胚胎至十四歲）植下的議題成為運作的程式，決定思想、情緒和行為。不過從十四歲開始，身體就會每年依序重新處理低層脈輪的問題，因此可以做出新的決定（這也意味著在五十六歲時，一個人同時具備了兩個完全發展的脈輪，同時正在依序循環，處理比較低層的七個脈輪）。接下來列出第一個重新啟動的七年循環：

十四歲：重新循環第一脈輪
十五歲：重新循環第二脈輪
十六歲：重新循環第三脈輪
十七歲：重新循環第四脈輪
十八歲：重新循環第五脈輪
十九歲：重新循環第六脈輪
二十歲：重新循環第七脈輪

脈輪結構

脈輪有自身的結構設定，可以化約成三個部分或區塊。這三個面向存在於所有的脈輪裡，不僅僅適用於十二脈輪系統。從身體的正面來看，每個脈輪都可以分為左側和右側、前側和後側（脈輪的前側位於身體的正面，後側位於身體的背面），以及內輪和外輪。按照字面解釋，內輪位於外輪的內部，兩者會在轉動時相互配合。

我們不僅能分析脈輪的結構，也能從信息的角度來解讀脈輪。所有的脈輪都帶有情緒、心智、身體和靈性的信息。我們接下來會討論脈輪內含的心智概念，這會決定我們整體的幸福、自我概念和行為。

整體而言，身體的左側就是脈輪的左側，代表女性或陰性能量；右側則代表男性或陽性能量。身體的兩側是由相反的大腦半球掌管：身體右半側是由大腦左半球掌管，左半側則是由右半球掌管。

男性能量是肉體的、積極的、掌控的和線性的，可以反映出一個人內在的男性特質，也可以看出一個人和男性或父權的關係。女性能量則是靈性的、反射的、被動的和直覺性的，可以反映一個人內在的女性特質，也可以看出一個人和女性或母權的關係。因此，身體左側的傷害可能代表一個人在現實生活中的女性面或內在的女性特質出現了問題。脈輪左側的能量流動如果出現扭曲，可能暗示有女性本質的問題；脈輪右側的能量流動失衡，則指出了男性本質的問題（脈輪的側邊位置，是從當事者，而非觀察者的角度來定位的）。

脈輪也可分前側和後側。整體而言，脈輪的後側管理無意識、原始程序和靈性事物，前側則負責監督有意識的日常需要。脈輪內有一個內輪，應該和外輪和諧運作。內輪和潛意識有關，也和潛能及高層自我的個人靈性有關。外輪的預設程式則傾向於反映迫使與世界協同的議題。接下來介紹常見的官能障礙，多半源自下列其中一種負向的錯誤認知。

我不可愛。
我配不上。
我沒能力。
我沒價值。
我很糟糕。
我不值得。

這些負向的認知會支配潛意識，然後影響我們的無意識和意識自我。它們會導致體內精微能量系統的失衡，阻礙拙火的提升。負向認知也可能導致靈光場的問題，招致負向的生命情境。

內輪通常反映出我們的靈性智慧或真理。這些真理和超意識有關，也就是心智的最高層次。內輪中的信念可以用來對抗不正常的想法，其中包括：

我是可愛的。
我值得尊敬。
我很有力量。
我有價值。
我很好。
我值得。

內輪負責處理移動比光速還快的粒子和波，外輪則處理感官能量。所以內輪可以藉由零點場能量來轉化身、心、靈，也能帶來立即的療癒，消解問題。

下列表格按照脈輪的四個部分：後側、前側、內輪和外輪，列出相關的功能和主題：

表 5.28　脈輪基礎結構

脈輪	後側	前側	內輪	外輪
第一脈輪	無意識的安全感議題；別人的安全感議題如何影響自己。	你和日常生活的連結；如何在世間自處。	個人靈魂和神性的關係的主宰。	在世間的活動；功能過度可能導致騷動和過度活躍的行為。功能不足則會造成怠惰和懶散。
第二脈輪	你無意識中的感覺；對於旁人感覺的無意識反應；決定接受、保留或忽略哪些他人的感受。	你如何對外表達感覺；把感覺轉換成創造力。	你是否相信神也有感覺？你的回答會決定這個內輪的韻律。你如果輕忽靈性的感受，就會以武斷、封閉和冷漠的方式待人；你如果無法解讀感	建立你對世界表達感覺的方式。壓抑的感受會吸引來對你展現同樣感受的人，或是導致疾病；你如果保留不屬於自己的感受，就會覺得抓狂，然

（續下表）

表 5.28　脈輪基礎結構（續）

脈輪	後側	前側	內輪	外輪
			覺背後的靈性信息，就會表現出情緒化、過度敏感和共依存傾向。	後失控。
第三脈輪	你對於權力和成功的態度，以及是否值得擁有這兩者的無意識想法。	你在世間創造成就的能力。	這個內輪的頻率，取決你內心對於自己的世俗定位。神賦予你特殊的任務，而你擁有獨特的天賦。你如果認同這種說法，就會覺得健康而平衡。否則就會覺得勉強，不斷地對自己感到失望。	維持你和世界的界線。你如果相信自己是在神的指引下工作，就會表現良好，贏得尊敬。
第四脈輪	你對於關係的無意識想法；如何與你惦記的人保持連結。	你的主要與次要關係；付出和接受的能力。	自我和自我之間的關係；神性和自我的關係；自我、神性和所有自我面向的關係。	平衡：自我和自我所有的面向，如何與世界及世人達成平衡。
第五脈輪	你願意接受的指導類型，可能來自較高或較低的界。	決定何種紀錄或信息會主宰你的溝通，判斷記錄和信息是否良好。	你願意或不願意說出或表達的意見；別人如何理解你的溝通；如果頻率過快，你就無法聽到神性的聲音；如果頻率過慢，你只會聆聽到較低層的存在。	你對個人目的的反應。
第六脈輪	可能的未來；所有選擇都會藉由第六脈輪的後側	選擇的道路；如果你有在自我訓練，便能在當下	你的自我和人生的靈性形象位置。	你個人形象的投射，告訴別人該如何回應你。

（續下表）

表 5.28 脈輪基礎結構（續）

脈輪	後側	前側	內輪	外輪
	進入身體；你面對選擇的內在能力，取決於你的自我形象。	往前看，知道你還有哪些選擇。		
第七脈輪	構成你信仰系統的精神和靈性信念；有時包括一些自我束縛的想法。	你如何將個人的神性和靈性形象，投射到外面的事物上；你追隨的宗教和活出的價值。	這個脈輪如果健全，你的靈性信念和修練，就能符合個人目的及神的旨意；否則就會出現失衡。	反映出你如何實現個人的靈性信念。
第八脈輪	你過去的模式或部分如何引導你的決定。	顯示你如何藉由選擇表達這些模式，包括針對伴侶、朋友、工作和靈性天賦等事物的決定。	反映你寬恕自己過去錯誤的能力；你如果能寬恕，便能釋放所有業力，擁有明亮的內心世界。	你如果無法原諒自己或別人，生命的每個面向都會反映出之前的決定。
第九脈輪	你對自我和他人靈魂的信念，針對宇宙之愛、全球的需求以及對別人的照料。	你在日常生活中照顧別人的方式。	靈性真理的大門；你如果踏進這扇大門，將有助於身體與心靈的整合。	展現你如何將靈性真理付諸行動。
第十脈輪	吸引你或融入你生活中的自然界面向。	你與大自然和其中萬物的互動方式；甚至可以看出草藥或自然療法對你是否有效。	大自然中保有你的靈性種子的位置，前提是你必須在現實生活中扎根。	反映出你不僅是源自神性的創作，也是大自然、世界、祖先的產物，並以肉體之身活在世間。
第十一脈輪	信念，能協助增加或損傷你改變或轉化能量的能力。	你如何影響周遭的物理和能量世界；哪種能量或靈性的存在會吸引你，成為你的幫手或敵人。	你的靈魂吸引來的能量和力量，會在此進行接觸。	反映出你如何適當或不當地使用超自然能力。
第十二脈輪	這個脈輪沒有前側或後側。內輪關係著你的神性；外輪則會展現你如何將神性反映在日常現實中。			

十二脈輪系統的能量體

浩瀚的十二脈輪系統中有數十種、甚至數百種的能量體。以下列出幾個有助於能量療癒師的能量體。

自我的主要能量體

十二脈輪中有七個主要的能量體[70]，分別為：

精神體：包含一個人靈性真理中永恆不朽的本質，可以形成靈性的目標和天賦（與超覺能力或印度教的神通力有關）。就東方的觀點而言，精神體包含著業力和生命任務。

靈魂體：這個自我面向會穿越時空，獲取經驗。最常見的狀況是，靈魂至少會帶有一種主要的錯誤認知，導致所有的負向業力或不斷重複的有害模式。

心智體：這個自我面向包含了信念和思想。心智是一種「非局限性的存在」，會跟其他心智透過思維場互動。心智有許多面向。「高層心智」與精神及超意識有關；「中層心智」則跟大腦（或肉體）及無意識連結；「低層心智」代表的是靈魂和潛意識。

肉體：身、心、靈的運送者，也是脈輪的保存者。其他的自我面向會藉由光的界、連結生死的意識層次或靈魂演化，與脈輪產生連結[71]。

脈輪體：管理人體存在的所有面向，無論是藉由肉體或精微能量。脈輪就像是和內分泌系統連結的十二個旋渦，也就是「你之內的你」。

靈光場：透過能保護、過濾和發射信息的十二個層次或光帶，來處理自我和外界的關係。也就是「你之外的你」。

能量蛋：正如圖 5.27 所示，能量蛋是一種電磁體，能夠穿透和環繞你的十二脈輪和靈光場光帶。它能創造出你的能量系統的外部輪廓，實際上看似一種跳動和發光的三層能量場。你可以利用能量蛋來進行療癒，達成數種療癒效果。你也可以藉由能量蛋來清除負面的程式，讓你的高層意識與日常生活意識產生連結，判斷並釋放負向能量，同時吸引來能創造持續性改變的靈性能量或「波」。

能量蛋的三層

第一層：實體層。這一層就緊鄰著第十二層靈光場和身體。它能自在地在身體、內在心理和世界之間傳送信息及能量。你可以藉由這一層來轉移或吸引能量支持實體顯化，而這種顯化都是根據內在的程式（通常是潛意識或以靈魂為主的程式）。你也可以藉由這一層、第十二個脈輪或第十二個靈光場接觸松果體，同時和體內三十二個次要的點產生連結。

第二層：夢想層。這一層位於能量蛋的第一層和第三層之間。它看似一條很細的能量線，分布在黑色能量與白色能量之間。這一層能吸引來你無意識中想像的事物。你也可以將它稱為「許願」層。你如果扭曲了天生的設計，就會接觸到一些阻礙天命的能量，或是懷有一些不切實際的夢想。你如果能健康地利用第二層，那麼第十二脈輪和靈光場就能幫助你在生活中實現慾望。

第三層：靈性層。這是距離身體最遠的靈光。這一層是閃亮發光的能量體，能夠與第十二脈輪、靈光場及自身之外的靈性領域交互作用。它只會吸引來符合你最高靈性需求與目的的能量，因此也和你的最高意識有關。它的確可以召喚地球之外的能量進入你的生命，造福你和別人。你也可以藉由這一層來創造身體和情緒的奇蹟。

次要能量體

下列是一些十二脈輪系統內的次要能量體。

- 因果體管理肉體。
- 心智體處理想法和感覺。
- 情緒體或藍體會保留感覺。
- 痛苦體會紀錄你和痛苦的關係，保留痛苦的能量。
- 灰體連結你和來自這個次元和其他次元的存有。
- 瀝青體保留你的靈性目的和靈魂使命的密碼。
- 銀體與阿卡夏檔案庫連結，是你曾經做過、想過或說過的事物的記憶，有些則可能關於未來。
- 在你還活著的時候，銀線會將靈魂和身體連結。
- 肉身乙太體就在身體旁邊，保留所有影響健康和幸福的能量藍圖。這就像

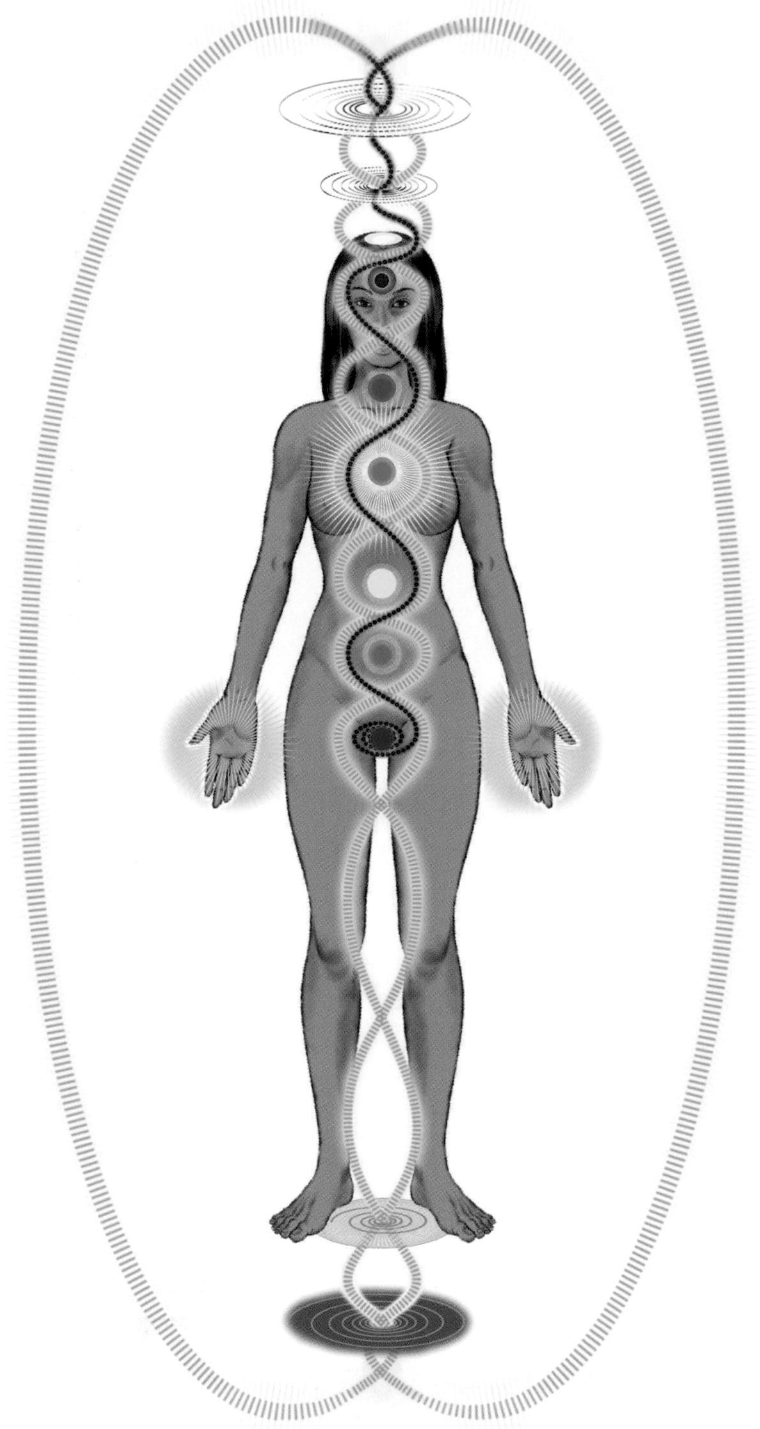

圖 5.29　拙火與十二脈輪系統

十二脈輪系統強調三種拙火。紅色或蛇的拙火會從脊柱的下方升起，啟動身體的生命能量。金色拙火提供靈性的洞見，會透過頭頂進入體內。明亮的拙火則會從脈輪的核心散發光芒，是開悟的關鍵。

拙火與十二脈輪系統

十二脈輪系統強調傳統的蛇或紅色的拙火，這是一條被喚醒的蛇，以波能的形狀向上攀升。傳統也很重視另外兩種拙火：金色拙火和明亮拙火。明亮拙火出現代表真正開悟的境界，此時發光的靈魂會穿透每一個脈輪，遍布全身。一個人唯有願意完全地為他人和神性服務，才能啟動這種拙火。它的出現也和金色拙火的實現有關，金色拙火是從上而下，而非從下方升起。

金色拙火也是個人化的精神能量，包含著靈魂順著「神性」的淨光流進入肉體時所帶來的智慧。只要有極少部分的蛇或紅色拙火抵達頂輪，就能啟動金色拙火的能量。此時第九脈輪會開放，接收不斷在上方盤旋的宇宙能量，大約位於頭頂上方四十五公分的位置。這種白色的宇宙能量反映了陰陽神性的融和，也就是男天神和女天神的結合。當這種來自天體的能量進入第九脈輪時，會由白色變成金色，染上第九脈輪象徵的金色光彩。

第九脈輪包含了個人的靈魂「基因」，它讓每一個靈魂都與眾不同。金色拙火的神性能流會吸收個人特質、模式、天賦和靈魂的目的，然後進入身體。它首先會通過位於頭頂上方的第八脈輪，然後藉由頭頂的第七脈輪進入身體。金色拙火從此處貫通整個脈輪系統，它儲存了靈魂的智慧，同時能啟動每個脈輪中央的靈性能量。金色拙火也會跟紅色的拙火會合，看似融合卻又保持分離。它也能紓解紅色拙火偶爾造成的嚴厲作用，最後與紅色拙火交纏，沿著脊柱上下移動或環繞著靈光場，成為人體的保護膜。

我們必須啟動跟和諧運用紅色及金色拙火，才能啟動明亮拙火。顧名思義，這個拙火指的是從每個脈輪核心散發出來的光芒，其中記錄著每個人的靈性本質如何讓一個人化為肉身。

對於金色脈輪的最佳例證，莫過於聖采坦尼亞・瑪哈帕布（Sri Caitanya Mahuprabhu）或稱「金色肉身」。瑪哈帕布十六世紀初住在孟加拉，以超自然能力和慈悲聞名於世[72]。

位於皮膚外圍的第十層靈光場，和第十脈輪有關。當一個人做夢時，這個乙太體可以脫離肉身，展開精神之旅。

- 靈魂的乙太體包覆著靈魂，保留了能量的記憶、印記和需求。它可以脫離靈魂，遊歷至各種不同的存在領域。

- 乙太鏡則會反映出你的人性和神性本質，也是身體健康和功能的模板。它位於乙太界，可以顯現出你最理想的人性狀態，為你的肉體及能量體製造最正確完美的密碼。你可以藉由它找到最正確的DNA模式，同時利用意念、振動方法或各種技巧，將療癒的能量直接導入體內。
- 光體是一系列從身體核心發射出的振動能量頻帶。當光體打開時，這些能量頻帶會圍繞身體，允許身體進入周遭各種層次的存在領域。

脈輪與成癮

脈輪會在頻帶上發揮作用。這個頻帶如果受到任何因素的擾亂，例如童年議題、靈魂的錯誤認知、疾病、創傷、虐待、負向的宗教或文化影響、偏見或其他問題，它的振動就會「失準」。身體會為了應付這種狀態，試圖在世間尋找能填補或抽取能量的方法，藉此來重新達到平衡。令人遺憾的是，表面上的解決之道大多是一些令人上癮或危險的物質或行為。這些行為都會在固定頻率上運作，同時發出特定的頻率[73]。

最主要的上癮症就是對食物的慾望。逾六成的美國人現在有體重過重的問題，大約三成已達肥胖標準[74]。對食物成癮的原因之一就是營養失調，而這已經是全球性的問題，甚至富裕和食物豐饒的國家也包括在內。我們的土地已經沒有養分，水源也已經被汙染；化學物質、荷爾蒙和添加物正在改變食物的成分，也在改變我們身體的結構。匱乏會衍生出渴望。此外還有一些心理因素，像是希望自己看起來年輕又苗條。速食也是個問題，全世界都在面臨各式各樣的食物問題，特別是西方國家。

每一個脈輪都和物質（包括食物）有不同的關係。下方列出不同脈輪所衍生的成癮問題。

表 5.30　脈輪與成癮

脈輪	成癮：物質／行為
第一脈輪	烈性毒品、酒精、工作、性、生病、遭遇意外、運動、割傷、虐待或受虐行為、花錢、負債、牛奶、脂肪和肉
第二脈輪	麵筋、小麥、澱粉質碳水化合物、穀物釀的酒、巧克力、部分或所有情緒（多愁善感）
第三脈輪	工作、完美主義、大麻、咖啡因、蘇打飲料、玉米釀的酒、啤酒、玉米糖漿
第四脈輪	造成迷幻狀態的藥物、愛（隨時隨地要擁有愛）、特定的關係（你無法放下的人）、吸菸、酒、糖、甜食；代糖，例如糖精或甜味劑
第五脈輪	強迫性的說話或閱讀、強迫性的過度進食、吸菸或嚼菸草
第六脈輪	自我憎恨（自認為身材不佳）、擔憂外表（強迫性的憂慮）、巧克力上癮；對所有改變心情的物質和行為上癮，包括洗手和批評等
第七脈輪	內心有「上流人」或「下流人」的區隔；宗教狂熱；藉由禱告或冥想來逃避現實；沮喪或焦慮
第八脈輪	能用來療癒的物質，例如菸草、尼古丁、咖啡和酒精；有薩滿特質的人會利用這些東西來處理自己吸收到的別人的議題
第九脈輪	以貧窮、匱乏、傷害自己來對別人好；具有第九脈輪特質的人會是理想主義者，有時會傷害自己來造福全世界
第十脈輪	嗜用迷幻蘑菇；喜歡逃避現實的戶外運動（例如健行）；專注在動物和大自然上面，逃避人群；選擇根莖類蔬菜或食物、堅果類及化學物質
第十一脈輪	負向，力量（必須掌控一切 ）
第十二脈輪	任何幼稚的行為和關係

CHAPTER 40

猶太密教能量系統：古老的卡巴拉

說明：卡巴拉（Kabbalah）這個字有許多拼法，例如Kaballah、Quaballah、Qabalah 和 Kabala 等。在卡巴拉系統中，質點（sephiroth）指的是主要的意識中心，這個字也有其他的拼法，例如 sefirot 或 sephirot，各個質點也有不同的譯名。在此選擇的拼法或譯名並沒有所謂的對錯，但文中會採用同一種以便閱讀。

卡巴拉系統的根源

卡巴拉是源自於古希伯來的密教能量系統，它也許是最普遍和最基本的能量系統，解釋了世界的起源、造物者、複雜的能量體，以及人和神之間的連結。在過去的數千年裡，卡巴拉系統被貼上「猶太」的標籤，廣泛融入數十種文化之中。目前卡巴拉系統被認為是融合了猶太卡巴拉教；埃及人、迦勒底人和南非卡巴拉人的觀念，以及泰德・安德魯（Ted Andrews）和猶太教拉比雷柏・沃夫（Rabbi Laibl Wolf）等人提出的應用方式[75]。

「Qabalah」這個字源自「qibel」，有接受的意思。傳說卡巴拉系統起源於上帝在西奈山點著了火傳授知識給摩西。另一個故事則提到上帝把卡巴拉的知識傳授給天使，天使再傳給地上的子民，這才能幫助我們克服地球的層級局限，再次升空回到天堂。無論卡巴拉真實的起源為何，接下來的故事跳到了猶太拉比約瑟夫・班・阿基瓦（Rabbi Joseph ben Akiva），他生於西元五十年，歿於西元一百三十二年。他曾在出神狂喜的狀態下，寫出一些作品，稱為《戰車之路》（*The Way of the Chariot* 或 *Maaseh Merkava*），其中提到神聖的猶太知識。他和另外三名同僚進行過一次靈魂啟蒙之旅，所有人都接收到由無窮光芒形成的上帝之幻影，只有阿基瓦活了下來。

阿基瓦的著作廣為流傳延伸。數百年後，猶太神秘主義哲學家索羅門·艾本·蓋伯若（Solomon ibn Gabirol）稱之為「卡巴拉」。卡巴拉信徒組成了一個秘密社團，追求《摩西五經》（Torah）和其他主題之間的神秘連結，其中包括數字和希伯來字母。不過之後的另一套重要著作《光輝之書》（Zohar），反而成為卡巴拉的核心概念。

卡巴拉的原始概念認為，每個人都是一個小宇宙。宇宙內的所有力量都能為人所用，但是我們需要一張地圖來展現這些力量。「生命之樹」就是一張揭露關鍵點的地圖，它能幫助我們獲得生命中的能量、力量、能力及宇宙的生命形式。

生命之樹代表了宏觀與微觀的宇宙觀。根據生命之樹的觀念，我們就如同一棵樹生根於地球，努力地朝天堂的方向延伸生長。自有時間起，生命之樹就開始演化了，當時只有空無（Daath，創造點）。萬物都存在於空無之中，神經過了九個階段的顯化，結束於第十階段的具體化身之後，才開創了生命。神藉由這種方式為我們的演化及開悟安排了一條「返鄉之路」。我們可以將每一個階段視為它的分支。這些分支就是「十個神聖質點」或十種意識領域。這裡總共有二十二條路線，稱為道途，負責連結不同的質點。這些質點和道途會形成二十二條「智慧之路」（Paths of Wisdom），意思就是與更高靈性融和的經驗之路（譯註：塔羅的二十二張大阿卡納牌的寓意）。

這些質點如同能量體，而道途就像是能量的通道。兩者會形成類似印度教脈輪／脈系統的能量系統，鼓勵靈魂藉由拙火的曲折流動邁向演化之路。與印度教系統不同的是，質點並不是生理性的聚合點，而是象徵性的核心。肉體在此也只是隱喻。

十個質點

我們可以用許多不同的方式來描述質點。最典型的說法認為每一個質點都有特定的稱呼，可以反映主要的原則或能量：其中包括天神的名字，象徵這位天神的某種特質；還會提到一位大天使或天使團，象徵該領域的守門人或引導者；它也是指身體的某個位置；或是象徵當我們不能完全理解這個領域的功課時，可能發生的失衡；它也代表某種美德，或是我們為了完全實現這個領域必備的特質；

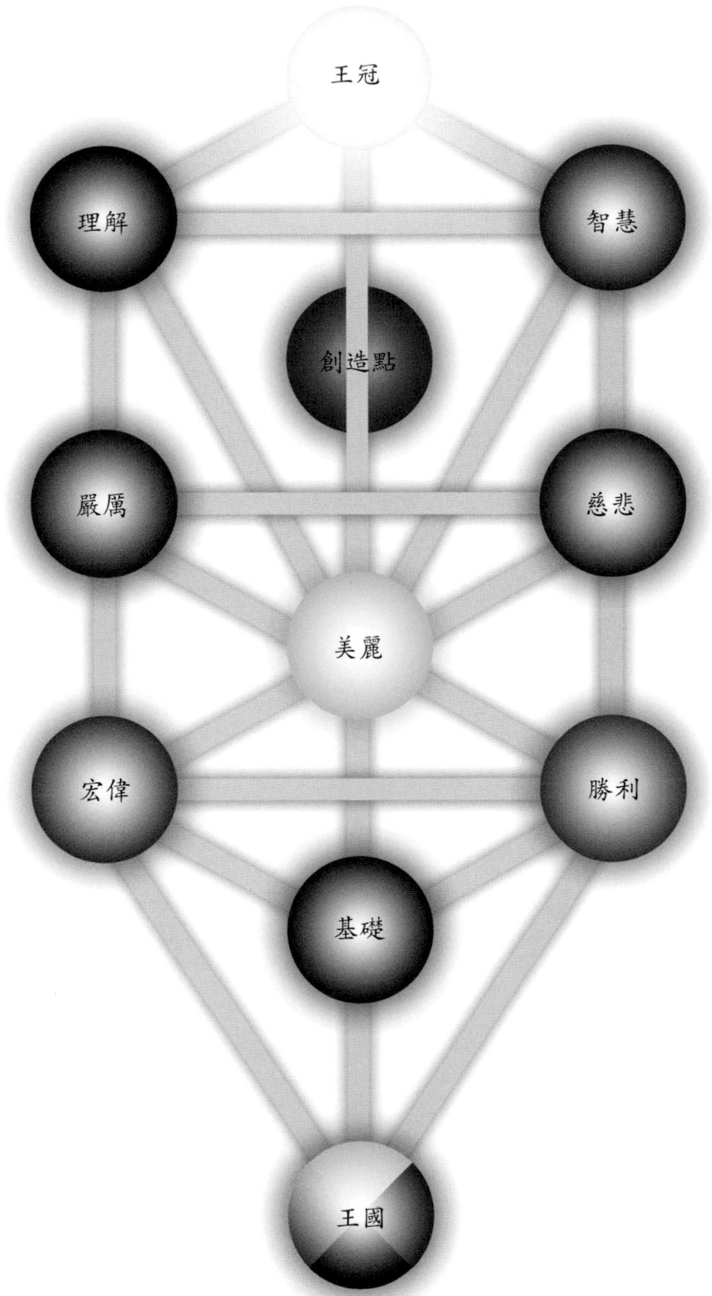

圖 5.31　生命之樹：十個質點

這裡有一個必須提醒的重點：質點不是漂浮在空中。質點像脈輪一樣，代表我們體內不同的意識層次，可以供我們利用。當我們專注在質點之間的二十二條道途時，其實就是在「喚醒神性的火花」。

質點具有二元性。每一個都代表不同的意識層次，有如神性火花顯現的舞台。每個質點都有特定的挑戰，必須有智慧和能量才能進入下一個質點。整個過程可以稱為「燃燒之劍的道途」。

它也是一種學習，代表我們可以透過這個領域獲得的智慧；它也有象徵的天體或顏色。

舉個例子，「王國」（Malkuth）是第十個質點，它是我們和元素世界之間的連結。它的天神是阿多尼·哈瑞茲（Adonai HaAretz），負責在物理世界中發揮作用。它是由大天使聖達芬（Sandalphon）和阿思米天使團（The Ashim，或稱為「火焰天使團」）來守護，這個天使團的成員實際上是來自人世的聖徒。它位於足的附近，掌管身體和感覺，會帶來懶惰和貪婪的惡行，也能帶來辨識的美德。它的顏色是土地色，掌管的天體是地球。

質點和脈輪的關係

我們可以透過許多方式運用生命之樹，其中一種就是利用脈輪系統，並且藉由脈輪系統與身體和各種生理系統產生連結，其中的關聯性都列在以下的表格中，主要是參考威爾·帕菲特（Will Parfitt）的《卡巴拉的元素》（*The Elements of the Qabalah*）[76]。

表 5.32　質點和脈輪的關係

身體系統	質點、脈輪或道途	人性特質或身體部位
中樞神經系統	王冠	生命能量和意識
	智慧	大腦左半球
	理解	大腦右半球
	第六和第七脈輪	頭、背
	道途 1-2	左眼、耳、腦下垂體
	道途 1-3	右眼、耳、松果體
	道途 2-3	鼻、口
	道途 1-6	脊髓
	道途 6-9	脊髓、太陽神經叢
心血管和呼吸系統	美麗	心、胸腺
	第四脈輪	心、胸腔
	道途 2-6	動脈、充氧的血
	道途 3-6	靜脈、去氧的血
	道途 4-5	脾、淋巴
	道途 4-6	左肺
	道途 5-6	右肺

（續下表）

下列表格介紹每一個質點的特質，再加上「創造點」（Daath）的空間。創造點並不是一領域或質點，而是一個空無的空間，包含所有能被創造的眾生萬物。

王國：第十質點：與元素世界的連結

「王國」（Malkuth）與我們的日常生活意識關係最密切，也會直接影響實際生活。它會接收來自其他每一個質點的能量，所以也是最後一個化為「神性火花」的質點。它讓我們有機會在物質領域中接觸到神性。

表 5.32　質點和脈輪的關係（續）

身體系統	質點、脈輪或道途	人性特質或身體部位
消化和排泄系統	勝利 宏偉 第三脈輪 道途 4-7 道途 6-7 道途 5-8 道途 6-8 道途 7-8 道途 9-10	左腎 右腎 太陽神經叢／腹部 大腸（下結腸）、直腸 胃 大腸（上結腸、橫結腸） 肝、膽囊、胰臟 小腸 膀胱、皮膚
生殖系統	基礎 第二脈輪 道途 7-9 道途 8-9 	性器官 內外性器官 男性：左精囊、輸精管 女性：左輸卵管、卵巢 男性：右精囊、輸精管 女性；右輸卵管、卵巢
運動系統	王國 第一脈輪 道途 7-10 道途 8-10	整個身體、足 腿、足、骨骼及肌肉系統 左側骨架、骨頭、肌肉 右側骨架、骨頭、肌肉

基礎：第九質點：建立你的基礎

在「基礎」（Yesod）的領域中，凡事都有可能。它代表我們心智和人格中最深層的形象和動機。我們可以從「基礎」開始形成想法和信念，然後反映在現實世界裡。

我們可以在「基礎」中發現生命的韻律和循環，還有個人的慾望。這也包含我們的心靈、生物和潛意識功能。你可以利用「基礎」創造想像，還有接收來自其他層次的能量形式。

宏偉：第八質點：達成移情想法

「宏偉」（Hod）常被稱為「光榮」，這裡指的是我們想要控制個人心智的想法和思考類型。這個領域主要負責溝通，鼓勵我們和更高層的想法、文字或啟示合作，而這通常都和煉金術及神祕事物有關。宏偉也主宰旅行、移動和思考。

勝利：第七質點：透過感受獲得意義

放眼四周，這世界充滿美麗；「勝利」（Netzach）賦與我們洞見，讓我們看見世界之美。它會要求我們更加覺察到創造的細緻精微之處，同時也能讓我們克服一些不知感激的情緒。

我們都知道情緒可能會導致喜悅或失望。「勝利」代表感覺，而在生命之樹上，它會與「宏偉」——也就是思考互相制衡。我們唯有透過愛來平衡這兩種看似對立的特質，才能真正控制情緒，或是與情緒共處，這其中包括性慾。這也難怪，「勝利」的圖形是發光的閃電，象徵我們必須用熱情創造的靈感。

美麗：第六質點：敞開智慧之心

這是一個令人驚嘆不已的領域，我們可以在此發現內在的真理光芒。「美麗」（Tiphareth）位於生命之樹的中央，足以顯示它的重要性。它要求我們要能夠為了愛別人而付出自己，甚至自我犧牲。

嚴厲：第五質點：召喚內在力量

我們是否已經準備好擁有或展現內在的力量和權力？「嚴厲」（Geburah）主宰改變和決定，讓我們能帶著智慧，勇敢地向前邁進。我們期許能在這個層次上發現力量的好壞兩面。我們如果不認清力量是一把雙刃劍，就無法達成個人的意志。這個質點能提升我們的意識覺知，讓我們合乎道德地運用力量和權力。

慈悲：第四質點：開啟愛的流動

「慈悲」（Chesed）象徵人性核心中對慈悲和恩典的渴望。我們常用流動的水來比喻這個質點的能量。我們必須利用更高層感受的流動來撫平別人的需求。

創造點：空無的非領域

我們都具有偉大的潛能，可能變得非常善良或邪惡至極。我們會在「創造點」做出決定，這是一種萬物存在並出現的空無狀態。我們如果能抗拒對未知的恐懼，就能在心臟上方找到這條通道，藉此「吸引創造性的能量」，展現我們最真實的渴望。

理解：第三質點：轉移至更高的思想

「理解」（Binah）能讓我們的認知從世俗和批評的想法，轉移至更高層的思想。這個質點會鼓勵我們認清自我的奮鬥，知道其中帶來的收穫。

智慧：第二質點：看清幻象

我們可以藉著「智慧」（Chokmah）去除欺騙和模糊的思想，揭露宇宙最純淨的神奇。這個領域經常能喚醒我們內在的天賦和非凡的能力。

王冠：第一質點：接受至高的榮耀

「王冠」（Kether）位於生命之樹的頂端，我們在此最接近「無限」（Ein Sof）的統合能量。這是我們的源頭、我們降臨之前的地方，也是當下要提升的去處。此處是宇宙萬物的第一次顯現，象徵著純淨。

利用光來治療身體

正如我們所見，人體其實是能量體組成的宇宙，如同一個不停旋轉的光的旋渦，可以把感官能量轉為靈性能量，反之亦然。一個人如果能把對光體的認識應用在療癒上面，就可以讓任何一種可能性真正發生，而且十分真實。

療癒師和病患該如何運用脈輪的知識，並藉由對精微結構的了解來協助療癒？請繼續讀下去，你會在第六部找到答案。

PART 6
能量的運用

我們會在這一部中介紹各種以振動為基礎、影響精微解剖系統的療癒系統。其中主要都是針對身體的方法，但也會包括對精微能量的運用。

這裡談的療癒系統包括了精微能量的應用，其中至少包含以下任何兩種能量結構：場、通道或體。此外還會簡單介紹數十種尚未提過的能量療癒方法。世上有數百種以能量為主的療癒系統，以下只是其中幾種應用方法。

針灸

針灸是將針扎入經絡系統中的穴位，藉此恢復體內的平衡。

穴位在表皮之下。中醫會用特別設計的針插入穴位，約半公分的深度，協助導正體內的能量流動。中醫在插針之後，會把針留在穴位中數分鐘至半小時不等，或是不斷地轉針，持續約十分鐘。

傳統中醫常會用艾灸來輔助針灸，我們接下來會介紹艾灸。

比較現代的治療技巧則包括用顏色、音叉、電流或磁鐵來刺激穴位，之後我們也會介紹這些方法。其他比較先進的技術包括利用「tae shin」來進行療癒，這是一種取代針的小工具，類似彈簧裝置。另外還有氦氖雷射[1]和壓電刺激器，最常用在消除疼痛上面。

針灸止痛

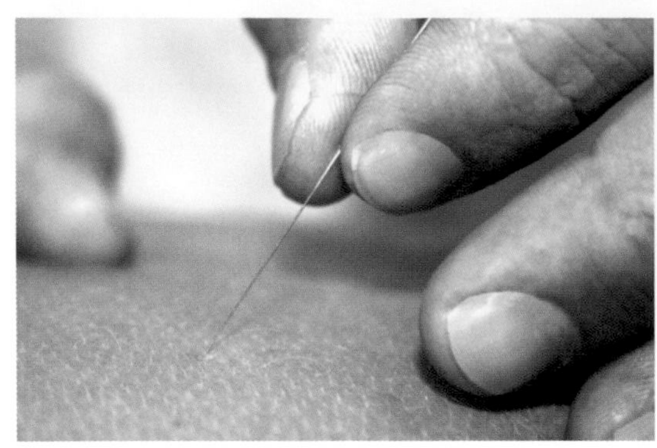

圖 6.1　針灸

針灸是把針置入經絡系統的穴位，藉此恢復身體的平衡。

過去數千年以來，人們一直利用針灸來紓解疼痛；有些人甚至會利用針灸來取代手術的麻醉劑。這種類型的針灸稱為「針灸止痛」，主要是根據人體的化學作用。研究人員早就發現某些特定的身體部位會產生腦內啡，可以提振人的精神和對疼痛的抵抗力。科學家也發現人體內有嗎啡的存在，這也許可以解釋針灸為何可以鈍化身體對疼痛的反應。法國一個研究團隊提出了另一種新的疼痛路徑：三叉神經─橋腦─杏仁體路徑（spino-ponto-amygdaloid pathway），似乎也有利於紓解疼痛。其他理論則會強調體內血清素受體的位置，建議醫生可以利用針灸進入這些部位[2]。

艾灸

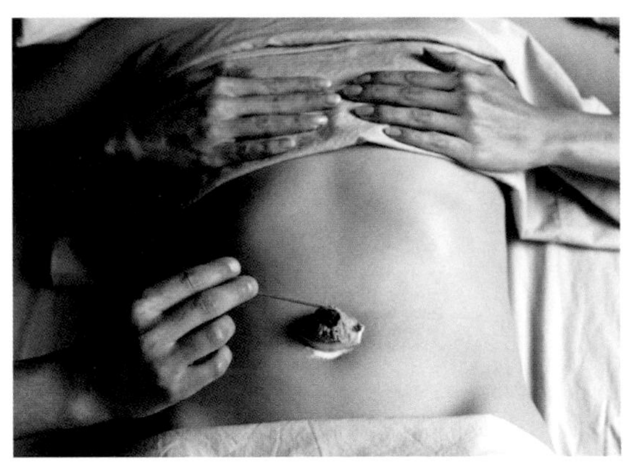

圖 6.2　艾灸

艾灸是把燃燒的乾燥艾草留在穴位附近，幫忙吸出體內的毒素。

艾灸是把乾燥的艾草放在靠近針灸穴位的地方，點燃艾草來製造溫暖。艾草做成像香菸一樣的艾條，也可以製成藥膏使用。艾灸最常用來治療慢性疾病，包括關節炎、經前症候群、腹部和胃的問題、消化疾病、長期腹瀉或其他類似症狀。艾灸不能施力，不能用於治療發熱的症狀，也不適用於孕婦的子宮部位。在針灸過程中，可以搭配艾灸的治療。

拔罐

拔罐是利用一個杯子製造真空狀態，藉此釋放體內的淤塞，通常會用陶器、玻璃杯或竹杯。不同尺寸的杯子適用於身體的不同部位。治療師會先在杯子內燃燒棉球，製造真空狀態，接著小心地把棉球拿掉，再把杯子放在需要治療的穴位上面。杯子會在穴位上停留五至十分鐘，吸出體內的濁氣。治療結束之後，病患的身體經常會出現瘀青，但過幾天就會消失。由於會導致瘀青，所以接受拔罐的病患不能有血液或皮膚問題，以免問題惡化。

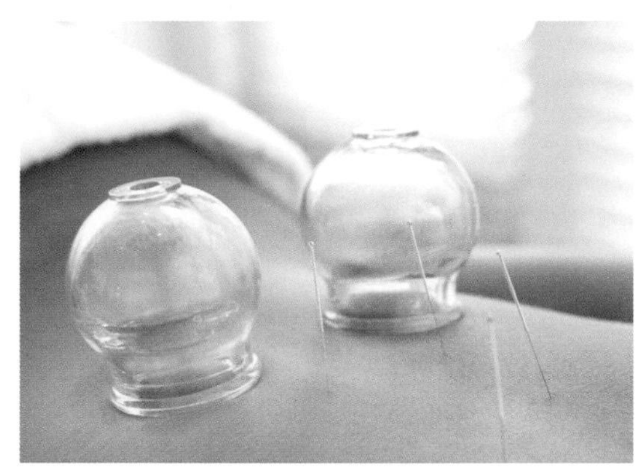

圖 6.3　拔罐

治療師可以藉由拔罐，沿著經絡或穴位來製造真空效果，刺激氣的流動。

電針和皮膚穴位電機能檢測法

電針（electroacupuncture）是一種電療，能引導電流通過穴位。治療師一開始會追蹤病患體內的電磁力，接著施加電療。

電針是針灸的延伸，最早是一九三四年出現在中國[3]，療程包括在兩根針之間傳送電流。後人將這種系統加以改良。最初的電針治療方式是治療師先做診斷，然後插針，接著再把針接上電儀器。電儀器會不斷釋放電脈衝，而治療師可以調整脈衝的頻率和強度。治療師可以在過程中同時操作數組的電針[4]。傳統的針灸是用手來操縱針。相較之下，電針的好處就是刺激更一致且更容易控制，強度也比較大。

基本的電針最常被應用在紓解疼痛，治療身體的創傷。它的應用方式被稱為「穿皮電氣神經刺激」（percutaneous electrical nerve stimulation，PENS）。根據傳統中醫理論，疼痛是由阻塞或淤塞造成。額外的刺激可以「衝散」淤塞，因此能減少發炎。

電針到底如何運作？它其實跟針灸並無差異。它的理論就是藉由電流來刺激穴位，激活脊柱和深層組織內的神經通路。這可以啟動身體的能力，不將疼痛訊號傳至大腦，同時製造出腦內啡和腦啡肽的止痛效果。

最近市場上出現了另一波新的電針儀器，有些是根據日本中谷義雄博士在一九五一年提出的「良導絡」（Ryodoraku）系統研發的。他發現人體內有一系列具有高度傳導性的點，遍布全身上下，與經絡幾乎完全吻合。他把傳導點構成的路線稱為「良」（ryo），「電」（electro）、「線路」（radu），並把傳導點稱為「良導點」（Ryodoten）[5]。中谷博士的理論認為，許多良導點和自律神經系統的通道有關，代表了內部的功能失調。電針就是要讓良導點恢復良好的導電性，紓解身體的症狀。

大部分的西方儀器則是根據德國醫生安哈德．傅爾（Reinhold Voll）的概念。傅爾在一九五八年結合針灸和電流計，來診斷和治療能量的失衡。他的方法稱為「傅爾電針」（Electroacupuncture According to Voll，EVA），也稱為「皮膚穴位電機能檢測法」（electrodermal screening，EDS）、「生物電功能檢測」（bioelectric functions diagnosis，BFD）、「生物共振治療」（bioresonance therapy，BRT）、「經絡壓力評估」（meridian stress assessment，MSA）和「生物能量管理技巧」（bioenergy regulatory technique，BER）。傅爾把傳統針灸延伸出另外三個方向。他發現了前所未知的經絡，稱之為「系統」，還在傳統的經絡上發現了前所未知的穴位，以及已知穴位的新功能。他對經絡的詮釋，不僅融合了傳統中醫的思考，還包括組織、關節、皮膚、淋巴引流和過敏反應的概念[6]。

久保田針灸區系統[7]

日本久保田直樹博士（Naoki Kubota）擁有數個針灸的文憑。他在經過三十年的實驗和研究之後，發明出一種效率極高的針灸系統。久保田系統是利用單一針的針灸技巧來控制疼痛、進行療癒和淨化，然後達成平衡。我在此收錄他的理論，是因為他的表格完整列出了結合東西方思想的治療方式，同時強調傳統中醫和日本針灸的技巧。

久保田的系統融合了科學、理論和東西方的醫學技術。他曾經學習日本和中國的針灸，同時也和西方醫生一起行醫。他的東方訓練根據的是具有數百年歷史的日本「石坂流」針灸術（Ishizaka Ryu）和中國的「華佗夾脊」針灸系統。

根據對東方系統的經驗，久保田認為脊柱和脊柱附近是身體最重要的區域；而就經絡的角度來看，他最重視的是督脈和膀胱經。他也運用脊柱附近三百多個穴位，其中包括一些經絡的穴位、華佗夾脊的穴位和新發現的穴位。瑜伽和道教等傳統也認為脊柱是身體的核心，也是主要能量流動的區塊。許多西方醫生對此也無異議，因為就解剖角度而言，神經始於大腦，會沿著脊髓往下延伸，進而控制全身。

正如其他東方醫師一樣，久保田也認為身體內的能量、血液和體液流動，必須持續不斷，沒有阻塞地流暢移動，否則就會導致疾病和疼痛。他主要是運用身體重力線與脊柱的交叉點，包括：顱骨—第一頸椎、頸椎—胸椎、胸椎—腰椎和腰—薦骨。

他認為這些區塊的中間部位最容易出現硬結或發炎症狀，而硬結可以吸收針灸主要的治療功效。

久保田針灸區不同於其他的針灸程序。傳統的東方針灸會在病患靜躺時，同時在數個特定的穴位上插針治療，讓針停留在體內一段時間。久保田卻只用一根針，透過一個管子，插入許多特定的點。這根針被重複且不斷地插入體內然後拔除，不會停留在同一個位置上。這個過程不會痛，病患也不需要靜止不動。通常在很短時間內就會消除疼痛，發揮療效。久保田在他開設的課程中，提供了四種主要的施針訓練。

靈性彩油治療[8]

靈性彩油治療（Aura-Soma therapy）是色彩治療中比較新的一個領域。它是由英國的維琪・沃爾女士（Vicky Wall）發明的，其中融合了顏色的振動力量、水晶、香氣和光，幫助所有的自我面向達成和諧。沃爾的許多想法都源自於早期的猶太哈西迪教派（Hassidim）。她的父親是卡巴拉教的學者，奉行《光輝之書》的信念。她應用了許多密教傳統，其中包含了哲學、能量和藥草治療的知識。

沃爾女士在一九八〇年代初期失明，之後就能「感應」到一種聲音，激發她創造出不同顏色的「神奇瓶」，每一個瓶子都有不同的屬性。她認為每一種顏色都是光的波段，可以藉由脈輪影響情緒。病患可以挑選自己的瓶子或顏色，自行進行診斷和療癒。

靈性彩油治療的顏色意義

紅色：能量、基礎、生存議題

珊瑚紅：無報酬的愛

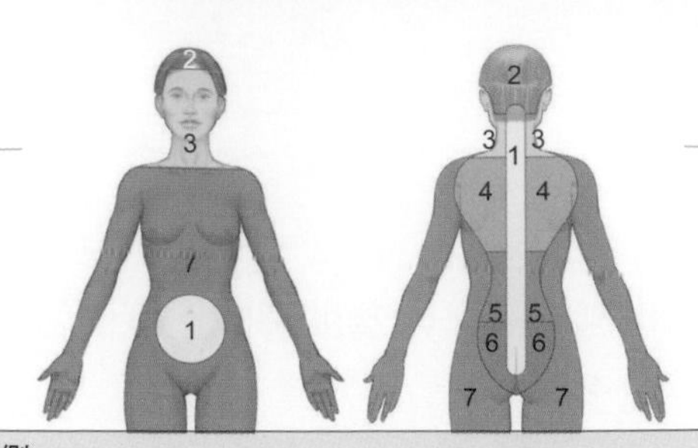

表 6.4 久保田針灸區[9]

區	身體左側						
1 主要區	主要治療全身、前腹、後側椎						
2 頭蓋區	腦、腦下垂體、頭髮、頭皮、頭						
3 面、頸區	其他關係	器官		內分泌腺	關節	肌肉組織	感覺器官
		陽	陰				
	精神分裂 心理疾病 偏頭痛 所有器官的動脈集中	膽囊C5-C7 胃C5-C7 十二指腸C5-C7	左肺C5-C7 心、肺C3、C5-C7 胰C5-C7	腦下垂體後葉C5-C7 前葉C8 甲狀腺C5-C7 松果體C5-C7	肩、肘、橈腕、足、大腳趾、脈骨關節、膝蓋內部C5-C7 手尺骨、腳底、腳趾、脈骨關節C8	軀幹、上下半身末端肌肉組織C5-C7	額竇C2、C3 上頦竇C5-C8 眼C5-C8 內耳C8 口C3、C5-C8
4 胸區	專注力不足、淤塞／憤怒、沮喪、情緒化／恐懼、不穩定、血液濃稠、淤塞、結締組織疾病、腎結石、乳腺、體液結石	膽T2-T4、T8-T10 胃T2-T4 T11、T12 十二指腸T2-T5 小腸T3、T4 大腸T2-T4	左肺T2-T4 T8-T10 心T1、T5-T7 肝T2-T5 胰T2-T5 脾T11、T12 左腎T2、T3、T11、T12	胸線T1、T2 腦下垂體後葉T2-T4、T8、T9-T12 腦下垂體前葉T5-T7 甲狀腺T2-T4 T6、T7 副甲狀腺T11、T12 盲腸T2、T3、T9 腎上腺T11、T12 生殖腺T8-T10 松果體T2、T3、T6、T7、T11、T12	肩、肘、橈腕、大腳趾、脈骨關節、膝蓋內部T3-T6 肩、肘、手尺骨、腳底、腳趾、脈骨關節T1、T5、T6、T7 足、臀、膝蓋（背面）T8-T12 頸關節、膝蓋（正面）T11、T12	上下半身末端肌肉組織T2-T12 軀幹肌肉組織T2-T5、T8-T12	眼T1、T2、T3、T4、T5、T6、T8、T9、T10 上頦竇T1-T7、T11、T12 耳T1、T5、T6、T7 口T1-T12
5 腰區	淋巴、性器官、血管張力、血球數目、防禦系統、體液結石	胃L1、L4、L5 膀胱、泌尿生殖系統L2、L3 小腸L4、L5 大腸L4、L5	脾、左腎L1-L3 胰L1、L4、L5 左肺L4、L5	腦下垂體前葉L4、L5 甲狀腺L1、L4、L5 盲腸L4、L5 松果體、生殖腺L1-L5	頸關節、膝蓋（正面）、臀、左足L1 足、薦骨、尾骨、膝蓋（背面）L2、L3 肩、肘、橈腕、足、大腳趾、脈骨關節、膝蓋內部L4、L5	軀幹L1-L5 上半身末端L2、L3 上下半身末端肌肉組織L2-L5	上頦竇L1 額竇L2、L3 鼻竇L4、L5 口L1-L5
6 薦骨、尾骨區	心智行為、荷爾蒙、新陳代謝、腎結石、坐骨神經痛	小腸S1-S3 膀胱、泌尿生殖系統S3-S5	心S1-S3 肝S1-S3 左腎S3-S5	腦下垂體前葉S1-S3 腎上腺、松果體、副睪S3-S5	肩、肘、手尺骨、腳底、大腳趾、脈骨關節S1-S3 足、薦骨、尾骨、膝蓋（背面）S3-S5	軀幹、上半身末端肌肉組織S1-S3 下半身末端S3-S5	內耳S1-S3 上頦竇S1、S2 眼、耳S1、S2 口S1-S5
		膀胱、泌尿生殖系統	左腎	腎上腺、松果體、副睪	足、薦骨、尾骨、膝蓋	下半身末端	額竇、口
7 症狀區	上下半身末端、軀幹						

身體中央	身體右側							區
主要治療集中區	主要治療全身、前腹、後側椎							1 主要區
	腦、腦下垂體、頭髮、頭皮、頭							2 頭蓋區
脊髓區	感覺器官	肌肉組織	關節	內分泌腺	器官		其他關係	3 面、頸區
					陰	陽		
C1-C8	眼C5-C8 耳C8 內耳C8 上頜竇C8 口C5-C8	軀幹、上下半身末端肌肉組織C5-C8	肩、肘、橈腕、足、大腳趾、骶骨關節、膝蓋內部C5-C7 手尺骨、腳底、腳趾、骶骨關節C3	腦下垂體C5-C7 腦下垂體前葉C8 甲狀腺、胸腺C5-C7 松果體、附屬器官C5-C7	肺、肝、胰C5-C7 心C8	胃、小腸、大腸C5-C7 十二指腸、迴腸C8	精神分裂、心理疾病、偏頭痛、所有器官的動脈集中	
T1-T12	眼 T1、T3-T10 上頜竇T5-T7 T11、T12 耳T1、T5-T7 口T1-T12	軀幹、上下半身末端肌肉組織T1-T12	肩、肘、手尺骨、腳底、大腳趾、骶骨關節T1 膝蓋（背面）、足、臀、膝蓋（正面）、下頦、肩 T3、T11-T12	胸腺T1、T2 腦下垂體T2-T4、T11、T12 腦下垂體後葉T8-T10 腦下垂體前葉T1、T5、T7 甲狀腺T2-T4、T11、T12 副甲狀腺 T11、T12 腎上腺 T11、T12 生殖腺 T3、T9-T12 松果體 T11、T12	右肺 T2-T4、T9 心 T1、T5-T10 肝T2-T4、T8-T12 胰T3、T9-T12 腎T11、T12	十二指腸 T1-T7 胃T3、T4、T11、T12 膽T2、T3、T8-T10 大腸T2、T4 小腸T3、T4 幽門 T11、T12 膀胱 T11、T12	專注力不足、淤塞／憤怒、沮喪、情緒化／恐懼、不穩定、血液濃稠、淤塞、結締組織疾病、腎結石、乳腺、體液結石	4 胸區
L1-L5	額竇L2、L3 鼻竇L4、L5 眼L4、L5 口L1-L5	軀幹肌肉組織 L1、L4、L5 下半身末端 L2、L3	足、臀部、膝蓋（背面） L2、L3 膝蓋（前面） L1 足、薦骨、尾骨L2 肩、肘、橈腕、足、大腳趾、骶骨關節、膝蓋內部 L4、L5	腦下垂體 L4、L5 甲狀腺 L1、L4、L5 副甲狀腺L1 腎上腺L2、L3 松果體、附屬器官L1-L5 生殖腺L1 松果體L2、L3	右肺L4、L5 肝、胰 L1、L4、L5 右腎L1-L5	胃L4、L5 膽囊L4 泌尿生殖系統 L2、L3 小腸、大腸 L4、L5	淋巴、 性器官、 血管張力、血球數目、防禦系統、體液結石	5 腰區
S1-S5	內耳S1-S3 上頜竇S1-S3 眼、耳S1-S3 口S1-S5	軀幹、上半身末端肌肉組織 S1-S3 下半身末端 S3-S5	肩、肘、手尺骨、腳底、大腳趾、骶骨關節S1-S3 足、薦骨、尾骨、膝蓋（背面）S3-S5	腦下垂體前葉 S1-S3 腎上腺、 松果體、副睪 S3-S5	心 S1-S3 腎 S3-S5	十二指腸、迴腸S1-S3 膀胱、泌尿生殖系統S3-S5	心智行為、荷爾蒙、新陳代謝、腎結石、坐骨神經痛	6 薦骨、尾骨區
尾骨	額竇、口	下半身末端	足、薦骨、尾骨、膝蓋	腎上腺、松果體、副睪	右腎	膀胱、 泌尿生殖系統		
	用於症狀治療							7 症狀區

橙色：獨立／依賴；震驚和創傷；洞見和賜福
金色：智慧和強烈的恐懼
黃色：獲得的知識
橄欖色：清澈和智慧
綠色：空間；追尋真理
藍綠色：溝通，特別和大眾傳播或創造有關
藍色：平靜與溝通
寶藍色：知道人生在世的目的
紫羅蘭色：靈性、療癒、服務
洋紅色：對細微事物的愛
粉紅色：無條件的愛和照顧
澄白色：痛苦和對痛苦的體認

阿優吠陀[10]

阿優吠陀是源自於印度的古老醫療系統，至少已有三千年歷史，它主張疾病是出自缺乏平衡或缺乏節制。阿優吠陀意味著「長生之道」，深入運用脈輪和各種能量場，就像傳統中醫系統一樣複雜與完整。古老的傳說認為這些知識都是來自於天神梵天的神諭。

阿優吠陀共分為八個領域，分別是體內治療；手術；耳、眼、鼻、喉嚨；小兒科；毒物學；器官淨化；健康長壽；靈性治療。

阿優吠陀的核心概念認為疾病是有科學根據的，通常是因為「對過去歷史的消化不良」（purana indigestion），而這就是「所有的病源」。這也意味著大部分的疾病都從消化道開始，未消化的食物（ama）會堵塞在消化道中。當我們吃了壞的食物，或是在生氣時進食，就可能衍生出五種階段的疾病：

1. 最初階段（Chaya）：此時是消化道失衡，最好的治療方式就是調整飲食。
2. 形成階段（Prakopa）：未消化的食物會集結、液化並導致症狀，包括口渴、灼熱、胃脹氣，毒素會散播到循環系統。
3. 擴散階段（Prasava）：毒素會散播到主要的循環系統，停留在最虛弱的部位。

4. 累積階段（Sthana-sanskriya）：毒素會累積在虛弱的部位，導致其中一種身體能量的失衡（參閱下方「三種體質或身體能量」）。此時病患會出現所有的症狀，應該接受藥物治療。
5. 有害階段（Dosha-kara）：這指的是提供藥物治療症狀，改變疾病的狀況。

疾病的心理面向

梵文「Shad-vritta」的意思是「心理文化」。阿優吠陀系統認為疾病都有心理基礎。疾病始於心理層面，所以一個人的生活應該維持高度的道德標準和正直，才能預防疾病。

最主要的兩種情緒陷阱就是焦慮和憤怒，就像是心理的污染物。「心理文化」的準則都取自於印度教聖典《薄伽梵歌》的教義，其中包括高尚、慈悲、說實話、控制負向想法、避免自我意識、盡責任、保持心智平衡、培養學習和寬恕之心。

三種體質或身體能量

我們必須根據身體類型或「體質」（dosha）來正確地攝取食物，照顧情緒。體質取決於元素和生理屬性。體質主要有三種原則：

- 風性體質（Vayu-dosha）：屬於脈動的原則，主要負責神經系統，由風和乙太組成。
- 膽汁體質（Pitta-dosha）：屬於能量的原則，負責管理膽、新陳代謝系統，由火和水組成。
- 黏液體質（Kapha-dosha）：屬於體液的原則，負責處理黏液─痰或排泄系統，由水和土組成。

我們根據三種體質，簡單介紹身體的類型：

- **風型人**：高瘦體型、毛髮茂密、多話、心思易變，膚色偏土色、喜歡吃辣和油膩食物、易便秘、喜歡旅行、享受生命、淺眠。
- **膽汁型人**：中等體型、多汗、膚色粉嫩、早禿、沒耐心、非常多話、喜歡吃喝、勇敢、有雄心抱負、睡眠正常。

- **黏液型人**：矮胖體型、多汗、膚色偏白、心智穩定、安靜、胃口正常、容易口渴、休息很多、熟睡。

預防疾病的八大主軸

阿優吠陀系統不只是針對治療，也很講究疾病的預防，主要是利用包含八個部分的健康養生法：

- 遵循健康的日常生活習慣
- 隨著季節改變（接下來會解釋）
- 適當的心理文化
- 隨時聆聽大自然的呼喚
- 留意液體和固體的本質運作
- 進食的原則
- 適當的睡眠
- 環境

季節變動：萬物有時

阿優吠陀系統把一年分為六個季節，建議針對每一個季節採取不同的順應之道，確保身體健康。

- 三月—四月（Vasanta-ritu）：春季。飲食清淡，睡得少。
- 五月—六月（Grishma-ritu）：夏季。飲食清淡，喝涼飲。
- 七月—八月（Varsha-ritu）：雨季。增加胃口、吃熱食。
- 九月—十月（Sharad-ritu）：短夏。攝取涼食、甜食和澀味（收斂性質）的食物。
- 十一月—十二月（Hemanta-ritu）：冬天。多吃、多運動。
- 一月—二月（Shishira-ritu）：寒冬。正如冬天一樣，要多吃多運動，花時間自我反省。

六種味道：健康的味道

飲食是阿優吠陀系統中最重要的要素，主要的原則包括適當地結合食材、避免或增加某些食材，或是善用不同性質的香料。以下是六種基本的味道（rasas）：

甜：增加地和水元素。功效是滋養、冷卻和溼潤；常見於米、麥和糖。

酸：增加地和火元素。功效是加溫和添加油脂；常見於酸的水果。

鹹：增加水和火元素。功效是溶解、軟化和刺激；常見於所有的鹽。

苦：增加風和乙太元素。功效是冷卻、乾燥和淨化；常見於綠色蔬菜和薑黃等香料。

辛：增加風和火元素。功效是暖化、乾燥和刺激。常見於薑。

澀：增加風和土元素。功效是冷卻和乾燥；常見於蜂蜜、奶油和混合的食物。

卡里加利斯系統——L 場和 T 場的相遇：皮膚的秘密

吉尤塞皮．卡里加利斯博士（Giuseppe Calligaris）發現皮膚上有某些特定的線與點，有類似經絡的功能，只不過它們形成了幾何圖案。卡里加利斯把這些線和點稱為「身體與心智的線性串連」，它們與心智層面的顯意識和無意識有關，也能用來刺激並加強我們的超感能力[11]。

卡里加利斯測試這些座標和點，這些點呈現縱向和橫向的組織，結果發現它們的電阻比周遭的皮膚來得低（經過測試，經絡穴位的電阻也低於周遭皮膚）。他認為這些交錯的點就像是宇宙能量的鏡子或儲藏處，如果對這些點施力，就能開啟更高智慧，也就是「和宇宙生命力共振」[12]。

卡里加利斯相信人類的大腦就是宇宙意識的凹面鏡。他的概念被當時的學術界駁斥，而他在一九四四年孤獨地在貧窮中辭世。他的著作非常稀少，但是《瑜伽士的自傳》（*Autobiography of a Yogi*）曾經提到他對超感能力的研究。卡里加利斯提到當皮膚某些區域被激化時，一個人能看到遠方的物品[13]。

以下是卡里加利斯的概論。修伯．西威斯（Hubert M. Schweizer）曾經傳授過他的理論，並由世界研究基金會推廣[14]。

卡里加利斯的系統不僅能反應出身體的疾病，也能看出想法的影響、情緒和靈光場有關的狀況。他強調的哲學非常簡單：生物系統會發出輻射。這些輻射中蘊含著一個有機系統內和諧與失調的信息。我們可以用物理的方式刺激皮膚上數千個點，但也能用思想來刺激。因此，卡里加利斯的理論就是在皮膚中融合L場

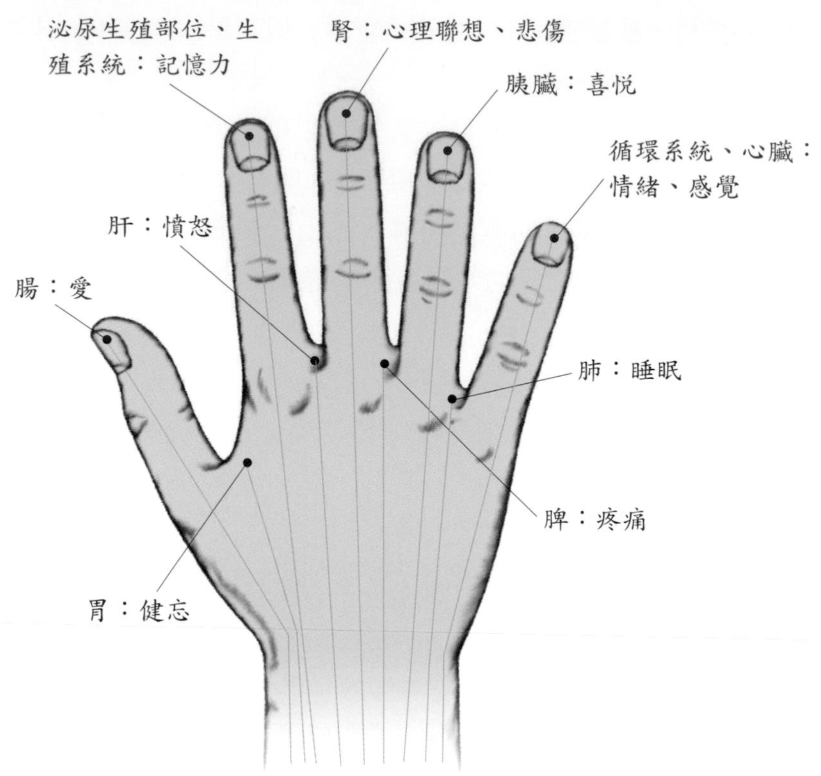

圖 6.5　卡里加利斯系統：手和器官

和 T 場。皮膚上的線條會形成幾何圖案，更替那些針對「形狀在創造形式的重要性」的靈性與科學的研究背書。

卡里加利斯發現我們可以在二十公尺外偵測到生病的輻射，這個觀察來自於癌症病患[15]。這也許可以解釋為何有些能量療癒師即使欠缺清楚的知識，卻可以憑直覺知道別人身上的疾病，像是癌症，同時進行治療。卡里加利斯的技巧對於治療和診斷都很有幫助。

卡里加利斯提出的線和點，代表身體上最能傳電的部位。我們可以藉由許多物理的技巧來找到它們。你可以用手去壓大拇指或中指的指尖，刺激手臂的側線和中線。當你持續給予刺激時，這些垂直和橫切的線會變得敏感，開始「緩慢地移動」，讓身體出現感覺，包括溫暖、冷和發癢，還會產生情緒。這些感覺代表一個人已經脫離其中一條線或一個點。

思想形式也會影響這些點和線，所以一個人可以讓意識集中在某一種想法上，刺激對應的皮膚區域。世界研究基金會提供了其他相關的資料和方法[16]。

脈輪評估：形狀、旋轉和速度

有些人可以一眼看到脈輪，有些人則必須藉由其他的方法才能看到，例如利用靈擺。大部分的脈輪權威人士都相信，健康的脈輪會有兩個球面（形成內輪和外輪）以順時針方向旋轉，看起來像是一個均勻且圓形的環狀，同時具有振動的韻律。它應該能從身體的正面和背面發射出能量，延伸至約三十公分遠的距離。它的環狀周長也大約是三十公分[17]。

脈輪形狀

脈輪最理想的狀況會呈現飽滿的圓。畸形或扭曲的形狀意味著身體、情緒、心智或靈性的問題。整體而言，形狀如果偏向脈輪的右側（以本人的方向判斷），通常代表必須處理男性本質的問題，例如掌控和權力、行為、行動、邏輯和理性。形狀如果偏向脈輪左側，代表必須處理女性議題，像是接受和回應、學習或療癒、創造或感覺。

脈輪形狀具有一些基本意義：

圓形：健康且平衡。

右邊有缺口：傾向於無意識的思考、情緒和右腦的創造力，缺乏行動和貫徹力。

左邊有缺口：傾向顯意識的行為和行動、左腦的分析，缺乏創造力和直覺力。

底部有缺口：注重靈性，勝過實際。

頂部有缺口：比較實際，勝過靈性。

脈輪旋轉

最理想的脈輪應該會飽滿且均衡地旋轉。無論正面或背面都會朝同一個方向轉動。順時針方向代表健康，逆時針方向則象徵淤塞或扭曲。健康的旋轉（外輪）應該是均勻的圓形，直徑約三十公分。

然而，當脈輪的外輪是逆時針方向旋轉時，也代表一個人正在進行淨化或解毒。對女性而言，這種情形時常出現在經期之前，經期中或經期剛結束時。這也會出現在青春期和更年期。無論男女，當外輪朝逆時針方向旋轉時，通常意味著正在經歷危機，例如意外、家中有喪事、失業、手術、重病，或是正從創傷後的壓力中復原。有些處方藥、天然藥物或藥草，都可以讓外輪倒轉。

有些人的第八脈輪的外輪，永遠是逆時針方向旋轉。在這種狀況下，第八脈輪會不斷地清理精微能量體的廢物。有些人則是所謂的「逆時針」（heyoke）人格，他們所有脈輪的外輪永遠都是逆時針方向旋轉。這些人具有薩滿特質，他們為這個世界提供反面觀點。在他們的身上，第八脈輪的外輪通常是順時針方向旋轉。

我們很難實際評估一個脈輪的內輪。最容易的方式就是運用直覺，你可以參閱第一部第二章的介紹。整體而言，你會希望外輪的旋轉方向與內輪一致，而不是反其道而行。所以當外輪以順時針方向旋轉時，內輪都很健康；內輪幾乎永遠處於健康狀態，因為它反映了一個人的靈性本質。

我們可以用以下方式評估脈輪的旋轉：

圓形、一致、均衡搖擺、順時針：健康，發揮功能。

圓形、一致、均衡搖擺、逆時針：藉由處理或清理負向能量來創造健康和平衡。

不一致或不均衡搖擺、逆時針：脈輪阻塞，無法自行清理。

縱向的橢圓形：已經發展出不切實際的靈性觀點，無法看到現實觀點或不願意採取行動。

橫向的橢圓形：務實但欠缺靈性觀點，看不見整體圖像或神聖的協助。

偏向右側（本人）的橢圓形：行動和日常事物導向，就是我們所知的男性觀點；但是欠缺靈性或情緒等女性觀點。

偏向左側（本人）的橢圓形：傾向靈感、女性或直覺性的影響，但是缺乏實際和接地的行動力。

不運轉或幾乎靜止：代表封閉的脈輪，沒有發揮功能。可以在此找到阻塞或導致目前問題的原因。

大幅度的搖擺：通常代表非常開放、健康且運作良好。如果與其他脈輪相比，搖擺的幅度顯得過大或失衡，代表這個脈輪過度地擴張和運作。此時必須判斷是在補償哪一個脈輪。

小幅度的搖擺：功能不足，必須把脈輪打開，進行淨化。

評估脈輪的速度

按照最理想的狀態，脈輪應該呈現實心且均衡的旋轉，而內輪的旋轉速度應該是外輪的兩倍。越低層的脈輪，內輪和外輪的旋轉速度都應該比較慢。脈輪的正面和背面應該朝同一個方向旋轉，而且是以本人為主的順時針方向。旋轉速度太快通常意味著焦慮導致的狀態，太慢則與沮喪有關。焦慮是一種生理狀態，也是一種心理狀態。它反映了我們對未來的恐懼，因此會在身體和精微系統中產生過快的韻律。沮喪則顯示我們對過去的執著，因此會在身體和精微系統中產生過慢的韻律。

以下列出幾種判斷脈輪速度的方法：

脈輪過慢：代表因為以往的過度使用、耗損、疲倦、淤塞或執念（在信念之間或感覺和信念之間產生不健康的依賴）所導致的傷害，而且可能壓抑了記憶或感受。

脈輪過快：代表目前的過度使用或過度延伸，或是正在彌補一個比較虛弱的脈輪；也可能象徵渴望逃離某些生命事件、人、感受或問題，或是在試圖釋放負向能量。

外輪快、內輪慢：缺乏靈性、情緒、直覺、創造的慾望和觀點；未健全發展的信念、感受或靈性覺知；過度注重實際或外表。

外輪慢、內輪快：行動力不足、無法貫徹、缺乏生理慾望或能量；過度注重靈性或超覺事物；害怕進入現實世界；體能的消耗。

內外輪無法同步：內在的信念和需求不符合外在的現實或行動。

利用靈擺評估脈輪

你如果想要全面性地評估脈輪的形狀、旋轉和速度，最簡單的方式就是利用靈擺，也就是把一個物件綁在一條繩子上。當你握著靈擺允許它自由擺動時，它會回應脈輪正面或背面產生的電磁頻率。當你握著靈擺在脈輪的上方時，主要是判斷脈輪的外輪。當外輪以逆時針的方向旋轉時，內輪通常也會是逆時針方向。內輪幾乎永遠是呈順時針方向旋轉，除非有極端的危機出現，包括出生或死亡。你最好利用直覺來分析內輪的狀態，方法可以參閱第二章。

你也可以藉由同伴來評估自己的脈輪，請他或她站在你的上方，把靈擺放在距離脈輪上方十五到三十公分的位置，然後記錄靈擺擺動的形狀、方向、動作和速度。靈擺如果完全沒有移動，也許代表其中一個人不信任對方，或是不相信這件事，也可能代表脈輪完全封閉。你可以試試脈輪的另一面，看看是否有不同的結果，或者測試上方或下方的脈輪是否過度開放，試圖彌補封閉的脈輪。你如果想要測試頭部上方或下方的脈輪，或是身體周遭的脈輪，應該請受測試者躺下，然後把靈擺放在正確的位置來進行測試。

我們可以利用顏色、形狀、音調、聲音、光和數字來治療脈輪的失衡。

脈輪除了與身體的生理作用有關，也和心理、情緒及靈性面向產生連結。會影響脈輪基礎結構的議題，請參閱第五部的「十二脈輪系統」。

脈輪和寶石

過去幾千年來，人們已經開始利用寶石來清理、活化或平衡脈輪。寶石就和脈輪一樣，每一種都有自己特定的頻率。一位治療師在試圖平衡脈輪時，可以利用意念「指揮」一種寶石來滿足許多目標，像是治療和淨化身體，增加身體的能量。

我們可以透過許多方式來利用寶石。整體而言，最重要的就是必須記住能量會隨著意念流動。你可以握住一顆寶石，對著它冥想、禱告、觀想或意識你想要實現的事情。你也可以用同樣的方式來淨化一顆寶石，或是把寶石放在陽光下，讓大自然來淨化它。

以下列出與脈輪有關的寶石，資料源自於麗茲．辛普森（Liz Simpson）的《脈輪療癒手冊》（*The Book of Chakra Healing*）[18]。

表 6.6　脈輪與寶石

第一脈輪——海底輪	
血石 （雞血石）	減輕焦慮、更新；有助於做決定和解毒。
煙水晶 （煙晶）	接地；有助於專注在當下；消除負向能量和情緒鬱結。

（續下表）

表 6.6　脈輪與寶石（續）

第一脈輪——海底輪		
火瑪瑙	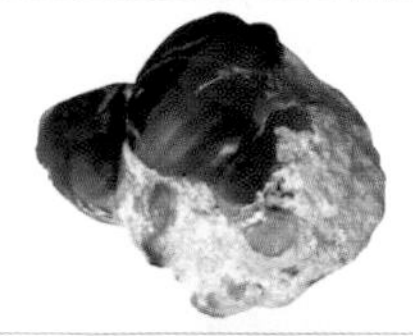	提升能量和自尊；有助於澄清安全感和保障的議題。
虎眼石	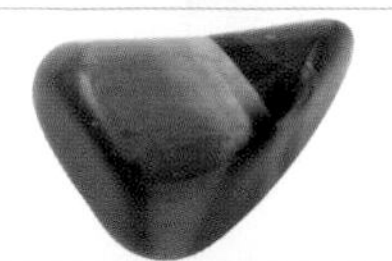	讓能量專注於特定的挑戰上；激發正向想法。
赤鐵礦	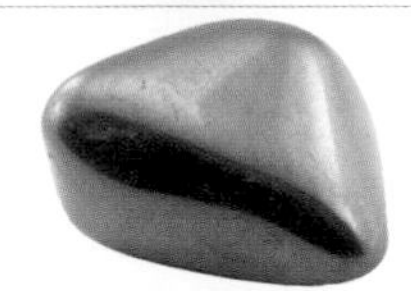	接地的晶石；有助於消除心理限制；支持新的探索。
第二脈輪——生殖輪		
茶晶	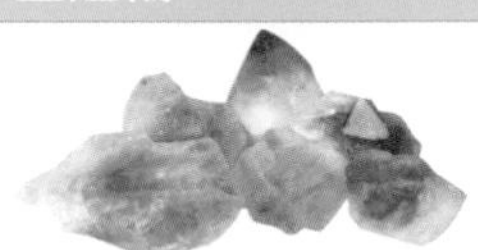	加強關係中的情緒面向和情緒的成熟度。
紅瑪瑙（紅玉髓）	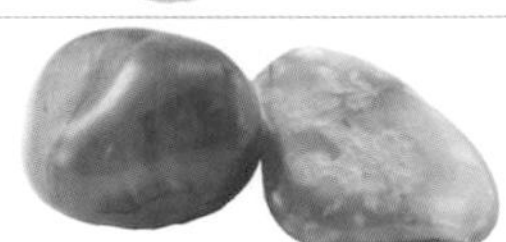	化解厭倦、冷淡和被動；在困難的感情狀態中強化能量，並且採取行動；驅散悲傷。
月光石（月長石）	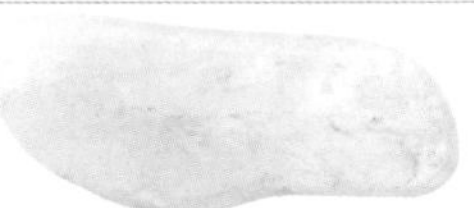	加強女性特質，減少過度敏感，紓解情緒。
金黃晶（金黃玉）	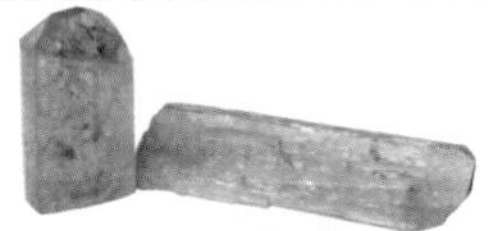	刺激前三個脈輪；有助於看清新的觀點；強化內心的平靜；製造愉悅的心情；重新充滿能量。
鈦晶	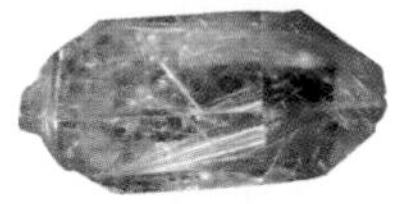	有助於冥想、療癒；增加靈性意識和覺知；引出負向能量；穩定關係。
第三脈輪——臍輪		
黃水晶	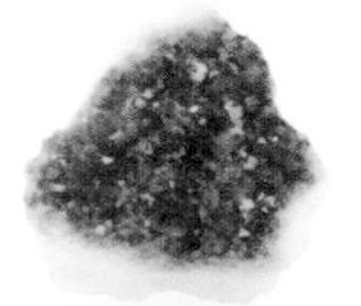	找到個人力量、加強自我價值；有助於克服對物質的上癮；對消化問題有益。
太陽石（日長石）	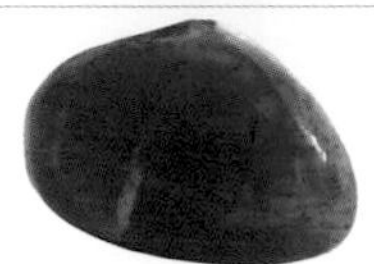	帶來好運、紓解緊張。

（續下表）

表 6.6　脈輪與寶石（續）

第三脈輪——臍輪		
方解石	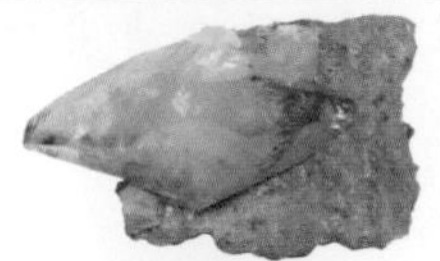	清除阻塞，提升本有的能量；有助於解決胰臟、腎和脾的問題。
孔雀石	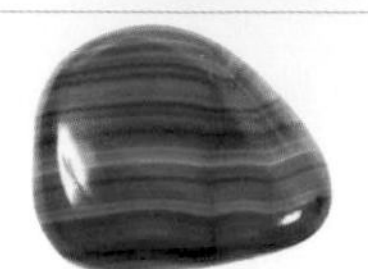	讓太陽神經叢和心輪連結；有助於夢。
第四脈輪——心輪		
粉晶	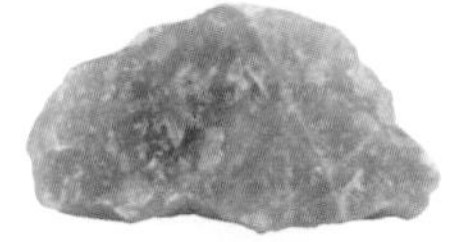	稱為「愛情水晶」，可以治療心、關係和連結的議題；激發自愛、治療「內在小孩」或源自於年少時期的問題。
西瓜碧璽	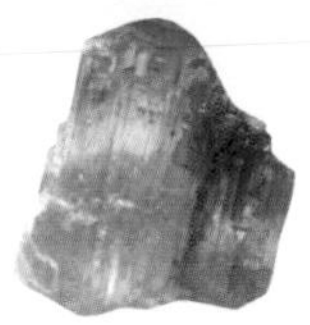	啟動心輪，與高層自我產生連結；紓解情緒障礙，促進內在連結。
第五脈輪——喉輪		
綠松石	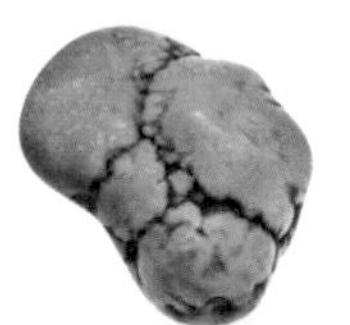	努力追求誠實和完整的溝通；有助於清楚表達內在感受或需求；清除自我表達或理解聆聽的障礙。
方鈉石	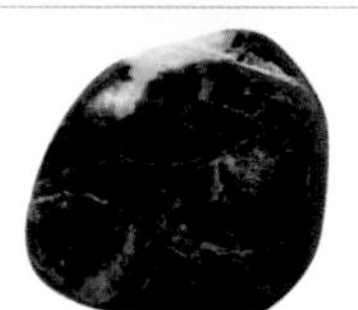	加強客觀性、培養顯意識心和無意識心之間的連結；帶來新的觀點、放鬆心情。
青金石	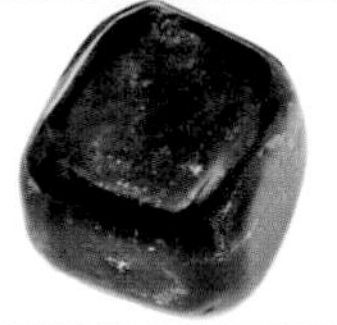	鼓勵自我表達、找到心中的「繆斯女神」——創造的天賦和慾望；加強與他人的清楚溝通。
天青石	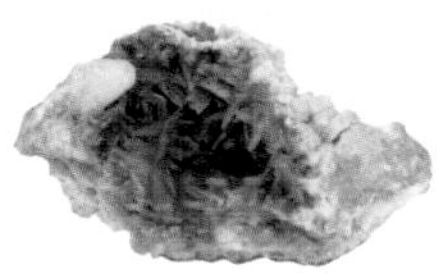	有助於接收、分析、解釋困難的想法和靈性準則；提供進入其他次元的入口。

（續下表）

表 6.6　脈輪與寶石（續）

寶石	圖片	功效
海藍寶石	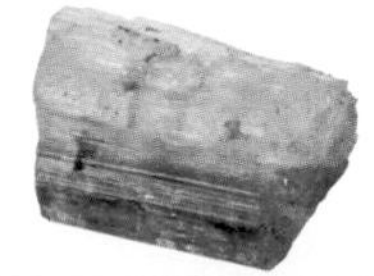	減少壓力、促進寧靜；有助於表現想法，特別是面對更廣大的世界；有助於消化個人的知識。
第六脈輪——眉心輪		
方解石	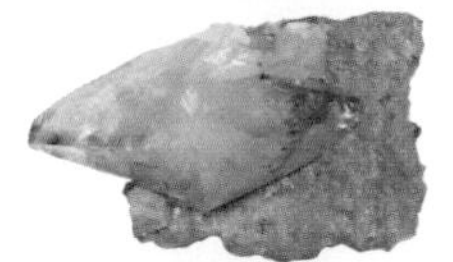	擴大第三眼的力量，包括直觀的洞察力。
紫瑩石	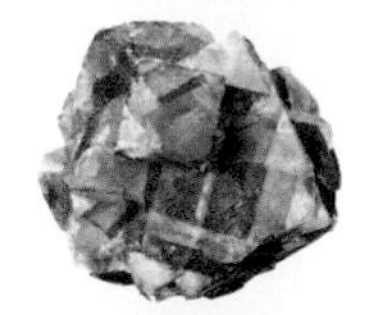	稱為「洞察之石」，可以整合大腦的左右半球；消除不道德和虛假。
石青	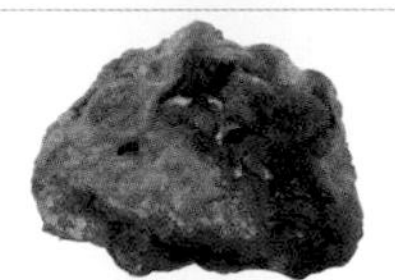	喚醒超覺力，支持源自於直覺啟示的行動；刺激第三眼。
紫晶 （紫水晶）	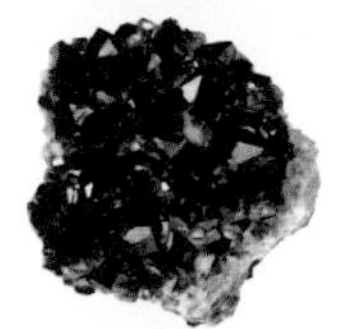	有利於冥想；驅散負面想法，開啟內在視野。
第七脈輪——頂輪		
白水晶	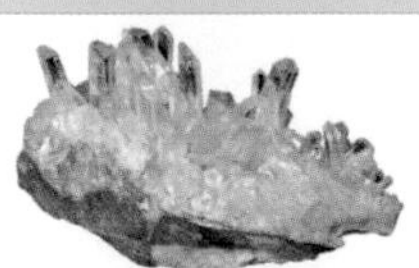	用於淨化、擴大或清除；轉化能量；帶來平衡；在冥想時帶來專注，有助於建立與其他次元的連結。
紫晶	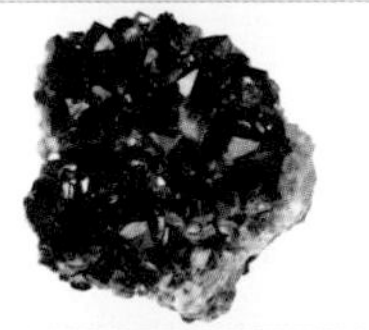	有助於冥想；平衡身體、情緒和心理。
赫爾基摩鑽石 （閃靈鑽）	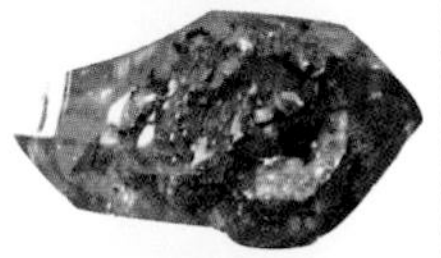	創造自我內在的整體和諧；要求我們不僅要「做」，還要「存在」；減少沮喪和焦慮。
鑽石	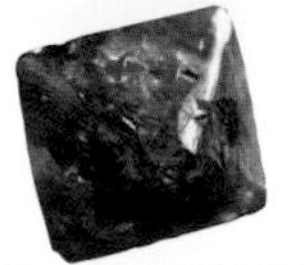	意義是「神的愛人」；啟動靈性覺知和連結；驅策我們邁向最高層的潛能。

脈輪與元素

十二脈輪系統會運用到十種元素。基本的四種元素和大部分的系統一樣：水、土、風和火。而其他的六種元素都是由前者形成的：金、木、石、乙太、光及星星。任何元素的失衡都會造成能量振動的混亂，可能導致或加重疾病或其他問題；相反的，我們如果能利用或平衡這些元素，就能修正精微體及身體的狀態[19]。

我們有許多方式運用能量，也有很多方法可以具體利用元素。有視覺直觀力的人可以想像身體、脈輪或靈光層內的元素，設定一個目標來創造出改變。有言語直觀力的人可以透過內在的指令，對身體、脈輪或靈光層說話，「命令」某個元素發揮作用。比較感官傾向的直觀者則可以假設某種元素的存在，藉由徒手的技巧來運用它，或是想像它正在創造必要的改變。

能量治療師也可以利用礦石、物質、液體，或是其他能代表該種元素的材料，將這些東西放在個案的穴位、脈輪或靈光圈的位置或附近。我們也可以藉由禱告和意念，將元素以直覺性或精神性的方式融入水中，創造特定的目的。當一個人喝下水之後，就吸收了它的功效。想要改變或療癒的人也常會隨身攜帶一些物件，代表他們需要的能量。這些物件也可以成為觀想、冥想或自我療癒的焦點。

下列是十種元素的基本特性，還有一些運用元素的建議。

火：消滅、淨化或燃燒殆盡。增加能量、刺激和重生。火是拙火作用的基礎，在治療中也扮演了重要的角色。舉個例子，它可以淨化血液或淋巴中的毒素。以場為主的治療師會想像火來淨化靈光場，同時特別注意第一個靈光場，它是最原始的基礎，呈現紅色。以經絡為主的治療師則可以在針灸時加上艾灸，或是想像火能量燃燒通過正確的經絡通道。以脈輪為主的治療師則會利用直覺或徒手的技巧，把火運用在最靠近問題區域的脈輪核心。帶有火元素的礦石通常都是紅色，與第一脈輪有關。不要透過直覺想像的方式，把火元素應用在心臟或嚴重發炎的部位，因為火會增加憤怒和發炎症狀。

風：傳達想法和理想。讓能量在人與人之間或地點之間散播。當我們移動和接受指引時，風元素就會處於活躍狀態；當我們靜止不動時，風元素仍然很飽滿，充滿潛能。我們可以藉由「吹走」壞想法或生起有益的想法，來應用風元素。以場為主的治療師可能會利用羽毛、氣息或聲音。以經絡為主的方法，則可能是對著適當的穴位，憑直覺或藉由言詞的方式來「說出實話」。脈輪為主的方法，則可能把聲音、直覺或礦石用在第三脈輪，來操作風元素。

水：傳達超自然及感受的能量，同時具有紓解、療癒、清洗和淨化的功效。無論是身體或心靈層面，你都可以利用水元素來清理腸和淋巴系統內的毒素，幫身體釐清過往歷史或壓抑的感受（無論是對自己或別人），也有助於鎮靜手術後的身體組織。對於腦中風的病患，你也可以在利用土牆或石牆來修補受損部位之前，想像水元素清洗身體硬化結疤的部位。你更可以嘗試藉由禱告和有明確目的之意念，「設計」自己飲用的水。以場、經絡和脈輪為主的治療師都可能利用意念來設計水，藉此來協助病患，也可能指定使用針對第二脈輪的礦石。在治療的空間內放置噴泉或流動的水，有助於氛圍的淨化。

土：建立、穩固和保護。土元素有助於手術後的組織重建、舒緩發炎症狀和修復組織。你可以想像握住一個有可塑性的組織結構，譬如細胞牆。以場為主的治療師可能會檢視病患環境中的土元素能量，檢查並減輕地因性疾病壓力的狀況。以能量通道為主的治療師則可能利用藥草、食物或某些物質，來分析病患能如何利用這些素材（這些素材創造的組織也以土元素為主）。所有的治療師都會利用第十脈輪的礦石來進行土元素的療癒。

金：保護、抵抗和轉向。你可以運用金元素來轉移靈光場裡的有害能量。如果正在用藥，可以想像有一個金屬盔甲圍繞著肝或腎的部位（這也能吸走這些組織部位內的重金屬毒素）。你可以把盔甲技巧運用在身體的任何部位，用來停止或預防外來能量或存有的攻擊，例如導致癌症的力量。你也可以使用鏡子來反射或轉移負向的能量。你的體內如果有重金屬毒素、長期疲倦或癌症，也可以利用金元素來淨化系統。許多自身免疫疾病通常是因為體內含有過多的有害金屬。你可以利用銀色金屬或礦石來加強金元素的效果。

木：增加輕鬆、適應能力和正向的態度。你把木元素融入滯怠的身體部位或反時針方向旋轉的脈輪，可以幫助脈輪恢復順時針轉動。你如果情緒低落，可以想像樹或植物，替心智增加木元素。你也可以藉由木元素，將新的組織和想法與身體結合，例如應用在器官移植手術之後。木元素也能替沮喪的狀態帶來良好的鼓舞。一個人如果有高血壓問題，可以利用木元素來放鬆。所有的治療師都可以在病患的身上或附近，使用木製的產品或物質，藉此進行療癒。

石：鞏固、維持和強化。你可以在第十脈輪運用礦石，讓靈魂安定在體內。想像把所有的靈魂、潛意識議題或感受，例如羞愧，放到石頭中，然後把石頭扔向大海。你也可以替脆弱的血管或中風區塊添加石元素。石元素可以維持其他元素的正確運作。你如果需要鞏固一些新想法或組織，可以試著打造一道石頭的擋牆，讓其落地生根。治療師可以利用「真的」礦石來清理或設計脈輪或能量場；經絡為主的治療師可能會在治療的過程中，用適當的石頭包圍病患，藉此增加效果。

乙太：保留靈性的真理。你可以利用乙太元素將靈性真理灌入任何系統、能量體、心智或靈魂中。乙太就像液態的氣體，其實就是所謂「第五元素」，也就是科學家和形上學家數千年來試圖定義的靈性能量。任何類型的治療師都可以藉由禱告和冥想來設計乙太的能量，達到療癒或特定的目的。

光：我們可以藉由引導、旋轉、塑造、召喚或消滅光，來產生任何想要的效果。光是各種波長的電磁輻射。組成「暗」光的頻率，比較接近紅外線或以下的波長，主要是由電子構成，其中包含力量的智慧。構成「亮」光的頻率，比較接近紫外線或以上的波長，主要是由質子組成，其中包含愛的智慧。你可以用光來平衡任何問題。當你沮喪時，可以添加「亮」光來提振精神；或是添加「暗」光，藉此獲得必要的能量來改變行為。你如果想要了解更多利用光的概念，可以參閱「光的療癒」，以及第五部中有關各種脈輪系統的介紹。脈輪系統常利用顏色來診斷和治療疾病。

星星：利用靈性的真理來形成或淨化物質。你可以透過真理的設計來釋放負向的誤解想法。你可以想像真理就存在於星星中，並把星星置入適當的靈光場、能量通道或脈輪中。你甚至可以利用這種技巧來改變 DNA。星星也能加強釋放體內錯誤或有害的模式。你可以藉由星星的元素來燒毀任何意識層次中的錯誤認知，然後利用乙太的能量，激發正向的想法（星星是由火和乙太組成的）。星光石也和第七脈輪或第十二脈輪有關。

色彩的療癒（參閱彩光針灸）

色彩治療是光療的一部分。古代巴比倫人、埃及人、亞述人、以及之後的希臘人和羅馬人，都曾經利用光來進行療癒。哈利·萊爾·史匹特勒博士（Harry Riley Spitler）首創透過雙眼來進行彩光的光療法，同時在一九四一年把內容發表在《共振準則》（*The Syntonic Principle*）中。一九四〇年代，科學家丁夏·艾迪亞歷（Dinshah Ghadiali）發明了「色光譜」（Sepctrochrome），直接把彩光應用在身體上面。他的研究證明當身體有系統地接觸彩色的光，就能獲得療癒效果（舉個例子，有黃疸症狀的早產兒必須接受藍光治療）。艾迪亞歷的研究飽受某些醫療組織的攻擊，其中包括美國醫藥協會，不過也有些醫學從業人員忠實地替他辯護，其中包括美國費城女子醫院的資深外科醫師凱特·鮑德溫（Kate Baldwin）。鮑德溫認為色光譜可以治療淋病、梅毒、癌症、潰瘍和其他症狀。艾迪亞歷雖然有鮑德溫醫師和其他專業人士的支持，但是美國政府仍在一九四七年銷毀他的著作和報告。美國食品藥物管理局在一九五八年針對他的組織，頒布了永久的禁制令[20]。

一九八〇年代，美國國家心理健康學會的諾曼·羅辛道爾醫師（Norman Rosenthal）發現「季節性情緒失調」（seasonal affective disorder，SAD）的存在，意味著當人體欠缺全光譜的光線時，便會導致情緒沮喪。

近期的研究開始證明光療的神奇力量。陽光可以刺激松果體，製造褪黑激素，這是睡眠、放鬆和快樂的必要激素[21]。強度的光也可以用來治療癌症和病毒性疾病，甚至減輕阿茲海默症的症狀[22]。

諾貝爾獎得主艾伯特·聖捷爾吉則透過研究發現，照射在身體上的光可以改變基本的生物功能，其中包括消化作用以及酶和荷爾蒙的交互作用。有些顏色的確可以讓體內酶的效能，足足增加五百倍[23]。顏色不僅會影響身體，也會影響心理。根據光和彩光治療先驅——賈克伯·李柏曼醫師（Jacob Liberman）的看法，身體內的光代表我們的意識狀態，這也意味著我們的意識狀態可以反映出我們是否能善用某一種顏色[24]。

彩光治療的關鍵就在於使用正確的光或波長。紅外線最多可以減輕百分之五十的心臟病病情，也可以讓動物重見光明或治療口瘡。紅色的光有助於傷口更快癒合，逆轉皮膚的老化跡象。藍色的光（還有紅色的光）可以殺死病菌。藍光可以重新設定生理時鐘，治療季節性的情緒失調，幫助阿茲海默症患者能有更好的夜間睡眠品質。紫外線則可以遏止病菌和病毒複製，消毒空氣和水[25]。

光顯然可以在細胞的粒線體之間傳遞能量，協助身體自行療癒。光也能改變各種化學作用的速度。

李柏曼曾經說過：「我們是活的光細胞」。身體會釋放各種顏色的光，把光引進生理結構之中，然後藉由精微體來散發和吸收光[26]。

李柏曼特別強調十九世紀初期科學家卡貝爾（Cabal）的發現，主張光和我們的下視丘有關[27]。下視丘是大腦的核心，負責管理我們的自律神經系統和主要的內分泌腺——腦下垂體。而松果體就像身體的光尺，可以藉由眼睛或地球的電磁場來接收信息。我們如果能以適當的強度、速度和顏色來利用正確的光，便能轉換自律神經系統和內分泌系統中的失衡。

這些解釋都更強調了帕波和普索夫醫師（Hal Puthoff）的發現，他們認為我們全身內外都浸浴在光場之中。當我們的身體被「零點場」包圍時，我們的DNA就會像生物光子的機器一樣發揮作用[28]。

以光與色彩為基礎的療癒方法不下數百種，以下是其中幾種：

脈輪系統——利用光與色彩

你可以將彩光或礦石對準身體的脈輪位置，藉由脈輪來進行療癒。每個脈輪都負責管理不同部位的神經及荷爾蒙系統，與不同的生長階段有關，也象徵了不同的性別議題。治療師如果能熟知脈輪和這三者之間的關係，就能藉由色彩來進行療癒。

光治療專家史蒂芬．維茲奎斯博士（Steven Vazquez）認為身體底部的脈輪會控制交感神經系統。當人處於壓力或危險狀態時，底部的脈輪會很活躍，同時也負責管理脈搏和血壓。上方的脈輪則會管理副交感神經系統，控制不自主和無意識的身體功能（例如自律神經系統）。整體而言，交感神經系統是壓力的製造者，副交感神經系統則負責身體的維持和復原[29]。

針對時間的問題，越偏向運用身體下方脈輪的人，越會經常談論過去。中間脈輪主宰著當下，而比較高的脈輪則會觸及未來和時間之外的想法[30]。

身體也會根據性別分類。依據表 6.9，總共可以分為四個象限。男性脈輪位於身體的底部和整個右側；女性脈輪則位於身體下方和左側[31]。

我們都知道紅外線光譜會對低層的脈輪發揮作用，紫外線光譜則是針對比較高層的脈輪。治療師使用黃色或更低光譜的顏色時，便可以發現過去的問題，啟動交感神經系統。使用綠色或更高光譜的顏色時，則能啟動副交感神經系統。藍綠色、藍色和靛藍色光譜會引發目前的掛念；紫色或更高的光譜則和未來或時間之外的議題有關。我們最容易透過綠色至紫色之間的光譜來認識男性問題；黃色和低於黃色的光譜則與女性問題有關。身體左側負責管理女性功能，而右側則主宰男性功能[32]。

使用十二脈輪系統（參閱第五部）的治療師會利用紅外線光譜來處理第十脈輪的問題，它就位於腳底下方，象徵了家族的根基。頭頂上方的脈輪包括第八脈輪和第九脈輪，還有圍繞著身體的第十一脈輪和第十二脈輪，都能超越時間的範疇。這些脈輪都是在紫外線或更高光譜中運作。我們可以藉由意念和脈輪的代表顏色，利用傳統系統之外的五個脈輪，細節可參閱圖 5.27。

維茲奎斯博士也認為脈輪的前側管理我們的顯意識現實，後側則主宰無意識現實，細節請參閱圖 6.9。

運用十二脈輪系統的其他色彩技巧

我們可以用許多方式來利用色彩，進行療癒。以下資訊取自於不同的密教系統和科學研究，顯示該知識領域具有廣大的基礎[33]。

色彩與診斷

我們可以根據脈輪的顏色來判斷一個人的健康狀態和靈性發展。清澈透明或顏色正確的脈輪代表和神性連結，健康狀況十分良好。當脈輪變色、出現斑點、混濁、黯淡或是直覺感受到的聲音變調，可能代表身體的失衡或疾病。非常黑暗和濃厚的脈輪區塊，可能代表有外部能量或物體的干擾或入侵。

脈輪的顏色和形狀可以精準地反映平衡的問題。如果所有的顏色都集中在脈輪的其中一側，代表你失去了一半的形象，可能有信念和情緒卡住的問題。

脈輪虛空的部分通常代表分裂，一部分的自我可能被保留或束縛在「某一個地方」。「某一個地方」可能是另外一世、不同的次元或界，甚至是自我內的某一個位置。這也可能意味著衰退、某件事物或某個人的自我昇華。

你可以利用下列的顏色表格來進行脈輪治療。第一個表格「顏色能量」代表可以利用某一種顏色來填補遺失或污染的區塊。第二個表格「有害的染色」則有助於描述問題。

你也可以透過符號學、幾何學和數字符號來使用色彩系統。這些技巧都是振動治療的方法，可以合併使用。

替你的療癒上色

每一種顏色都代表了不同類型的能量。接下來將簡單介紹主要顏色代表的能量。

這些顏色可以和光療或機械裝置（透過技巧熟練的治療師）搭配運用，也能藉由超覺力來發揮作用。你也可以穿戴這些顏色、在環境中擺放不同顏色的物體，或是透過礦石和意念來運用顏色的能量。

表 6.7　顏色能量

顏色	能量的意義
紅色	生命力
橙色	創造力和感覺
黃色	智力
綠色	療癒
粉紅／玫瑰色	愛
藍色	溝通
紫色	視野、清楚自己的選擇和決定的結果
白色	神聖意志、靈性使命
黑色	活動的驅力；改變背後的力量
金色	和諧
銀色	將能量運往他處
棕色	實際和接地

表 6.8　有害的染色

狀態	問題
過多或扭曲的紅色調	過度激起熱情、憤怒、自我或生存恐懼。
過多或扭曲的橙色調	導致多愁善感或過動。
過多或扭曲的黃色調	過度強調某些心智理念或想法，導致錯誤或誤判。
過多或扭曲的綠色調	過度激起對關係和共存的依賴；過度認為必須治療一些不需要治療的問題。
過多或扭曲的粉紅色調	自作多情產生愛的感受，實際上卻不存在。
過多或扭曲的藍色調	導致自認為需要更多的指引；或是過度的自我解釋。
過多或扭曲的紫色調	導致強迫性計畫；無法看清或整理選擇。
過多或扭曲的白色調	過度激發靈性的感受；輕忽對力量和行動的需求。

（續下表）

表 6.8　有害的染色（續）

狀態	問題
過多或扭曲的黑色調	強調力量導致靈性能量的失衡；可能帶來無力感、多愁善感或貪婪。
過多或扭曲的金色調	造成過度理想主義和隨之來而的失望。
過多或扭曲的銀色調	導致對超自然源頭的懷疑。
過多或扭曲的棕色調	擾亂水元素，導致迷惑、過動和迷戀世俗。
過多或扭曲的灰色調	陰影或掩飾心理問題，導致缺乏洞見。
中性色調	抹滅強度，導致空虛和無力；這是巫毒和心智控制會使用的方法。
添加另一種顏色	強迫地把某種顏色加在某人的顏色上面，藉此控制這個人；這也會導致「覆蓋」。
污點	導致能量無法連貫，讓受害者不能自行生活。

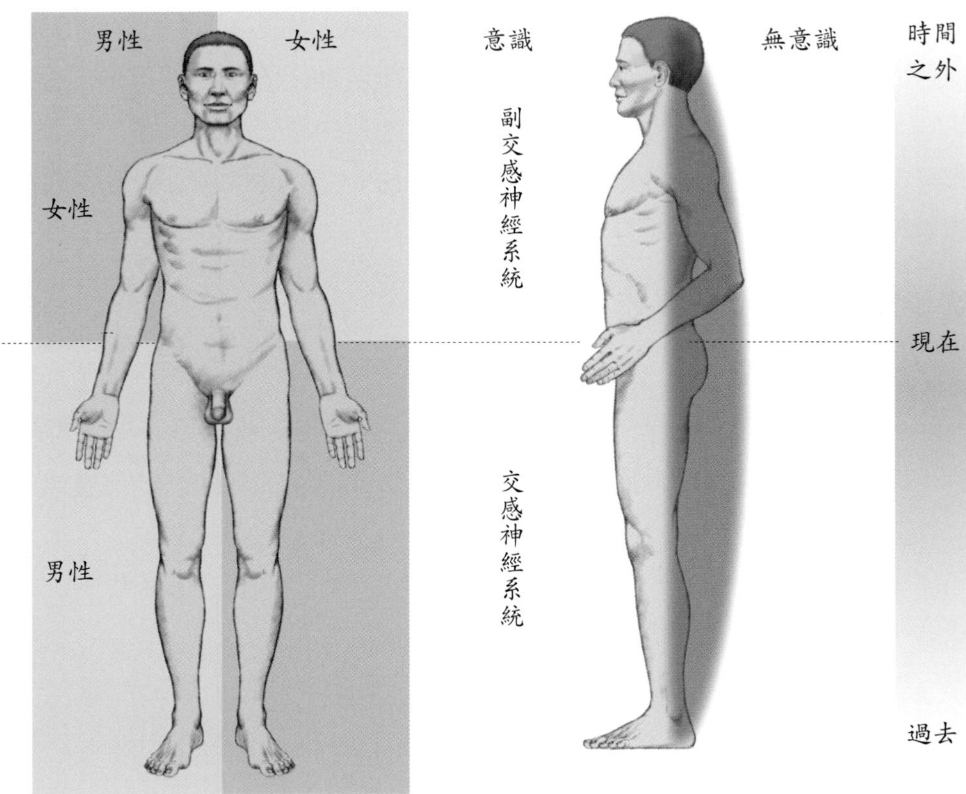

圖 6.9　顏色治療：脈輪和身體區塊

彩光針灸

德國科學家和療癒師彼得·曼德爾（Peter Mandel）在三十多年前發明了彩光針灸。他把純淨顏色的光運用在穴位或其他皮膚上的管道，藉此達到療癒和放鬆效果。彩光針灸後來在德國和整個歐洲廣被接受，取代或輔助傳統的針灸，之後也在其他地區成為頗受歡迎的治療方法。

曼德爾的方法是根據帕波醫生的研究。帕波發現身體的細胞能透過光子或光的波粒子的持續串流，彼此溝通信息。曼德爾也利用克里安攝影，找到人體內能吸收和散播有色光的針灸經絡。他又利用克里安攝影，比較受測者的能量狀態和生理症狀。最後他終於透過實驗證明，哪些色光可以對這些生理症狀產生正向效果。

曼德爾把他的系統稱為「神秘能量學」（Esogetics），亦即把祕傳（esoteric）和能量（energetic）兩個字組成起來。他把治療分為身體、靈魂和靈性三種層次，利用一個筆燈（手電筒）和十種有顏色編碼的水晶，用光來灌輸色彩的通道（過程中不需要針：筆燈只運用光）。他藉由這種方法，將七種基本色光送入針灸穴位、經絡、身體部位，以及神聖幾何方格，藉此增加或減少經絡系統的能量。

曼德爾的彩光針灸系統

曼德爾的彩光針灸系統是根據他自己的「神秘能量模型」（Esogetic Model），其中指出影響健康的六種因素。最基本的準則就是當一個人脫離他或她的生命軌道時，就會導致疾病和疼痛。彩光針灸能將光所包含的信息傳入人們的無意識中，讓人們利用自己的內在知識來進行治療，重新找到方向。舉個例子，治療可能可以釋放情緒的鬱結，然後治癒神經系統的問題。當病患的神經壓力減輕時，便能開始追求個人的靈性目標[34]。

曼德爾的模型是一種「全息」的呈現，示範身體如何製造能量。六種因素（稱之為「分子」）中的其中三種是精微能量，就是脈輪、形成場和轉換的模型。另外三種因素則代表物理現實，分別是身體系統、協調系統和傳送者的接替。

神秘能量學運用七種基本顏色。整體而言，暖色系包括紅色、橙色和黃色，會增加能量；冷色系包括綠色、藍色和紫色，則會減少能量。治療師可以增加能量來進行刺激，或是調整和減少能量來達到鎮靜或紓解效果。

曼德爾也把顏色用互補的方式配對，同時使用一組顏色治療同一部位的經絡。他發現同時使用暖色和冷色時，可以平衡陰陽的能量流動。

主要的顏色和效果

以下是曼德爾對於各種顏色的運用方式：

紅色：主要是陽性、溫暖和刺激，可以產生熱。刺激生命能量和血液循環。刺激感覺神經系統，活化五種基本感官。促進沒有化膿的傷口痊癒。常用於治療長期的感染。太多的紅色會導致憤怒和過動。

橙色：溫和、陽性、滋補。刺激胃口、減輕痙攣和抽搐；增加血壓、催吐、紓解脹氣、增長骨骼。與藍色搭配使用時，可以調整內分泌系統。也能激發喜悅、樂觀和熱情。

黃色：陽性、最明亮的顏色。加強運動神經系統和新陳代謝，有助於解決腺體、淋巴和消化系統的問題。能刺激心智的功能，帶來激勵和信心。

綠色：中性的陰，微涼。可以用來治療肺、眼、糖尿病、肌肉骨骼、發炎關節和潰瘍的問題。具有抗菌效果，有助於解毒。具有鎮靜、舒緩和平衡效果。

藍色：陰或涼性。放鬆身心、減少發熱、充血、癢、過敏和疼痛。可以用來治療高血壓、灼傷、發膿的發炎部位，以及與熱有關的疾病。具有收縮組織和肌肉的功能。運用在腦下垂體和松果體的穴位時，可以帶來鎮靜和安定的效果；有助於治療失眠、恐慌症和內分泌失調。不適用於沮喪的症狀，因為藍色是憂鬱的顏色。

紫色：主要是陰性的顏色。對脾臟有益，可以減少過敏、平衡右腦。當與黃色一併使用時，能刺激淋巴液的分泌，控制飢餓同時平衡神經系統。作用在無意識層面[35]。

互補的顏色

互補的顏色配對分別為：紅色—綠色、橙色—藍色以及黃色—紫色。這些顏色配對可以平衡陰陽兩種能量。舉個例子，紅色可以刺激血液和改善循環，但綠色可以平撫導致壓力的症狀。藍色可以舒緩疼痛，而橙色可以紓解導致緊張的恐懼或沮喪。黃色可以強化神經系統，紫色則能在冥想的狀態中平撫神經系統。

飲食和傳統中醫

改變飲食是最廣泛運用的傳統療法。我們可以根據身體失衡的狀態來調整飲食。

食物能製造溫暖或寒冷，進而平衡體內的陰陽能量。一個人的體質如果太溫或太熱（或陽性），就應該攝取寒性食物。一個人的體質如果太涼或過寒（或陰性），就應該攝取溫性食物。治療師應該根據病患在食用之後的反應，來判斷他或她的體質。

每種食物都有陰性（涼）和陽性（溫）的特質，但是通常都會以其中一種為主。整體而言，苦和鹹的口味屬陰，辛和甜的口味屬陽。

過多的陰性可能會導致遲緩、懶散、沮喪、體重增加、憂鬱症狀和多愁善感；過多的陽性可能會出現過動、緊張、焦躁、焦慮和侵略性。

以下是一些常見的食物和其屬性：

涼性食物：芹菜、萵苣、綠花椰、菠菜、番茄、香蕉、西瓜、大麥、小米、小麥、豬肉、蛋、螃蟹、冰淇淋和醬油。

平性食物：甜菜、大頭菜、紅蘿蔔、檸檬、蘋果、米、玉米、黑麥、馬鈴薯、山藥、牛肉和兔肉。

溫性食物：青蔥、節瓜、包心菜、羽衣甘藍、燕麥、鮪魚、火雞、鮭魚、羊肉、雞肉、蝦、薑、糖、蒜和胡椒。

情緒釋放技巧

情緒釋放技巧（Emotional Freedom Technique，EFT）是一種能簡單應用的方法，類似指壓按摩，最常用來紓解疼痛、疾病和情緒問題。這是一種新的發現，只要用你的手指按住傳統經絡的穴位，就能達到效果。

這種技巧有兩個前提基礎：「所有負向情緒的原因都會擾亂身體的能量系統，……因為身體的疼痛和疾病顯然與情緒有關……，我們沒有解決的負向情緒也可能是導致大部分身體疼痛和疾病的主要原因」[36]。

蓋瑞．克瑞格（Gary Craig）在一九九〇年代中期發明情緒釋放技巧，自此之後就廣為流傳。他的方法不是要取代合格的醫療方法，他創辦的機構也不保證這種方法可以適用於所有的病患，但這的確是一種有效的技巧，可以產生顯著的結果。許多民間軼事都證明 EFT 的功效，許多知名的療癒師也非常支持這種技巧。

EFT 常用於治療心理和生理的症狀，包括公開場合表現焦慮、重病、沮喪、焦慮、創傷後壓力失調、消除疼痛、過敏、血壓問題、關係問題、整體壓力、上癮和恐慌症。基本上，從小感冒到癌症都適用。

EFT 根據的原則是，負向情緒的形成有下述階段：

1. 負向經驗發生，導致
2. 負向情緒，導致
3. 不適當的程式植入體內，因而
4. 擾亂身體的能量系統[37]

按照理論，你無法移除負向情緒，除非你同時能讓自己的能量系統恢復平衡；因此你必須利用某種方式可以同時達到這兩個目的。EFT 的基本技巧包括讓病患專注在某一種困擾的記憶、情緒、疼痛或疾病上面。與此同時，治療師會用手指輕拍傳統中醫的十二正經的穴位。整個過程必須要專注在正向且肯定的意念上面，再搭配手指的輕拍，才能完整發揮效果。

EFT 可以用來輔助時下的治療方法，或是做為單獨的療法。治療師在對任何有嚴重情緒障礙的病患使用技巧之前，要多加運用常識判斷。整個過程的操作可以參閱網站：www.emofree.com

四種通道療法

我個人多年研究東方、西方和原住民的療癒方法之後，整合出「四種通道」的療癒系統。這指的是有四種覺知層次，綜合起來會形成更廣泛的現實，而我們會發現其中的乙太和地並無差異。我們同時處於四種層次，所以任何一個層次通道內的位置改變，都會對其他三者造成顯著影響。疾病就是任何一個或多個通道內的能量失衡所造成的。而人體的脈輪就像大門一樣，允許能量在不同覺知層次之間移動。

一個人通常只有在遇到危機時，才會被迫看到物質生活的背後：物質生活是基本通道的基礎，也就是所謂的物質界。力量的通道則可以展現超自然的能量和力量，其所造成的改變遠甚於基本通道。想像的通道則是藉由創造的神奇性和念力，將能量從量子宇宙轉移到物理的世界；神性的通道則會激發萬物的最高「藥性」：這是當我們能接受自我的神性之後，展現出來的奇蹟[38]。

四種通道與量子鑽石

四種通道的方法利用幾何圖形來進行療癒和顯化，這主要是根據柏拉圖立體、畢達哥拉斯的概念、神秘的煉金術、量子力學、卡巴拉和自旋理論。我稱之為「量子鑽石」（quantum diamond），這是我和音療師卡洛琳・維納普（Carolyn Vinup）共同發展出來的概念。

量子鑽石是一種鑽石形狀、跨越不同次元的物件，其中有五條線，連接鑽石的兩面，核心則是中空狀態。這五條線被對分切割時，就會變成十條線，再加上兩個對立點，就會在時空中形成十二個重要的點。

鑽石形狀基本上是由兩個底部相連的三角形組成。三角形在柏拉圖的哲學中扮演了重要角色，被認為是萬物創造的基本形狀。「因果動態三角剖分理論」（causal dynamical triangulation theory，CDT），就主張三角形是跨次元障蔽的基本形狀。神秘派數學家和醫生則認為五是創造性的數字。三角形或是數字五這兩個符號，都被視為創造的根本。三角形的尖端內含物理的現實，也代表了「此時此地」的時空，而三角形的底部則藏著反物質。鑽石的內部是由「零點」占據，這是一個潛能無窮的真空狀態。

「量子鑽石」模型類似於卡巴拉系統，卡巴拉主張的生命之樹有十個質點，由「創造點」占據，也就是位於中央的空無。質點被認為是「無限」（Ein Sof）或上帝下凡顯現，我們可以把「無限」想像成一個光點，其所散發的光芒會遍布質點內所有的界（參閱第四十章）。量子鑽石也是一樣，唯一的不同之處在於量子鑽石認為創造能量同時來自於「上界」與「下界」；就本質而言，上帝會透過最低的能量振動顯現，這指的是比較接近物質現實和電磁波譜上比較低端的振動；上帝也會透過比較高的能量振動顯現，這指的是比較接近靈性領域和電磁波譜上比較高的振動。整個量子鑽石的自旋方式就像 DNA 的雙螺旋一樣。任何人都可以設計治療的意念，或是想像沿著其中的線來表現，就能實際運用身、心、靈的能量。如此一來，量子鑽石的形狀就能夠以能量的形式，把意念傳送到基因和身體的電磁系統中。

療癒的幾何圖案與聲音

《新約聖經》中的〈約翰福音〉告訴我們：太初有道，意指世界是由「道」（the Word）展開的。什麼是「道」，不就是音調（聲音）或形狀嗎？

所有的空間都處於準備好的狀態：百分之九十是由暗物質構成，等待著被道或振波塑造。近來日本江本勝博士嘗試把想法投射至水中，證明我們可以塑造自己的現實，甚至打造最基本的分子結構（參閱第 137 頁「磁場與水互動：幾何圖案的形成」）。瑞士科學家漢斯・傑尼把純淨的音調投射到物質或液體的細微顆粒上面，結果觀察到栩栩如生的幾何圖案。他稱之為「音流學」（參閱第 139 頁「音流學」部分）。音調可以把物質轉化成自然的圖案。

聲音和形狀都是能量的形式，而且兩者經常相互交錯。聲音能夠對精微體造成某種程度的影響，形狀也有同樣效果，兩者都可以用於療癒。

量子物理學最愛的理論之一——自旋理論，至少可以部分解釋這個現象。我們已經知道自旋理論是描述一個粒子包含的角動量。如果有好幾個分子在同一時間自行旋轉，就像是有一群小孩在房間裡狂野地亂跑，沒有保母管著。但你如果仔細地觀察，就會發現這些自旋有一種優雅的韻律。對於「組成的粒子」和小孩而言，旋轉就像是結合了每一個分子（或小孩）的自旋，加上他們圍繞著彼此所產生的角動量。它看似混亂，其實有某種秩序。

所有振動的粒子或波，或是波粒子，例如光子（光的單位），都會自旋。這代表每一個聲音都有獨特的旋轉，合聲也是如此。一首歌就和唱名的第七個音「B」一樣，都會創造獨特的「自旋」。你如果能在兩個唱名之間拉上一條線，從其中一個唱名的自旋尾端，連接到下一個唱名的自旋，就會出現幾何圖案。

我們可以透過這種方式，看出聲音和幾何圖案會交錯互動。

幾何意義[39]

不同的幾何圖案有不同的意義。完整無缺的象徵符號通常能被直覺性所理解，代表健康；或者能在精神或能量上產生印記以創造健康。破損或扭曲的符號，則通常會干擾能量，導致身體的問題。下列是一些幾何符號的意義，主要是根據畢達哥拉斯和神聖幾何學的理論。

表 6.10　幾何符號：有益和有害

符號	完整的	破損或扭曲
圓形	完整	會造成疼痛、損傷、破壞或分離
正方形	根基	用來推翻或顛覆系統
長方形	生產	被束縛或暴露在危險中
三角形	維護和不朽	造成身體不適、疾病、失衡和死亡
螺旋	創造和循環	破壞結局的力量、循環或韻律的中斷
五角星	煉金術和移動	窒息、遏止、壓制、較低的振動
六角星	復活	導致淤塞、失望和沮喪
十字	人性和神性的連結、靈性的保護	突顯自我或造成極度灰心
此外，「×」符號代表邪惡或反意識的存在。		

藥草與傳統中藥

許多中醫都精通藥草的運用。傳統中醫認為可以藉由許多不同的方式來評估藥草，包括性質、味道、歸經和主要（及次要）作用：

性質：清熱或祛寒、鬆弛、補充能量、生津或去溼。清熱的藥草像是薄荷和綠薄荷，可以用來提神，紓緩肺部阻塞。

味道：共有五種味道，分別是酸、苦、甜、辛、鹹。舉個例子，苦的藥草可以去溼，至於清熱的藥草則有助於紓解肺部阻塞或感冒。

歸經：特定的藥草對特定的器官系統最有效，這就是藥草的歸經。

主要作用：藥草如何影響身體的系統？它們可能會「散」或「行」、「解」

或「清」、「和」或「補」，「收斂」或「固澀」。許多藥草除了有主要作用之後，還有次要作用。

中藥行通常都會儲存數百種藥草，配方有數千種，一些「必備」的藥草如下：

黃耆：加強免疫力。
當歸：改善循環和造血；平衡女性內分泌系統。
何首烏：清血、增加能量、提升性能力。
蒜：用於高血壓和膽固醇的治療；防腐和抗菌。
薑：暖身；刺激消化；減少噁心。
人蔘：恢復性和消化能量。
刺五加（西伯利亞人蔘）：增加能量，協助免疫系統。
綠茶：加強心臟健康、降低膽固醇，文獻記載具有抗癌效果。

順勢療法

順勢療法是一種以振動或能量為主的醫學系統，由赫尼曼醫師發展出來。它主要是根據「類似法則」運作的，認為當一種物質可以讓健康的人產生某些症狀時，就能用該物質來治療生病的人，意即「以同治同」的概念。赫尼曼創造一套有系統的程序，找出物質與症狀之間的因果關係，包括生理、情緒、心智和靈性層面的症狀，之後再把症狀與疾病對照，便知道可以利用哪些物質來治療疾病。

赫尼曼也會用稀釋的方法來實驗順勢療法的藥物，或稱之為類似病理學的藥物。他發現一種「振盪」（potentizing）的作用力：當他把某種藥物和水混合，再適當地搖晃之後，藥效就會加強。他之後不斷地稀釋該溶劑，直到其中完全沒有原本物質的分子，但是仍能發揮藥效。目前已有研究證明，順勢療法中數百種由礦物質、植物和害病的組織製成的溶劑，的確對人體有益，還有數千種溶劑至少已經被證明有部分功效[40]。

順勢療法也採用「建設性共振」，這是葛伯醫生在《振動醫學實用手冊》中提到的概念[41]。葛伯畫出身體健康的人的肖像，其振波的頻率約為每秒三百次循環。當人生病時，頻率會跳到每秒三百五十次循環，甚至振動得更快，藉此來刺激白血球的產生，如同細菌入侵時的免疫反應一樣。葛伯曾說過發燒或某些症狀其實是好的身體反應，並非壞事。我們現在把能量「放在」每秒三百次循環的狀態下，身體當然可以接受吸收。但是這種比較低的振動，能夠讓抵抗系統盡到本分，捍衛身體嗎？答案是否定的，我們必須用每秒三百五十次循環的藥物來加強身體的療癒機制，這就是順勢療法處方的原理。當你讓身體產生某種症狀時，就能幫助身體回應產生該種症狀的原因。

我們可以藉由許多方法來「振盪」藥物。麥爾可・雷（Malcolm Rae）曾經發明一種引人注目的射電原理，將一小瓶的水、酒精或是兩者的混合液放在靜止的設備上，然後用射電作用來進行短暫的振盪（射電電子學與電磁感應力〔radiesthesia〕有關，指的是針對特定目標，透過物質或乙太的方式來運用輻射。參閱第 379 頁「射電電子學：場的療癒」）。所有的溶劑都透過一種充電的盤，在同一段時間內被充電，這個盤上有各式各樣的同心圓和放射線。這些線之間的空間就像是一種密碼，可以達成想要的順勢治療效果[42]。我們可以在某些皮膚穴位電機能檢測過程中製造順勢療法的功效，也可以藉由肌動學來測試順勢療法的準確度。

有些人會創造自己的順勢療法配方，方法是握住一小瓶水，讓禱告或冥想「進入」水中。如果意念夠強，就能改變水分子的晶體結構，達到順勢療法的功效。日本江本勝博士已經透過對水的研究，在他的書中介紹了這類方法的科學證據[43]。

體質處方

所謂體質處方指的是治療師根據病患的生活歷史，選擇適合的順勢療法。經絡治療師會先決定病患屬於哪一種體質（共有五種），做為決定療法時的根據。

順勢療法和經絡治療

目前有一些經絡治療法也會利用順勢療法，以下簡單列出幾種：

神經經絡治療

神經療法是將順勢療法的藥方引入身體的穴位。這個作法可以讓藥物直接導向自律神經系統，該系統負責非自主的生理功能。這些藥方可以藉由皮膚上的感應器，很容易且順利地進入系統內，然後透過神經把振波傳送到器官和組織裡。

合格的治療師經常會在注入的藥方中，搭配使用溫和的麻醉劑，也可能增加一兩種順勢療法的成分或天然藥方。注入的點通常是出現失衡現象的經絡穴位。

電針／皮膚穴位電機能檢測

根據病患對藥方產生的電子一共振反應調配出溶劑。換言之，病患在接受診斷後，治療師會測試病患對藥方的反應。可能的藥方放入電路之中，測試它的振動是否能讓經絡從功能過度或不足的狀態轉為正常。有些儀器的確可以藉由電或磁的振動來「設計」水或酒精，「製造」出順勢療法的藥方。

肌動學

治療師可以利用「肌肉檢測」來判斷順勢療法的藥方是否能導正經絡的失衡。

肌動學或「肌肉檢測」[44]

肌動學是一種診斷的方式，在整脊療法中盛行已久，現在也被經絡療法採納。

肌動學的英文「kinesiology」源自希臘字「kinesis」，意思是「動作」。它研究的是人體的肌肉和活動，因此被認為是某種生物反饋的形式。治療師可以藉由這種方法，先將意念專注在某個物件上面，然後用當事人的手臂來測試他的肌肉強度。肌肉軟弱象徵當事人與這個物件的關係是失衡的，肌肉強力則表示平衡。舉個例子，如果治療師想的是糖，卻感受到病患的手臂因輕微的壓力而下垂，代表病患可能對糖有不好的反應。肌動學的診斷經常用到肌肉測試，所以也被稱為「肌肉檢測」。

應用肌動學可以用來分析人體目前狀態的化學、結構及心智面向，同時考慮了下列主要的人體功能：

- 神經系統健康（N）
- 神經淋巴系統（NL）
- 神經血管系統（NV）

處方的手冊或「資料庫」

順勢療法有兩本主要的手冊，受過訓練的治療師可以根據診斷的結果，參考其中一本再來選擇處方：

《藥典》（*Materia Medica*）：這本手冊分門別類記載各種順勢療法的症狀與藥方，同時也列出與每種藥方連結的器官。經絡治療師也可以利用這本手冊來查詢症狀，然後找出藥方和器官之間的關係（《藥典》有數種不同版本，赫尼曼的版本是經典之作）。

《肯特資料庫》（*The Kent Repertory*）：這本手冊列出了器官系統的症狀以及和器官有關的藥方。經絡治療師也可以利用這本手冊，按照器官索引來選擇適當的藥方[45]。

- 大腦—脊髓液（CSF）
- 經絡穴道（AMC）

肌動學是美國底特律整脊師喬治．古德哈（George Goodheart）醫師在一九六〇年代初期提出的概念，一開始根據的是應用肌動學的概念。應用肌動學的技巧最初只用於分析生物力學和神經學的功能，包括分析姿勢、步伐和活動範圍，以及分析病患對物理、化學及心理刺激的生理反應。經過數十年的發展之後，這些檢測已經擴大為測試整個神經系統、血管和淋巴系統、營養、體液功能和環境因素。古德哈還在一九六〇年代末期，將經絡療法也納入肌動學的範圍內。

按照古德哈醫師的系統理論，應用肌動學可以拿來測量通過經絡的能量流動。治療師可以藉由針、雷射、電刺激、帶有金屬球的小貼片、或是刺激某些點來導正失衡。另外一種版本的肌動學——「觸康健」（Touch for Health）則是整合針灸理論和西方肌動學的概念（肌動學只是輔助的診斷方法，並不能取代正規的診斷）。

磁和經絡治療

當我們發現穴位帶有電的本質之後，就知道以電為主的療法的確具有功效。那麼磁力呢？

電流會製造磁場。我們可以藉由改變電流或電荷來影響對應的磁場，反之亦然。經絡系統可以製造磁場，我們可以用稍早提到的超導量子干涉儀來加以測試。

舉個例子，我們已經利用超導量子干涉儀發現頭的周遭有一圈磁性冠冕[46]。這個透過儀器呈現的場，顯然就是經絡系統的督脈，它把頭區分成兩個對稱的部分。這個區域代表一個特別的穴位（GV20 百會穴），它會滲入冠冕的表層，反映出整個經絡系統，但無法對應到身體解剖的分布[47]。我們如果能善用相關的穴位，理論上就能影響一條經絡或整個場的導電性。

我們都知道磁力具有療效。某些生長快速的組織，特別是腫瘤，都帶有負極的電。當我們對這些組織導入正極的電流時，就能明顯放緩甚至逆轉生長的速度[48]。磁力也可以用來減輕疼痛和發炎、改善循環、刺激免疫系統、幫助睡眠、加速療效和紓解神經系統的疾病。正確使用磁鐵可以幫助身體對正自己的電磁場，與地球磁場產生正確的連結。

就生理層面來看，疼痛是電的信息通過神經通道所造成的。這個信息會從受傷的部位開始通過中樞神經系統，然後到達大腦。損毀的組織會散發正電荷，這會導致神經細胞退極化，並且失去平衡。就生物能的角度來看，電荷是活躍且正向的，磁荷則是負向和接受性的。磁的接受特質可以用來平衡過度刺激的穴位，因此可以減輕疼痛、消腫和紓緩神經系統[49]。

經絡為主的治療師最近已經開始將磁力應用在治療技巧上面。許多國家都已經核准多種磁性的治療儀器，尤其是在日本。日本人宣稱磁可以有效治療骨頭和肌肉症狀或偏頭痛，特別是與疼痛有關的問題。

越來越多的人體研究發現，如果把一個磁場應用在正確的穴位時，身體會出現止痛反應。科學家的研究發現一個不到五百高斯（電磁單位）的直流電磁場，就可以減輕局部的疼痛；而持續使用一個溫和的磁場（二十高斯），則可以對整個經絡系統產生作用[50]。已有許多科學研究得出同樣的結論，全世界無數病患也證明了這種功效。而這就是許多經絡治療師會開始利用磁鐵來輔助治療的原因。

許多備受尊重的醫生也會運用磁力療法和針灸，包括在美國和加拿大都擁有醫師執照的威廉．柏路克（William Pawluk），他也是約翰霍普金斯大學醫學院的助理教授。蓋利．努爾博士（Gary Null）曾經針對磁力療法進行無數研究，同時建議其他療法能利用磁鐵來增加療效，包括指壓法、徒手療癒和深層按摩[51]。

按摩

按摩的領域包含眾多專業知識，無法在此詳列。以下要探討其中的兩類：

指壓

「指壓」（Shiatsu）是一種徒手療癒，利用手掌、大拇指和手指，透過壓力來傳遞療癒能量。顧名思義，「shi」的字義是手指，「atsu」的字義是「壓力」。指壓會針對身體的特定部位，藉此修正身體的失衡，促進健康。它也可以用來治療一些特定的疾病。

指壓和傳統中醫有相似之處，兩者都會針對身體的特定部位來進行治療。但指壓與中醫的不同之處，就在指壓的點主要是根據身體功能解剖的部位而定，不是以能量通道為基礎。這些點被稱為「生命點」（Tsubo points），「Tsubo」的意思就是「生命點」或「重要位置」。指壓大部分的點，都和傳統經絡醫療的穴位有關。

指壓的操作

在指壓的過程中，通常是病患著衣躺下，有時則是坐著。治療師會先進行診斷，隨後用大拇指開始治療，並且在過程中用手掌或其他以手為主的方式施加壓力。指壓有許多技巧，包括搖動、轉動、施壓、扣彎、振動、輕拍、拉扯、舉起、捏擰、推開等。還有一種指壓方法，治療師會踩踏病患的背、腿和足部。療程主要以基本指壓點（basic Shiatsu points，BSP）為主，以經穴指壓點（Keiketsu Shiatsu points，KSP）為輔。

整體而言，指壓和整脊或西方許多的按摩技巧一樣，都是根據解剖和生理結構來進行的。唯一不同的是，指壓的技巧只會運用大拇指、手掌和手指。

包括針灸和中藥在內的傳統東方醫療方法，治療師都會先問診，然後再進行治療。但指壓師不會先問診，反而會用自己的大拇指來檢查病患最明顯的身體信息，來了解病患的整體狀況，包括皮膚、肌肉、器官和體溫等細節。然後治療師會調整動作，透過「生命點」來進行治療。這種做法主要是透過調整生物功能，來喚醒身體天生的療癒能力。

指壓的基礎就是治療師必須善用生命點、力道和有益的施壓技巧。施壓有許多方式，治療師可以藉由不同的方式來診斷問題，再進行治療。

指壓點

指壓點有兩種，分別如下：

基本指壓點（BSP）：全身共有六百六十個指壓點。這些點沒有特定的名稱，指壓師會利用許多指壓點來恢復身體的協調性。

經穴指壓點（KSP）：這些點可以反映病理狀況，也與感覺神經的皮膚內臟反射有關。經穴指壓點的位置就和經絡的穴位一樣，所以也可以用中醫的穴位來命名，主要用於治療特定的症狀和問題。部分的經穴指壓點可以和基本指壓點結合。

指壓師在八成的時間中會使用基本指壓點，其餘兩成時間才會利用經穴指壓點[52]。指壓師除了生命點，也會利用「皮節」（dermatomes），這指的是透過特定脊椎神經——背根神經，控制身體的神經分支。

指壓的歷史

指壓是由日本的浪越德治郎（Tokujiro Namikoshi）在一九一二年發明的。他當時只有七歲，利用自己的大拇指、手掌和手指來施壓，成功治癒了母親的風溼病。他年長後藉由對解剖學和生理學的研究，發現人體共有六百六十個基本點與身體的部位和功能有關。一九五七年，日本厚生勞動省的醫學部門將指壓列為合格的治療方法[53]。

指壓法還有好幾種其他的版本，統稱為「指壓分派」（Derivative Shiatsu）。其中一種最受歡迎的就是「經絡指壓」，融合了傳統中醫經絡治療的概念。「禪指壓」則是把禪的哲學融入指壓治療中。「道指壓」則包括了佛教的意念專注和禱念。

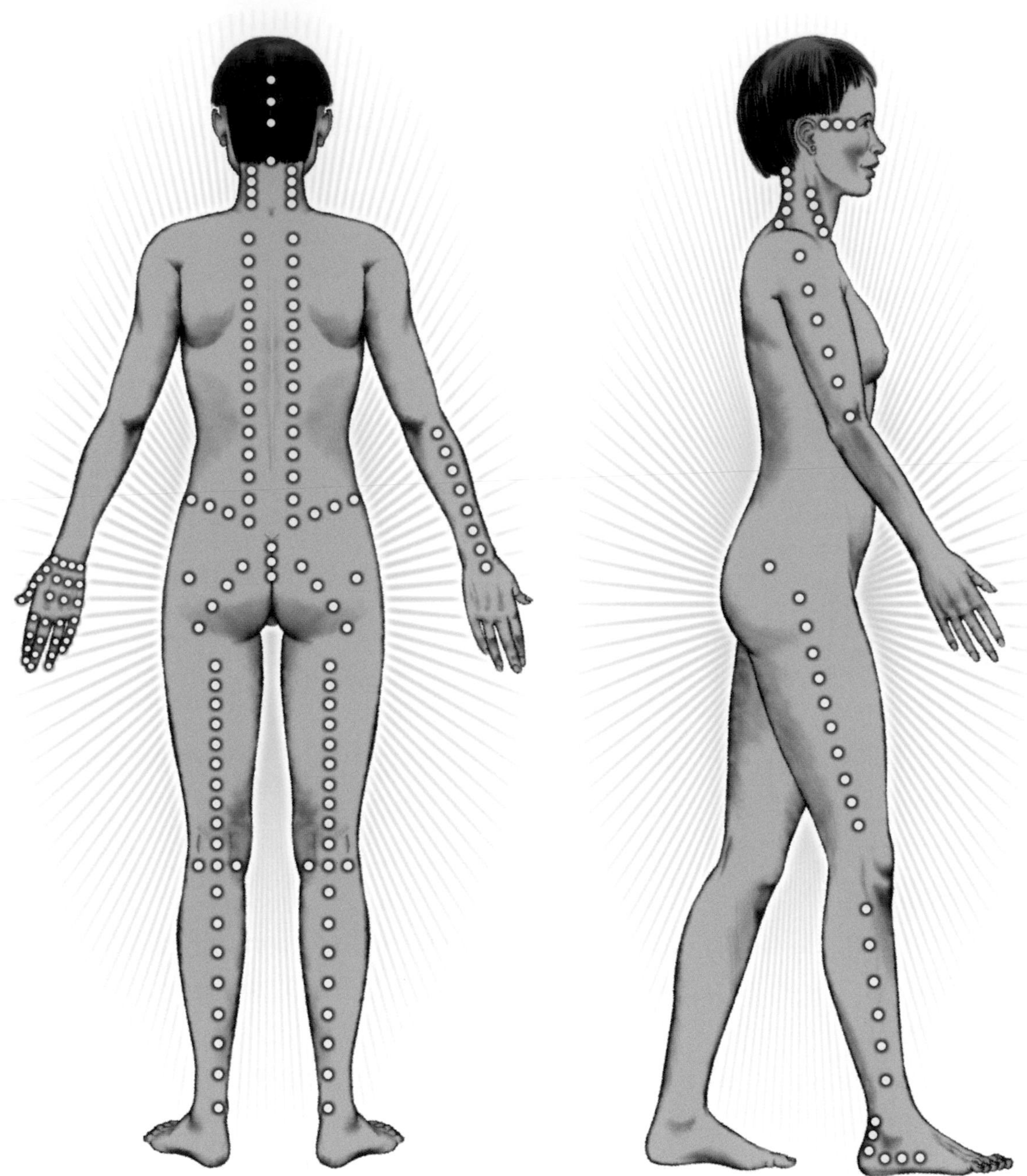

圖 6.11 基本指壓點

指壓點的效果遍及全身，但沒有命名。

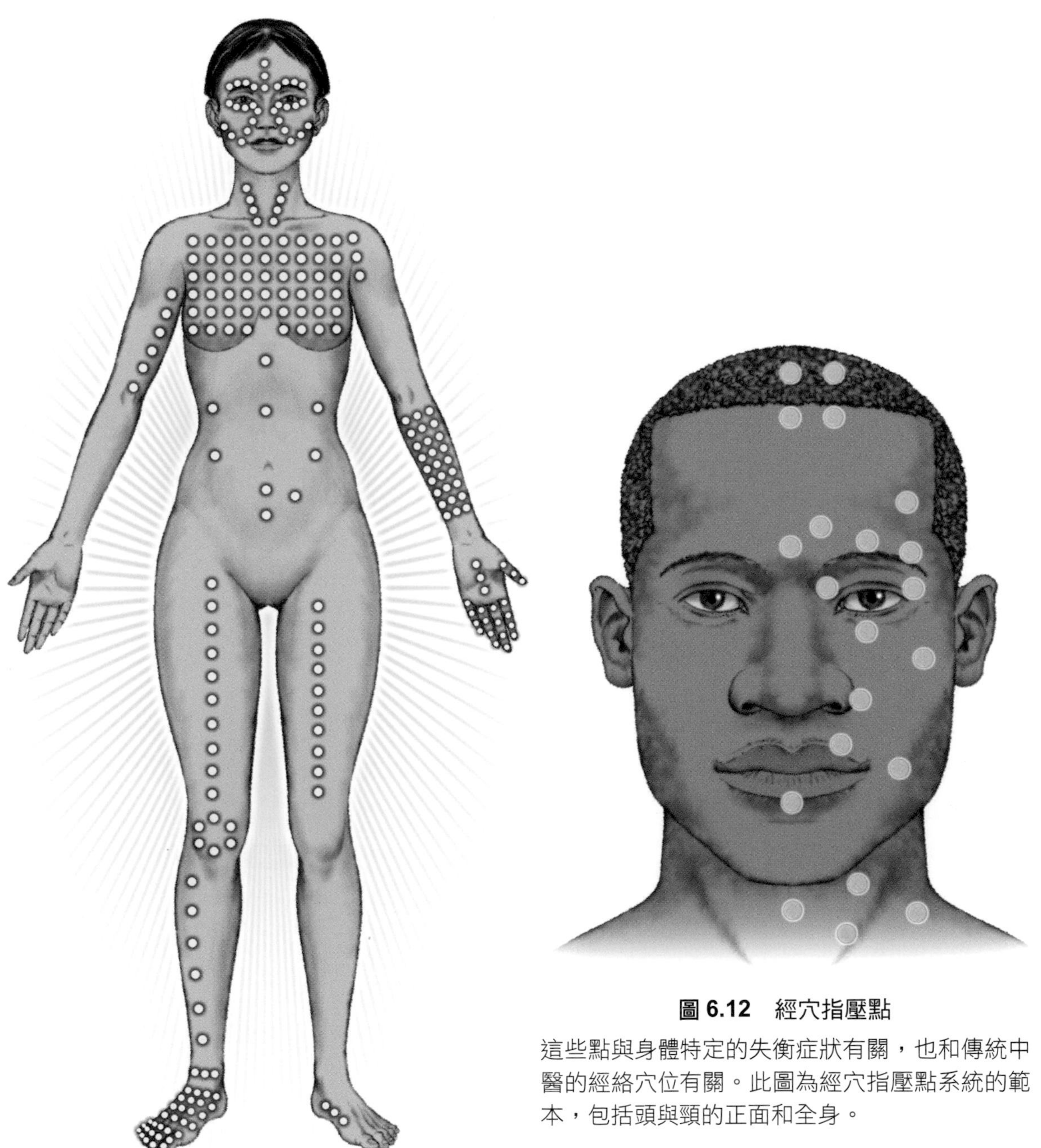

圖 6.12　經穴指壓點

這些點與身體特定的失衡症狀有關，也和傳統中醫的經絡穴位有關。此圖為經穴指壓點系統的範本，包括頭與頸的正面和全身。

這部分的討論以日本指壓大師池永清（Kiyoshi Ikenaga）的概念為主，他特別注重生命點的解剖和生理面向。

指壓的原理

指壓的原理就是透過刺激免疫系統和利用病患本身的療癒能力，來治療疾病或失衡狀態。指壓師通常會進行全身的治療。在「整體」治療的過程中，就能恢復個別生理系統的功能。專業的指壓師非常了解刺激某些系統的生命點，會產生何種效果，例如循環系統或神經系統。

指壓是一種系統性的治療方法，對身體的益處如下：

- 活化皮膚
- 收縮肌肉
- 體液循環
- 有助於神經系統和其他系統之間的同步（或協調）及統合
- 管理無導管內分泌腺體的運作
- 平衡骨骼系統
- 舒緩消化系統[54]

為何指壓強調大拇指可以「解讀」身體？為何宣稱可以透過大拇指診斷病症，傳遞療癒能量，這是因為大拇指充滿了梅斯納氏小體（光觸覺受體）、巴齊尼氏小體（深壓的受體）、克氏終球和魯斐尼氏末梢（粗略觸覺受體）以及偵測冷熱的溫度受體。它是高度敏感的器官，也是一些經絡和腦受體的末梢[55]。

手本身也是非常有效的診斷和治療工具，因為手掌有高度集中的負離子，可以和血液中的正離子相互配合。血液中最具正電荷的成分就是鈣。指壓師手上的負離子則可以增加血液中的鈣濃度，減少導致疾病的化合物[56]。

指壓也能有效地減輕疼痛，這可以用「閘門控制理論」來解釋，過程如下：

1. 一個部位受傷。
2. 受傷的信息會透過「細纖維」，傳遞到中樞神經系統內的「疼痛中心」。疼痛中心位於背部脊椎，由粗細不等的神經纖維構成，就如通往大腦的「閘門」。

3. 細纖維會打開閘門，告訴大腦現在有一個傷口。當大腦「聽到」受傷信息，就會製造疼痛感。
4. 粗纖維則會關閉閘門，所以大腦不會再「聽到」傷口的信息，也不會再回應疼痛的信息。
5. 指壓可以正確地刺激粗纖維，因此可以關閉閘門，減輕疼痛。

指壓也透過對無導管內分泌腺體的作用刺激腦內啡，藉此來減輕疼痛。

泰式按摩[57]

泰式按摩是一種根據能量線和脈輪的古老技巧。泰式按摩師運用的通道位置，不同於指壓和中國的治療師，雖然在能量上和實際上的操作原理是一樣的。

大部分的泰式按摩學者認為有十條主要的能量線，稱為「sen」，不過對於線的位置各持己見。主要有三種類型的線；主線、延伸線和支線。我們可以把這三條線與印度的脈和中國的經絡比較：

舌韌帶線（Sen Sumana）：等於印度教系統的中脈和中醫的任督二脈。

左呼吸道韌帶線（Sen Ittha）**和右呼吸道韌帶線**（Sen Pingkhala）：與印度教系統的左脈和右脈有關，也與中醫的膀胱經相互呼應。

左眼韌帶線（Sen Sahatsarangsi）**和右眼韌帶線**（Sen Thawari）：兩者的結合等於中醫的胃經。

這些線就像能量的河流，而脈輪則像是河流中的旋渦。七個主要脈輪都會沿著中間的線——舌韌帶線，分布，而另外七個次要的脈輪則散布全身。

泰式按摩運用的是「壓力點」。這些點沒有正式標示出來，不過通常和影響的區域以及針對的疾病有關。

譯注：另外六條能量線為右耳韌帶線（Sen Ulanka）、性器官韌帶線（Sen Kitchanna）、四肢韌帶線（Sen Kalathari）、左耳韌帶線（Sen Lawusang）與肛門韌帶線（Sen Nanthakrawat）。

經絡牙醫

許多牙醫和口腔治療師已經開始在治療中融入經絡理論。圖 6.13 解釋牙齒和各種經絡線的關係[58]。

經絡牙醫是屬於一種新興的醫學：生物醫學（biological medicine）。生物醫學把人體視為整體。它會評估人體內每個系統的功能，而不會把人體區分為獨立的系統。生物醫學進行的測試包括血液、尿液和唾液的分析；牙齒與皮膚的檢查；聽力和視力的測試；心臟血管的檢驗；動能評估等。身為一位生物牙醫，必須知道口腔及牙齒與身體的其他部位，是依據經絡系統來產生重要的關聯性。傳統的醫生與牙醫則是把牙科與其他科分開。

根據經絡系統，每顆牙齒都和身體的器官或系統有關。一顆不健康的牙齒可能導致器官病變。反之亦然，某個身體部位的問題也可能導致牙齒的疾病。

大部分的生物牙醫都建議移除補牙的銀粉——汞齊（amalgams），因為汞會對人體產生負向效應。汞是一種毒物，會導致長期倦怠、沮喪、關節疼痛和其他疾病。根管治療也有疑慮，因為可能會隱藏輕微的感染，使得相關的經絡器官變得虛弱。瑞士帕拉希瑟斯中心的生物治療師湯瑪斯．羅（Thomas Rau）發現，接受他治療的許多乳癌患者，幾乎前臼齒或臼齒都接受過根管治療，而這些牙齒和胸部位於相同的經絡通道。這不是認定癌症的病因來自於牙齒，而是致癌的病毒會從乳房轉移到牙齒內躲起來，持續感染女病患[59]。

生物治療師必須參與病患全部的保健計畫，或是根據經絡測試的結果，另外給予口服營養劑、順勢療法或其他的保健建議。

手印：能量的符號

世界上許多文化都賦予動作意義。手印（mudra）就是印度教靈修傳統中的一種主要的動作系統，目的是要轉換能量。

手印是一種隱密的手勢，可以啟動特定的力量或能量。手印源自於梵文中的「封印」，在許多國家與文化中，是崇拜儀式、舞蹈和瑜伽中的重要部分。手印也被不同的文化或修行賦予許多不同的意義。有些治療師認為手印是神奇的配方，可以喚醒一些力量，例如無畏、教導、保護和療癒。有些人則認為可以藉由

7 & 8：腎、膀胱
恐懼、羞恥、罪惡、低沉的意志、害羞、無助、深度耗損

9 & 10：腎、膀胱
恐懼、羞恥、罪惡、低沉的意志、害羞、無助、深度耗損

6：肝、膽囊
憤怒、怨恨、挫折、怪罪、無法採取行動、操縱

11：肝、膽囊
憤怒、怨恨、挫折、怪罪、無法採取行動、操縱

4 & 5：肺、大腸
長期悲傷、過度挑剔、難過、控制慾、局限感、武斷、強迫性、急躁

12 & 13：肺、大腸
長期悲傷、過度挑剔、難過、控制慾、局限感、武斷、強迫性、急躁

2 & 3：胰臟、胃
焦慮、自我懲罰、力量衰弱、憎恨、自我價值低落、執念

14 & 15：胃、脾
焦慮、自我懲罰、力量衰弱、憎恨、自我價值低落、執念

1：心臟、小腸、循環／性、內分泌
寂寞、痛徹心扉、羞辱、局限感、抑制、缺乏喜悅、貪婪、覺得不被愛

16：心臟、小腸、循環／性、內分泌
寂寞、痛徹心扉、羞辱、局限感、抑制、缺乏喜悅、貪婪、覺得不被愛

32：心臟、小腸、循環／性、內分泌
寂寞、痛徹心扉、羞辱、局限感、抑制、缺乏喜悅、貪婪、覺得不被愛

17：心臟、小腸、循環／性、內分泌
寂寞、痛徹心扉、羞辱、局限感、抑制、缺乏喜悅、貪婪、覺得不被愛

30 & 31：肺、大腸
長期悲傷、過度挑剔、難過、控制慾、局限感、武斷、強迫性、急躁

18 & 19：肺、大腸
長期悲傷、過度挑剔、難過、控制慾、局限感、武斷、強迫性、急躁

28 & 29：胰臟、胃
焦慮、自我懲罰、力量衰弱、憎恨、自我價值低落、執念

20 & 21：胃、脾
焦慮、自我懲罰、力量衰弱、憎恨、自我價值低落、執念

27：肝、膽囊
憤怒、怨恨、挫折、怪罪、無法採取行動、操縱

22：肝、膽囊
憤怒、怨恨、挫折、怪罪、無法採取行動、操縱

25 & 26：腎、膀胱
恐懼、羞恥、罪惡、低沉的意志、害羞、無助、深度耗損

23 & 24：腎、膀胱
恐懼、羞恥、罪惡、低沉的意志、害羞、無助、深度耗損

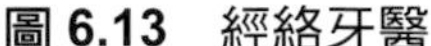

圖 6.13　經絡牙醫

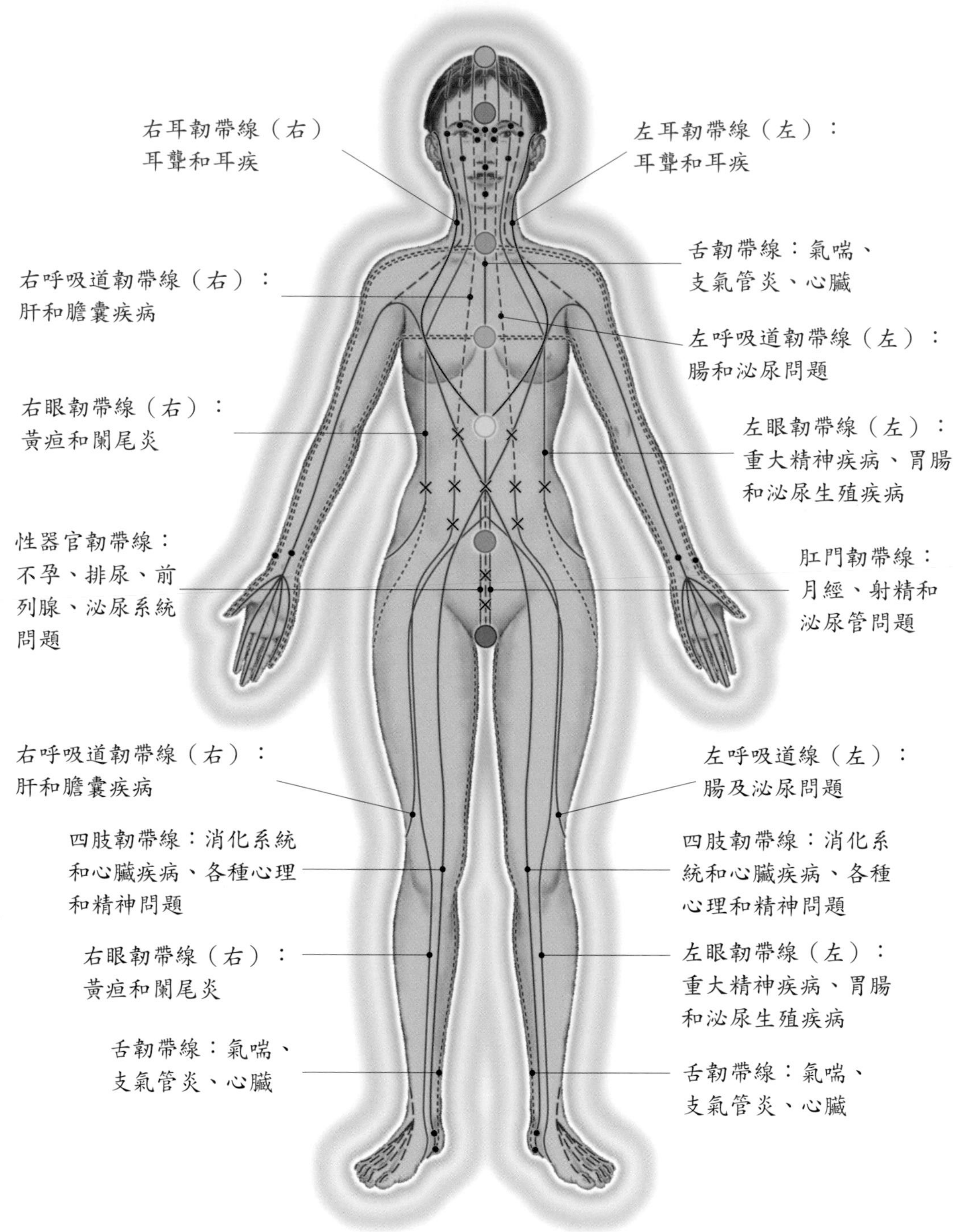

圖 6.14　泰國能量系統

上圖是泰式按摩系統的十條主要的線，取自於《傳統泰式按摩能量線圖》（*The Art of Traditional Thai Massage Energy Line Charts*）一書。這裡列出主要的線與脈輪，還有與線相關的疾病。

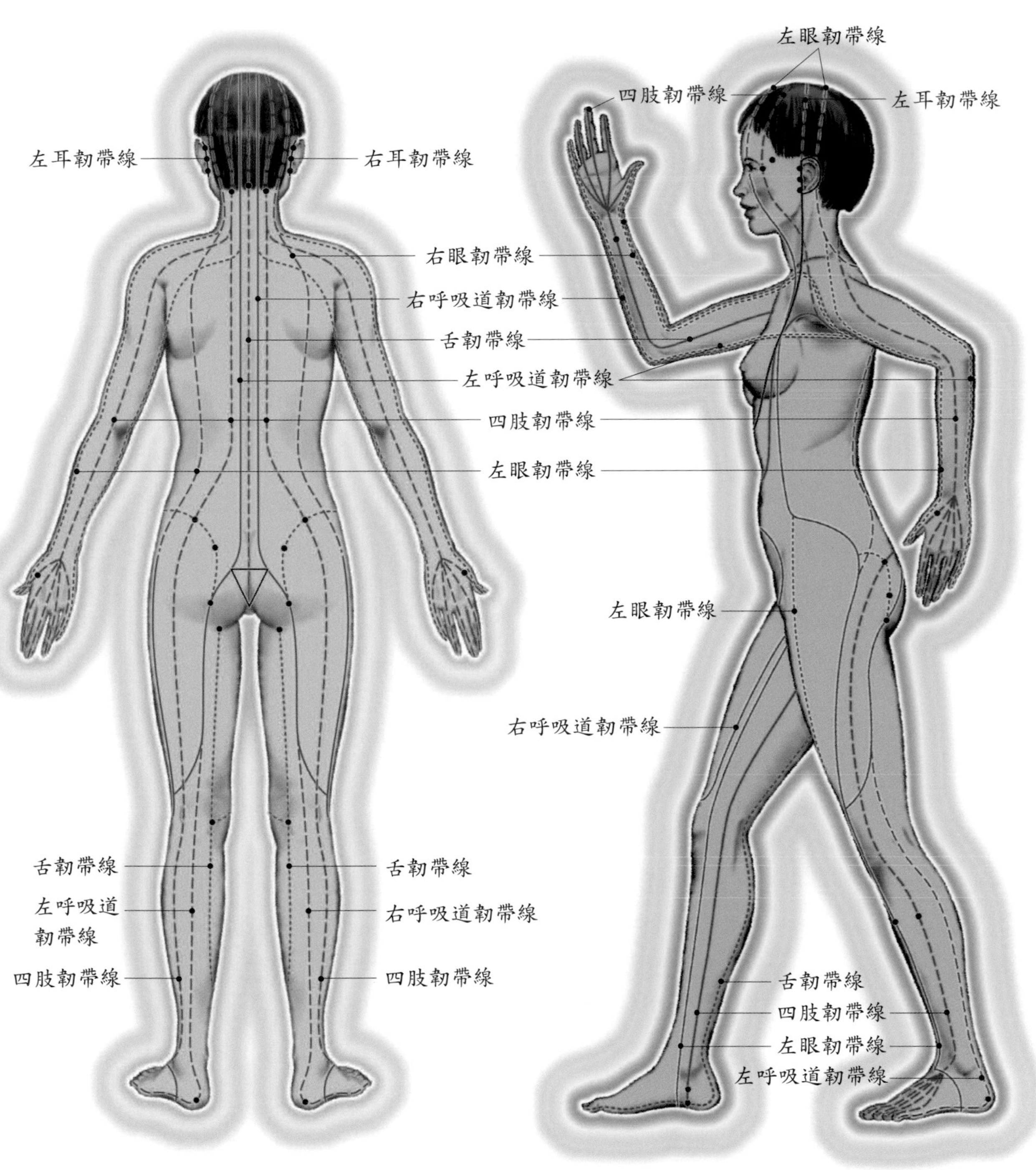

左耳韌帶線
右耳韌帶線
右眼韌帶線
右呼吸道韌帶線
舌韌帶線
左呼吸道韌帶線
四肢韌帶線
左眼韌帶線
舌韌帶線
左呼吸道
韌帶線
四肢韌帶線
舌韌帶線
右呼吸道韌帶線
四肢韌帶線
左眼韌帶線
四肢韌帶線
左耳韌帶線
左眼韌帶線
右呼吸道韌帶線
舌韌帶線
四肢韌帶線
左眼韌帶線
左呼吸道韌帶線

手印，與特定的天神或整體的神性建立連結。還有人會利用手印來啟動特定的超覺能力，或是把手印視為一種通道，在身體和心智之間傳送氣或般納。

手印一定包括手和手指的特定動作，也有些會運用到手肘和肩膀。每一種手印都代表不同的能量，也和咒語（持咒）、體位（姿勢）、禮拜儀式或觀想有關。

手印的手勢

世界上不同的文化至少有超過五百種不同的手印，意義各有不同，但都是根據四種基本的手勢：掌心打開、掌心空握、握拳和捏指，發展出來的。

佛教手印

佛教系統中大部分的手印都能啟發某種特殊的力量，或是激勵某種靈性特質。圖 6.15 列出十種重要的佛教手印[60]。

西藏手印系統：五指

部分藏傳佛教的派別認為五根手指分別代表不同的元素，而手融合了五種元素[61]。每種手印都有獨特的元素組合，顯現一位特定天神的存在狀態。

手印與自旋理論

物理學也許可以解釋手印的作用，或是為我們打開一扇門，一窺其中的奧秘。自旋理論講的是一顆粒子或身體繞著某個軸心的轉動。量子物理學則認為自旋不僅是粒子和轉動，還與角動能和波粒子有關。即使是最小粒子（次原子粒子）的自旋軌道，也能呈現幾何圖案或點與點之間的線條。有些人甚至認為有些點與精微能量場或其他次元有關，自旋產生的上下、平行或其他的移動，會穿越點與點之間的空間。

專注的治療師或手印大師是否真的能夠連結不同的能量場、世界或存在界？果真如此的話，他或她可以像物理學家一樣，利用手印在不同的宇宙之間畫出線條。每個手印都會形成不同的形狀，所以也能根據不同的目的獲得不同的能量。當我們有意識地利用自旋時，到底會旋轉進入或離開哪一種存在的層次呢？

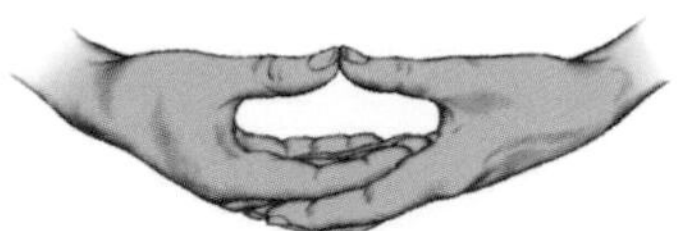
禪定印（冥想的手勢）

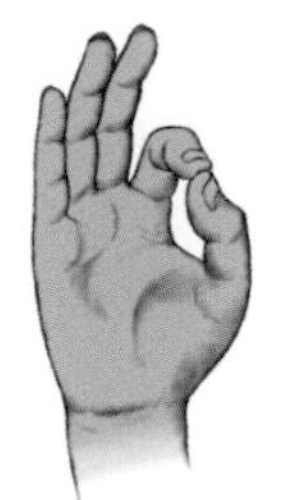
推究印（釋法印）（傳法的手勢）

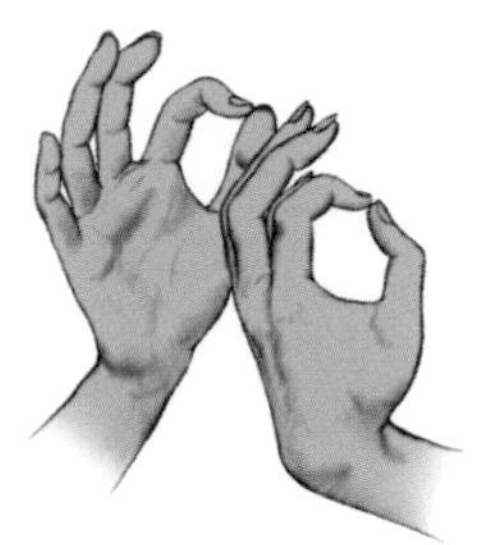
說法印（轉法輪的手勢）

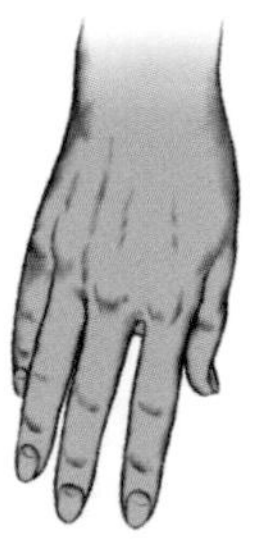
觸地印（降魔印、證悟印）
（觸碰土地的手勢）

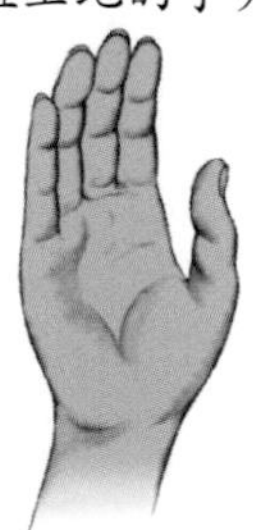
無畏印
（無畏和給予保護的手勢）

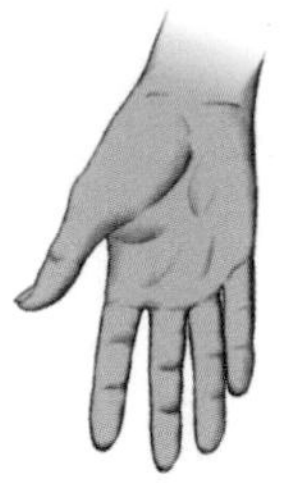
予願印（給予願望的手勢）

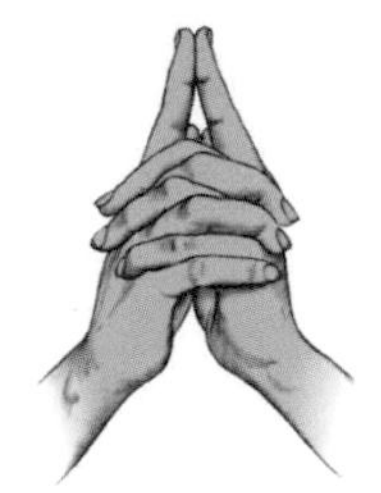
完美印（最高開悟的手勢）

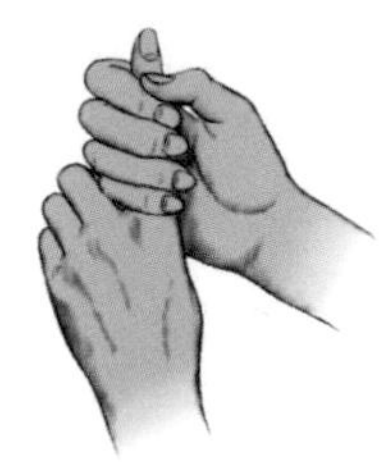
至高智慧印（智拳印）

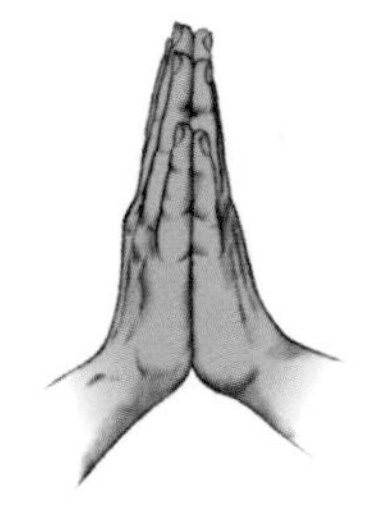
合十（招呼和尊敬的手勢）

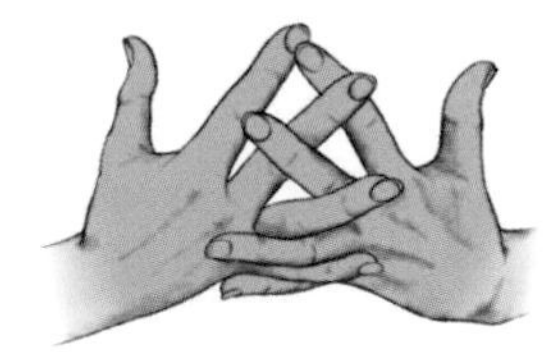
金剛印

圖 6.15　佛教手印

五方佛

「五方佛」（Five Buddha Families）是一種佛教徒修練心智的方法，也可以應用在療癒上面[62]。一九七〇年代，丘揚．創巴仁波切（Chögyam Trungpa Rinpoche）詮釋了古代佛教徒對於宇宙能量的知識，還有與現代心理學的關係。他列出五種人格和靈性本質的分類，每種都有不同面向的詮釋，也有正向和負向的表現方式。一個人如果能了解自己的體質，就能知道自己的開悟方式和精神病態。這也有助於冥想、與社會的互動、培養更好的自我心態，以及評估正確的養生之道。

評斷自己和他人的關鍵就在於「慈悲」（Maitri）的態度，也就是無條件的親切。這可以幫助我們對行為、心智和性情產生建設性的評價。

我們最常用「如來」或佛的曼陀羅來形容五方佛。每一種都有各自的開悟層面、精神病態、佛、曼陀羅中的方位、元素、季節和顏色，分列如下。

表 6.16　五方佛

部	特質	精神病態	佛	方位	元素	季節	顏色
金剛部	如鏡般的智慧；清晰	侵略性（嗔）	不動佛	東	水	冬	藍
珍寶部	鎮定；豐富	驕傲（慢）	寶生佛	南	土	秋	黄
蓮花部	辨識的覺知；熱情	貪婪的熱情（貪）	阿彌陀佛	西	火	春	紅
事業部	成就、行動	妒忌（疑）	不空成就佛	北	風	夏	綠
如來部	無所不包的空性；寬廣	忽視輪迴的存在（痴）	釋迦牟尼佛	中	空	無	白

生命靈數學

古代許多學識豐富的人相信數字代表了宇宙最基本的法則，能為現實之謎提出最真實的解釋。現代則有許多科學家會利用數學、頻率、幾何學和其他以數字為基礎的方法來詮釋療癒，創造新的療癒方式，進而解開醫學之謎。

這個概念是源自於一門奧秘的學問：生命靈數（numerology），主要是研究數字的實際應用。古今各地的文化已經能將現實化為數字的方程式。時下的治療師也會利用生日、星座符號、名字的字母和其他概念，衍生出數字的公式，依此

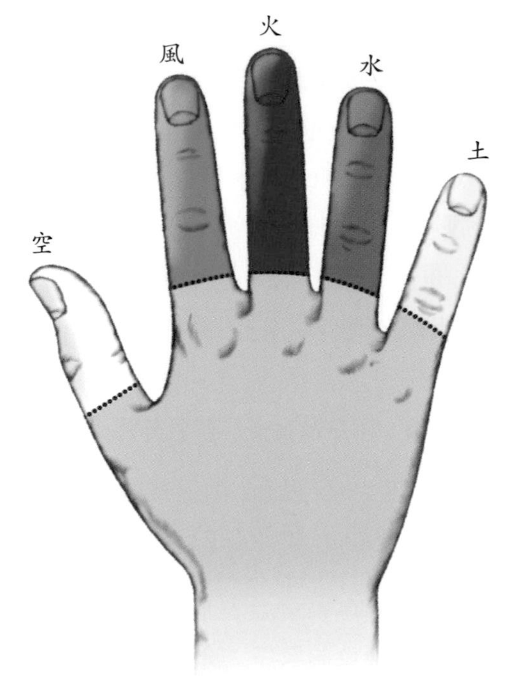

圖 6.17　五指與西藏元素

來解釋一個人的性格、生命功課、靈魂目的、健康問題和解決方式、關係和伴侶的潛在議題，甚至能預測未來。

數字是古代蘇美人的思想基礎，也是印度教、吠陀、埃及、西藏、馬雅、西伯利亞、中國、猶太、卡巴拉、基督教和跨文化派教的療癒型態。舉個例子，有些卡巴拉信徒會分析以西結書（Ezekiel）、以諾書（Enoch）和以斯拉四書（IV Ezra，以斯拉書的第四本，屬於「經外書」的一部分）中的數字和字母，推測其隱藏的意義[63]。在印度教經文中，數字常和星體及其假設的特質有關。

東方印度醫藥系統——阿優吠陀會根據生日和名字的公式來決定一個人的生命靈數，以此為基礎來診斷病症，並決定處方，其中可能包括禁食或攝取（或局部使用）振動醫學的藥物，例如礦石粉末，用於電子化學療癒。禁食的天數往往根據生命靈數，礦石的選擇也一樣[64]。

畢達哥拉斯被公認為西方世界的生命靈數之父，雖然他是從其他古老文化的祕學得到這些知識的（參閱第二十六章「神聖幾何學：生命場」）。他認為宇宙是有秩序且不斷演化的，會根據數字一到九為主的漸進循環而演變。畢達哥拉斯區分了數字的數值和意義。他認為「0」並不是數字，所以不具備靈數的意義。因此西方世界是到近幾百年才賦予「0」意義。不過東方文化卻從「文明的曙光」出現之後，就已經賦予「0」意義，認為「0」代表空無，有時也稱之為「Sunya」（或 shoonya，空之意）。因此，空無也成為佛教的基礎。

在此談論的數字意義，主要是根據埃及、迦勒底人和畢達哥拉斯的哲學[65]。

有益和有害的數字符號

我們可以在能量場和脈輪不同的部分中看到數字。當我們直覺認為數字的外觀是完整或正常的，就代表這個場或脈輪應該是健康的。當數字看起來變形時，能量體可能正在遭遇一些問題。靈數治療師能藉由能量或直覺讓畸形的數字恢復正常形狀，達到療癒效果。

有些療癒系統認為數字和各種疾病或問題有關，並且會在過程中添加數字的元素。舉個例子，有種療法稱為「能量治療和數字健康」（Energy Healing and Wellness of Numbers），會用不同的數字來治療不同的問題。治療師會先用治療的數字創造一段說明，然後觀想一個特殊的符號來進行治療[66]。

下方的表格列出數字一到十二的正面影響，也介紹當數字在能量場或脈輪中看起來「變形」時，例如破碎或畸形，象徵了何種負向的影響。

表 6.18　有益及有害的數字符號

數字	正向影響	負向影響
1	開始、最高形式、創造者	無法定論
2	搭配與二元性；反映宇宙是由二元性組成，兩者並無不同。	強迫不健康的連結；讓受害者感到無力。
3	創造的數字，介於或源自於開始和結束之間。	導致混亂
4	基礎和穩定性；完全平衡的數字。	束縛或導致瘋狂
5	方向設定；決定的空間；代表人類的體形，可以隨意朝任何方向邁進的能力。	導致欺騙或迷惑
6	選擇；黑暗和光明、善和惡的存在；透過自由意志付出愛的禮物。	導致困惑和混亂；說服受害者選擇邪惡；謊言的數字。
7	靈性的準則；神性；愛和行動的數字，可以創造恩惠；第三次元的主要數字。	懷疑創造者的存在
8	無限；重覆的模式和業力；循環的模式；知識。	扼殺學習；重複循環有害的模式
9	改變；除舊；終結 8 的循環；最高的個位數數字，能抹滅邪惡。	灌輸對改變的驚恐和害怕；讓受害者困在自己的模式。
10	新生；釋放老舊歷史，接受新事物；物質的數字；有助於創造世間的天堂。	阻止新的開始
11	接受過去和未來；釋放個人的神話；接受神性力量。	抹殺自尊；意圖讓受害者犧牲人性
12	支配世間的戲碼；將人類的奧秘視為神性。	拒絕寬恕，懷疑善。

極性療法[67]

極性療法是以碰觸為主的治療過程，目的是平衡身體內的能量流動。它假設能量場和能量的流動都存在於自身和大自然中，其原則和手段就是要解開阻塞的能量。

極性治療師相信能量的阻塞會先出現在精微領域，然後才會表現在現實中。解開阻塞的能量可以幫助一個人回到天生的狀態。他們會利用人體的能量場，還有心智、情緒和生理的電磁模式，來達到治療效果。

極性治療認為人體有三種能量場：

- 長線條的流動，方向由北至南
- 橫向的流動，方向由東至西
- 旋渦的流動，源自於肚臍，向外擴散

極性治療與阿優吠陀的傳統一樣，主要是運用五個脈輪和三種治療原則，也採納中醫的擴張／收縮或陰／陽模式。

氣功

氣功是利用自身體內的精微能量來達到身體、情緒和心智的健康。「氣」代表「生命能量」，「功」則代表「持續努力獲得的好處」。這兩個字的結合可以貼切地解釋氣功的藝術，也就是透過一系列讓氣在體內運行的動作來改變身體狀況。氣功本質上是身體的鍛鍊，但注重的是心智層面。這種運動可以幫助你轉移個人的心智狀態，穿越身體的阻塞和停滯。

氣功可以正面地加強神經系統的活動，同時減少壓力荷爾蒙的濃度。一份瑞典研究證明氣功可以幫助從事繁重電腦工作、四十幾歲的女性，在白天時降低心跳速度和血壓[68]。香港理工大學研究也發現，氣功遠比藥物更能降低沮喪的情緒。參與研究的人在練習兩個月的氣功之後，明顯減少了百分之七十的憂鬱症狀。氣功也證實可以提升免疫力，加強睡眠品質，減輕頭痛[69]。

《美國中醫期刊》在一九九一年也有一份有趣的研究。研究人員藉由紅外線偵測器來測量資深氣功練習者的掌心。結果發現練習者掌心散發出來的能量或氣，至少有一部分屬於電磁波譜上的紅外線波段。他們發現人體的成纖維細胞（結締組織的細胞）會對氣功的能量產生反應，出現可以被測量到的正向改變。氣功發出的能量可以增加所有人體細胞的 DNA、蛋白質合成和細胞生長[70]。

日本瀨戶明博士（Akira Seto）則更明確地測試到氣的能量。他發現三個人手掌散發出來的氣，可以形成一個非常大的磁場（千分之一高斯）。這個強度是人體生物磁場在自然狀態（百萬分之一高斯）的一千倍。這股氣可以對人耳聽不見的聲音、電磁、靜電、紅外線輻射、伽瑪射線、粒子和波的流動、有機離子的流動以及光，造成顯著的改變[71]。

氣功起源於四千年前左右的中國，目前在中國已經成為全國性的運動，至少有六千萬中國人在練習氣功[72]。全世界各地都有人在練習氣功。氣功涉及到經絡、脈輪和靈光場，也採納許多中醫的元素。舉個例子，有些氣功會在建議的招式中遵循氣的循環。這有點類似太極和瑜伽，不過太極主要是辨識自己體內的氣，而瑜伽則是專注於動作的維持。相較之下，氣功是運用意念，藉由動作來產生並引導氣。練習者常常模仿一些動物的天生動作，例如鶴、鹿或猴。這些動作都要配合呼吸的技巧。

氣功基本上可以分為兩種：

外丹：外丹被認為是陽性，因為其中的動作練習可以產生陽氣。初學者一開始會先學外丹功，因為它很容易刺激氣的流動。外丹功包括兩種練習：

- 靜止外丹（也稱為「站樁」）：注重更佳的體能狀態，包括靜止在特定的姿勢上，然後放鬆肌肉。
- 移動外丹：在變換姿勢時，繃緊或放鬆不同的肌肉群。

內丹：內丹比較偏陰性，因為它會透過心智的練習來形成陰氣。修習者常會結合心智的專注和活動、觀想和呼吸技巧，引導氣在身體通道和器官之間流動。

氣功有不同的門派。有些會利用道教或佛教的哲學來產生靈性的功效，也有些只是注重體魄的鍛鍊。基本上有以下幾種：

心智氣功：注重心智的處理與引導，藉此減少壓力。根據統計，約八成的疾病都和壓力有關，而心智的控制一定能改變身體的健康狀態[73]。心智氣功要求心智和情緒的管理，讓練習者更善於控制自己的心智和感受。

醫藥氣功：醫藥氣功可以用來自癒或治療他人，對於關節炎、氣喘、焦慮、頸痛、產後憂鬱、壓力、腸道不適和其他疾病都極有功效[74]。

武術氣功：注重學習搏鬥和保護自己。

靈性氣功：目標是控制情緒和增加靈性。過去幾百年來，中國道教的道士非常喜愛練習靈性氣功，也會藉此來發展超覺能力。

射電電子學：場的療癒

射電電子學是一種測量人體外能量場的診斷方式。若就醫療的角度來看，射電電子學家深信每個生命有機體都有自己的電磁場，同時被地球的磁場包圍。此外，每個器官、每種疾病和治療處方都有它獨特的振動方式，可以用數值來評估。這些數值或者以「速率」或是幾何圖案來呈現。當治療師檢測這些數值時，通常能憑著直覺找到問題，提出治療方法，然後以能量振動的方式遠距離傳送治療能量。

射電電子學是由亞瑟．亞布蘭斯（Arthur Abrams）在一九九〇年代初期發展出來的。他發現人體的神經系統在特定的狀態下，會對體外的能量場產生反應。他透過觀察身體的反應來診斷疾病，然後判斷必須進行哪種治療[75]。

科學界現在假設所有的人都息息相關，並藉由更高層的宇宙次元建立連結。大部分的科學家都假設有十個次元的存在，這剛好和卡巴拉系統的數字一樣。射電電子學的治療會應用所有的次元，主張先有跨次元的改變，身體才會產生變化。一個人必須在所有的次元而非單一次元上都達到良好的狀態，才能真正地痊癒[76]。

射電電子學的治療師常利用的工具包括靈擺和 L 型棒，藉此來加強身體訊號的電磁感應力。其中許多儀器和程序都非常複雜，能夠鉅細靡遺地揭露病患的狀態。

射電電子學的測量通常包括評估病患的靈性特質、性格、遺傳和基因特徵、環境的影響和身體的症狀。

電磁感應力

電磁感應力就是「探測術」（dowsing）的基礎，主要是利用靈擺、靈杖或其他工具來追蹤及評估人體內或地球的電磁場。探測的過程包括感應占卜工具和直覺上的變化，從中獲得信息，找到問題的答案，來診斷自己或別人的健康狀態，或是發現地底下的東西，例如用探測術來找水，或是確定地磁輻射壓力的源頭。探測術也可以用於判斷一個物體的場範圍多大。

歷史上有許多關於探測術的記載。例如埃及豔后克麗奧佩脫拉（Queen Cleopatra）常會請探測師收取信息。還有些專家相信，早在七千年前就有人開始應用探測術。

電磁感應力的基本信念就是：萬物都會散發能量或輻射。靈擺就是一種媒介，可以在探測師和能量源頭（例如土地）、或是探測師與另一個人的無意識之間建立連結。探測師可以透過靈擺或靈杖，接收源自於人或地點的場的信息，然後進行解讀。

除了靈擺，探測師也常利用由榛樹、山毛櫸、赤楊或銅製成的 Y 型靈杖。在準備探測工具的過程中，最有趣的就是探測師會用口語指令「告訴」工具，哪一個方向代表「是」，哪一個方向代表「否」。

區域反射療法和針灸：透過局部影響全身

區域反射療法（reflexology）是由來已久的療法，而且已經獲得臨床證實。使用了針灸、指壓、彩光針灸或電針等療法，運用在足、手、頭皮或耳等部位上的特定點和區域，藉此影響身體的器官、腺體和系統，同時也能診斷並治療牙齒的疾病。

區域反射療法源自於古早的中國、日本、俄羅斯、東印度和埃及文化，主要的概念就是我們最容易藉由足、手和頭皮，接觸到流經全身的能量區域[77]。一九一七年，威廉．費茲傑瑞醫師（William Fitzgerald）把人體從頭到腳趾分為十個縱向的區域，這些就變成日後區域反射療法的基礎。此外，他還提出了三個橫向交叉的區域。

二十世紀初期的英國神經學家亨利．海德爵士（Sir Henry Head）證明可以利用皮膚進行治療。他認為皮膚（或頭部）的不同區域代表了特定器官。器官的疾病會導致相關的皮膚區域變得比較敏感或疼痛。我們只要針對該皮膚區域進行治療，就能減輕疾病。

皮膚充滿血管和神經，與肌肉、器官和身體的所有部位連結。你如果正確運用皮膚的區域，就會有益於它對應的器官或系統。

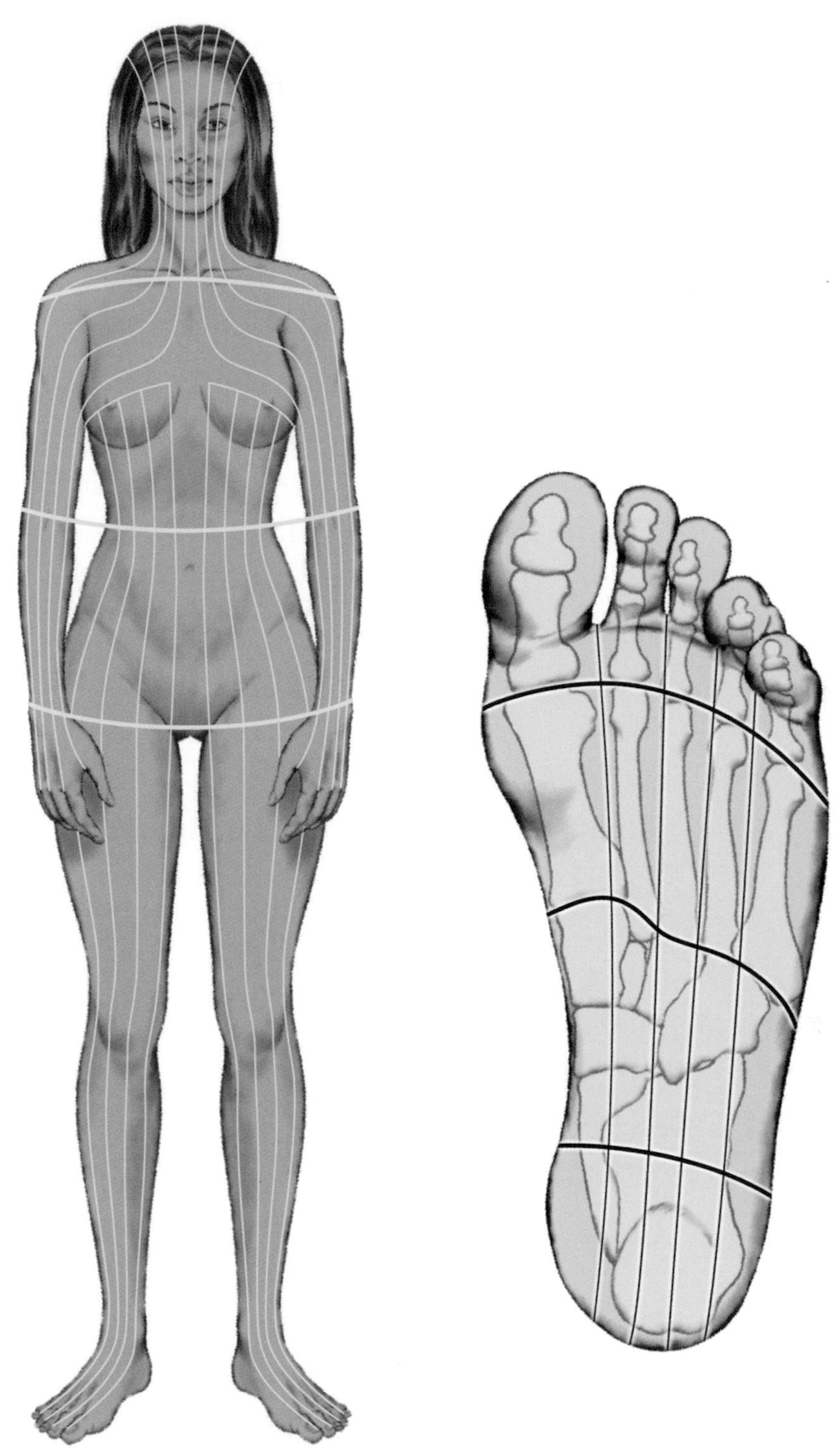

圖 6.19　橫向交叉的區域

區域反射療法的基礎概念就是：區域的能量會通過全身。圖中為人體的主要區域。

足部區域反射療法和針灸

一九三〇年代，物理治療師尤尼絲·伊恩（Eunice Ingham）指出足部是連接經絡最敏感的部位。她創始的系統後來被全世界廣泛接受並利用，後來只有少數的修正[78]。

手部區域反射療法和針灸

我們的手是獨一無二的工具，讓我們能緊握、運用和操縱物件。手也是高度敏感的器官，其中有上千條微血管和神經末梢，讓我們能感受和觸碰這個世界。

手部區域反射療法會針對手的區域來分析手的基本狀況。保養良好的手暗示了自我照顧的能力。粗糙生繭的手透露了勤奮工作的個性。指甲有咬痕暴露一個人的「神經質」。就某些方面而言，手部區域反射療法師就是「手的治療師」[79]。

頭部區域反射療法和針灸

頭部區域反射療法源自於頭皮針灸，能有效治療疼痛和功能失調問題，特別是針對壓力很大的人或神經系統疾病[80]。頭部區域反射療法會運用刺針和按摩。

曾經在日本、德國及美國專研醫學的山元敏勝博士（Toshikatsu Yamamoto）也發展出一套知名的現代頭皮針灸系統，後來變成頭部按摩的基礎。他有系統地列出頭皮上的能量點，發現這些點自成一個微系統，有點像是一個獨立的身體。山元博士以字母來命名頭皮的區塊，請參閱圖 6.24。

耳部區域反射療法和針灸

許多東方的療癒系統都很重視耳朵按摩和耳部針灸，西方社會現在也開始採用。中國《黃帝內經》曾經提到耳部的療法，西元前四百年左右希臘醫師希波克拉底（Hippocrates）的追隨者也曾使用過。唐朝（介於西元六一八年和九〇七年

利用光的耳療

俄國人率先嘗試用雷射刺激耳部穴位，結果確定耳垂的穴位和器官有關，同時也發現可以藉由測量這些穴位的電阻，來評估器官的新陳代謝過程[81]。他們主要是測試膚電反應，也就是皮膚的電阻反應。耳朵穴位如果出現低於正常的數值，代表相關的經絡出了問題。如果用發光二極管刺激耳朵穴位數分鐘之後，皮膚的電阻值就會恢復正常。

之間）的中國人則詳細列出耳朵上有二十個穴位。

我們現代採用的系統主要是來自於法國醫生保羅・諾吉耶（Paul Nogier）。他在一九五〇年代發現一些病患的耳朵上的特定部位有很小的灼燒痕跡。這些病患都曾經找過一位民俗療法的醫生治療背部疼痛。背部疼痛是最常利用耳部區域反射療法來治療的疾病之一。諾吉耶發現耳朵的反射圖，形狀類似倒過來的胚胎。他的理論是近代最廣為接受的系統，常用於治療慢性疼痛、閱讀障礙和各式各樣的上癮症[82]。

靈氣：宇宙生命能量的通道[83]

靈氣（Reiki）是一種包含疏通和傳送宇宙生命能量的能量治療，宇宙能量無所不在，同時也存在於我們的體內。「Reiki」的字義就是「受靈性導引的生命能量」。

靈氣有許多形式和發明人。其中一位主要的先驅者是臼井甕男醫生，他二十世紀初在日本發明了靈氣治療。其他重要的人物包括臼井的傳人林忠次郎和高田哈瓦優女士。目前靈氣訓練包括三至四個階段的教學。獲得認證的靈氣專家常在西方醫院和診所內擔任能量治療師。

靈氣系統採用脈輪的知識和其他特殊的符號。治療師會被教導如何運用這些神聖的符號，就像進入高層心智的大門，可以啟動一種意念或想法，進而產生特定的結果。運用這些符號的過程稱為「點化」（attunement）。靈氣專家可以進行徒手或遠距離治療。

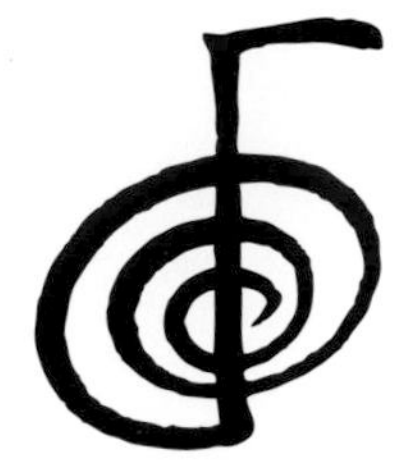

力量符號（Choku Rei）：提升靈氣能量，可用於保護。

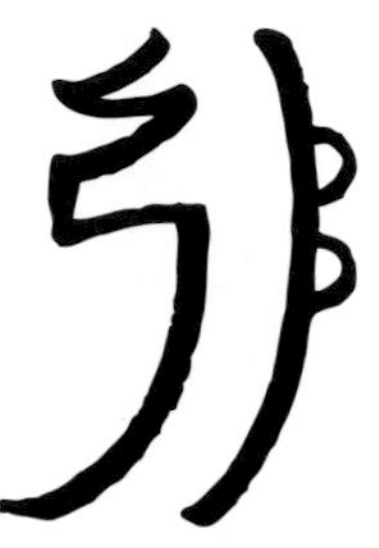

心智／情緒符號（Sei He Ki）：整合大腦與身體，幫助釋放造成問題的心智和情緒因素。

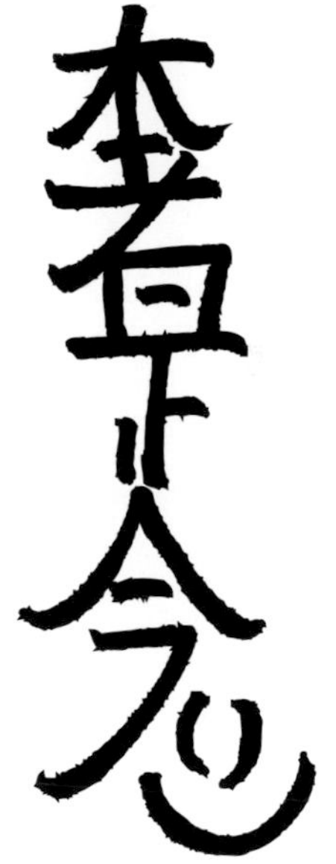

距離符號（Hon Sha Ze Sho Nen）：遠距離傳送能量。

圖 6.20　三種主要的靈氣符號[84]

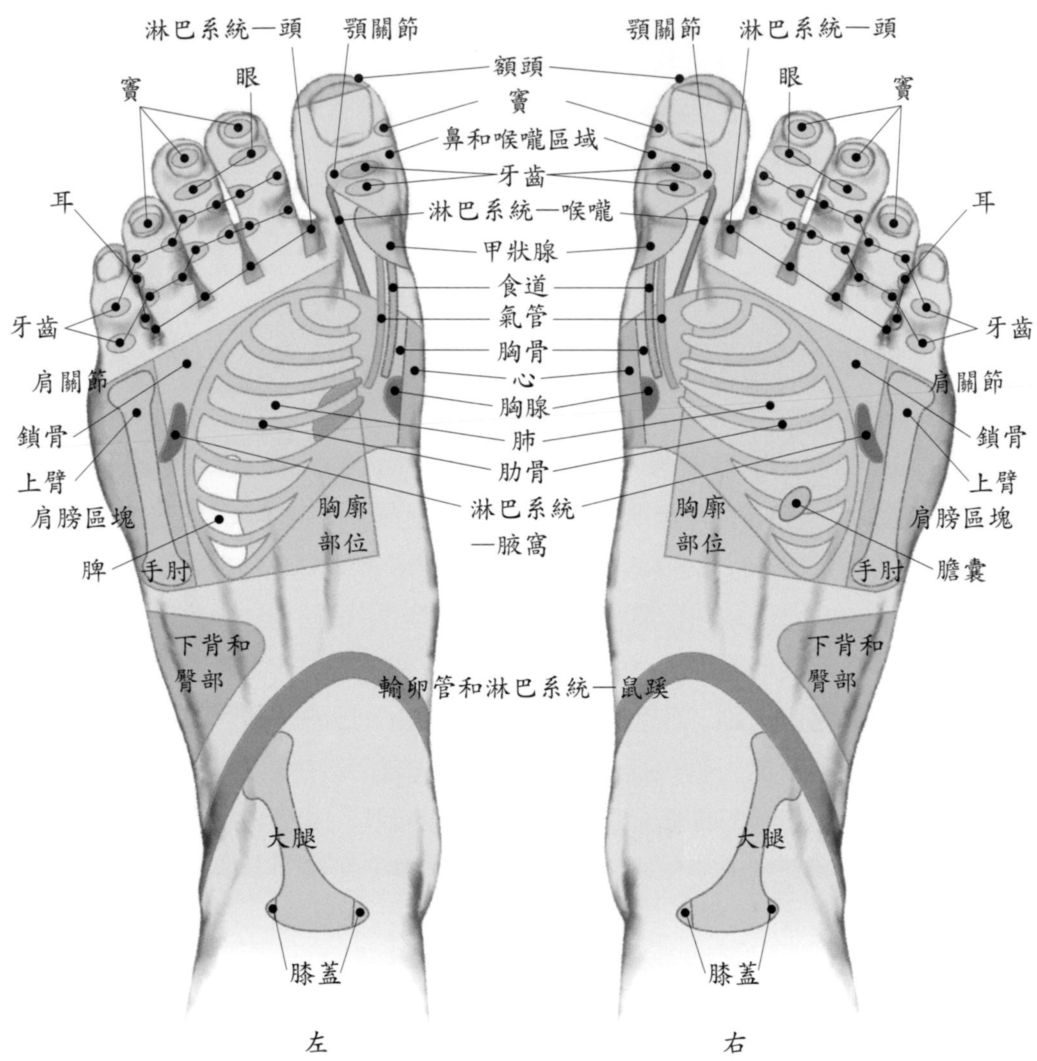

圖 6.21 足部反射區域：腳背和腳底

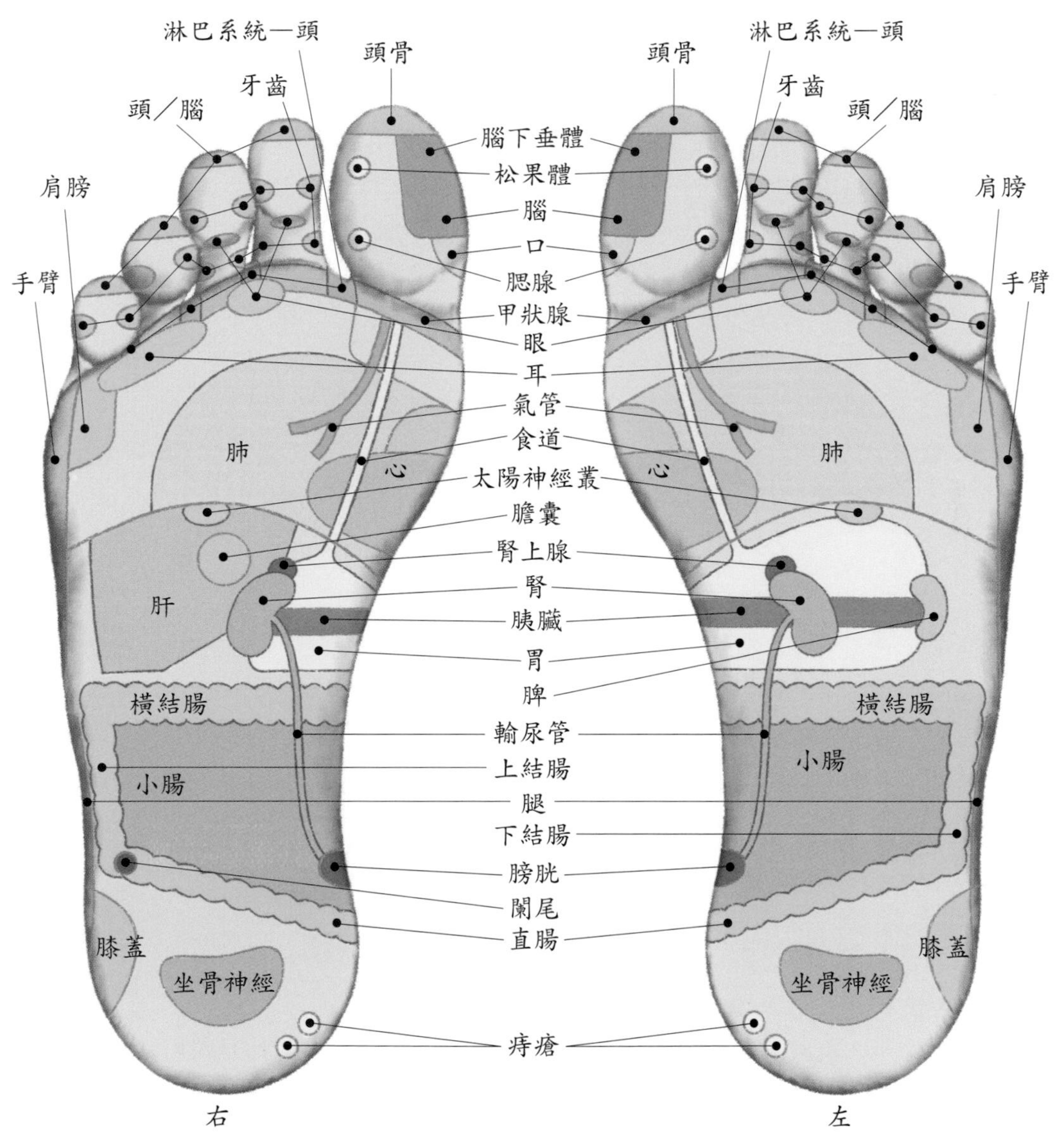
淋巴系統—頭
頭骨
牙齒
頭／腦
肩膀
手臂
腦下垂體
松果體
腦
口
腮腺
甲狀腺
眼
耳
氣管
食道
肺
心
太陽神經叢
膽囊
腎上腺
肝
腎
胰臟
胃
脾
橫結腸
輸尿管
上結腸
小腸
腿
下結腸
膀胱
闌尾
直腸
膝蓋
坐骨神經
痔瘡
右
左

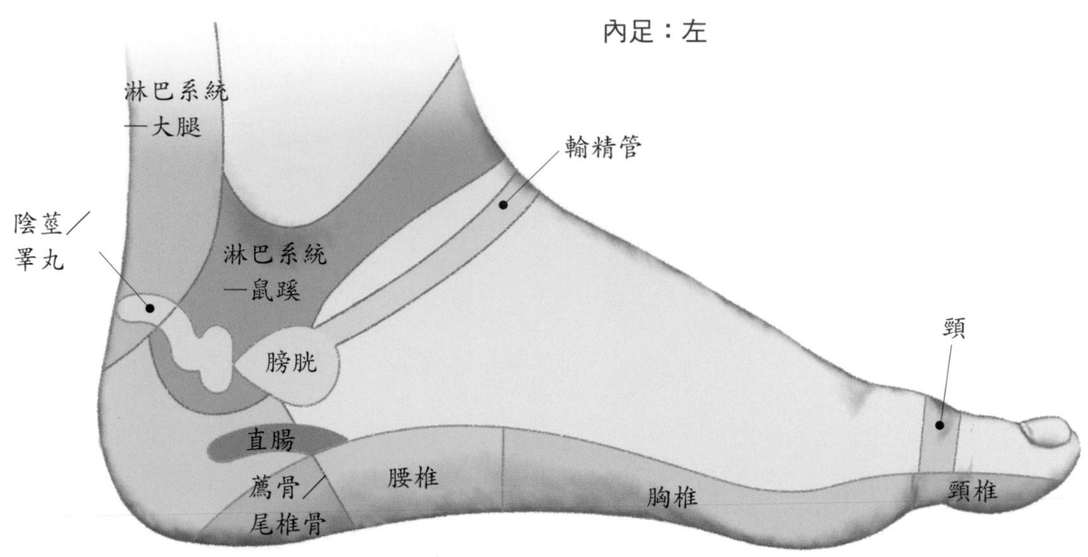

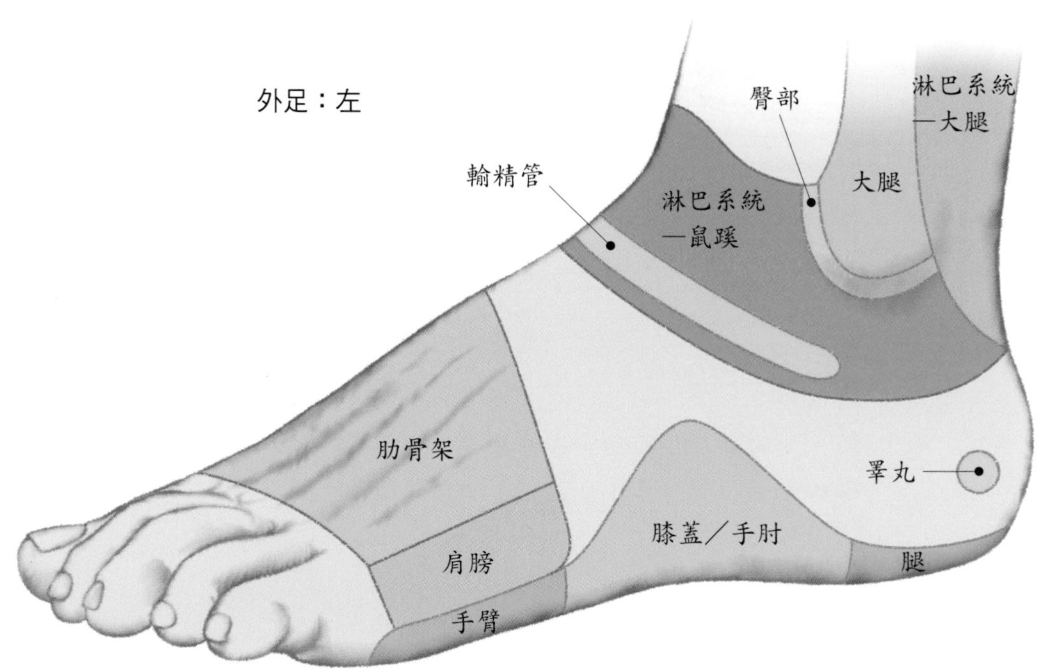

圖 6.22 足部反射區域：外足與內足

內足：右

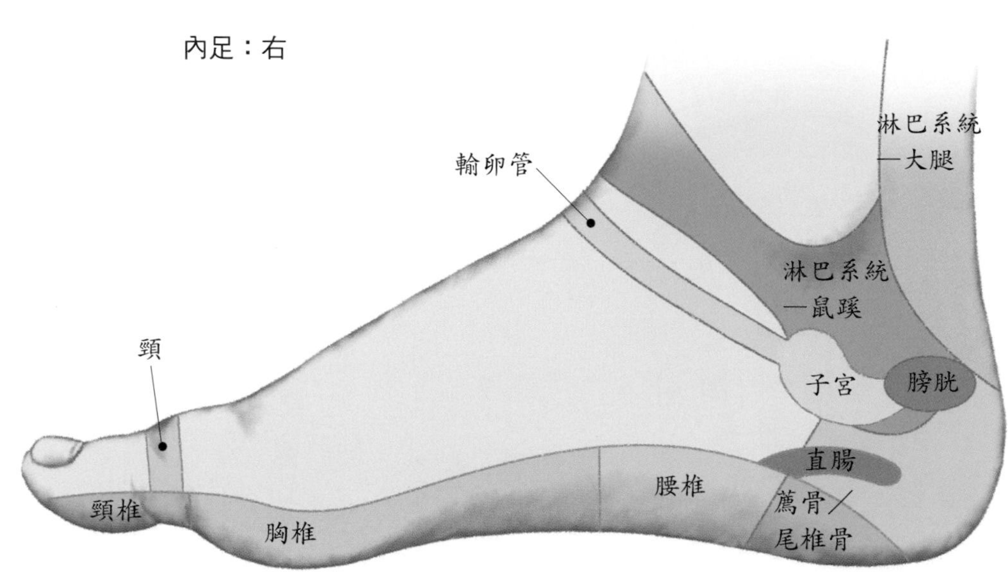

輸卵管
淋巴系統
—大腿
淋巴系統
—鼠蹊
頸
子宮
膀胱
直腸
腰椎
薦骨／
尾椎骨
頸椎
胸椎

外足：右

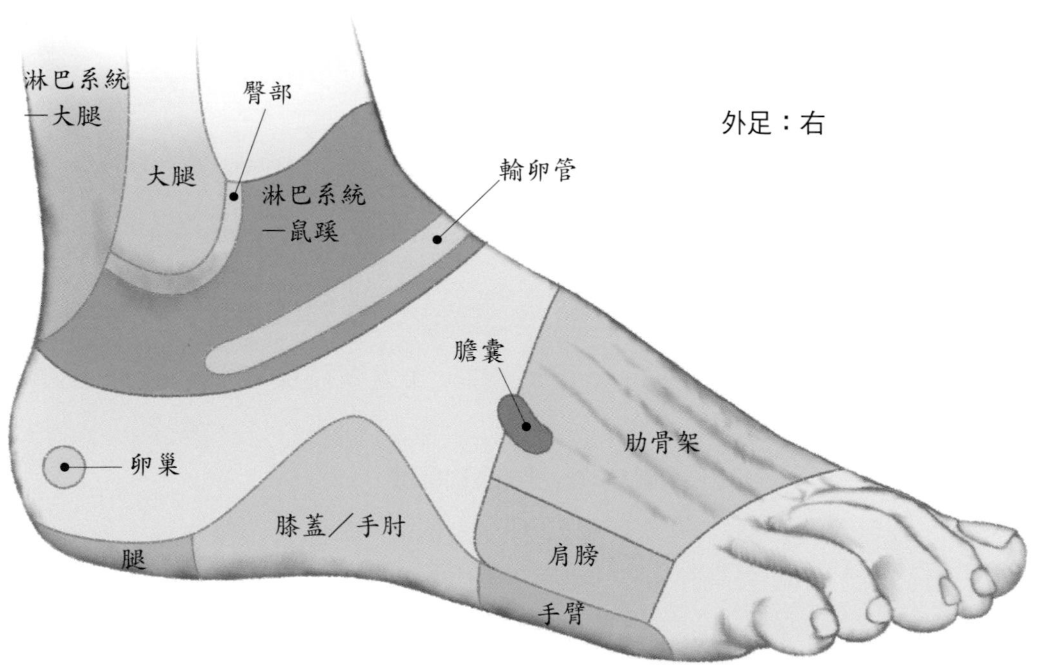

淋巴系統
—大腿
臀部
大腿
淋巴系統
—鼠蹊
輸卵管
膽囊
肋骨架
卵巢
膝蓋／手肘
腿
肩膀
手臂

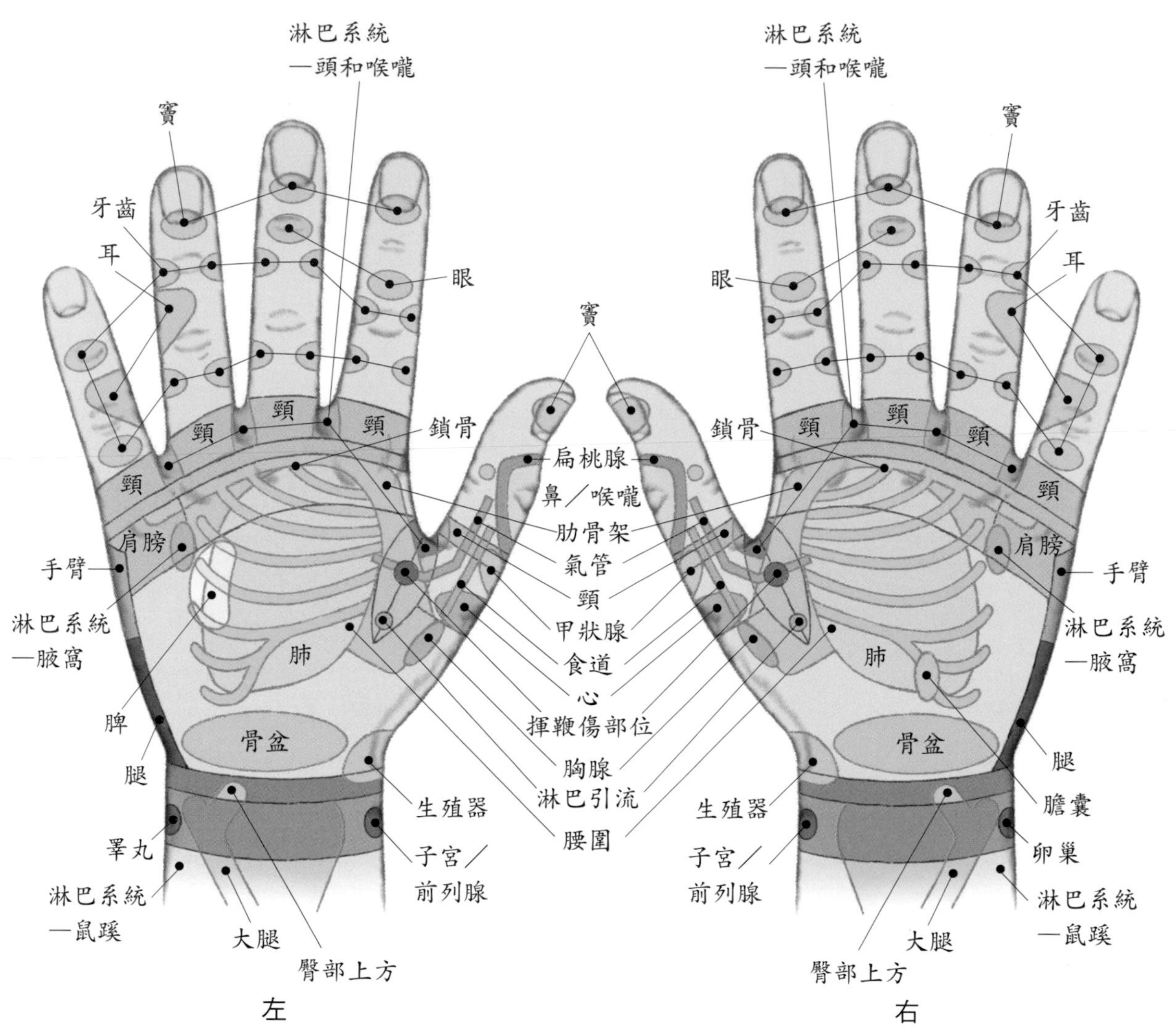

淋巴系統
—頭和喉嚨
竇
牙齒
耳
眼
頸
鎖骨
手臂
肩膀
淋巴系統
—腋窩
肺
脾
腿
骨盆
生殖器
睪丸
子宮／
前列腺
淋巴系統
—鼠蹊
大腿
臀部上方
左
竇
扁桃腺
鼻／喉嚨
肋骨架
氣管
頸
甲狀腺
食道
心
揮鞭傷部位
胸腺
淋巴引流
腰圍
淋巴系統
—頭和喉嚨
竇
牙齒
耳
眼
鎖骨
頸
肩膀
手臂
淋巴系統
—腋窩
肺
骨盆
腿
膽囊
生殖器
卵巢
子宮／
前列腺
淋巴系統
—鼠蹊
大腿
臀部上方
右

圖 6.23　手部反射區域

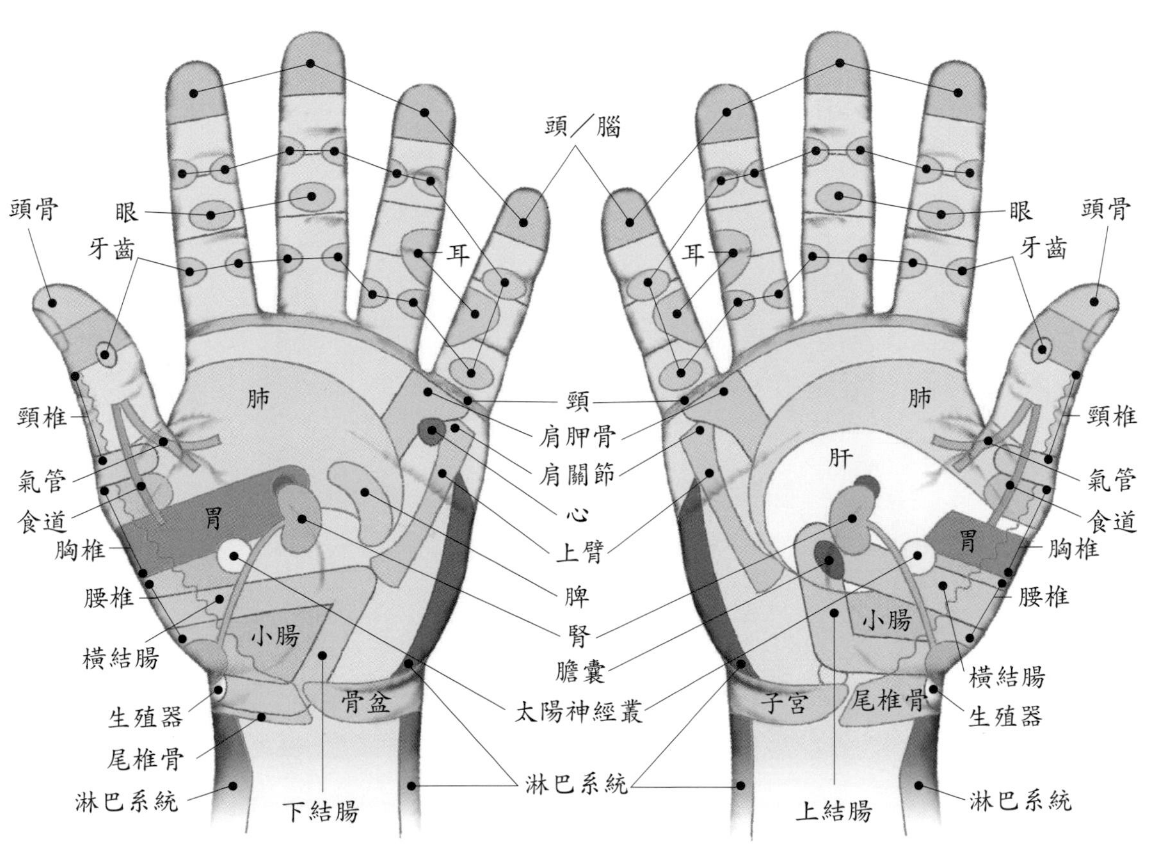
頭／腦
頭骨
眼
牙齒
耳
頸椎
肺
肝
頸
肩胛骨
肩關節
氣管
食道
心
胃
胸椎
上臂
脾
腰椎
腎
小腸
橫結腸
膽囊
生殖器
骨盆
子宮
尾椎骨
太陽神經叢
尾椎骨
淋巴系統
下結腸
上結腸
左
右

A 區：頭和頸椎
B 區：頸椎、頸和肩膀
C 區：肩膀、上下手臂和手
D 區：腰椎、骨盆和下半身
D 點：每一個點代表一塊腰椎骨
E 區：肋骨架、胸椎和胃
F 區：坐骨神經
G 點：膝關節

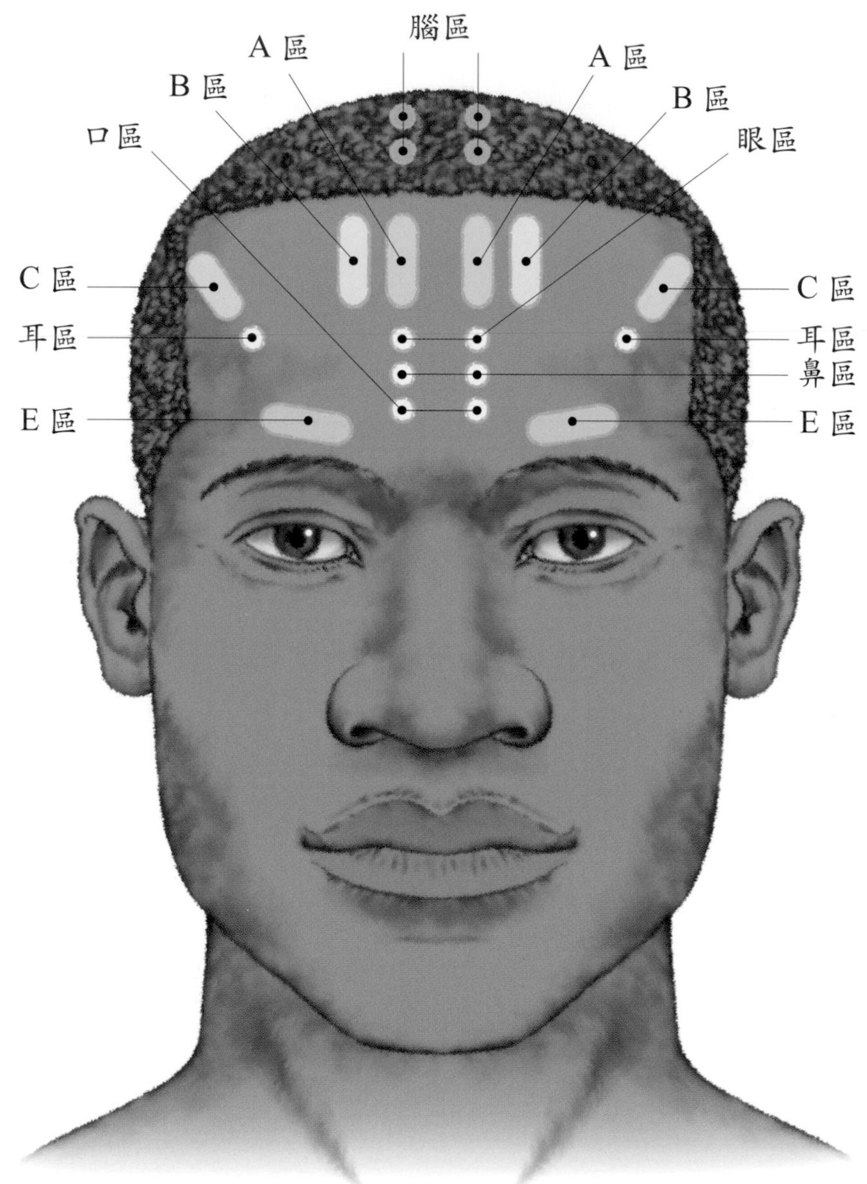

圖 6.24 頭部反射區域

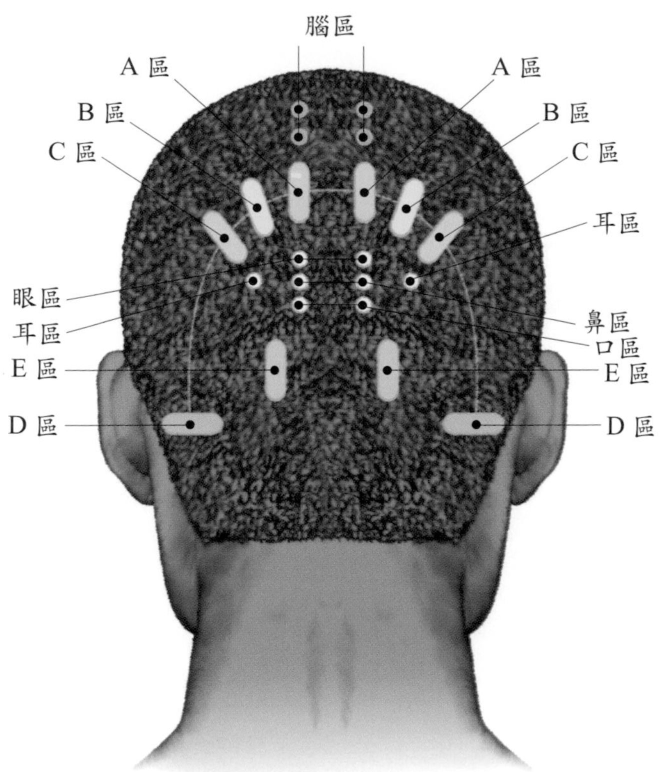
腦區
A 區
A 區
B 區
B 區
C 區
C 區
耳區
眼區
耳區
鼻區
口區
E 區
E 區
D 區
D 區

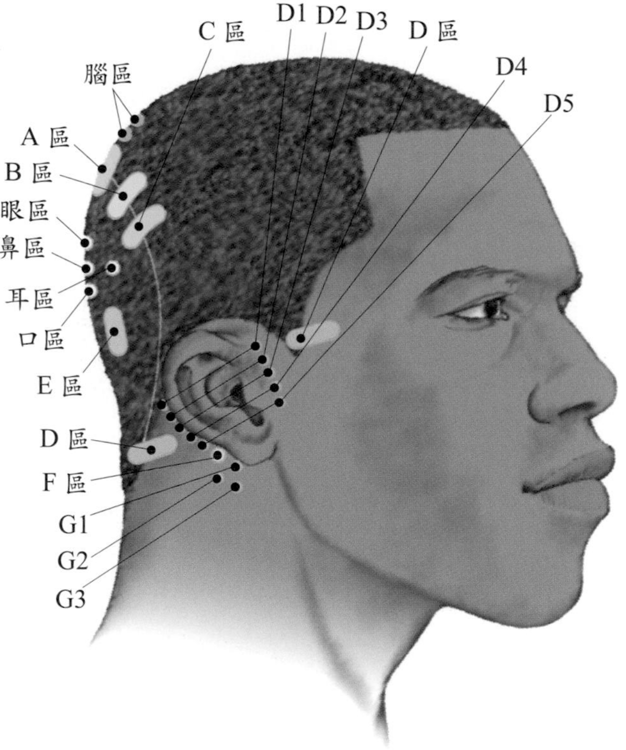
C 區
D1 D2 D3
D 區
D4
D5
腦區
A 區
B 區
眼區
鼻區
耳區
口區
E 區
D 區
F 區
G1
G2
G3

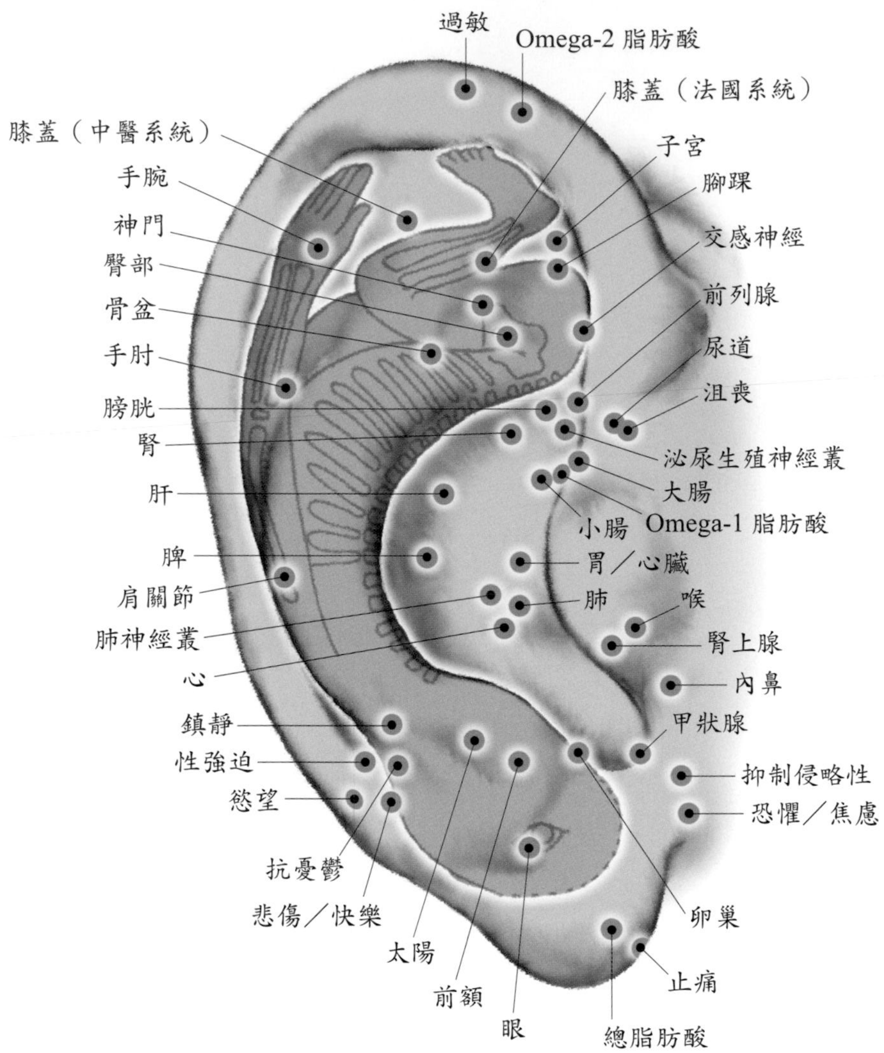
過敏
Omega-2 脂肪酸
膝蓋（法國系統）
膝蓋（中醫系統）
子宮
手腕
腳踝
神門
交感神經
臀部
骨盆
前列腺
手肘
尿道
膀胱
沮喪
腎
泌尿生殖神經叢
大腸
肝
小腸
Omega-1 脂肪酸
脾
胃／心臟
肩關節
肺
喉
肺神經叢
腎上腺
心
內鼻
鎮靜
甲狀腺
性強迫
抑制侵略性
慾望
恐懼／焦慮
抗憂鬱
悲傷／快樂
卵巢
太陽
止痛
前額
眼
總脂肪酸

圖 6.25　耳部反射區域

聲音治療

你試試看舉起手，是否聽到了什麼聲音？雖然你無法聽到日常生活的感受，但是舉手這個動作中帶有看不見的能量，製造如音符般的聲響[85]。某些音符或音調可能是有害的。非常低的、人耳聽不見的頻率會導致器官的衰退，而超音波的能量會造成骨質流失，骨頭軟化[86]。不過有些聲音是具有治療功效的。一九七〇年代，研究人員菲比．梅曼（Fabien Maman）利用音叉針對癌細胞發出聲響，癌細胞竟然消失了[87]。

聲音治療是藉由聲音來產生平衡和療癒效果。聲音就像一種能量藥方，帶來一種振動式的治療，可以影響人體的各個面向和所有的有機生物。我們可以把水當成一種有用的同步工具（搭配振動），因為水傳導聲音的速度是空氣的四倍，尤其是我們的身體有七成都是由水構成。聲音傳送治療性振動的速度，遠比其他方法來得快。脈輪和靈光場的治療中經常會運用到聲音，然而對抗療法的治療師也會利用聲音來治療自閉症、失眠和其他症狀。不同派別的針灸現在也開始採用聲音療法。

聲音治療以原子為科學根據，強調原子是由電子、質子、中子和次原子粒子構成。每個原子都會被電子包圍，電子是以每秒超過九百六十五公里的速度移動著。移動能製造頻率，頻率能產生振動，而振動就會創造聲音（無論是否能聽到）。人體的能量係數中有一半是振動，所以振動也是一種信息。然而，正如之前 139 頁「音流學：看見聲音，生命之場」和 355 頁「療癒的幾何圖案與聲音」中介紹的，聲音的信息會在物質中形成圖案。換言之，聲音一定要有信息才能形成圖案。

聲音是以波的形式在移動著，然後會創造出場。特別的聲音會透過分子進出或穿透身體，而分子就像信息的轉運點。一個分子可以接收脈波的振動，然後將振動傳送到四周，這也說明為何聲音可以塑造或改變身體和身體的場。水分子是由結晶體所組成，也的確會根據聲音的振動或編入的信息來塑形及改變形狀，結果有可能是更好或更糟糕。我們在第三部「磁場與水互動：幾何圖案的形成」中提過，負向的想法會導致水形成醜陋或有害的圖案，正向的想法則能創造美麗且有助益的圖案。

「共振」（resonance）是和聲音有關的重要議題之一。當一個有獨特振動頻率的物體，開始與別的物體以同一種頻率振動時，就會產生共振。當許多系統一起振動或產生共振時，會產生「同步化」（entrainment）現象。有許多研究發現當身體與正向思考同步化時，像是信心、希望和愛，便能改善整體的健康狀態。當身體和負向思考產生共振時，某些系統可能與負向的成分同步化（這會導致疾病），或是變得不和諧，令身體無法放鬆。

並非每一種物體都能與現場的振動同步化。舉個例子，當一個音叉的頻率是一百赫茲時，一隻普通的食用叉子也可以和它產生共振。但如果出現的是一個頻率四百赫茲的音叉，那麼頻率一百赫茲的音叉並不會產生反應，甚至是無視於它的存在。所有種類的物質，包括面紙、木頭和骨頭，都只會與自身頻率範圍內的能量振動產生共振。

對療癒師而言，這是非常重要的信息。每個人都會產生自己的「個人和音」，或自己獨特的能量振動範圍。每個人都會「接收」並回應個人能量振動範圍內的人、想法甚至是藥物，抗拒不在個人範圍內的振動。當一個較強的振動「駕馭」了個人的振動時，像是來自病原體或別人負向意見的振動，疾病就會趁虛而入。

「交感振動」（sympathetic vibration）指的是生物在自身範圍內的振動。它的影響力不是來自於聲音的強度，譬如大小，而是「音高」（pitch）。一盞螢光燈的無聲振動，身旁人或相距千里的人的無聲意念，都能透過量子場對任何生物的場構成影響。這也就是為何人為的電磁場或其他形式的地因性疾病壓力具有相當的危險性。這些不斷攻擊的能量的確會造成生物體內的不和諧。

合適的音樂或聲音如果能和生物天生的振動達成共振，便能幫助生物恢復自然的振動，促進健康。舉個例子，古典音樂一分鐘會有六十至九十拍，有助於安定心臟，同時可以藉由同步化的效果讓全身放鬆。我們在本書中也不斷強調聲音中的信息具有療癒功效。

目前有數十種以聲音為主的能量治療方法。知名聲音治療師和作家強納森．古德曼（Jonathan Goldman）曾經做過彙整，以下是其中幾種[88]：

- 音樂觀想
- 音樂治療
- 音流治療
- 特定頻率的錄音帶

- 電耳（透過耳機來過濾特定的音樂，用於治療各種症狀）
- 協調音和泛音
- 和諧的共振
- 生物聲學（透過合成音，恢復一個人聲音中欠缺的頻率）
- 雙腦同步技術（平衡兩個腦半球，引發另類意識狀態）
- 梵咒
- 音叉（直接或間接應用在身體上）
- 有音波振動的床、椅子等（一種特別設計的裝備，可以將音樂導入一個人的體內）

世間萬物都以最理想的頻率發揮功能，也擁有自己的聲音，即使是病毒也不例外。當一個人處於最佳健康狀態時，他或她的「音調」會呈現內部的和諧性，同時也能與外界的聲音融合。任何和壓力有關的狀況，例如某種情緒、負向的想法和事件或病原體，都可能被視為「侵犯性的」聲音或頻率，會擾亂身體自然的頻率或振動。身體或某些身體部位（包括能量結構）如果無法讓這些「走調」的頻率符合個人的頻率，那麼這些入侵的頻率就會「接管」身體，導致疾病。

聲音治療師會運用許多的治療技巧，但最終仍必須診斷或確定侵入身體的頻率是什麼。他們必須知道哪種頻率可以消滅入侵的力量，加強一個人的天生頻率，或是驅使兩種力量（入侵的頻率和個人天生的頻率）一起以健康的方式運作。

聲音治療師除了要注重音高或和音之外，同時也要觀察節奏或旋律，這是以每分鐘的節拍數（bpm）來計算的。一般而言，每分鐘四十至六十個節拍的節奏比較具有鎮定效果。每分鐘八十至一百二十個節拍的節奏則有刺激作用[89]。

音樂與聲音對人體最重要的影響方式就是改變腦波狀態。我們在第七章討論過大腦有四種基本的波，分別為β波（十四赫茲以上，正常的清醒狀態）、α波（八至十三赫茲，做夢和淺層冥想狀態）、θ波（四至七赫茲，內觀和另類意識狀態）、δ塔（零點五至三赫茲，深度睡眠狀態）。

大腦會對特定的聲音產生反應，這取決於音高、節奏或其他因素。不同頻率的聲音可以讓大腦進入不同的腦波狀態。舉個例子，巫師在治療時經常使用的鼓聲，節奏通常介於每分鐘兩百四十至兩百七十拍之間，可以讓腦波從β波轉為θ波[90]。一九七〇年代初期，傑瑞德・奧斯特（Gerald Oster）發現了一種雙耳的節奏或韻律。兩隻耳朵透過立體耳機，分別接收兩種不同的頻率，例如一百赫茲和一百零九赫茲，最後會產生九赫茲的頻率，帶來減輕疼痛、消除壓力和意像，以及其他的正向效果[91]。

聲音和脈輪治療

治療師通常會結合聲音和脈輪來創造有益的結果。以下是兩種有關聲音和脈輪結合的理論：

音調脈輪治療——十二脈輪系統[92]

每一種音調都會產生振動，創造獨特的結果。有許多理論都認為某些特定的音調和特定的脈輪有關。不同文化對於兩者之間的關聯性看法不一，因為每種文化強調的是不同的脈輪。所以，每種文化都會運用自己的音階，其中有半音階、音調、無音調、八音階或五音階等。

根據十二脈輪系統，人體能夠與音名A（唱名的第六個音la）達成和諧。每一脈輪都有內輪和外輪。內輪反映了一個人的靈性自我，外輪則會揭露性格。音名 A 可以讓脈輪的內輪彼此和諧，而自然平衡整個系統。內輪的改變也可以創造外輪的平衡。每一個脈輪的外輪也有它獨特的音調。還有一種調整方式就是利用外輪，找到外輪的音調，從外而內平衡整個系統。音調可以提供治療，也可能造成傷害。走調的音如果不能配合身體的頻率、特定的脈輪或器官，就會導致不和諧與疾病。有益的音調可以跟你的核心和音融合，讓你維持強健的狀態。音調不僅可以用來診斷，也能促進治療。

下表列出西方運用的基本音調振動，這主要是根據八音階系統，每一個音符的意義如下：

表 6.26　全音功能

音名	主宰	功能
A	靈性	讓人性和神性本質融合，找到靈性的自我。
B	心智	從低層、中層心智調整至高層心智。
C	感覺	從人性的感受調整至靈性的感受。
D	身體	調和身體、狀態和物質需求，以配合靈性體、天賦或展現能力。
E	愛	把所有的愛轉化成無條件的神性之愛。
F	奇蹟	讓當下的自我面向符合靈性力量的需求，突破二元性，創造奇蹟。
G	恩寵	賦予當下的恩寵，傳達神性的愛與力量。

升半音和降半音

升半音可以將靈性現實帶入物質現實之中。舉個例子，升 F 調可以啟動你的內在心靈，讓你與當時需要的力量產生連結。降半音則有釋放效果。舉個例子，降 G 調，其實就像升 F 調一樣，可以趕走任何阻礙你的靈性使命的邪惡或負向力量。運用升半音和降半音之間的差異只在於意念。你如果想要擺脫某個事物，就想像降半音；如果想吸引某種事物，就想像升半音。

核心音調

許多神祕組織會使用 C 調系統為主的音階。十二脈輪是最為當代治療師接受的一種理論，它也是從音名 C 開始，逐一描述身體和脈輪的健康。另一個次要的十二脈輪系統則是從音名 A 開始，這和精微能量系統及煉金術有關。

表 6.27　核心音調和脈輪

脈輪	顏色	顏色的意義	神秘理論的音調	十二脈輪理論的音調
第一	紅	熱情	C	A
第二	橙	感覺、創造力	D	B
第三	黃	智慧、力量	E	C#
第四	綠	療癒	F	D
第五	藍	溝通、指引	G	E
第六	紫	願景	A	F#
第七	白	靈性	B	G#
第八	黑	業力／來自過去的影響	C	A
第九	金	靈魂的目的、和他人的結合	D	B
第十	土色調	和環境的關係	E	C
第十一	粉紅	質變	F	D
第十二	透明	和神性的連結	G	E

音波和冥想：拙火療癒過程

脊髓就像人體的共鳴板，而脊椎骨（與脈輪）會根據身體內外的旋律、和聲及變調產生共振[93]。大腦是中樞神經系統的重要部位，它也對聲波非常敏感。大腦的確能透過聲波的方式發揮功能。

長期投入冥想和研究的伊柴克．班多夫發現，心臟和大腦的活動會在深層冥想中出現顯著的改變。他創造的理論名為「生理—拙火」原型，其中包含許多能量理論的元素[94]。根據葛伯醫生對於班多夫理論的解釋，當大腦處於深層休息狀態時，心臟會刺激聲音的振動，並且在神經組織內產生機械性和電的反應。此時大腦的感覺皮質會展開一個振盪的循環，將電波從腳趾開始往上傳送至全身。對於冥想者而言，這個循環通常是從身體的左半部開始，對右半腦的影響勝過左半腦。班多夫還跟李．桑內拉醫師（Lee Sanella）一起進行研究，最後的結論是這些症狀和拙火的提升有關。這個循環會在深度冥想者的身上不斷地重複，不斷地清除脈輪中的阻塞，進而處理生命的議題。當這股循環的流動增強時，就會刺激體內的喜悅核心，讓腦波漸漸固定在比較高的振動層次上面[95]。

聲音與顏色

恩維斯（John Evans）在《心靈、身體和電磁力》（*Mind, Body and Electromagnetism*）中列出一個表格，介紹了聲音和顏色的關聯性，其中包括兩者在連續層面上的陰陽屬性。根據他的系統，D 是最有力的陽性音符，降 A 則是最強烈的陰性音符。B 代表陰陽之間的轉換，而 F 本身屬陽，卻開始轉變成陰性。對應的顏色也是同理而論。恩維斯認為中國的陰陽理論剛好和圖表中的概念相反。他認為自己的系統反映的是西方而非東方的心智[96]。我另外補充了和每種顏色有關的脈輪。

表 6.28　聲音與顏色

音名	聲音（赫茲）	光（10^{12}赫茲）	顏色	脈輪	陰／陽
F	683	751	紫	第六	陽
E	645	709	紫羅蘭	第六	
降 E	609	669	靛藍	第五、第六	
D	575	632	藍	第五	
降 D	542	596	藍綠	第四、第五	
C	512	563	綠	第四	
B	483	531	黃綠	第三、第四	
降 B	456	502	黃	第三	陰
A	431	473	橙	第二	
降 A	406	447	橙紅	第一、第二	
G	384	422	紅	第一	
降 G	362	398	暗紅	第一	

傳統中醫的診斷

中醫有四種診斷方法，稱為「四診」，分別指的是望、聞、問、切。中醫可以利用這四種方法正確地診斷疾病，選擇有益的療法。

每種診斷方法都可以獲得五個階段的信息，這和五行理論中提到的器官和作用力有關。舉個例子，一位中醫可能會評估臟腑、氣、體液、血液或成因，例如風－熱、寒－邪或溫－風等；接著會判斷這個問題是源自於體內，例如情緒，還是源自於體外，例如病原體入侵。這個問題是否因為過度或不足所造成？中醫必須遵循四診的步驟，找到合乎邏輯的解答，過程中包括檢查和經絡相關的因素及生活方式，例如吃、睡、工作、運動，還有能量、情感的滿足、性活動和心智的敏銳度。中醫會將每個片段的信息組合成一張完整的圖，確定失調的類型，這就是所謂的「辨證」。

這個過程中有許多複雜之處。中醫如果能熟知這些方法，不僅能決定正確的療法，更能在適當的時候給予治療。身體系統在循環的高峰時比較開放，接受度最高。氣會以二十四小時為一個循環通過全身，每個器官約有兩個小時的主要時段。理想上，你希望在此器官為主的時段來施藥。每一條經絡也都有對立的經絡。對立的經絡會產生直接的平衡作用或影響，可以做為次要的治療點和療程（參閱 220 頁「氣的循環：生理時鐘」）。

中醫可能會根據病患的體質來認定一個人的診斷方式。以下有五種基本的體質，每一種都有不同的治療方式（參見 400 頁「五種基本體質」）。

四種診斷方法

以下是傳統中醫主張的四種主要診斷方法，亦稱為「四診」：

望

這指的是根據目測來分析一位病患的靈性自我和身體狀況。目測可以獲得實際的線索。舉個例子，蒼白無血色的皮膚可能代表陰性或腑的症狀。燥熱且泛紅的氣色指出完全不同的問題。這些都可以幫助中醫找到問題的根源。有些中醫認為可以先從臉部決定一個人的基本體質，然後再開始進一步的診斷。中醫也會發現外表、穿著、聲音和眼睛，都揭露了一個人的氣質。正向的氣質是正向預後的關鍵。

舌頭是中醫檢查身體的重要部位，也被視為通往身體的門戶。不同的舌頭區塊都和五行或器官系統有關。

接下來解釋中醫如何透過四個層次，整合基本的觀察和舌頭診斷的結果，以判斷病症的進程。這四個階段也是五行理論的一部分。

衛：外部抵抗。由於肺主管皮膚，所以這個階段的症狀通常和肺經有關，其中可能包括發燒、頭痛、咳嗽、喉嚨痛和輕微口渴。舌頭呈紅色，帶有薄薄的白色或黃色舌苔。脈搏輕浮且急促。治療的方式包括透過外在的方式釋放體內不適當的氣（例如針灸）。

氣：內部抵抗。主要出現在特定相關的器官組織，最常見的部位是肺、大腸、膽囊、脾和胃，徵兆包括高燒、流汗、非常想喝冷飲、咳嗽帶痰、腹部

五種基本體質

傳統中醫主張人有五種基本的體質。醫生和病患之間最基本的溝通是確定體質，之後才能進行診斷和治療症狀。中醫會根據體質來決定該使用哪種元素、食物、運動和經絡穴位[97]。

表 6.29　五種基本體質

基本類型及描述	臨床症狀
黯淡和淤塞（血瘀型：能量阻塞、血液凝結）	皮膚和嘴唇顏色黯淡、黑眼圈；胸口悶塞；腹部腫脹；脈搏深、遲緩且放鬆；舌頭呈黑紫色。
水和痰（痰溼型）	體重過重；胃脹；口中有甜味；覺得身體沉重；糞便稀軟；口渴但不想喝水；滑脈；舌頭有油膩感。
乾和熱（陰虛型）	體重過輕；口乾喉燥；便秘；內熱；解尿短且偏黃；消化問題；愛喝冷飲；耳鳴；耳聾；口渴；失眠；脈搏短促強韌；舌色紅潤，無舌苔或輕微舌苔。
寒和緩（陽虛型）	體重過重；氣色不佳；畏寒；唇色蒼白；四肢冰冷；過度出汗；糞便稀軟；頻尿且解尿長、尿色偏白；掉髮；耳鳴；耳聾；愛喝熱飲；脈搏深且虛弱；舌色偏淡有齒印；舌頭溼軟。
疲倦和不足（氣虛型）	氣色蒼白；呼吸短促；疲倦；暈眩；心悸；健忘；肛門和子宮鬆垂；過度出汗；經血少；手麻；脈搏虛弱淺細；舌色偏淡。

問題、呼吸困難（如果肺氣不足）和胃部問題。此時不太會有寒顫症狀。舌頭呈紅色，帶有黃色且乾燥的舌苔。脈搏急促。可以藉由散熱和促進體液循環來改善體內的氣。

營：內部滋養。營的階段和「神」或心智有關，症狀可能包括心情苦惱、心不在焉、焦躁不安、言語缺乏邏輯、夜間惡化的高燒、失眠、不覺得口渴或皮膚紅疹。舌頭呈深紅色，帶有剝落的黃色舌苔。治療方法包括降火，調和陰氣。

血：血的階段。症狀包括出血、過熱、陰氣不足、痙攣、顫抖等所有和「營」階段有關的徵兆。舌頭呈深紅色或紫色。脈搏微而強韌。治療方法包括調陰和調氣，還有止血[98]。

聞（聽和嗅）

「聞」的診斷法包括聽和嗅。一個人的音質如何？他或她習慣用什麼類型的字眼溝通？呼吸的味道如何？身體是否散發任何氣味？聲音可以幫助我們辨認五行屬性和器官，呼吸則揭露了器官的狀態。不同的五行屬性和系統都與不同的器官有關，包括感覺系統在內（參閱第三十五章「七種情緒和對應器官」）。

氣味的來源也可以幫助我們偵測失衡的器官，強烈的體味可能代表不健康的器官或身體部位。舉個例子，病患如果流淚或哭泣，而且呼吸有「腐敗」的氣味，兩者都代表金元素的失衡，這與肺經有關。中醫至少能從這兩個徵兆搜集到初步線索。

各種聲音和氣味分別與不同的元素有關。我們可以運用表4.20「中國五行」的表格找到對應的關係。

元素	聲音	氣味
木	呼	臊
火	笑	焦
土	歌	香
金	哭	腥
水	呻	腐

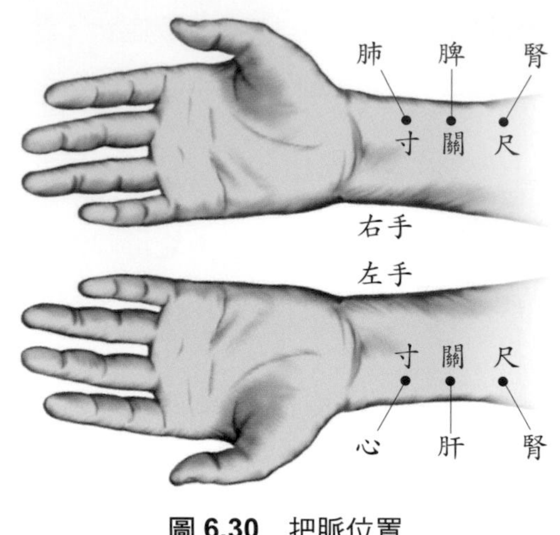

圖 6.30　把脈位置

問

「問」指的是大量分析病患的過去，包括身體、情緒、心智、精神、關係和心理面向。中醫也會和病患討論其他的因素，例如睡眠型態或性慾。

切

「切」包括觸診、探測和把脈。觸診和探測可以找到虛弱、感染或不健康的部位。中醫的把脈通常不只一處，因為脈有許多形式，我們會在接下來的「把脈」中介紹。這是一種需要多年的練習才能培養的技巧。

把脈

脈搏可以提供整體健康狀態和特定健康議題的重要信息。中醫必須能讀出不同脈搏的速度、類型和強度，針對手腕上不同的點，施加不同的力道來診斷。中醫可以藉由脈相來感受身體不同部位的氣的品質和血液流動，然後判斷病患的整體狀態[99]。

把脈也稱為「切脈」，技巧上是屬於四診中的「切」，藉此來判斷整體狀態。把脈的經典是中國西晉時代王叔和所著的《脈經》，成書於西元三世紀。他在書中列出了十多種脈的形式，大致上可以分為兩類，再歸納為少數重要的把脈點。中國當代中醫謝竹藩列出了二十六種脈的類別，每一種都代表可能的疾病狀態。舉個例子，凌亂的脈意味著氣竭或重症，快速的脈代表體溫高，需要緊急處理[100]。

把脈的位置

傳統中醫把脈的重點在手腕，中醫會把三隻手指放在手腕的橈骨動脈上面，一次把一隻手的脈。大部分的中醫都會把三個位置的脈：

- 寸脈或心
- 關脈或肝
- 尺脈或腎

中醫會利用三種不同程度的力道來把脈，因此可以測得九種脈，三種力道如下：

- 「觸」：表面的碰觸（幾乎沒有施壓）。
- 「摸」：中度的碰觸（輕微的施壓）。
- 「壓」：深度的碰觸（微重的施壓）。

把脈的輕重可以呈現出脈搏如何從醫師手指的壓制中移動至皮膚表層、如何形成、如何浮現出來。一位有經驗的中醫可以藉由對脈的比較來確定身體的實際狀況，知道該針對哪些經絡進行治療。

測試耳朵

有一種最常見的東方診斷方法就是透過把脈來確定耳朵的強弱部位。治療師

舌可以分為四個基本區域，分別代表不同的器官和基本問題：

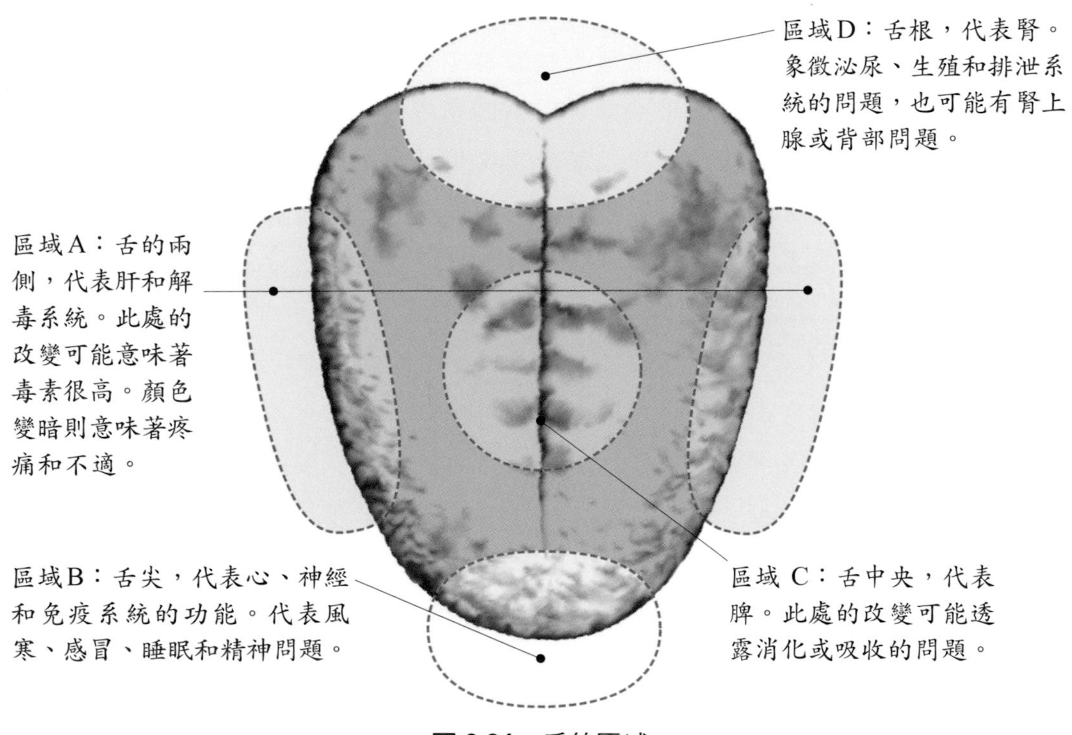

圖 6.31　舌的區域

熟知耳朵部位和器官或身體區域的關聯性，可以依此做出診斷，然後用針、按摩或其他的方式來刺激適當的部位，進行治療。目前有好幾種理論在解釋這個過程。提勒（William Tiller）在《科學和人體轉變》（*Science and Human Transformation*）介紹過相關的概念[101]。

提勒解釋，法國神經學專家保羅．諾吉耶（Paul Nogier）的一大發現就是「血管自律信號」（VAS）的位置，描述了掌控平滑肌的系統，包覆動脈和腸子的就是平滑肌。諾吉耶觀察手腕橈骨動脈的脈搏變化，然後記錄自律神經系統中的交感神經和副交感神經的狀態。他稱之為「耳朵心臟反射」（auricular cardiac reflex，ACR）測試。研究人員朱利安．肯揚（Julian Kenyon）稍後利用 ACR 測試，決定一個人能接受哪些食物或化學物質[102]。這種測試非常簡單，只要握住一個物件靠近病患的耳朵，同時讀取病患橈骨動脈的脈動。若該物件加強橈骨動脈的脈搏，表示結果是正向的，和身體相容。負向的結果則代表此物件對身體有

舌的診斷

舌頭被認為是最重要的診斷器官，因為它充滿血管、體液或供應功能，其中包含味覺受體細胞，同時受到神經系統和循環系統滋養。舌頭也會製造唾液，其中包含著水、電解質、黏液和酶。唾液的化學成分會因為器官的失衡而改變舌頭的外觀。受過訓練的中醫師可以根據以上特質，利用舌頭做出有用的診斷[103]。

治療師在檢查舌頭時，必須先觀察舌苔、形狀、顏色，然後再針對特定部位下診斷。若有哪一個部位出現異常，中醫師就必須特別注意對應的器官組織。

舌的顏色

顏色可以反映內部器官和血液循環的穩定性，同時也能提供線索，判斷一個人的整體健康的強弱。正常的舌頭顏色是淺紅或粉紅，帶點光澤。舌頭顏色通常與內臟功能、血液和免疫健康狀態有關。

中醫師會注意灰白、紅色或紫色的部位，每種顏色都有特定的意義，特別是與舌苔有關的顏色。灰白的舌頭代表過寒，如果上面也有一層很厚的白色舌苔，代表貧血或身體虛弱。紅色的舌頭如果再加上舌苔很薄、沒有舌苔或是舌苔脫層，則可能代表陰虛。

害，脈搏會變得虛弱。

提勒認為，耳朵可以透過包圍身體的靈光場來感受某種物質。靈光場會把這種物質當成一種「信號」。這個信號則像電磁反應一樣，送出一個血管自律信號。血管自律信號就像許多的生物化學受體一樣，其中包含著神經荷爾蒙。神經荷爾蒙對於電磁信號非常敏感。食物、物質或體液的信號會改變神經荷爾蒙分子的幾何構圖，而身體會跟著產生化學改變。另一位研究人員約瑟夫・納維契（Joseph Navach）則認為，發生改變的接受部位其實是信使 RNA 和附近的荷爾蒙或神經傳遞物質。納維契認為人體會先透過共振的神經荷爾蒙群散播第一個反應，然後再和附近部位的神經荷爾蒙群進行溝通，最後才會跟遠端的神經荷爾蒙群聯繫。這個過程就像家人利用電話聯繫，把消息傳到不同的城市[104]。

更多的能量治療方法

除了上述的療法，世上還有數百種治療方法，有些以身體療法為主，有些則包含或搭配能量治療的概念。接下來要介紹各種療法供你參考，同時還附上各種

舌的形狀

正常的舌頭看起來很光滑，沒有裂痕，厚薄適中。中醫師在評估舌頭的形狀時，也會檢查舌頭的大小，參照嘴巴張開的幅度。也可以觀察一下是否有齒痕、潰瘍和發炎。這些症狀可能意味著體內的浮腫或腫脹，也可能代表神經質。形狀可以顯示體液和氣流動的健康狀態。舉個例子，腫脹或浮腫的舌頭代表脾虛和溼熱，瘦長的舌頭則可能代表心熱。

舌苔

健康的舌苔是薄且無色，有時可能是淡黃色，舌根有稍厚的舌苔。厚舌苔通常代表消化系統的問題。不同的舌苔意味著潛伏的疾病。舉個例子，黃色、厚或滑膩的舌苔，代表溼熱，通常有念珠菌或真菌的感染，或是免疫系統功能降低。舌苔脫層或沒有舌苔，通常代表陰虛，身體系統受傷。

類型的醫學定義，例如「生物環境醫學」，其中包含了一些其他的治療方法。

我們之前已經介紹過許多能量治療的方法，可參考本書的索引部分。

指壓按摩（Acupressure）：這種方法是對穴位施壓，可以利用手指、手、手肘或工具。

頌缽（Acutonics）：這是一種轉化的治療系統，利用聲音和振動來調整人的場，幫助身體達到最佳的健康狀態。過程中會利用特別的音叉來治療針灸的經絡穴位。

空氣生物學（Air-biologie）：這門學問注重空氣品質對人體健康的影響，過程中必須檢測空氣狀態，其中包括黴菌、過敏原、流通狀態和溫度的舒適度。

推拿（Amma）：這是一種東方基本的身體功療法，源於西元前二六九七年的治療方法，為傳統中醫所建立[105]。

人智學（Anthroposophy）：由德國魯道夫・史坦納博士創立的哲學，用於治療人的所有面向，讓生理、靈魂和精神層面達到和諧狀態。

芳香療法（Aromatherapy）：根據理論來利用氣味和香氣，每一種都具有不同的頻率。特定的香味能用不同的方式影響身體，製造出鎮定、治療、活化或其他的效應。

生物建築學（Bau-biologie）：討論建築物和建材對健康的影響。支持有利於居住者身心靈健康，並且對環境衝擊小的建築。因此主張建築物應該由自然而可更新的材質建造，減少接觸污染物、化學物質和黴菌，維持適當的溫度與溼度，避免接觸天然和人為的電磁場和電磁輻射。

即時釋放法（Be Set Free Fast，BSFF）：一種能量治療，焦點集中在消除潛意識中負面的情緒根源和自我限制的信仰系統。

生物能量同步法（Bio Energetic Synchronization Technique，B. E. S. T.）：一種整體性的療法，針對身體的所有系統，包括精微系統在內。治療師（通常是整脊師）會先用手測試病患的電磁失衡狀態。失衡的異常可能是機能性的，也可能是來自於情緒、心智或靈性的問題。技巧就是利用脈衝波來恢復健康。

生物環境醫學（Bioenvironmental medicine）：改變身體內部的環境，例如攝取含有益生菌或酵母菌的食物或營養品，來改變整個身體的系統。

生物反饋療法（Biofeedback）：利用高科技儀器來解讀腦波、呼吸、皮膚溫度、血壓、脈搏、肌肉活動和流汗狀態，進一步評估身體的壓力狀態和對身心治療技巧的反應。

生物幾何學（Biogeometry）：生物幾何學設計出一些法則，利用神聖幾何學、聲音和顏色來治療，或是建立健康的環境。這是埃及科學家及建築師伊布拉希姆．柯林姆（Ibrahim Karim）經過三十多年研究後創立的系統，主張所有生物的能量核心都具有獨特的能量。該系統會藉由適當的形狀來改變食物、水、環境和身體的能量，進而提升健康[106]。

生物力學模型（Biomechanical model）：藉由身體的力學來改變身體狀態。

生物醫學模型（Biomedical model）：專注於透過生物因素（排除心理或社會因素）來認識疾病。

生物心理社會模型（Biopsychosocial model）：透過生物、心理和社會因素的互動，創造健康或療癒效果。

人體功療法（Bodywork）：利用按摩來進行治療。

伯溫療法（Bowen method）：輕壓身體的重要部位，透過筋膜刺激能量的流動，有助於身體的自癒。

呼吸療法（Breath work）：具有療癒功能的呼吸練習。

整脊（Chiropractic）：整脊師會利用手來治療脊椎的機能性失調，進而影響肌肉骨骼和神經系統，改善健康狀態，偶爾也會使用工具輔助。它的基本理論是脊椎的半脫位會導致疾病，適當的脊椎調整能治療疾病。

頭薦骨療法（Craniosacral therapy）：利用頭蓋骨和薦骨來減輕疼痛，提升免疫系統和治療疾病。人的頭顱骨有一種源於子宮的節奏性律動，這種方法可以幫助身體在脊髓硬膜管關閉之後，重新找到律動，達成平衡。這種律動每分鐘約六至十二次。

電子—生物學（Electro-biologie）：主要探討電子系統的電磁能量作用，主張減少所有負面的電磁輻射，像是來自於電線、行動電話和電腦（生物建築學的支派）。

電磁療法（Electromagnetic therapy）：主要是利用身體內的電場、磁場或電磁場來進行治療。

能量醫學（Energy medicine）：利用物理性或精微能量的治療，來改變身體內外或周遭的能量屬性，進而創造出改變。

能量治療（Energy therapies）：利用能量體、通道和場來產生改變。

精油（Essential oils）：各種不同的油都有特定的振動頻率，通常用於芳香療法，利用精油來引出特定的反應。

眼動身心重建法（Eye movement desensitization and reprocessing，EMDR）：使用各種不同的技巧來檢查並解開過去的問題，其中包括眼動治療。

家族系統排列法（Family constellation work）：由柏特・海寧格（Bert Hellinger）發明，主張家族會導致一些看不見的力量，以負向的模式世世代代地糾纏。一個人如果能建立活出真我的獨立性，就能治癒這種跨世代的模式。

費登奎斯方法（The Feldenkrais method）：透過一系列的動作來幫助人們恢復天生的活動、思考和感覺能力。

風水（Feng shui）：主要是利用景觀和周遭環境的影響，包括外形、歷史、形狀、顏色、擺設和方位。這種中國文化的系統認為氣候、天文學和地磁學的因素，能夠為財富、健康和關係帶來正向的影響。基本的理論包括氣或宇宙能量；極性，或陰陽對立；利用指北針和羅盤或八卦。八卦上有八個指標，主要是根據四個基本方向。

花精療法（Flower essence healing）：花精特別使用包含花和植物元素的液態酊，透過振盪的原理來平衡情緒，減輕身體和心理的症狀。花精療法是艾德華・巴哈醫生（Edward Bach）在二十世紀初期所開始進行的研究。儘管後來有許多分派出現，巴哈的花精療法至今仍很盛行。

寶石療法（Gemstone therapy）：人類運用寶石來進行治療已有數千年歷史。水晶和其他礦石都有特定的分子結構。治療師可以針對寶石設計或引導一種特定意念的能量，來進行治療或取得信息。寶石療法常和脈輪結合運用，對靈光場或其他的生物場造成特定的影響。

地球生物學（Geobiology）：主要關心各種不同天然和人為輻射的影響。

哈科米（Hakomi）：結合西方心理學和系統理論。以正念和非暴力為原則，運用各種以身體為主的技巧。

治療次元或全息儲存解析（Healing dimensions 或 holographic memory resolution）：解決身、心、靈的創傷。

能量手療（Healing touch）：一種有完整文獻的徒手療癒方法，利用脈輪、靈光場和特定的技巧來協助治療。

哈樂手療（Heller work）：結合動作和身體的校正，恢復身體的自然平衡。

草藥學（Herbalism）：利用天然或調製過的草藥來進行治療。

全息療法（Holographic repatterning）：主要是根據全息理論，在自認為受限的地方產生正向的改變。現在也稱為「共振重塑」（resonance repatterning）。

全息呼吸法（Holotropic breathwork）：利用呼吸技巧來啟動身心靈的「全息圖」，清除過往的議題。

玻尿酸（Hyaluronic acid）：美國食品藥物管理局已經核准注射玻尿酸來治療膝關節炎。有些治療師會對穴位注射玻尿酸。玻尿酸的保養品被譽為「青春之泉」。

催眠療法（Hypnotherapy）：幫助個案改變意識狀態，進入不同層面的心智，消除症狀、疾病或上癮症。

虹膜診斷法（Iridology）：分析眼睛的虹膜來判斷健康狀況。

仁神術（Jin Shin Jyutsu）：日本古代的能量治療技巧，包括深層呼吸，將手放置在身體的不同部位。手療的過程也被稱為「安全能量鎖」。

淨靈（Johrei）：一種日本的徒手療法，過程包含靈性的療癒。

活元運動（Katsugen undo）：利用特定的動作來解放意識對身體的控制，讓身體產生自療作用。

長壽飲食法（Macrobiotics）：這是對健康有益的飲食方法，源自於古希臘醫學之父希波克拉底的時代。它主張攝取全穀類和未加工的食物，同時採用東方的陰陽概念，按照季節來烹飪食物。

按摩治療（Massage therapy）：利用對肌肉、皮膚和軟組織的操作來幫助身體復原，增加刺激。根據輔助醫學研究人員統計，目前至少有七十五種不同的按摩「門派」。

本體能量療法（Matrix energetics）：透過量子治療頻率來達成能量治療的效果。

本體重塑（Matrix repatterning）：這是根據一個經過科學證明的有機結構模型，也就是張力均衡結構本體（tensegrity matrix）的療法。該理論認為許多觀察到的現象，都與複雜的動作、結構的整合以及組織對創傷的反應有關。這種療法可以用來重組本體，釋放力量，讓身體、心理和情緒達到平衡。

本體功療法（Matrix work）：一種超個人的能量心理療法，可以用來治療困難的問題。

冥想（Mediation）：透過暫停思考或集中注意力讓心智鎮定，常用來消除壓力、振奮精神或改變身體的壓力模式。

肌筋膜放鬆療法（Myofascial release）：一種手療的技巧，利用持久的壓力來減少筋肌膜的緊繃。

自然醫學（Naturopathic medicine 或 naturopathy）：這種療法主張加強身體的天生能力，從疾病或受傷中自行復原。其中結合許多不同的治療模式，包括阿優吠陀醫學和整體醫學，提供草藥治療、水療、針灸、情緒諮商、手療、環境治療、芳香療法，或是利用酊劑和整體性的藥物來促進身心健康。

神經語言程式學（Neurolingustic programming，NLP）：主要是進入大腦和神經網絡，利用強化生命的程式來取代受損的程式。

整骨療法（Osteopathy）：針對肌肉骨骼系統的治療。醫生通常具備傳統的醫學訓練，了解生理性的問題。

五業排毒法（Panchakarma）：印度阿優吠陀醫學主張的淨化理論。

皮拉提斯（Pilates）：透過身體的延展和動作來校正身體，強化核心，運用正念的技巧。

般納療法（Pranic healing）：過程包括將般納（氣）運行至整個脈輪系統，然後透過手和脈輪將氣排出體外。目的是淨化和活化病患的乙太體。

量子觸療（Quantum-touch）：一種徒手的療癒系統，可以利用氣來幫助自己和別人治療身體和情緒的問題。

羅夫按摩（Rolfing）：透過深層按摩和筋膜操作來重建身體，通常可以用來解決身心的問題。

埃及靈氣（Seichim）：透過徒手療癒的方式傳遞利用「母體能量」，有些人認為這種療法源自於埃及。

整體（Seitai）：日本傳統的矯正身體治療 ，結合針灸理論和骨頭位置的概念。

薩滿教（Shamanism）：薩滿是巫師治療師，可以針對各種存在界施展療癒或神性能力。

音針（Sonopuncture）：把聲音訊號應用在穴位上面。

特殊人體能量網絡（Specific human energy network，SHEN）：一種碰觸療法，結合碰觸和極性治療。可以透過生物能量場來減輕情緒壓力。

靈性治療（Spiritual healing）：仰賴外界或「更高層」的力量為治療能量的

來源。

太極拳（Tai Chi Chuan，**也稱為太極**）：這是一種非常普遍的「柔性」或非搏鬥性的武術，可以促進健康，延年益壽。修習者利用各種姿勢和動作來刺激氣的循環。這些姿勢是根據人體的經絡系統，練習過程不僅是在運動，也是在療癒。太極拳被認為是一種「內功」，只用來改善個人內在的生理和靈性自我。

達帕斯指壓技巧（Tapas acupressure technique，TAT）：這是根據傳統中醫理論，透過身心系統來處理信息和能量。

思想能量同步治療（Thought energy synchronization therapies）：讓精微能量的流動透過身體的磁極和經絡，與想法或相關的情緒產生互動。

觸碰呼吸（Touch and breathe，TAB）**或思維場療法**（Thought Field Therapy，TFT）：當治療師碰觸一個穴位時，病患同時進行一個完整的呼吸循環。這個系統衍生出情緒釋放技巧。

連鎖反應點治療（Trigger point therapy）：對骨骼肌肉上一些反應特別激烈的點施壓，這些點連結到導致疼痛的小硬塊（結節）。

推拿（Tui na）：這種按摩方法針對的是針灸穴位。顧名思義其過程就是推進或拉出體內或身體周圍的氣。推拿師會利用各種不同的手部技巧，還有一些被動或主動的伸展動作，校正肌肉骨骼系統的問題，修復異常的神經肌肉模式，消除體內的生化刺激物。

振動醫學（**振波醫療**，Vibrational medicine）：該治療的理論基礎認為人體是由互相連結的能量場所組成。當其中一個或多個能量場失衡時，人就會生病。若能重新平衡這些能量，人就會恢復健康。

觀想療法（Visualization）：透過內心的觀想來減少壓力症狀，和特定的能量產生連結。

瑜伽（Yoga）：結合呼吸練習、體位法和冥想，達到身、心、靈的平衡。瑜伽有許多派別，多數都和脈輪有關。

袁氏療法（The Yuen method）：一種結合傳統中國能量醫學和西方概念的能量治療技巧。該療法主張身體就像一台電腦，疼痛就是失衡的信號。治療師會利用各種技巧找到失衡的根源，其中包括化學性、能量的或情緒的失衡，也可判斷失衡開始出現的時間。

零點平衡法（Zero balancing）：零點平衡是一種徒手療癒方法，目的在幫助能量體和身體結構達成平衡。它利用特定的觸碰方式，稱為「接合」（interface），來幫助能量體和身體產生連結。

結論

我們已經細讀了自古以來全世界各地的身體能量地圖。我們探索了印度的神聖傳統、東方的醫學和電磁光譜外的能量場，還有目前仍在物理實驗室中「醞釀」的概念。我們探討了浩瀚的星球能量和次原子粒子的微活動，同時也檢視了能量的存在，揭露了宇宙萬物蘊含的精微能量。

精微能量不僅組成了具體的世界，也創造了人體。精微能量主要分成三種系統：場、通道和體。事實上，是精微能量在指導物質的運作。我們應該說自己是存活於物理宇宙中的精微體，而非精微世界中的實體。

對於執業的療癒師而言，精微能量結構的知識非常重要。專注的療癒師如果了解這些力量如何在身體內外發揮作用，便能做出最好的診斷，解決疾病和問題。療癒師可以藉由對精微能量的敏銳覺知，找出最有效的療法，以全觀的角度來進行療癒，而非只針對部分的身體系統。他或她也可以利用不斷發展的工具，加強東方和西方療法的功效。

有些工具極具歷史性，由祖先發明流傳至今。經過多年的摸索之後，療癒師已經能憑著直覺理解精微能量，同時透過實際的應用，證明精微能量的存在。包羅萬象的治療系統，例如靈光場治療、經絡治療和脈輪平衡等，都運用到精微能量系統，現代療癒師可以透過檢視和採用相關的方式獲益。無論是否能衡量這些工具的效果，它們都已經在過去展現成效，如今也能發揮作用。

我們替這些古老的療法加入了現代的研究和治療手段。我們在書中探討了數十種當代能量療法的科學應用。我們也討論了醫療儀器的應用、光療法、補身和養身之道等。所有的治療都獲得了科學的認證，或是已經有能量理論做為依據。我們曾經無法測量無線電波、電磁輻射或 X 光，如今這些之前被視為精微能量的元素，已經搖身一變成為當代保健的核心和先鋒。

但優秀的療癒師必須勇於嘗試，追求更好的療癒效果。療癒師如果能超越已經被證實的技巧和概念，接受還未被實驗證明的精微療法，同時嚴守本書中提過的醫療道德，就能有更出色的表現。

肉眼無法看見的能量場確實會影響我們的幸福和健康。我們真的擁有靈光場，而攝影師正在揭露這些色彩繽紛的光暈帶。改變看不見的場，就能轉變我們的模樣。經絡的確通過了我們的結締組織，這已經獲得研究人員的實驗證明。還有科學家發現了一些有關脈輪和脈的有趣現象，也都具有相當的可信度，值得我們進一步分析和研究。我期待本書的內容，能引導讀者和科學界進行更多的探索。

本書的真正目的是想要獻給所有受影響或參與醫療過程的人，希望能拓展每個人的保健視野，其中包括治療師、學生、老師、病患和他們關心的人。舌頭的診斷、基本指壓點、徒手療癒或顏色治療這些知識，是否能拯救自己，或是救他人一命？當我們認識了物質宇宙底下的精微現實，是否能為所有人創造更美好的現實？

精微不代表「微弱」。邏輯告訴我們，如果是精微能量襯托出現實，我們就能利用精微能量來重新塑造現實。儘管人類研究並應用精微能量知識已有數千年，我們仍然處於邊界，等待躍進。我們是否能接受古老的知識和科學的新發現，或是回到無知的安全之中？我們是否能不僅只問「已知的事物」，同時思考「還有什麼是我們不知道的」？以開放的心態研究和應用，我們每一個人都有機會更加認識疾病和健康背後的精微法則，也能對這門學問貢獻一己之力，這些知識將會引導精微體療癒技巧的未來發展。

註解

Part1

1. George Vithoulkas, *The Science of Homeopathy* (New York: Grove Weidenfeld, 1980), xii-xiii.
2. Paul Pearsall, *The Heart's Code* (New York: Broadway, 1988), 13.
3. Seth Lloyd, *Programming the Universe* (New York: Vintage, 2006), 69.
4. www.iht.com/articles/1995/05/16/booktue.t.php.
5. www.trepan.com/introduction.html.
6. http://utut.essortment.com/whatisthehist_rgic.htm.
7. James L. Oschman, "Science and the Human Energy Field," interview by William Lee Rand in *Reiki News Magazine* 1, no. 3, Winter 2002, available online at www.reiki.org.
8. 同上。
9. 同上。
10. MíceálLedwith and Klaus Heinemann, The Orb Project (New York: Atria, 2007), xix.
11. W. A. Tiller, W. E. Dibble, Jr., and M. J. Kohane, *Conscious Acts of Creation* (Walnut Creek, CA: Pavior Publishing, 2001).
12. W. A. Tiller, W. E. Dibble, Jr., and J. G. Fandel, *Some Science Adventures with Real Magic* (Walnut Creek, CA: Pavior Publishing, 2005).
13. Ledwith and Heinemann, *The Orb Project*, xx.
14. Barbara Ann Brennan, *Hands of Light* (New York: Bantam, 1993), 49.
15. Richard Gerber, *VibrationalMedicine* (Santa Fe: Bear & Co., 1988), 125-126.
16. Lawrence Bendit and Phoebe Bendit, *The Etheric Body of Man* (Wheaton, IL: Theosophical Publishing House, 1977), 22.
17. www.le.ac.uk/se/centres/sci/selfstudy/particle01.html.
18. www.biomindsuperpowers.com; www.tillerfoundation.com/energyfields.html;William Tiller, "Subtle Energies," Science & Medicine 6 (May/June 1999); William A. Tiller, *Science and Human Transformation: Subtle Energies, Intentionality, and Consciousness* (Walnut Creek, CA: Pavior Publishing, 1997).
19. James Oschman, "What is Healing Energy? Part 3: Silent Pulses," *Journal of Bodywork*

and Movement Therapies 1, no. 3 (April 1997): 184.

20. Chris Quigg, "The Coming Revolution in Particle Physics," *Scientific American*, February 2008, p. 46-53.
21. Lloyd, *Programming the Universe*, 111-112.
22. Ledwith and Heinemann, *The Orb Project*, 47.
23. Lloyd, *Programming the Universe*, 72.
24. 同上，66-67。
25. Kenneth Ford, *The Quantum World* (Cambridge, MA: Harvard University Press, 2004), 34.
26. Lloyd, *Programming the Universe*, 112.
27. http://en.wikipedia.org/wiki/Hippocratic_Oath.
28. Daniel J. Benor, "Intuitive Assessments: An Overview," *Personal Spirituality Workbook*. www.WholisticHealingResearch.com.
29. Rollin McCraty, Mike Atkinson, and Raymond Trevor Bradley, "Electrophysiological Evidence of Intuition: Part I. The Surprising Role of the Heart," *The Journal of Alternative and Complementary Medicine* 10, no. 1 (2004): 133.
30. Herbert Benson with Marg Stark, *Timeless Healing* (New York: Scribner, 1996), 63.
31. www.medicalnewstoday.com/articles/84726.php.
32. J. A. Turner, et al., "The Importance of Placebo Effects in Pain Treatment and Research," *JAMA* 271 (1994): 1609-1614.
33. Tamar Hardenberg, "The Healing Power of Placebos," www.fda.gov/fdac/features/2000/100_heal.html. FDA consumer magazine, January-February 2000.
34. www.washingtonpost.com/ac2/wp-dyn/A2709-2002Apr29.
35. 同上。
36. R. W. Levenson and A. M. Ruef, "Physiological Aspects of Emotional Knowledge and Rapport," in *Empathetic Accuracy*, ed. W. Ickes (New York: Guilford, 1997) 44-116.
37. Pearsall, *The Heart's Code*, 55.
38. Rollin McCraty, *The Energetic Heart* (Boulder Creek, CA: HeartMath Institute Research Center, 2003), 1. (E-book: Publication No. 02-035, 2003: 8-10; www.heartmath.org.)
39. 同上，1-5。
40. 同上。
41. 同上，5。
42. Hoyt L. Edge, et al., *Foundations of Parapsychology: Exploring the Boundaries of Human Capability* (Boston: Routledge and Kegan Paul, 1986); Carroll B. Nash, Parapsychology: The Science of Psiology (Springfield, IL: Charles C. Thomas, 1986); J. B. Rhine, *Extra-*

sensory Perception (Boston: Branden, 1964); Louisa E. Rhine, *ESP in Life and Lab: Tracing Hidden Channels* (New York: Macmillan, 1967); Louisa E. Rhine, *Hidden Channels of the Mind* (New York: Morrow, 1961).

43. D. J. Benor, "Scientific Validation of a Healing Revolution," *Healing Research 1, Spiritual Healing* (Pro- fessional Supplement) (Southfield, MI: Vision Publications, 2001), www.WholisticHealingResearch.com.
44. David Eisenberg, et al., "Inability of an 'Energy Transfer Diagnostician' to Distinguish Between Fertile and Infertile Women," *Medscape General Medicine* 3 (2001), www.medscape.com/viewarticle/406093.

Part 2

第二部分內容出處如下： James Bevan, *A Pictorial Handbook of Anatomy and Physiology* (New York: Barnes & Noble Books, 1996).

Paul Hougham, *Atlas of Mind, Body and Spirit* (New York: Gaia, 2006).

Emmet B. Keefe, *Introduction to Know Your Body: The Atlas of Anatomy* (Berkeley, CA: Ulysses Press, 1999).

Kurt Albertine and David Tracy, eds., *Anatomica's Body Atlas* (San Diego, CA: Laurel Glen Publishing, 2002).

1. www.pubmedcentral.nih.gov/articlerender.fcgi? artid=1634887; http://diabetes.diabetesjournals.org/cgi/content/full/53/suppl_1/S96; www.angelfire.com/pe/MitochondriaEve.
2. G. J. Siegel, B. W. Agranoff, S. K. Fisher, R. W. Albers, and M. D. Uhler, *Basic Neurochemistry*, 6th ed. (Philadelphia: Lipincott Williams & Wilkins, 1999); www.iupac.org/publications/pac/2004/ pdf/7602x0295.pdf.
3. www.medcareservice.com/MICROCURRENT-THERAPY-Article.cfm.
4. www.sciencemaster.com/jump/life/dna.php.
5. J. W. Kimball, "Sexual Reproduction in Humans: Copulation and Fertilization," Kimball's Biology Pages (based on Biology, 6th ed., 1996), quoted in http://en.wikipedia.org/wiki/Mitochondrion.
6. Richard Dawkins, *The Ancestor's Tale: A Pilgrimage to the Dawn of Life* (Boston: Houghton Mifflin, 2004).
7. R. L. Cann, M. Stoneking, and A. C. Wilson, "Mitochondrial DNA and Human Evolution," *Nature* 325 (1987), 31-36; Bryan Sykes, *The Seven Daughters of Eve: The Science That Reveals Our Genetic Ancestry* (New York: W. W. Norton, 2001).
8. http://dailynews.yahoo.com/headlines/sc/story.html?s=v/nm/19990421/sc/health_autoimmune_1.html; J. Lee Nelson, "Your Cells Are My Cells," *ScientificAmerican*, February

2008, 73-79.

9. www.washingtonpost.com/wp-dyn/content/article/2007/01/22/AR2007012200942.html.
10. Ethan Watters, "DNA is Not Your Destiny," *Discover*, November 2006, 32-37, 75.
11. www.discovermagazine.com/2006/nov/cover/article_view? b_start:int=2&-C=-42k-.
12. 同上。
13. Lynne McTaggart, *The Field* (New York: Harper Perennial, 2003), 44.
14. 同上，43-55。
15. Jacob Liberman, *Light: Medicine of the Future* (Santa Fe, NM: Bear & Co., 1991), 110.
16. David A. Jernigan and Samantha Joseph, "Illuminated Physiology and Medical Uses of Light," *Subtle Energies & Energy Medicine* 16, no. 3 (2005): 251-269.
17. www.cell.com; www.cell.com/content/article/abstract?uid=PIIS0092867407007015, N.K. Lee, H. Sowa,E. Hinoi, et al., "Endocrine regulation of energy metabolism by the skeleton," *Cell* 130, no. 3 (Aug 10, 2007): 456-469.
18. www.rolf.org; www.shands.org/health/imagepages/19089.htm.
19. Jernigan and Joseph, "Illuminated Physiology and Medical Uses of Light," 252-253.
20. 同上，255。
21. Dawson Church, *The Genie in Your Genes* (Santa Rosa, CA: Elite Books, 2007), 137-138.
22. Arden Wilken and Jack Wilken, "Our Sonic Pathways," *Subtle Energies & Energy Medicine* 16, no. 3 (2007): 271-282.
23. http://en.wikipedia.org/wiki/Brain; Anne D. Novitt-Moreno, *How Your Brain Works* (Emeryville, CA: Ziff- Davis Press, 1995).
24. Robert O. Becker, "Modern Bioelectromagnetics& Functions of the Central Nervous System," *Subtle Energies & Energy Medicine* 3, no. 1 (1992): 53-72.
25. Daniel G. Amen, *Change Your Brain, Change Your Life* (New York: Three Rivers Press, 1998).
26. 同上，37-38。
27. Candace Pert, *Molecules of Emotion: the Science Behind Mind-Body Medicine* (New York: Scribner, 1997).
28. 同上，23。
29. 同上，24-25。
30. www.emotionalintelligence.co.uk/ezine/downloads/23_Book.pdf.
31. http://64.233.167.104/search?q=cache:lTt8NZxlWAQJ:www.intermountainhealthcare.org/xp/public/documents/pcmc/eeg.pdf+how+an+EEG+works&hl=en&ct=clnk&cd=2&gl=us.
32. Amen, Change Your Brain, Change Your Life, 143; Rosemary Ellen Guiley, Harper's En-

cyclopedia of Mystical and Paranormal Experience (Edison, NJ: Castle Books, 1991), 58.

33. www.monroeinstitute.com/content.php?content_id=27; Marcia Jedd, "Where Do You Want to Go Today?" Interview with Skip Atwater of the Monroe Institute, Fate Magazine, July 1998, 36.
34. http://wongkiewkit.com/forum/attachment.php?attachmentid=596&d=1107898946; http://en.wikipedia. org/wiki/David_Cohen_(physicist).
35. 同上。
36. www.affs.org/html/biomagnetism.html; Bethany Lindsay, "The Compasses of Birds," *The Science Creative Quarterly* 2 (September-November 2006), www.scq.ubc.ca/?p=173, reprinted from Issue 1 (June 6, 2005); www.item-bioenergy.com.
37. Guiley, *Harper's Encyclopedia of Mystical and Paranormal*, 58.
38. Hougham, *Atlas of Mind, Body and Spirit*, 30; Amen, *Change Your Brain, Change Your Life*, 143.
39. Guiley, *Harper's Encyclopedia of Mystical and Paranormal*, 48-49.
40. "Alleviating Diabetes Complications," M, U of Michigan Alumni newsletter, Fall 2007, 5; www.warmfeetkit.com/gpage3.html.
41. www.item-bioenergy.com.
42. I. Haimov and P. Lavie, "Melatonin—A Soporific Hormone," *Current Directions in Psychological Science*5 (1996): 106-111.
43. Cyndi Dale, *Advanced Chakra Healing: Energy Mapping on the Four Pathways* (Berkeley, CA: Crossing, 2005), 4, 139, 272.
44. www.acutcmdetox.com/tryptophan2.html; http://en.wikipedia.org/wiki/Tryptophan.
45. http://lila.info/document_view.phtml? document_id=21, referencing various works, including S. M. Roney-Dougal, "Recent Findings Relating to the Possible Role of the Pineal Gland in Affecting Psychic Abilities," *The Journal of the Society for Psychical Research* 56 (1989): 313-328.
46. 同上，referencing J. C. Callaway, "A Proposed Mechanism for the Visions of Dream Sleep," *Medical Hypotheses* 26 (1988): 119-124.
47. 同上。
48. http://www.rickstrassman.com/dmt/chaptersummaries.html.
49. Cyndi Dale, *Advanced Chakra Healing: Heart Disease* (Berkeley, CA: Crossing, 2007), 6-7.
50. Stephen Harrod Buhner, *The Secret Teachings of Plants* (Rochester, VT: Bear & Co., 2004), 82.
51. 同上，79。

52. 同上，103。
53. 同上，103-115。
54. 同上，61。
55. 同上，83。
56. Puran Bair, "Visible Light Radiated from the Heart with Heart Rhythm Meditation," *Subtle Energies & Energy Medicine* 16, no. 3 (2005): 211-223.
57. http://en.wikipedia.org/wiki/Metabolism; http://www.kidshealth.org/parent/general/body_basics/metabolism.html; http://www.vivo.colostate.edu/hbooks/pathphys/endocrine/bodyweight/leptin.html;http://www.onsiteworkshops.com/manage/pdf1140126696.pdf.
58. www.merck.com/mmhe/sec09/ch118/ch118a.html; http://en.wikipedia.org/wiki/Digestion.
59. www.merck.com/mmhe/sec09/ch118/ch118a.html; Novitt-Moreno, *How Your Brain Works*; http://psychologytoday.com/articles/pto-19990501-000013.html; Michael Gershon, *The Second Brain* (New York: HarperCollins, 1999).
60. psychologytoday.com/articles/pto-19990501-000013.html.
61. http://en.wikipedia.org/wiki/Excretory_system.
62. http://en.wikipedia.org/wiki/Male_genital_organs; www.kidshealth.org/parent/general/body_basics/ female_reproductive_system.html.
63. http://preventdisease.com/healthtools/articles/bmr.html.
64. www.trueorigin.org/atp.asp.
65. http://en.wikipedia.org/wiki/Taste.

Part 3

1. www.spaceandmotion.com/Physics-Quantum-Theory-Mechanics.htm; http://au.geocities.com/psyberplasm/ch6.html.
2. http://imagine.gsfc.nasa.gov/docs/science/know_l1/emspectrum.html; J. D. Berman and S. E. Straus, "Implementing a Research Agenda for Complementary and Alternative Medicine," *Annual Review of Medicine* 55 (2004): 239-254.
3. www.teachersdomain.org/resources/lsps07/sci/phys/energy/waves/index.html.
4. Lloyd, *Programming the Universe*; Ford, *The Quantum World*.
5. Curt Suplee, "The Speed of Light Is Exceeded in Lab: Scientists Accelerate a Pulse of Light," *Washington Post*, July 20, 2000, A01; L. J. Wang, A. Kuzmich, and A. Dogariu, "Gain-assisted Superluminal Light Propagation," *Nature*, July 20, 2000.
6. Ford, *The Quantum World*, 242.
7. Larry Dossey, MD, A*lternative Therapies in Health and Medicine* 8, no. 2 (2002): 12-16, 103-110; www.noetic.org/research/dh/articles/HowHealingHappens.pdf.

8. VestergaardLeneHau, "Frozen Light," *Scientific American*, May 2003, 44-51.
9. McTaggart, *The Field.*
10. http://hyperphysics.phy-astr.gsu.edu/hbase/ems3.html; www.magnetotherapy.de/Schumann-waves.152.0.html.
11. www.magnetotherapy.de/Bioenergetically-active-signals.153.0.html.
12. Michael Isaacson and Scott Klimek, "The Science of Sound," lecture notes, Normandale College, Bloomington, MN, spring 2007.
13. Konstantin Meyl, trans. Ben Jansen, "Scalar Waves: Theory and Experiments 1," *Journal of Scientific Exploration* 15, no. 2 (2001): 199-205.
14. Paul Devereux, Places of Power (London: Blandford Press, 1990); John B. Carlson, "Lodestone Compass: Chinese or Olmec Primacy?" *Science*, September 5, 1975, 753-760.
15. Judy Jacka,*TheVivaxis Connection: Healing Through Earth Energies* (Charlottesville, VA: Hampton Roads, 2000), 197.
16. 同上， 198。
17. http://users.pandora.be/wouterhagens/biogeometry/grids_uk.htm.
18. Jacka, *TheVivaxis Connection.*
19. 同上，6。
20. Steven Ross, ed., "Magnetic Effects on Living Organisms," *World Research News*, 2nd Quarter 2007.
21. www.wrf.org/alternative-therapies/magnetic-effects-on-living-organisms.php.
22. Georges Lakhovsky, *The Secret of Life* (London: True Health Publishing, 1963).
23. George W. Crile, *A Bipolar Theory of Living Processes* (New York: Macmillan, 1926).
24. George W. Crile, "A Bipolar Theory of the Nature of Cancer," *Annals of Surgery* LXXX, no. 3 (September 1924): 289-297.
25. Thomas Colson, *Molecular Radiations* (San Francisco: Electronic Medical Foundation, 1953), 140-141.
26. R. E. Seidel and M. Elizabeth Winter, "The New Microscopes," *Journal of Franklin Institute* 237, no. 2 (February 1944): 103-130.
27. Jesse Ross, "Results, Theories, and Concepts Concerning the Beneficial Effects of Pulsed High Peak Power Electromagnetic Energy (Diapulse Therapy) in Accelerating the Inflammatory Process and Wound Healing" (paper presented at the Bioelectromagnetics Society, 3rd Annual Conference, Washington DC, August 9-12, 1981); Dr. Euclid-Smith, "Report on 63 Case Histories," available from World Research Foundation.
28. Steven Ross, "The Waves that Heal: Georges Lakhovsky's Multiple Wave Oscillator," *World Research News*, 2nd Quarter 1996: 1.

29. 同上，5。

30. Steven Ross, approved in e-mail to the author, March 4, 2008.

31. Harold Saxton Burr, "Excerpt from Blueprint for Immortality," reprinted as "The Electrical Patterns of Life: The World of Harold Saxton Burr," *World Research News*, 2nd Quarter 1997: 2, 5.

32. 同上。

33. Albert Roy Davis and Walter C. Rawls, Jr., *Magnetism and Its Effects on the Living System* (Hicksville, NY: Exposition Press, 1974); Albert Roy Davis and Walter C. Rawls, Jr., *The Magnetic Effect* (Kansas City: Acre, 1975).

34. Ross, "The Electrical Patterns of Life," 1-2.

35. http://en.wikipedia.org/wiki/L-field.

36. Edward Russell, *Design for Destiny* (London: Neville Spearman Ltd., 1971), 58.

37. Peter Watson, *Twins: An Uncanny Relationship?* (New York: Viking, 1981); Guy Lyon Playfair, *Twin Telepathy: The Psychic Connection* (New York: Vega, 2003).

38. Rollin McCraty, Mike Atkinson, and Raymond Trevor Bradley, "Electrophysiological Evidence of Intuition: Part 2. A System-Wide Process?" *Journal of Alternative and Complementary Medicine* 10, no. 2 (2004): 325-336.

39. Russell, *Design for Destiny*, 59.

40. 同上，60。

41. 同上，61-62。

42. 同上，62。

43. E. Cayce and L. Cayce, *The Outer Limits of Edgar Cayce's Power* (New York: Harper and Row, 1971); W. McGarey, *The Edgar Cayce Remedies* (New York: Bantam, 1983).

44. C. N. Shealy and T. M. Srinivasan, eds., *Clairvoyant Diagnosis: Energy Medicine Around the World* (Phoenix, AZ: Gabriel Press, 1988).

45. http://www.pubmedcentral.nih.gov/articlerender.fcgi?artid=1361216.

46. W. A. Tiller, W. E. Dibble Jr., R. Nunley, et al., "Toward General Experimentation and Discovery in Conditioned Laboratory Spaces: Part I. Experimental pH Change Findings at Some Remote Sites," *Journal of Alternative and Complementary Medicine* 10, no. 1 (2004): 145-157.

47. James Oschman, *Energy Medicine* (New York: Churchill Livingstone, 2000), 60.

48. Russell, *Design for Destiny*, 70.

49. www.mercola.com/2000/aug/13/geopathic_stress.htm.

50. www.healthastro.com/geopathic_stress.html.

51. Anders Albohm, Elisabeth Cardis, Adele Green, Martha Linet, David Savitz, and Anthony

Swerdlow, "Review of the Epidemiologic Literature on EMF and Health," *Environmental Health Perspectives* 109, no. S6 (December 2001): 9; Tore Tynes, L. Klaeboe, and T. Haldorsen, "Residential and Occupational Exposure to 50 Hz Magnetic Fields and Malignant Melanoma: A Population Based Study," *Occupational and Environmental Medicine* 60, no. 5 (May, 2003): 343-347; N. Wertheimer and E. Leeper, "Electrical Wiring Configurations and Childhood Cancer," *American Journal of Epidemiology* 109 (1979): 273-284; Anders Albohm, "Neurodegenerative Diseases, Suicide and Depressive Symptoms in Relation to EMF," *Bioelectromagnetics* 5: S132-143; J. Hansen, "Increased Breast Cancer Risk Among Women Who Work Predominantly at Night," *Epidemiology* 12, no. 1 (January 2001): 74-77; Y. N. Cao, Y. Zhang, and Y. Liu, "Effects of Exposure to Extremely Low Frequency Electromagnetic Fields on Reproduction of Female Mice and Development of Offspring," *Zhonghua Lao Dong Wei Sheng Zhi Ye Bing ZaZhi* 24, no. 8 (August 2006): 468-470.

52. Richard Gerber, *A Practical Guide to Vibrational Medicine* (New York: HarperCollins, 2000), 282.
53. www.darvill.clara.net/emag/emagradio.htm.
54. www.mercola.com/forms/ferrite_beads.htm.
55. http://sprott.physics.wisc.edu/demobook/chapter6.htm.
56. http://hyperphysics.phy-astr.gsu.edu/hbase/ems3.html.
57. www.darvill.clara.net/emag/emaggamma.htm.
58. http://tuxmobil.org/Infrared-HOWTO/infrared-howto-a-eye-safety.html; www.ryuarm.com/infrared.htm.
59. www.mercola.com/article/microwave/hazards2.htm.
60. http://hyperphysics.phy-astr.gsu.edu/hbase/ems3.html.
61. www.springerlink.com/index/Q192636T8232T247.pdf; Gerber, Practical Guide to Vibrational Medicine, 274.
62. www.magnetotherapy.de/Bioenergetically-active-signals.153.0.html; www.magnetotherapy.de/Schumann-waves.152.0.html.
63. www.healthastro.com/geopathic_stress.html.
64. Jacka, *TheVivaxis Connection*, 197.
65. http://users.pandora.be/wouterhagens/biogeometry/grids_uk.html.
66. www.in2it.ca.
67. www.healthastro.com/geopathic_stress.html.
68. http://users.pandora.be/wouterhagens/biogeometry/grids_uk.html; www.healthastro.com/geopathic_ stress.html.

69. "The Scientific Basis for Magnet Therapy—Analytical Research Report," *Innovation Technologies and Energy Medicine*, www.item-bioenergy.com; www.shokos.com/science.htm; www.consumerhealth.org/ articles/display.cfm? id=19990303184500.
70. Gerber, *Practical Guide to Vibrational Medicine*, 279.
71. 同上。
72. 同上，279-280。
73. 同上，128。
74. 同上，280-288。
75. 同上，267-68。
76. G. M. Lee, Michael Yost, R. R. Neutra, L. Hristova, and R. A. Hiatt, "A Nested Case-Control Study of Resi- dential and Personal Magnetic Field Measures and Miscarriages," *Epidemiology* 13, no. 1 (January 2002): 21-31; De-Kun Li, Roxana Odouli, S. Wi, T. Janevic, I. Golditch, T. D. Bracken, R. Senior, R. Rankin, andR. Iriye, "A Population-Based Prospective Cohort Study of Personal Exposure to Magnetic Fields During Pregnancy and the Risk of Miscarriage," *Epidemiology* 13, no. 1 (January 2002): 9-20; Maria Feychting, Anders Ahlbom, F. Jonsson, and N. L. Pederson, "Occupational Magnetic Field Exposure and Neurode- generative Disease," *Epidemiology* 14, no. 4 (July 2003): 413-419; NiklasHakansson, P. Gustavsson, BirgitteFloderus, and ChristofJohanen, "Neurodegenerative Diseases in Welders and Other Workers Exposedto High Levels of Magnetic Fields," *Epidemiology* 14, no. 4 (July 2003): 420-426; Tore Tynes, L. Klaeboe, and T. Haldorsen, "Residential and Occupational Exposure to 50 Hz Magnetic Fields and Malignant Melanoma: A Population Based Study," *Occupational and Environmental Medicine* 60, no. 5 (May 2003): 343-347.
77. Robert O. Becker, "Modern Bioelectromagnetics and Functions of the Central Nervous System," *Subtle Energies* 3, no.1: 6.
78. Gerber, *Practical Guide to Vibrational Medicine*, 276.
79. 同上，62。
80. 同上，63。
81. Davis and Rawls, *Magnetism and Its Effects on the Living System*; A. Trappier, et al., "Evolving Perspectives on the Exposure Risks from Magnetic Fields," *Journal of the National Medical Association* 82, no. 9 (September 1990): 621-624; Davis and Rawls, *The Magnetic Effect*; www.magnetlabs.com/articles/journalbioelectroinst.doc; www.magnetage.com/Davis_Labs_History.html.
82. www.magnetage.com/Davis_Labs_History.html.
83. Gerber, *Practical Guide to Vibrational Medicine*, 275.

84. E. Keller, "Effects of Therapeutic Touch on Tension Headache Pain," *Nursing Research* 35 (1986): 101- 105; D. P. Wirth, "The Effect of Non-Contact Therapeutic Touch on the Healing Rate of Full Thickness Dermal Wounds," *Subtle Energies* 1 (1990): 1-20; G. Rein and R. McCraty, "Structural Changes in Water and DNA Associated with New 'Physiologically' Measurable States," Journal of Scientific Exploration 8 (1994): 438-439; Jeanette Kissinger and Lori Kaczmarek, "Healing Touch and Fertility: A Case Report," *Journal of Perinatal Education* 15, no. 2: 13-20.

85. Daniel J. Benor, "Distant Healing, Personal Spirituality Workbook," *Subtle Energies* 11, no. 3 (2000): 249-264; www.WholisticHealingResearch.com.

86. www.healingtouchinternational.org.

87. R. C. Byrd, "Positive Therapeutic Effects of Intercessory Prayer in a Coronary Care Unit Population," *Southern Medical Journal* 81, no. 7 (1988): 826-829; www.healingtouchinternational.org/index. php? option=com_content&task=view&id=83.

88. Oschman, *Energy Medicine*.

89. L. Russek and G. Schwartz, "Energy Cardiology: A Dynamical Energy Systems Approach for Integrating Conventional and Alternative Medicine," *Journal of Mind-Body Health* 12, no. 4 (1996): 4-24.

90. Daniel J. Benor, "Spiritual Healing as the Energy Side of Einstein's Equation," www.WholisticHealingResearch.com.

91. B. F. Sisken and J. Walder, "Therapeutic Aspects of Electromagnetic Fields for Soft Tissue Healing," in *Electromagnetic Fields: Biological Interactions and Mechanisms*, ed. M. Blank (Washington, DC: Ameri- can Chemical Society, 1995), 277-285.

92. J. Zimmerman, "Laying-on-of-Hands Healing and Therapeutic Touch: A Testable Theory," *BEMI Currents, Journal of the BioElectromagnetics Institute* 2 (1990): 8-17.

93. M. S. Benford, "Radiogenic Metabolism: An Alternative Cellular Energy Source," *Medical Hypotheses* 56, no. 1 (2001): 33-39.

94. B. Haisch and A. Rueda, "A Quantum Broom Sweeps Clean," *Mercury* 25, no. 2 (March/April 1996): 2-15.

95. V. Panov, V. Kichigin, G. Khaldeev, et al., "Torsion Fields and Experiments," *Journal of New Energy* 2 (1997): 29-39.

96. Ledwith and Heinemann, *The Orb Project*, 54-55.

97. www.byregion.net/articles-healers/Sound_DNA.html.

98. www.sciencedaily.com/releases/1998/09/980904035915.htm.

99. www.chiro.org/ChiroZine/ABSTRACTS/Cervical_Spine_Geometry.shtml.

100. www.healingsounds.com.

101. Mark Alpert, "The Triangular Universe," Scientific American, February 2007, 24.
102. John Evans, Mind, Body and Electromagnetism (Dorset, UK: Element, 1986), 134. http://www.luisprada.com/Protected/the_planetary_grids.htm; http://www.aniwilliams.com/geometry_ music_healing.htm; http://www.0disease.com/0platinicsolid_rest.html.
103. www.sacredsites.com/europe/ireland/tower_of_cashel.html.
104. P. S. Callahan, "The Mysterious Round Towers of Ireland: Low Energy Radio in Nature," *The Explorer's Journal* (Summer 1993): 84-91.
105. Harvey Lisle, *The Enlivened Rock Powders* (Shelby, NC: Acres, 1994).
106. www.luisprada.com/Protected/the_planetary_grids.html; www.aniwilliams.com/geometry_music_healing.html.
107. www.0disease.com/0platonicsolid_rest.html.
108. Steve Gamble, "Healing Energy and Water," www.hado.net.
109. Ralph Suddath, "Messages from Water: Water's Remarkable Expressions," www.hado.net.
110. 同上。
111. www.frankperry.co.uk/Cymatics.htm; www.physics.odu.edu/~hyde/Teaching/Chladni_Plates.html.
112. 同上。
113. www.redicecreations.com/specialreports/2006/01jan/solfeggio.html.
114. 同上。
115. 同上。
116. www.tomatis.com/English/Articles/how_we_listen.html.
117. www.tomatis.com/English/Articles/add_adhd.html.
118. www.byregion.net/articles-healers/Sound_DNA.html.
119. 同上。
120. 同上。
121. Michael Shermer, "Rupert's Resonance," *Scientific American*, November 2005, 19; Rupert Sheldrake, *A New Science of Life* (Rochester, VT: Park Street, 1995).
122. Brennan, *Hands of Light*, 49.
123. Bendit and Bendit, *The Etheric Body of Man*, 22.
124. Gerber, *Practical Guide to Vibrational Medicine*, 125-126.
125. www.bearcy.com/handsoflight5.html.
126. John White and Stanley Krippner, *Future Science* (New York: Anchor, 1977).
127. http://en.wikipedia.org/wiki/Jan_Baptist_van_Helmont; www.theosociety.org/pasadena/fund/fund-10.htm.

128. http://gvanv.com/compass/arch/v1402/albanese.html.
129. http://en.wikipedia.org/wiki/Odic_force; www.bearcy.com/handsoflight5.html.
130. Walter J. Kilner, *The Human Aura* (New York: University Books, 1965).
131. Wilhelm Reich, *The Discovery of the Orgone, Vol. 1, The Function of the Orgasm*, trans. Theodore P. Wolfe (New York: Orgone Institute Press, 1942), 2nd ed. (New York: Farrar, Straus and Giroux, 1961); Wilhelm Reich, *The Cancer Biopathy* (New York: Farrar, Straus and Giroux, 1973).
132. P. D. and L. J. Bendit, *Man Incarnate* (London: Theosophical Publishing House, 1957).
133. Dora Kunz and Erik Peper, "Fields and Their Clinical Implications," *The American Theosophist* (December 1982): 395.
134. www.bearcy.com/handsoflight5.html; http://biorespect.com/lesnews.asp?ID=5&NEWSID=119.
135. www.mietekwirkus.com/testimonials_friedman.html.
136. Valerie V. Hunt, Wayne W. Massey, Robert Weinberg, Rosalyn Bruyere, and Pierre M. Hahn, "A Study of Structural Integration from Neuromuscular, Energy Field, and Emotional Approaches" (1977), sponsored by the Rolf Institute of Structural Integration; www.rolf.com.au/downloads/ucla.pdf.
137. Oschman, *Energy Medicine*.
138. 同上，30。
139. 同上，34。
140. Brennan, *Hands of Light*, 34.
141. Evans, *Mind, Body and Electromagnetism*, 22.
142. 同上，47-54。
143. 同上。
144. Dale, *Advanced Chakra Healing*, 131-132.
145. http://homepage.ntlworld.com/homeopathy_advice/Theory/Intermediate/miasm.html.
146. Gerber, *Practical Guide to Vibrational Medicine*, 146.
147. Jon Whale, "Core Energy Surgery for the Electromagnetic Body," www.positivehealth.com/article-list.ph"p?subjectid=95.
148. www.sevenraystoday.com/sowhatarethesevenrays.htm.
149. www.assemblagepointcentre.com; Jon Whale, "Core Energy, Case Studies," www.positivehealth.com/article-list.ph"p?subjectid=95.
150. Samuel Hahnemann, *Organon*, 5th ed. (R.C. Tandon: B. Jain Publishers Pvt. Ltd., 2002).

Part 4

1. ImreGalambos, "The Origins of Chinese Medicine: The Early Development of Medical Literature in China," at www.zhenjiu.de/Literature/Fachartikel/englisch/origins-of.htm; www.logoi.com/notes/ chinese_medicine.html; Manfred Pokert, *The Theoretical Foundations of Chinese Medicine: Systems of Correspondence* (Cambridge, MA: MIT Press, 1974); Nathan Sivin, "HuangdiNeijing," in *Early Chinese Texts: A Bibliographical Guide*, ed. Michael Loewe (Berkeley, CA: IEAS, 1993).
2. www.logoi.com/notes/chinese_medicine.html.
3. www.herbalhealing.co.uk/Acupuncture_Introduction.htm; http://en.wikipedia.org/wiki/History_of_science_and_technology_in_China.
4. www.compassionateacupuncture.com/How%20Acupuncture%20Works.htm; www.peacefulmind.com/articlesa.htm.
5. Beverly Rubik, "Can Western Science Provide a Foundation for Acupuncture?" *Alternative Therapies* 1, no. 4 (September 1995): 41-47. www.emofree.com/Research/meridianexistence.htm.
6. www.compassionateacupuncture.com; www.peacefulmind.com.
7. Pokert, *Theoretical Foundations of Chinese Medicine*; www.acupuncture.com/education/tcmbasics/mienshiang.htm; http://biologie.wewi.eldoc.ub.rug.nl/FILES/root/publ/2006/acupunctuur/rap69acupunctuur.pdf; www.compassionateacupuncture.com/How%20Acupuncture%20Works.htm;www.emofree.com/Research/meridianexistence.htm; Ted Kaptchuk, *The Web That Has No Weaver* (New York: Congdon and Weed, 1983); Henry C. Lu, *Traditional Chinese Medicine* (Laguna Beach, CA: Basic Health Publications, 2005); Giovanni Maciocia, *The Foundations of Chinese Medicine: A Comprehensive Text for Acupuncturists and Herbalists*, 2nd ed. (New York: Churchill Livingstone, 2005); Giovanni Maciocia, *The Practice of Chinese Medicine*, 1st ed. (New York: Churchill Livingstone, 1997); www.acupuncture.com; www.acupuncture.com/education/theory/acuintro.htm; http://nccam.nih.gov/health/acupuncture/; www.informit.com/articles/article.aspx?p=174361.
8. http://tcm.health-info.org/WHO-treatment-list.htm; http://en.wikipedia.org/wiki/Meridian_(Chinese_medicine).
9. L. V. Carnie, *Chi Gung* (St. Paul, MN: Llewellyn, 1997); Waysun Liao, *The Essence of T'ai Chi* (Boston: Shambhala, 1995).
10. www.informit.com/articles/article.aspx?p=174361.
11. www.matzkefamily.net/doug/papers/tucson2b.html.
12. http://paraphysics-research-institute.org/Contents/Articles/Physics%20and%20the%20

Paranormal.htm.

13. Ruth Kidson, *Acupuncture for Everyone* (Rochester, VT: Healing Arts, 2000), 34.
14. 同上；www.compassionateacupuncture.com/How%20Acupuncture%20Works.htm.
15. www.peacefulmind.com/articlesa.htm.
16. Gary Taubes, "The Electric Man," *Discover*, April 1986, 24-37.
17. BjörnNordenström, *Biologically Closed Electric Circuits: Clinical, Experimental and Theoretical Evidence for an Additional Circulatory System* (Stockholm: Nordic Medical Publications, 1983).
18. 同上，26。
19. www.ursus.se/ursus/publications.shtml.
20. 同上。
21. Robert O. Becker, *Cross Currents* (New York: Penguin, 1990), 159.
22. 同上，159-160。
23. 同上，153-154。
24. Rubik, "Can Western Science Provide a Foundation for Acupuncture?"
25. www.peacefulmind.com/articlesa.htm.
26. M. M. Giraud-Guille, "Twisted Plywood Architecture of Collagen Fibrils in Human Compact Bone Osteons," *Calcified Tissue International* 42 (1988): 167-180.
27. Tiller, *Science and Human Transformation*, 117-119.
28. 同上，120。
29. www.tillerfoundation.com/science.html.
30. www.astronutrition.com; www.healthguidance.org/entry/3441/1/Hyaluronic-Acid-The-Fountain-of-Youth.html.
31. P. H. Weigel, G. M. Fuller, and R. D. LeBoeuf, "A Model for the Role of Hyaluronic Acid and Fibrin in the Early Events During the Inflammatory Response and Wound Healing," *Journal of Theoretical Biology* 119, no.2 (1986): 219-234.
32. www.naturalworldhealing.com/body-energy-imaging-proposal.htm.
33. www.energymed.org/hbank/handouts/harold_burr_biofields.htm.
34. www.harmonics.com.au/acuenergetics.shtml.
35. www.bibliotecapleyades.net/ciencia/ciencia_humanmultidimensionaanatomy.htm.
36. http://links.jstor.org/sici?sici=0305-7410(196507%2F09)23%3C28%3ACTMAPV%3E2.0.CO%3B2-9; S. Rose-Neil, "The Work of Professor Kim Bonghan," *The Acupuncturist* 1, no. 15 (1967): 15-19; W. Tiller, "Some Energy Observations of Man and Nature," *The Kirlian Aura* (Garden City, NY: Doubleday, 1974), 123-145; www.okmedi.net/English/ebody01/meridians01.asp; www.okchart.com/English/ebody02/ehistory02a.asp;

wwwsoc.nii.ac.jp/islis/en/journalE/abst231E.htm.
37. www.biomeridian.com/virtual-medicine.htm.
38. www.miridiatech.com/acugraph/originandhistory.htm; www.sanavida.info/acupuncture-q-and-a.html.
39. Z.-X. Zhu, "Research Advances in the Electrical Specificity of Meridians and Acupuncture Points,"*American Journal of Acupuncture* 9 (1981): 203-216.
40. www.medicalacupuncture.com/aama_marf/journal/vol13_1/article7.html.
41. http://sci.tech-archive.net/Archive/sci.physics/2005-02/4794.html; http://marquis.rebsart.com/dif.html; I.F. Dumitrescu, "Contribution to the Electro-Physiology of the Active Points," International Acupuncture Conference, Bucharest, Romania, 1977, quoted in "Research Advances in the Electrical Specificity of Meridians and Acupuncture Points," *American Journal of Acupuncture* 9, no. 3 (1981): 9.
42. M. Mussat, trans. E. Serejski, *Acupuncture Networks* 2 (1997).
43. http://biologie.wewi.eldoc.ub.rug.nl/FILES/root/publ/2006/acupunctuur/rap69acupunctuur.pdf; Jia-Xu Chen and Sheng-Xing Ma, *The Journal of Alternative and Complementary Medicine* 11, no. 3 (2005): 423-431.
44. P. de Vernejoul, et al., "Etude Des MeridiensD'Acupuncture par les TraceursRadioactifs," *Bulletin of the Academy of National Medicine* (Paris) 169 (October 1985): 1071-1075.
45. Jean-Claude Darras, Pierre de Vernejoul, and Pierre Albarède, "A Study on the Migration of Radioactive Tracers after Injection at Acupoints," *American Journal of Acupuncture* 20, no. 3 (1992): 245-246; Fred Gallo, "Evidencing the Existence of Energy Meridians," www.emofree.com/Research/meridianexistence.htm.
46. Darras, de Vernejoul, and Albarède, "A Study on the Migration of Radioactive Tracers after Injection at Acupoints."
47. 同上；Gallo, "Evidencing the Existence of Energy Meridians."
48. Rubik, "Can Western Science Provide a Foundation for Acupuncture?"
49. 同上；www.peacefulmind.com/articlesa.htm.
50. Hiroshi Motoyama with Rande Brown, *Science and the Evolution of Consciousness* (Brookline, MA: Autumn, 1978): 112-113, 145-147.
51. Yoshio Nagahama and Masaaki Maruyama, Studies on Keiraku (Tokyo: Kyorinshoin Co. Ltd., 1950), quoted in Motoyama, *Science and the Evolution of Consciousness*, 112-113.
52. www.drdanazappala.com/Colorlight.asp; www.acupuncturetoday.com/archives2003/jul/07starwynn.html;www.holisticonline.com/LightTherapy/light_conductor.htm.
53. Hiroshi Motoyama, Gaetan Chevalier, Osamu Ichikawa, and Hideki Baba, "Similarities and Dissimiliarities of Meridian Functions Between Genders," *Subtle Energies & Energy*

Medicine 14, no. 3 (2003): 201-219.

54. David Olszewski and Brian Breiling, "Getting into Light: The Use of Phototherapy in Everyday Life," in *Light Years Ahead*, ed. Brian Breiling (Berkeley, CA: Celestial Arts, 1996), 286.
55. www.yinyanghouse.com/acupuncturepoints/locations_theory_and_clinical_applications.
56. www.worldtaa.org/acupuncture/meridians-acupuncture.html.
57. www.chinesemedicinesampler.com/acupuncture.html.
58. www.acupuncture.com.au/education/acupoints/category-antique.html; www.findmyhealer.co.uk/ acupuncture.html; http://en.wikipedia.org/wiki/Acupuncture_point; www.yinyanghouse.com/acupuncturepoints/point_categories.
59. George T. Lewith, Peter J. White, and JeremiePariente, "Investigating Acupuncture Using Brain Imaging Techniques: The Current State of Play," http://ecam.oxfordjournals.org/cgi/content/full/2/3/315.
60. www.chinesemedicinesampler.com/acupuncture.html.
61. Maciocia, *The Foundations of Chinese Medicine*; Maciocia, *The Practice of Chinese Medicine*.
62. Lu, *Traditional Chinese Medicine*; http://deepesthealth.com/2007/chinese-medicine-and-the-emotions- what-does-the-neijing-say; Karol K. Truman, *Feelings Buried Alive Never Die* (Brigham City, UT: Brigham Distributing, 1991).
63. www.periodensystem.ch/Tmax_english.html; http://tuberose.com/meridians.html.
64. William Tiller, *Science and Human Transformation* (Walnut Creek, CA: Pavior Publishing, 1997), 121.
65. 同上。
66. Evans, *Mind, Body and Electromagnetism*, 43.
67. Motoyama with Brown, *Science and the Evolution of Consciousness*, 81-85.
68. 同上，81-86。
69. www.windemereschoolofmassage.com/meridian/LightBody/villoldo2.asp.
70. Alberto Villoldo, *Shaman, Healer, Sage* (New York: Harmony, 2000).
71. Hernan Garcia, A. Sierra, H. Balam, and J. Conant, *Wind in the Blood: Mayan Healing & Chinese Medicine* (Taos, NM: Redwing Books, 1999).

Part 5

1. Dennis William Hauck, *The Emerald Tablet* (New York: Penguin, 1999), 51.
2. N. N. Bhattacharyya, *History of the Tantric Religion*, 2nd rev. ed. (New Delhi: Manohar, 1999), 385-386.

3. Arthur Avalon, *The Serpent Power* (New York: Dover, 1974), 1-18.
4. Brennan, *Hands of Light*, 54.
5. Katrina Raphaell, *The Crystalline Transmission* (Santa Fe, NM: Aurora Press, 1990), 19-38.
6. Caroline Shola Arewa, *Opening to Spirit* (New York: Thorsons/HarperCollins, 1998), 51.
7. 同上，54。
8. Martin Bernal, *Black Athena* (New York: Vintage, 1987).
9. Arewa, *Opening to Spirit*, 51-53.
10. 同上，57。
11. Muata Ashby, *Egyptian Yoga Volume I: The Philosophy of Enlightenment*, 2nd ed. (U.S. A., Sema Institute/C.M. Book Publisher, 2005); Muata Ashby, *The Black African Egyptians* (U.S.A., Sema Institute/C.M. Book Publisher, 2007).
12. Avalon, *The Serpent Power*, 2.
13. C. W. Leadbeater, *The Chakras* (Wheaton, IL: Quest Books, 1927).
14. Anodea Judith, *Eastern Body Western Mind: Psychology and the Chakra System as a Path to the Self* (Berkeley, CA: Celestial Arts, 1996).
15. Avalon, *The Serpent Power*, 36.
16. Naomi Ozaniec, *Chakras for Beginners* (Pomfret, VT: Trafalgar Square, 1995); www.geocities.com/octanolboy/bpweb/Chpt06.htm; www.universal-mind.org/Chakra_pages/ProofOfExistence.htm; www. bioenergyfields.org.
17. www.emaxhealth.com/26/1115.html.
18. Valerie Hunt, Wayne W. Massey, Robert Weinberg, Rosalyn Bruyere, and Pierre M. Hahn, "A Study of Structural Integration from Neuromuscular, Energy Field, and Emotional Approaches" (Abstract, 1977, www.somatics.de/HuntStudy.html).
19. ShaficaKaragulla, *The Chakras and Human Energy Fields* (Wheaton, IL: Quest, 1989).
20. www.geocities.com/octanolboy/bpweb/Chpt06.htm.
21. www.bibliotecapleyades.net/ciencia/ciencia_humanmultidimensionaanatomy.htm.
22. www.geocities.com/octanolboy/bpweb/Chpt06.htm; www.bibliotecapleyades.net/ciencia/ciencia_human- multidimensionaanatomy.htm.
23. Motoyama with Brown, *Science and the Evolution of Consciousness*, 86.
24. Harish Johari, *Chakras: Energy Centers of Transformation* (Rochester, VT: Destiny, 2000).
25. Arthur Avalon, *MahanirvanaTantra* (Lodi, CA: Auromere, 1985).
26. Avalon, *The Serpent Power*, 261.
27. Jean Varenne, *Yoga and the Hindu Tradition* (Chicago: University of Chicago Press, 1976),

159.

28. www.beezone.com/DevatmaShakti/Chapter7.html.
29. www.wholebeingexplorations.com/matrix/SpSt/nadis.htm.
30. Don Glassey, “Life Energy and Healing: The Nerve, Meridian and Chakra Systems and the CSF Connection,” www.ofspirit.com/donglassey1.htm.
31. Johari, *Chakras*, 29-30.
32. 同上，29-41; Varenne, *Yoga and the Hindu Tradition*.
33. TommasoPalamidessi, *The Caduceus of Hermes ed. Archeosofica* (1969); retrieved from http:// en.wikipedia.org/wiki/Nadi_(yoga).
34. Varenne, *Yoga and the Hindu Tradition*, 161-162.
35. www.sunandmoonstudio.com/YogaArticle/InvisibleAnatomy.shtml; Johari, *Chakras*, 16-17.
36. Varenne, *Yoga and the Hindu Tradition*, 158.
37. 同上，156-158。
38. Tenzin Wangyal Rinpoche, *Healing with Form, Energy, and Light* (Ithaca, NY: Snow Lion, 2002).
39. 同上，xix-xxi。
40. Tenzin Wangyal Rinpoche, *Tibetan Sound Healing* (Boulder, CO: Sounds True, 2006).
41. www.tantra.com/tantra/what_is_tantra/a_definition_of_tantra.html.
42. GyalwaChangchub and NamkhaiNyingpo, trans. Padmalcara Translation Group, *Lady of the Lotus-Born* (Boston: Shambhala, 2002).
43. Hunbatz Men, *Secrets of Mayan Science/Religion* (Santa Fe, NM: Bear & Co., 1990), 58.
44. 同上。
45. 同上，111。
46. DhyaniYwahoo, *Voices of Our Ancestors* (Boston, MA: Shambhala, 1987).
47. 同上，90。
48. 同上，29。
49. 同上，273-277。
50. 同上，19。
51. 同上，100-103。
52. Villoldo, *Shaman, Healer, Sage*, 106.
53. 同上，76。
54. Zachary Lansdowne, *The Revelation of Saint John* (York Beach, ME: Red Wheel/Weiser, 2006).
55. 同上，68。

56. Kerry Wisner, *Song of Hathor: Ancient Egyptian Ritual for Today* (Nashua, NH: Hwt-Hrw Publications, 2002); www.hwt-hrw.com/Bodies.php; www.spiritmythos.org/TM/9energybodies.html; www.theafrican.com/Magazine/Cosmo.htm; Ra Un Nefer Amen, *MetuNeter, Vol. 1: The Great Oracle of Tehuti, and the Egyptian System of Spiritual Cultivation* (Brooklyn, NY: Khamit Media Tran Visions, Inc., 1990); Ra Un Nefer Amen, *Tree of Life Meditation System* (T.O.L.M) (Brooklyn, NY: Khamit Publications, 1996); CharlesS. Finch, III, *The Star of Deep Beginnings: The Genesis of African Science and Technology* (Decatur, GA: Khenti, 1998); A. David and Paul Rosalie, *The Ancient Egyptians* (London: Routledge & Kegan Paul, 1982); Dimitri Meeks and Christine Favard-Meeks, *Daily Life of the Egyptian Gods* (Ithaca, NY: Cornell Univer- sity Press, 1996); http://findarticles.com/p/articles/mi_qa3822/is_200410/ai_n14681734/pg_14.
57. www.theafrican.com/Magazine/Cosmo.htm; www.wisdomworld.org/additional/ancientlandmarks/AncientWisdomInAfrica1.html.
58. Ra UnNefer Amen, *Tree of Life Meditation System*.
59. Joseph W. Bastien, *Mountain of the Condor* (Long Grove, IL: Waveland Press, 1985), 8-9.
60. Cyndi Dale, *Advanced Chakra Healing* (Berkeley, CA: Crossing, 2005); Cyndi Dale, *New Chakra Healing* (Woodbury, MN: Llewellyn, 1996).
61. ShyamSundaGoswamik, *Layayoga* (Rochester, VT: Inner Traditions, 1999), 160-164.
62. Johari, *Chakras*, 141-143.
63. Varenne, *Yoga and the Hindu Tradition*, 170.
64. David Furlong, *Working with Earth Energies* (London: Piatkus, 2003).
65. Raphaell, *The Crystalline Transmission*, 19.
66. Georgia Lambert Randall, “The Etheric Body” (lecture notes, 1983); Georgia Lambert Randall, *Esoteric Anatomy* (Tape series, Wrekin Trust UK, 1991), quoted in Arewa, Opening to Spirit, 5.
67. Diane Stein, *Women's Psychic Lives* (St. Paul, MN: Llewellyn, 1988), 26.
68. Dale, *Advanced Chakra Healing*.
69. www.getprolo.com/connective_tissue2.htm.
70. Dale, *Advanced Chakra Healing*.
71. Cyndi Dale, *Illuminating the Afterlife* (Louisville, CO: Sounds True, 2008).
72. Dale, *Advanced Chakra Healing*, 53-57.
73. Cyndi Dale, *Zap, You're a Teen!*, e-book (Minneapolis, MN: Life Systems Services Corp., 2005), www.cyndidale.com; Cyndi Dale, *The Spirit's Diet*, e-book (Minneapolis, MN: Life Systems Services Corp., 2005), www.cyndidale.com; Cyndi Dale, *Attracting Your Perfect Body Through the Chakras* (Berkeley, CA: Crossing, 2006).

74. www.americansportsdata.com/obesityresearch.asp.
75. Ted Andrews, *Simplified Magick* (St. Paul, MN: Llewellyn, 1989); Will Parfitt, *Elements of the Qabalah* (New York: Element, 1991); Gershon Winkler, *Magic of the Ordinary* (Berkeley, CA: North Atlantic, 2003); Rabbi Laibl Wolf, *Practical Kabbalah* (New York: Three Rivers, 1999).
76. Parfitt, *Elements of the Qabalah*.

Part 6

1. www.centerforaltmed.com/?page_id=5.
2. H. L. Fields and J. C. Liebeskind, eds., *Pharmacological Approaches to the Treatment of Chronic Pain: New Concepts and Critical Issues—Progress in Pain Research and Management*, Vol. 1 (Seattle: IASP Press, 1994); D. L. Gebhart, G. Hammond, and T. S. Jensen, *Proceedings of the 7th World Congress on Pain—Progress in Pain Research and Management*, Vol. 2 (Seattle, WA: IASP Press, 1994); J. S. Han, The Neurochemical Basis of Pain Relief by Acupuncture, Vol. 2 (Hubei, China: Hubei Science and Technology Press, 1998), quoted in www.chiro.org/acupuncture/ABSTRACTS/Beyond_endorphins.shtml.
3. SubhutiDharmananda, "Electro-Acupuncture," www.itmonline.org/arts/electro.htm.
4. www.answers.com/topic/electroacupuncture.
5 www.chiro.org/acc/What_is_Ryodoraku.shtml.
6. Julia J. Tsuei, "Scientific Evidence in Support of Acupuncture and Meridian Theory: I. Introduction," www.healthy.net/scr/article.asp? Id=1087, originally published in IEEE, *Engineering in Medicine and Biology* 15, no. 3 (May/June 1996).
7. www.naokikubota.com.
8. www.spiritofmaat.com/archive/mar1/aurasoma.html.
9. Kubota chart p 336.
10. http://veda.harekrsna.cz/encyclopedia/ayurvedantacakras.htm; Alan Keith Tillotson, *The One Earth Herbal Sourcebook: Everything You Need to Know About Chinese, Western, and Ayurvedic Herbal Treatments* (New York: Kensington, 2001).
11. Steven Ross, ed., "Dr. Giuseppe Calligaris: The Television Powers of Man," *World Research News*, 1st Quarter 2005: 1.
12. 同上。
13. 同上，4。
14. Hubert M. Schweizer, "Calligaris," lecture presented at the University of York, September 3, 1987, distributed by World Research Foundation.
15. 同上，11。

16. 同上。
17. Dale, *Advanced Chakra Healing*, 63-66.
18. Liz Simpson, *The Book of Chakra Healing* (New York: Sterling, 1999).
19. Dale, *Advanced Chakra Healing*.
20. www.wrf.org/men-women-medicine/spectrochrome-dinshah-ghadiali.php.
21. M. Terman and J. S. Terman, "Light Therapy for Seasonal and Nonseasonal Depression: Efficacy, Pro- tocol, Safety, and Side Effects," *CNS Spectrums* 10 (2005): 647-663; Bruce Bowser, "Mood Brighteners: Light Therapy Gets Nod as Depression Buster," *Science News* 167, no. 1 (April 23, 2005): 399.
22. http://en.wikipedia.org/wiki/Light_therapy.
23. Jacob Liberman, *Light: Medicine of the Future* (Santa Fe, NM: Bear & Co., 1991), 9.
24. 同上。
25. Reed Karaim, "Light That Can Cure You," Special Health Report: Caring for Aging Parents, Health, *USA Weekend*, February 4, 2007.
26. Liberman, *Light: Medicine of the Future*, 27-34.
27. 同上。
28. McTaggart, *The Field*, 44-51; H. E. Puthoff, "Zero-Point Energy: An Introduction," *Fusion Facts* 3, no. 3 (1991): 1.
29. Steven Vazquez, "Brief Strobic Phototherapy: Synthesis of the Future," in *Light Years Ahead*, 79.
30. 同上，97。
31. 同上，85。
32. 同上，79, 85。
33. Dale, *Advanced Chakra Healing*, 190-193.
34. AkhilaDass and ManoharCroke, "Colorpuncture and Esogetic Healing: The Use of Colored Light in Acupuncture," in *Light Years Ahead*, 233-257.
35. Olszewski and Breiling, "Getting Into Light," 237-238.
36. www.emofree.com.
37. 同上。
38. Dale, *Advanced Chakra Healing*, 190-193.
39. 同上，193-94。
40. Tiller, *Science and Human Transformation*, 255. His footnote is G. Vithoulkas, *The Science of Homeopathy* (New York: Grove, 1980).
41. Gerber, *A Practical Guide to Vibrational Medicine*, 121.
42. Tiller, *Science and Human Transformation*, 255. His footnote is M. Rae, "Potency Simu-

lation by Magnetically Energised Patterns (An Alternate Method of Preparing Homeopathic Remedies)," *British Radionic Quarterly* 19, no.2 (March 1973): 32-40.

43. www.masaru-emoto.net.
44. www.appliedkinesiology.com; www.kinesiology.net/ak.asp; www.healthy-holistic-living.com/electrodermal-testing.html; www.drciprian.com; www.touch4health.com.
45. James Tyler Kent, *Repertory of the Homeopathic MateriaMedica and a Word Index*, 6th ed. (New Delhi:B. Jain Publishers, 2004).
46. D. Cohen, Y. Palti, B. N. Cuffin, and S. J. Schmid, "Magnetic Fields Produced by Steady Currents in the Body," *Proceedings of the National Academy of Science* 77 (1980): 1447-1451.
47. C. Shang, M. Lou, and S. Wan, "Bioelectrochemical Oscillations," *Science Monthly* 22 [Chinese] (1991): 74-80.
48. R. O. Becker and A. A. Marino, *Electromagnetism and Life* (Albany: State Univ. of New York, 1982).
49. www.magnetlabs.com/articles/journalbioelectroinst.doc.
50. M. Tany, S. Sawatsugawa, and Y. Manaka, "Acupuncture Analgesia and its Application in Dental Practices," *American Journal of Acupuncture* 2 (1974): 287-295. http://pt.wkhealth.com/pt/re/ajhp/ fulltext.00043627-200506150-00011.htm.
51. www.item-bioenergy.com/infocenter/ScientificBasisMagnetTherapy.pdf.
52. Kiyoshi Ikenaga, *Tsubo Shiatsu* (Vancouver, BC, Canada: Japan Shiatsu, Inc., 2003), 39.
53. 同上。
54. 同上，31。
55. 同上，34。
56. 同上，35-36。
57. Asokananda (HaraldBrust) and Chow KamThye in *The Art of Traditional Thai Massage Energy Line Chart*, ed. Richard Bentley (Bangkok: Nai Suk's Editions Co. Ltd., 1995).
58. Chart from Ralph Wilson (www.NaturalWorldHealing.com), who added associated emotions based on work of Dietrich Klinghardt, MD (www.Klinghardt.org and www.Neural-Therapy.com); Louisa Williams, www.RadicalMedicine.com.
59. www.cancertutor.org/Other/Breast_Cancer.html; http://pressreleasesonline.biz/pr/Cancer_Care_Expert_Says_Root_Canals_Should_Be_Illegal.
60. http://members.tripod.com/~Neurotopia/Zen/Mudra.
61. www.buddhapia.com/tibet/mudras.html.
62. Irini Rockwell, "The Five Buddha Families," *Shambhala Sun*, November 2002.
63. Faith Javane and Dusty Bunker, *Numerology and the Divine Triangle* (West Chester, PA:

Whitford, 1979), 2.

64. Harish Johari, *Numerology with Tantra, Ayurveda, and Astrology* (Rochester, VT: Destiny, 1990), 14-15.
65. Dale, *Advanced Chakra Healing*, 195-196.
66. www.numericwellness.com.
67. www.polaritytherapy.org/page.asp?PageID=2; www.polaritytherapy.org.
68. www.prevention.digitaltoday.in/fitness-features/the-energy-workout-114.html.
69. Natalie Gingerich, "The Energy Workout," *Prevention Magazine*, December 2007, 152-155.
70. C. H. Chien, J. J. Tsuei, S. C. Lee, et al., "Effects of Emitted Bio-Energy on Biochemical Functions of Cells," *American Journal of Chinese Medicine* 19, no.3-4 (1991): 285-292.
71. A. Seto, C. Kusaka, S. Nakazato, et al., "Detection of Extraordinary Large Bio-Magnetic Field Strength from Human Hand During External Qi Emission," *Acupuncture & Electro-Therapeutics Research, the International Journal* 17 (1992): 75-94.
72. L. V. Carnie, *Chi Gung* (St. Paul, MN: Llewellyn, 1997), 5.
73. 同上，51。
74. David W. Sollars, *The Complete Idiot's Guide to Acupuncture & Acupressure* (New York: Penguin, 2000), 64-65, 78-79, 119, 163-164, 190, 203, 205-206, 210.
75. Nick Franks, "Reflections on the Ether and some Notes on the Convergence between Homeopathy and Radionics," www.Radionic.co.uk/articles.
76. Linda Fellows, "Opening Up the Black Box," *International Journal of Alternative and Complementary Medicine* 15, no. 8, 9-13 (1997): 3, www.Radionic.co.uk/articles; Tony Scofield, "The Radionic Principle:Mind over Matter," *Radionic Journal* 52, no. 1 (2007): 5-16 and 52, no. 2 (2007): 7-12, www.Radionic. co.uk/articles.
77. Sollars, *The Complete Idiot's Guide to Acupuncture & Acupressure*, 24.
78. Olszewski and Breiling, "Getting into Light," 291.
79. 同上，290。
80. Bernard C. Kolster and Astrid Waskowiak, *The Reflexology Atlas* (Rochester, VT: Healing Arts, 2005), 134.
81. Olszewski and Breiling, "Getting into Light," 288.
82. Olszewski and Breiling, "Getting into Light," 288.
83. www.reiki.nu.
84. www.reiki.nu.
85. ItzhakBentov, *Stalking the Wild Pendulum* (Rochester, VT: Destiny, 1977), 9.
86. Evans, *Mind, Body and Electromagnetism*, 98.

87. www.aniwilliams.com/geometry_music_healing.htm.
88. www.healingsounds.com.
89.www.chronogram.com/issue/2005/08/wholeliving.
90. 同上。
91. 同上。
92. Dale, *Advanced Chakra Healing*, 198-202.
93. Evans, *Mind, Body and Electromagnetism*, 87-97.
94. I. Bentov, "Micromotion of the Body as a Factor in the Development of the Nervous System," in *Kundalini:Psychosis or Transcendence?* ed. Lee Sanella (San Francisco: H.S. Dakin, 1976), 72-92.
95. Gerber, *Vibrational Medicine*, 401-408.
96. Evans, *Mind, Body and Electromagnetism*, 96.
97. Lu, *Traditional Chinese Medicine*, 74.
98. www.itmonline.org/arts/pulse.htm; http://sacredlotus.com/diagnosis/index.cfm; http://www.giovanni-maciocia.com/articles/flu.html.
99. SubhutiDharmananda, "The Significance of Traditional Pulse Diagnosis in the Modern Practice of Chinese Medicine," www.itmonline.org/arts/pulse.htm; XieZhufan, "Selected Terms in Traditional Chinese Medicine and Their Interpretations (VIII)," *Chinese Journal of Integrated Traditional and Western Medicine* 5, no. 3 (1999): 227-229.
100. Xie, "Selected Terms in Traditional Chinese Medicine and Their Interpretations (VIII)," 227-229.
101. Tiller, *Science and Human Transformation*, 163-166.
102. J. N. Kenyon, *Auricular Medicine: The Auricular Cardiac Reflex, Modern Techniques of Acupuncture*, Vol.2 (New York: Thorsons, 1983), 82, 191.
103. Cathy Wong, "Tongue Diagnosis," http://altmedicine.about.com/b/2005/09/20/tongue-diagnosis.htm; Ni Daoshing, "Why Do You Keep On Asking Me to Stick My Tongue Out?" www.acupuncture.com; XieZhufan and Huang Xi, eds., *Dictionary of Traditional Chinese Medicine* (Hong Kong: Commercial Press, 1984); Robert Flaws, "Introduction to Chinese Pulse Diagnosis," in Flaws, *The Secret of Chinese Pulse Diagnosis* (Boulder, CO: Blue Poppy Press, 1995); www.healthy.net/scr/article.asp? id=1957.
104. J. H. Navach, *The Vascular Autonomic System, Physics and Physiology* (Lyon, France: The VIII Germano-Latino Congress on Auricular Medicine, 1981), www.drfeely.com/doctors/acu_ear_bib_2_5.htm.
105. www.amcollege.edu/blog/massage/amma-massage.htm.
106. www.biogeometry.org.

參考書目

Part 1

www.amsa.org/ICAM/C6.doc.

www.answers.com/topic/electricity.

www.arthistory.sbc.edu/sacredplaces/sacredgeo.html.

Barnes, Frank S., and Ben Greenebaum, eds. *Bioengineering and Biophysical Aspects of Electromagnetic Fields*, 3rd ed. New York: Taylor & Francis, 2007.

Becker, Robert O. *Cross Currents*. New York: Penguin, 1990.

Bendit, Lawrence, and Phoebe Bendit. *The Etheric Body of Man*. Wheaton, IL: Theosophical Publishing House, 1977.

Bengtsson, I., and K. Zyczkowski. *Geometry of Quantum States: An Introduction to Quantum Entanglement*. New York: Cambridge University Press, 2006.

Benor, Daniel J., "Intuitive Assessments: An Overview." *Personal Spirituality Workbook*. www.WholisticHealingResearch.com.

——. "Scientific Validation of a Healing Revolution," Healing Research, Vol. 1, *Spiritual Healing* (Profes-sional Supplement 2001). Southfield, MI: Vision Publications. www.WholisticHealingResearch.com.

Benson, Herbert, and Marg Stark. *Timeless Healing: The Power and Biology of Belief*. New York: Scribner, 1996.

www.beyondtheordinary.net/NC-bellstheorem.html.

www.biomindsuperpowers.com.

www.bioprodownloads.com/pdf/Beverly_Rubik.pdf.

Brennan, Barbara Ann. *Hands of Light*. New York: Bantam, 1993.

www.cern.ch/livefromcern/antimatter.

Church, Dawson. *The Genie in Your Genes*. Santa Rosa, CA: Elite Books, 2007.

www.colorado.edu/physics/2000/quantumzone/photoelectric2.html.

www.eas.asu.edu/~holbert/wise/electromagnetism.htm.

Edge, Hoyt L., et al. *Foundations of Parapsychology: Exploring the Boundaries of Human Capability*. Boston: Routledge and Kegan Paul, 1986.

Eisenberg, David, et al. “Inability of an ‘Energy Transfer Diagnostician’ to Distinguish Between Fertile and Infertile Women.” *Medscape General Medicine* 3, no.1 (2001).

www.emc.maricopa.edu/faculty/farabee/BIOBK/BioBookEner1.html. www.enchantedlearning.com/math/geometry/solids.

www.esalenctr.org/display/confpage.cfm?confid=8&pageid=69&pgtype=1.

Evans, John. *Mind, Body and Electromagnetism*. Dorset, UK: Element Books, 1986.

www.fda.gov/fdac/features/2000/100_heal.html.

Fetrow, C.W., and Juan R. Avila. *Complementary & Alternative Medicines*. Springhouse, PA: Springhouse, 2001. Ford, Kenneth W. *The Quantum World*. Cambridge, MA: Harvard University Press, 2004.

www.ftexploring.com/energy/definition.html.

www.geocities.com/r_ayana/Time.html.

Gerber, Richard. *Vibrational Medicine*. Santa Fe, NM: Bear & Co., 1988.

www.halexandria.org/dward154.htm.

Hemenway, Priya. *Divine Proportion*. New York: Sterling, 2005.

www.hpwt.de/Quantene.htm.

www.iht.com/articles/1995/05/16/booktue.t.php.

www.imagery4relaxation.com/articles-benson.htm.

http://imagine.gsfc.nasa.gov/docs/science/know_l1/emspectrum.html.

Johnson, Steven. *Mind Wide Open*. New York: Scribner, 2004.

www.jracademy.com/~jtucek/science/what.html.

www.lbl.gov/abc/Antimatter.html.

www.le.ac.uk/se/centres/sci/selfstudy/particle01.html.

Ledwith, Míceál, and Klaus Heinemann. *The Orb Project*. New York: Atria, 2007.

Levenson, R.W., and A.M. Ruef. “Physiological Aspects of Emotional Knowledge and Rapport,” in W. Ickes, ed., *Empathetic Accuracy*. New York: Guilford, 1997.

http://library.thinkquest.org/3487/qp.html.

Lloyd, Seth. *Programming the Universe*. New York: Vintage, 2006.

www.mariner.connectfree.co.uk/html/electromagnetism.html.

McCraty, Rollin, *The Energetic Heart*. Boulder Creek, CA: HeartMath Institute Research Center, 2003. E-book: Publication No. 02-035, 2003, 8-10. www.heartmath.org.

McCraty, Rollin, Mike Atkinson, and Raymond Trevor Bradley. “Electrophysiological Evidence of Intuition: Part I. *The Surprising Role of the Heart.” The Journal of Alternative and Complementary Medicine* 10, no. 1 (2004): 133.

www.medicalnewstoday.com/articles/84726.php.

Nash, Carroll B. *Parapsychology: The Science of Psiology*. Springfield, IL: Charles C. Thomas, 1986.

www.ndt-ed.org/EducationResources/HighSchool/Electricity/hs_elec_index.htm.

www.need.org/needpdf/infobook_activities/ElemInfo/ElecE.pdf.

http://www.nidsci.org/articles/morse.php.

http://www.nidsci.org/pdf/puthoff.pdf.

Oschman, James L. *Energy Medicine*. New York: Churchill Livingstone, 2000.

——. "Science and the Human Energy Field." Interview by William Lee Rand in *Reiki News Magazine* 1 no. 3 (Winter 2002). www.reiki.org.

——. "What is Healing Energy? Part 3: Silent Pulses." *Journal of Bodywork and Movement Therapies* 1, no. 3 (April 1997): 184.

Pearsall, Paul. *The Heart's Code*. New York: Broadway, 1988.

www.physicalgeography.net/fundamentals/6e.html.

Poole, William, with the Institute of Noetic Sciences. *The Heart of Healing*. Atlanta: Turner Publishing, 1993.

Quigg, Chris. "The Coming Revolution in Particle Physics." *Scientific American*, February 2008, 46-53.

Rein, G., and R. McCraty. "Structural Changes in Water and DNA Associated with New Physiologically Measurable States." *Journal of Scientific Exploration* 8, no. 3 (1994): 438-439.

Rhine, J. B. *Extrasensory Perception*. Boston: Branden, 1964.

Rhine, Louisa E. *ESP in Life and Lab: Tracing Hidden Channels*. New York: Macmillan, 1967.

——. *Hidden Channels of the Mind*. New York: Morrow, 1961.

Roychoudhuri, C., and R. Rajarshi. "The Nature of Light: What is a Photon?" *Optics and Photonics News* 14 (November 2003): S1.

http://science.howstuffworks.com/electricity.htm.

http://scienceworld.wolfram.com/physics/Photon.html.

www.3quarks.com/GIF-Animations/PlatonicSolids.

Tiller, W. A. and M. J. Kohane. *Conscious Acts of Creation*.Walnut Creek, CA: Pavior Publishing, 2001.

Tiller, W. A., W. E. Dibble, Jr., and J. G. Fandel. *Some Science Adventures with Real Magic*. Walnut Creek, CA: Pavior Publishing, 2005.

Tiller, William A. "Radionics, Radiesthesia and Physics." Paper presented at the Academy of Parapsychology and Medicine Symposium on "The Varieties of Healing Experience," Los Altos, CA, October 30, 1971.

——. *Science and Human Transformation: Subtle Energies, Intentionality, and Consciousness*. Walnut Creek, CA: Pavior Publishing, 1997.

——. "Subtle Energies." *Science & Medicine* 6, no. 3 (May/June 1999).

www.tillerfoundation.com/energyfields.html.

www.trepan.com/introduction.html.

Turner, J. A., et al. "The Importance of Placebo Effects in Pain Treatment and Research," *Journal of the American Medical Association* 271 (1994): 1609-1614.

http://twm.co.nz/McTag_field.htm.

http://utut.essortment.com/whatisthehist_rgic.htm.

Vithoulkas, George. *The Science of Homeopathy*. New York: Grove Weidenfeld, 1980.

www.washingtonpost.com/ac2/wp-dyn/A2709-2002Apr29.

http://en.wikipedia.org/wiki/Hippocratic_Oath.

http://en.wikipedia.org/wiki/Sacred_geometry.

Wurtman, Richard J., Michael J. Baum, and John T. Potts, Jr., eds. *The Medical and Biological Effects of Light, Annals of the New York Academy of Science*, Vol. 453. New York: The New York Academy of Sci- ences, 1985.

Yam, Philip. "Exploiting Zero-Point Energy." *Scientific American*, December 1997, 82-85.

http://zebu.uoregon.edu/~soper/Light/photons.html.

Part 2

www.abanet.org/soloseznet/threads/0508/myback.html.

www.acutcmdetox.com/tryptophan2.html.

www.affs.org/html/biomagnetism.html.

Albertine, Kurt, and David Tracy, eds. *Anatomica's Body Atlas*. San Diego, CA: Laurel Glen Publishing, 2002.

"Alleviating Diabetes Complications," *M*, U of Michigan Alumni newsletter, Fall 2007, 5.

Amen, Daniel G. *Change Your Brain, Change Your Life*. New York: Three Rivers, 1998.

www.angelfire.com/pe/MitochondriaEve.

Bair, Puran. "Visible Light Radiated from the Heart with Heart Rhythm Meditation." *Subtle Energies & Energy Medicine* 16, no. 3 (2005): 211-223.

Becker, Robert O. "Modern Bioelectromagnetics and Functions of the Central Nervous System." *Subtle Ener-gies & Energy Medicine* 3, no. 1 (1992): 53-72.

Bevan, James. *A Pictorial Handbook of Anatomy and Physiology*. New York: Barnes & Noble Books, 1996.

Brown, Tina. *The Diana Chronicles*. New York: Doubleday, 2007.

Callaway, J. C. “A Proposed Mechanism for the Visions of Dream Sleep.” *Medical Hypotheses* 26 (1988): 119-124.

Cann, R. L., M. Stoneking, and A. C. Wilson. “Mitochondrial DNA and Human Evolution.” *Nature* 325 (1987): 31-36.

www.cell.com.

www.cell.com/content/article/abstract? uid=PIIS0092867407007015.

Champeau, Rachel. “UCLA Seeks Adults with Asthma for Study Testing Device to Alleviate Symptoms.” www.newsroom.ucla.edu/portal/ucla/UCLA-Seeks-Adults-With-Asthma-for-7265.aspx? RelNum=7265.

Church, Dawson. *The Genie in Your Genes*. Santa Rosa, CA: Elite Books, 2007.

Colthurst, J., and P. Giddings. “A Retrospective Case Note Review of the Fenzian Electrostimulation System: A Novel Non-invasive, Non-pharmacological Treatment.” *The Pain Clinic* 19, no. 1 (2007): 7-14.

http://dailynews.yahoo.com/headlines/sc/story.html? s=v/nm/19990421/sc/health_autoimmune_1.html.

Dale, Cyndi. *Advanced Chakra Healing: Energy Mapping on the Four Pathways*. Berkeley, CA: Crossing Press, 2005.

——. *Advanced Chakra Healing: Heart Disease*. Berkeley, CA: Crossing Press, 2007.

Dawkins, Richard. *The Ancestor's Tale: A Pilgrimage to the Dawn of Life*. Boston: Houghton Mifflin, 2004.

http://diabetes.diabetesjournals.org/cgi/content/full/53/suppl_1/S96.

www.emotionalintelligence.co.uk/ezine/downloads/23_Book.pdf.

www.fenzian.co.uk/#.

Gershon, Michael. *The Second Brain*. New York: HarperCollins, 1999.

Guiley, Rosemary Ellen. *Harper's Encyclopedia of Mystical and Paranormal Experience*. Edison, NJ: Castle Books, 1991.

Haimov, I., and P. Lavie. “Melatonin—A Soporific Hormone.” *Current Directions in Psychological Science* 5, (1996): 106-111.

Horrigan, Bonie, and Candace Pert. “Neuropeptides, AIDS and the Science of Mind-Body Healing.” *Alterna-tive Therapies* 1, no. 3 (July 1995): 70-76.

Hougham, Paul. *Atlas of Mind, Body and Spirit*. New York: Gaia, 2006.

http://64.233.167.104/search?q=cache:lTt8NZxlWAQJ:intermountainhealthcare.org/xp/public/documents/pcmc/eeg.pdf+how+an+EEG+works&hl=en&ct=clnk&cd=2&gl=us.

www.item-bioenergy.com.

www.iupac.org/publications/pac/2004/pdf/7602x0295.pdf.

Jedd, Marcia. "Where Do You Want to Go Today?" Interview with Skip Atwater of the Monroe Institute, *Fate Magazine*, July 1998, 36.

Jernigan, David A., and Samantha Joseph. "Illuminated Physiology and Medical Uses of Light." *Subtle Energies & Energy Medicine* 16, no. 3, 251-269.

Keefe, Emmet B., MD. *Know Your Body: The Atlas of Anatomy*. Berkeley, CA: Ulysses, 1999.

www.kidshealth.org/parent/general/body_basics/female_reproductive_system.html. www.kid-shealth.org/parent/general/body_basics/metabolism.html.

Kimball, J. W. "Sexual Reproduction in Humans: Copulation and Fertilization." Kimball's Biology Pages (based on *Biology*. 6th ed., 1996). http://en.wikipedia.org/wiki/Mitochond-rion.

Liberman, Jacob. *Light: Medicine of the Future*. Santa Fe, NM: Bear & Co., 1991.

http://lila.info/document_view.phtml? document_id=21.

Lindsay, Bethany. "The Compasses of Birds." *Science Creative Quarterly* 2 (September-November 2006). www.scq.ubc.ca/?p=173. Reprinted from Issue 1, June 6, 2005.

http://en.wikipedia.org/wiki/Male_genital_organs.

McTaggart, Lynne. *The Field*. New York: Harper Perennial, 2003.

www.med.nyu.edu/people/sarnoj01.html.

www.medcareservice.com/MICROCURRENT-THERAPY-Article.cfm.

www.merck.com/mmhe/sec09/ch118/ch118a.html.

http://en.wikipedia.org/wiki/Metabolism.

www.monroeinstitute.com/content.php? content_id=27.

Nelson, J. Lee. "Your Cells Are My Cells." *Scientific American*, February 2008, 73-79.

Novitt-Moreno, Anne D. *How Your Brain Works*. Emeryville, CA: Ziff-Davis, 1995.

http://psychologytoday.com/articles/pto-19990501-000013.html.

www.onsiteworkshops.com/manage/pdf1140126696.pdf.

Pert, Candace. *Molecules of Emotion: The Science Behind Mind-Body Medicine*. New York: Scribner, 1997.

http://preventdisease.com/healthtools/articles/bmr.html.

www.pubmedcentral.nih.gov/articlerender.fcgi?artid=1634887.

www.rickstrassman.com/dmt/chaptersummaries.html.

www.rolf.org.

Roney-Dougal, S. M. "Recent Findings Relating to the Possible Role of the Pineal Gland in Affecting Psychic Abilities." *Journal of the Society for Psychical Research* 56 (1989): 313-328.

www.sciencemaster.com/jump/life/dna.php.

www.shands.org/health/imagepages/19089.htm.

Siegel, G. J., B. W. Agranoff, S. K. Fisher, R. W. Albers, and M. D. Uhler. *Basic Neurochemistry*, 6th ed. Philadelphia: Lippincott Williams & Wilkins, 1999.

http://sleepdisorders.about.com/od/nightmares/a/netabollic.htm?p=1.

www.sovereign-publications.com/fenzian.htm.

Sykes, Bryan. *The Seven Daughters of Eve: The Science That Reveals Our Genetic Ancestry*. New York: Norton, 2001.

Tiller, William A., R. McCraty, and M. Atkinson. "Cardiac Coherence: A New Noninvasive Measure of Autonomic Nervous System Order." *Alternative Therapies* 2, no. 52 (1996): 52-63.

www.trueorigin.org/atp.asp.

http://video.google.com/videoplay? docid=-6660313127569317147.

www.vivo.colostate.edu/hbooks/pathphys/endocrine/bodyweight/leptin.html.

www.warmfeetkit.com/gpage3.html.

www.washingtonpost.com/wp-dyn/content/article/2007/01/22/AR2007012200942.html.

Watters, Ethan. "DNA is Not Your Destiny." Discover, November 2006, 32-37, 75.

http://en.wikipedia.org/wiki/Brain.

http://en.wikipedia.org/wiki/David_Cohen_(physicist).

http://en.wikipedia.org/wiki/Digestion.

http://en.wikipedia.org/wiki/Excretory_system.

http://en.wikipedia.org/wiki/Taste.

http://en.wikipedia.org/wiki/Tryptophan.

Wilken, Arden, and Jack Wilken. "Our Sonic Pathways." *Subtle Energies & Energy Medicine* 16, no. 3 (2007): 271-282.

http://wongkiewkit.com/forum/attachment.php?attachmentid=596&d=1107898946.

Part 3

Albohm, Anders. "Neurodegenerative Diseases, Suicide and Depressive Symptoms in Relation to EMF." *Bioelectromagnetics* 5 (2001): S132-143.

Albohm, Anders, Elisabeth Cardis, Adele Green, Martha Linet, David Savitz, and Anthony Swerdlow. "Review of the Epidemiologic Literature on EMF and Health." *Environmental Health Perspectives* 109, no. S6, (December 2001): 9.

Alpert, Mark. "The Triangular Universe." *Scientific American*, February 2007, 24.

www.assemblagepointcentre.com.

Atiyah, Michael, and Paul Sutcliffe. "Polyhedra in Physics, Chemistry and Geometry." *Milan*

Journal of Mathematics 71 (2003): 33-58.

www.bearcy.com/handsoflight5.html.

Becker, Robert O. "Modern Bioelectromagnetics and Functions of the Central Nervous System." *Subtle Energies* 3, no. 1 (1992): 6.

Bendit, Lawrence, and Phoebe Bendit. *The Etheric Body of Man*. Wheaton, IL: Theosophical Publishing House, 1977.

Bendit, P. D. and L. J. Bendit. *Man Incarnate*. London: Theosophical Publishing House, 1957.

Benford, M. S. "Radiogenic Metabolism: An Alternative Cellular Energy Source." *Medical Hypotheses* 56, no. 1 (2001): 33-39.

Benor, Daniel J. "Distant Healing, Personal Spirituality Workbook." *Subtle Energies* 11, no. 3 (2000): 249-264. www.WholisticHealingResearch.com.

——. "Spiritual Healing as the Energy Side of Einstein's Equation." www.WholisticHealingResearch.com.

Berman, J. D. and S. E. Straus. "Implementing a Research Agenda for Complementary and Alternative Medicine." *Annual Review of Medicine* 55 (2004): 239-254.

www.Biogeometry.org.

http://biorespect.com/lesnews.asp?ID=5&NEWSID=119.

Blumenfeld, Larry. Ed. and comp. *Voices of Forgotten Worlds, Traditional Music of Indigenous People*. New York, Ellipsis Arts, 1993.

Brennan, Barbara Ann. *Hands of Light*. New York: Bantam, 1993.

Burr, Harold Saxton. "Excerpt from Blueprint for Immortality." Reprinted as "The Electrical Patterns of Life: The World of Harold Saxton Burr" in *World Research News*, 2nd Quarter 1997, 2, 5.

Byrd, R. C. "Positive Therapeutic Effects of Intercessory Prayer in a Coronary Care Unit Population." *Southern Medical Journal* 81, no. 7 (1988): 826-829.

www.byregion.net/articles-healers/Sound_DNA.html.

Callahan, P. S. "The Mysterious Round Towers of Ireland: Low Energy Radio in Nature." *The Explorer's Journal*, Summer 1993, 84-91.

Cao, Y. N., Y. Zhang, and Y. Liu. "Effects of Exposure to Extremely Low Frequency Electromagnetic Fields on Reproduction of Female Mice and Development of Offsprings." *Zhonghua Lao Dong Wei Sheng Zhi Ye Bing Za Zhi* 24, no.8 (August 2006): 468-470.

Carlson, John B. "Lodestone Compass: Chinese or Olmec Primacy?" *Science*, September 5, 1975, 753-760.

Cayce, E., and L. Cayce. *The Outer Limits of Edgar Cayce's Power*. New York: Harper and Row, 1971.

www.chiro.org/ChiroZine/abstracts/Cervical_Spine_Geometry.shtml.

Colson, Thomas. *Molecular Radiations*. San Francisco: Electronic Medical Foundation, 1953.

Coxeter, H. S. M. *Regular Polytopes*, 3rd ed. New York: Dover, 1973.

Crile, George W. *A Bipolar Theory of Living Processes*. New York: Macmillan, 1926.

——. "A Bipolar Theory of the Nature of Cancer." *Annals of Surgery* LXXX, no. 3 (September 1924): 289-297.

www.darvill.clara.net/emag/emaggamma.htm.

www.darvill.clara.net/emag/emagradio.htm.

David, Albert Roy, and Walter C. Rawls, Jr. *The Magnetic Effect*. Hicksville, NY: Exposition Press, 1975.

——. *Magnetism and Its Effects on the Living System*. Hicksville, NY: Exposition Press, 1974.

Devereux, Paul. *Places of Power*. London: Blandford Press, 1990.

Dossey, Larry. *Alternative Therapies in Health and Medicine* 8, no. 2 (2002): 12-16, 103-110; www.noetic.org/research/dh/articles/HowHealingHappens.pdf.

"Energy Medicine, An Overview." NCCAM Publication No. D235, updated March 2007. www. nccam.nih. gov.

Evans, John. *Mind, Body and Electromagnetism*. Dorset, UK: Element, 1986.

Euclid-Smith, Dr. "Report on 63 Case Histories." Available from World Research Foundation, 41 Bell Rock Plaza, Sedona, AZ 86351.

Fellows, Linda. "Opening Up the Black Box." *International Journal of Alternative and Complementary Medicine* 15, no. 8 (1997): 3, 9-13. www.Radionic.co.uk/articles.

Feychting, Maria, Anders Ahlbom, F. Jonsson, and N. L Pederson. "Occupational Magnetic Field Exposure and Neurodegenerative Disease." *Epidemiology* 14, no. 4 (July 2003): 413-419.

Ford, Kenneth. *The Quantum World*. Cambridge, MA: Harvard University Press, 2004.

www.frankperry.co.uk/Cymatics.htm.

Franks, Nick. "Reflections on the Ether and Some Notes on the Convergence Between Homeopathy and Radionics." www.Radionic.co.uk/articles.

Gamble, Steve. "Healing Energy and Water." www.hado.net.

Gerber, Richard. *A Practical Guide to Vibrational Medicine*. New York: HarperCollins, 2000.

http://gvanv.com/compass/arch/v1402/albanese.html.

Hahnemann, Samuel. *Organon*, 5th ed. RK, Tandon: B. Jain Publisher Pvt Ltd. (2002). www. homeopathyhome.com.

Haisch, B. and A. Rueda. "A Quantum Broom Sweeps Clean." *Mercury* 25, no. 2 (March/April 1996): 2-15.

Hakansson, Niklas, P. Gustavsson, Birgitte Floderus, and Christof Johanen. "Neurodegenerative Diseases in Welders and Other Workers Exposed to High Levels of Magnetic Fields." *Epidemiology* 14, no. 4 (July 2003): 420-426.

Hansen, J. "Increased Breast Cancer Risk Among Women Who Work Predominantly at Night," *Epidemiology* 12, no. 1 (January 2001): 74-77.

www.healthastro.com/geopathic_stress.html.

http://healthcare.zdnet.com/? p=430.

www.healthy.net/scr/article.asp? Id=2408.

Heath, Thomas L. *The Thirteen Books of Euclid's Elements, Books 10-13*. 2nd unabr. ed. New York: Dover, 1956.

http://homepage.ntlworld.com/homeopathy_advice/Theory/Intermediate/miasm.html.

Hunt, Valerie V., Wayne W. Massey, Robert Weinberg, Rosalyn Bruyere, and M. Pierre Hahn. "A Study of Structural Integration from Neuromuscular, Energy Field, and Emotional Approaches." 1977. Sponsored by the Rolf Institute of Structural Integration. www.rolf.com.au/downloads/ucla.pdf.

http://hyperphysics.phy-astr.gsu.edu/hbase/ems3.html.

http://imagine.gsfc.nasa.gov/docs/science/know_l1/emspectrum.html.

www.in2it.ca.

Isaacson, Michael, and Scott Klimek. "The Science of Sound." Lecture notes, Normandale College, Bloom-ington, MN, Spring 2007.

Jacka, Judy. *The Vivaxis Connection: Healing Through Earth Energies*. Charlottesville, VA: Hampton Roads, 2000.

Keller, E. "Effects of Therapeutic Touch on Tension Headache Pain." *Nursing Research* 35 (1986): 101-105.

Kilner, Walter J. *The Human Aura*. New York: University Books, 1965.

Kissinger, Jeanette, and Lori Kaczmarek. "Healing Touch and Fertility: A Case Report." *Journal of Perinatal Education* 15, no. 2 (May 2006): 13-20.

Kunz, Dora, and Erik Peper. "Fields and Their Clinical Implications." *The American Theosophist*, December 1982, 395.

Lahovsky, Georges. *The Secret of Life*. London, UK: True Health Publishing, 1963.

Lawlor, Robert. *Sacred Geometry*. New York: Thames & Hudson, 1982.

Ledwith, Míceál, and Klaus Heinemann. *The Orb Project*. New York: Atria, 2007.

Lee, G. M., Michael Yost, R. R. Neutra, L. Hristova, and R. A. Hiatt. "A Nested Case-Control Study of Resi-dential and Personal Magnetic Field Measures and Miscarriages." *Epidemiology* 13, no.1 (January 2002): 21-31.

Li, De-Kun, Roxana Odouli, S. Wi, T. Janevic, I. Golditch, T. D. Bracken, R. Senior, R. Rankin, and R. Iriye. “A Population-Based Prospective Cohort Study of Personal Exposure to Magnetic Fields During Pregnancy and the Risk of Miscarriage.” *Epidemiology* 13, no.1 (January 2002): 9-20.

www.lind.com/quantum/Energetic%20Healing.htm.

Lippard, Lucy R. *Overlay: Contemporary Art and the Art of Prehistory*. New York: Pantheon, 1983.

Lisle, Harvey. *The Enlivened Rock Powders*. Shelby, NC: Acres, 1994.

Lloyd, Seth. *Programming the Universe*. New York: Vintage, 2007.

Logani, M. K., A. Bhanushali, A. Anga, et al. “Combined Millimeter Wave and Cyclophosphamide Therapy of an Experimental Murine Melanoma.” *Bioelectromagnetics* 25, no.7 (2004): 516.

www.magnetage.com/Davis_Labs_History.html.

www.magnetic-therapy-today.com/reference.html.

http://www.magnetlabs.com/articles/journalbioelectroinst.doc.

www.magnetotherapy.de/Bioenergetically-active-signals.153.0.html.

www.magnetotherapy.de/Schumann-waves.152.0.html.

Martiny, K., C. Simonsen, M. Lunde, et al. “Decreasing TSH Levels in Patients With Seasonal Affective Disorder (Sad) Responding to 1 Week of Bright Light Therapy.” *Journal of Affective Disorders* 79, no. 1-3 (2004): 253-257.

McCraty, Rollin, Mike Atkinson, Raymond Trevor Bradley. “Electrophysiological Evidence of Intuition: Part 2. A System-Wide Process?” *Journal of Alternative and Complementary Medicine*, 10, no. 2 (2004): 133-143.

McGarey, W. A. *The Edgar Cayce Remedies*. New York: Bantam, 1983.

McTaggart, Lynne. *The Field*. New York: Harper Perennial, 2003.

www.mercola.com/article/microwave/hazards2.htm.

www.mercola.com/forms/ferrite_beads.htm.

www.mercola.com/2000/aug/13/geopathic_stress.htm.

Meyl, Konstantin, trans. Ben Jansen. “Scalar Waves: Theory and Experiments.” *Journal of Scientific Explora-tion* 15, no. 2 (2001): 199-205.

www.mietekwirkus.com/testimonials_friedman.html.

Mison, K. “Statistical Processing of Diagnostics Done by Subjects and by Physician.” Proceedings of the 6th International Conference on Psychotronics Research (1968), 137-138.

Morris, C. E. and T. C. Skalak. “Effects of Static Magnetic Fields on Microvascular Tone in Vivo.” Abstract presented at Experimental Biology Meeting, San Diego, CA, April 2003.

Narby, Jeremy. *The Cosmic Serpent: DNA and the Origins of Knowledge*. New York: Tarcher, 1999.

nccam.nih.gov/health/backgrounds/energymed.htm.

Oschman, James. *Energy Medicine*. New York: Churchill Livingstone, 2000.

Panov, V., V. Kichigin, G. Khaldeev, et al. "Torsion Fields and Experiments." *Journal of New Energy* 2 (1997): 29-39.

www.phoenixregenetics.org.

www.physics.odu.edu/~hyde/Teaching/Chladni_Plates.html.

Playfair, Guy Lyon. *Twin Telepathy: The Psychic Connection*. New York: Vega, 2003.

Reddy, G. K. "Photobiological Basis and Clinical Role of Low-Intensity Lasers in Biology and Medicine." *Journal of Clinical Laser Medicine & Surgery* 22, no.2 (2004): 141-150.

www.redicecreations.com/specialreports/2006/01jan/solfeggio.html.

Reich, Wilhelm. *The Cancer Biopathy*. New York: Farrar, Straus and Giroux, 1973.

——. *The Discovery of the Orgone, Vol. 1, The Function of the Orgasm*. Trans. Theodore P. Wolfe. New York: Orgone Institute Press, 1942; 2nd ed. New York: Farrar, Straus and Giroux, 1961.

Rein, G, and R. McCraty. "Structural Changes in Water and DNA Associated with New 'Physiologically' Measurable States." *Journal of Scientific Exploration* 8 (1994): 438-439.

Rojavin, M. A., A. Cowan, A. Radzievsky, et al. "Antipuritic Effect of Millimeter Waves in Ice: Evidence for Opioid Involvement." *Life Sciences* 63, no. 18 (1998): L251-L257.

Rojavin, M. A. and M. C. Ziskin. "Medical Application of Millimetre Waves." *QJM: Monthly Journal of the Association of Physicians* 91, no.1 (1998): 57-66.

Ross, Jesse. "Results, Theories, and Concepts Concerning the Beneficial Effects of Pulsed High Peak Power Electromagnetic Energy (Diapulse Therapy) in Accelerating the Inflammatory Process and Wound Healing." presented at the Bioelectromagnetics Society 3rd Annual Conference, Washington DC, August 9-12, 1981.

Ross, Stephen, ed. "Dr. Giuseppe Calligaris: The Television Powers of Man." *World Research News*, 1st Quarter 2005, 2, 5.

——. "The Electrical Patterns of Life: The World of Harold Saxton Burr." *World Research News*, 2nd Quarter 1997, 2, 5.

——. "Magnetic Effects on Living Organisms." *World Research News*, 2nd Quarter 2007, 1, 4.

——. "The Waves that Heal; Georges Lakhovsky's Multiple Wave Oscillator," *World Research News*, 2nd Quarter 1996, 1, 5.

Russek, L., and G. Schwartz. "Energy Cardiology: A Dynamical Energy Systems Approach for Integrating Conventional and Alternative Medicine." *The Journal of Mind-Body Health*

12, no. 4 (1996): 4-24.

Russell, Edward. *Design for Destiny*. London: Neville Spearman Ltd., 1971.

www.sacredsites.com/europe/ireland/tower_of_cashel.html.

Schneider, Michael S. *A Beginner's Guide to Constructing the Universe: Mathematical Archetypes of Nature, Art, and Science*. New York: Harper, 1995.

Schweizer, Hubert M. Lecture available from World Research Foundation, 41 Bell Rock Plaza, Sedona, AZ, 86351.

www.sciencedaily.com/releases/1998/09/980904035915.htm.

"The Scientific Basis for Magnet Therapy." Innovation Technologies and Energy Medicine. www.item-bioenergy.com.

Scofield, Tony. "The Radionic Principle: Mind over Matter." *Radionic Journal* 52, no. 1 (2007): 5-16 and 52 no. 2 (2007): 7-12. www.Radionic.co.uk/articles.

Seidel, R. E., and M. Elizabeth Winter. "The New Microscopes." *Journal of Franklin Institute* 237, no. 2 (February 1944): 103-130.

www.sevenraystoday.com/sowhataretheseven rays.htm.

Shealy, C. N. *Clairvoyant Diagnosis, Energy Medicine Around the World.*, ed. T. M. Srinivasan. Phoenix, AZ: Gabriel Press, 1988.

Sheldrake, Rupert. *A New Science of Life*. Rochester, VT: Park Street Press, 1995.

Shermer, Michael. "Rupert's Resonance." *Scientific American*, November 2005, 19.

Sisken, B. F., and J. Walder. "Therapeutic Aspects of Electromagnetic Fields for Soft Tissue Healing." In *Electromagnetic Fields: Biological Interactions and Mechanisms*, ed. M. Blank. Washington, DC: American Chemical Society, 1995.

www.spiritofmaat.com/archive/aug1/consciouswater.html.

www.springerlink.com/index/Q192636T8232T247.pdf.

http://sprott.physics.wisc.edu/demobook/chapter6.htm.

Suddath, Ralph. "Messages from Water: Water's Remarkable Expressions." www.hado.net.

Suplee, Curt. "The Speed of Light is Exceeded in Lab: Scientists Accelerate a Pulse of Light." *Washington Post*, July 20, 2000.

Szabo, I., M. R. Manning, A. A. Radzievsky, et al. "Low Power Millimeter Wave Irradiation Exerts No Harm-ful Effect on Human Keratinocytes In Vitro." *Bioelectromagnetics* 24, no. 3 (2003): 165-173.

Tansley, David V. *Chakras-Rays and Radionics*. Saffron Walden, UK: C. W. Daniel Co., 1985.

www.theosociety.org/pasadena/fund/fund-10.htm.

Tiller, W. A., W. E. Dibble, Jr., R. Nunley, et al. "Toward General Experimentation and Discovery in Con-ditioned Laboratory Spaces: Part I. Experimental pH Change Findings at

Some Remote Sites." *Journal of Alternative and Complementary Medicine* 10, no. 1 (2004): 145-157.

Trappier, A., et al. "Evolving Perspectives on the Exposure Risks from Magnetic Fields." *Journal of the Na-tional Medical Association* 82, no. 9 (September 1990): 621-624.

http://tuxmobil.org/Infrared-HOWTO/infrared-howto-a-eye-safety.html.

Tynes, Tore, L. Klaeboe, and T. Haldorsen. "Residential and Occupational Exposure to 50 Hz Magnetic Fields and Malignant Melanoma: A Population Based Study." *Occupational and Environmental Medicine* 60, no. 5 (May 2003): 343-347.

http://users.pandora.be/wouterhagens/biogeometry/grids_uk.htm.

Vallbona, C., and T. Richards. "Evolution of Magnetic Therapy from Alternative to Traditional Medicine." *Phys-Med-Rehabil-Clin-N-Am* 10, no. 3 (August 1999): 729-754.

Vestergaard, Lene Hau. "Frozen Light." *Scientific American*, May 2003, 44-51.

Vincent, S. and J. H. Thompson. "The Effects of Music Upon the Human Blood Pressure," *Lancet* 213, no. 5506 (1929): 534-538.

www.vogelcrystals.net/legacy_of_marcel_vogel.htm.

Wang, L. J., A. Kuzmich, and A. Dogariu. "Gain-assisted Superluminal Light Propagation." *Nature* 406, no. 6793 (July 20, 2000): 277-279.

Watson, Peter. *Twins: An Uncanny Relationship*? New York: Viking, 1981.

Wertheimer, N. and E. Leeper. "Electrical Wiring Configurations and Childhood Cancer." *American Journal of Epidemiology* 109 (1979): 273-284.

Weyl, Hermann. *Symmetry*. Princeton, NJ: Princeton University Press, 1952.

Whale, Jon. "Core Energy, Case Studies" www.positivehealth.com/article-list.ph"p? subjectid=95.

——. "Core Energy Surgery for the Electromagnetic Body." www.positivehealth.com/article-list. ph"p? subjectid=95.

White, John, and Stanley Krippner. *Future Science*. Garden City, NY: Anchor, 1977.

http://en.wikipedia.org/wiki/Jan_Baptist_van_Helmont.

http://en.wikipedia.org/wiki/L-field.

http://en.wikipedia.org/wiki/Odic_force.

Wirth, D. P. "The Effect of Non-Contact Therapeutic Touch on the Healing Rate of Full Thickness Dermal Wounds." *Subtle Energies* 1 (1990): 1-20.

www.world-mysteries.com/sci_cymatics.htm.

Zimmerman, J. "Laying-On-Of-Hands Healing and Therapeutic Touch: A Testable Theory." *BEMI Currents, Journal of the BioElectromagnetics Institute* 2 (1990): 8-17.

Part 4

www.acumedico.com/meridians.htm.

www.acupuncturetoday.com/archives2003/jul/07starwynn.html.

www.astronutrition.com.

Becker, Robert O. *Cross Currents*. New York: Penguin, 1990.

Bensky, D., and R. Barolet. *Chinese Herbal Medicine: Formulas & Strategies*. Seattle, WA: Eastland Press, 1990.

Bensky, D., and A. Gamble. *Chinese Herbal Medicine: Materia Medica*. rev. ed. Seattle, WA: Eastland Press, 1993.

www.bibliotecapleyades.net/ciencia/ciencia_humanmultidimensionaanatomy.htm.

http://biologie.wewi.eldoc.ub.rug.nl/FILES/root/publ/2006/acupunctuur/rap69acupunctuur.pdf.

www.biomeridian.com/virtual-medicine.htm.

Chen, Jia-xu, and Ma Sheng-xing. *Journal of Alternative and Complementary Medicine* 11, no. 3 (2005): 423-431.

Cheng, X., ed. *Chinese Acupuncture and Moxibustion*. "New Essentials" rev. ed. Beijing: Foreign Languages Press, 1999.

www.colorpuncture.com.

www.compassionateacupuncture.com/How%20Acupuncture%20Works.htm.

Darras, Jean-Claude, Pierre de Vernejoul, and Pierre Albarède. "A Study on the Migration of Radioactive Tracers after Injection at Acupoints." *American Journal of Acupuncture* 20, no. 3 (1992): 245-246.

De Vernejoul, Pierre, et al. "Etude Des Meridiens d'Acupuncture par les Traceurs Radioactifs." *Bulletin of the Academy of National Medicine* (Paris) 169 (22 October 1985): 1071-1075.

http://deepesthealth.com/2007/chinese-medicine-and-the-emotions-what-does-the-neijing-say.

Deng, T., ed. *Practical Diagnosis in Traditional Chinese Medicine*. New York: Churchill Livingstone, 1999.

www.drdanazappala.com/Colorlight.asp.

Dumitrescu, I. F. "Contribution to the Electro-Physiology of the Active Points," International Acupuncture Conference, Bucharest, Romania, 1977. Quoted in "Research Advances in the Electrical Specificity of Meridians and Acupuncture Points." *American Journal of Acupuncture* 9, no. 3 (1981): 203.

www.emofree.com/Research/meridianexistence.htm.

www.energymed.org/hbank/handouts/harold_burr_biofields.htm.

Evans, John. *Mind, Body and Electromagnetism*. Dorset, UK: Element, 1986.

Galambos, Imre. "The Origins of Chinese Medicine: The Early Development of Medical Literature in China." www.zhenjiu.de/Literature/Fachartikel/englisch/origins-of.htm.

Gallo, Fred. "Evidencing the Existence of Energy Meridians." www.emofree.com/Research/meridianexistence.htm.

Garcia, Hernan, A. Sierra, H. Balam, and J. Conant. *Wind in the Blood: Mayan Healing & Chinese Medicine*. Taos, NM: Redwing Books, 1999.

Giraud-Guille, M. M. "Twisted Plywood Architecture of Collagen Fibrils in Human Compact Bone Os- teons." *Calcified Tissue International* 42 (1988): 167-180.

www.harmonics.com.au/aequotes.shtml.

www.healthguidance.org/entry/3441/1/Hyaluronic-Acid-The-Fountain-of-Youth.html.

Hecker, H.-U., A. Steveling, E. Peuker, J. Kastner, and K. Liebchen. *Color Atlas of Acupuncture*. Stuttgart, Germany: Georg Thieme, 2001.

www.holisticonline.com/Light_Therapy/light_conductor.htm.

Hsu, Hong-yen, and W. G. Peacher, eds. *Shang Han Lun: The Great Classic of Chinese Medicine*. Long Beach, CA: Oriental Healing Arts Institute, 1981.

Ionescu-Tirgoviste, Pruna. "The Acupoint Potential, Electroreception and Bio-Electrical Homeostasis of the Human Body." *American Journal of Acupuncture* 18, no. 1 (1990): 18.

www.itmonline.org/arts/electro.htm.

Kaptuchuk, Ted. *The Web That Has No Weaver*. New York: Congdon and Weed, 1983.

Kidson, Ruth. *Acupuncture for Everyone*. Rochester, VT: Healing Arts Press, 2000.

Liao, Waysun. *The Essence of T'ai Chi*. Boston: Shambhala, 1995.

http://lib.bioinfo.pl/auth:Wieser,HG.

http://links.jstor.org/sici?sici=0305-7410(196507%2F09)23%3C28%3ACTMAPV%3E2.0.CO%3B2-9.

Maciocia, Giovanni. *The Foundations of Chinese Medicine: A Comprehensive Text for Acupuncturists and Herbalists*. 2nd ed. New York: Churchill Livingstone, 2005.

——. *The Practice of Chinese Medicine*. 1st ed. New York: Churchill Livingstone, 1997.

Mäkelä, Reijo, and Anu Mäkelä. "Laser Acupuncture." www.earthpulse.com/src/subcategory.asp? catid=7&subcatid=2.

Mandel, Peter. *Esogetics: The Sense and Nonsense of Sickness and Pain*. Hasselbrun, Germany: Energetik Verlag, 1993.

http://marquis.rebsart.com/dif.html.

www.matzkefamily.net/doug/papers/tucson2b.html.

www.medicalacupuncture.com/aama_marf/journal/vol13_1/article7.html.

www.miridiatech.com/acugraph/originandhistory.htm.

Motoyama, Hiroshi with Rande Brown. *Science and the Evolution of Consciousness*. Brookline, MA: Autumn Press, 1978.

Motoyama, Hiroshi, Gaetan Chevalier, Osamu Ichikawa, and Hideki Baba. "Similarities and Dissimiliarities of Meridian Functions Between Genders." *Subtle Energies & Energy Medicine* 14, no. 3 (2003): 201-219.

Mussat, M. trans. E. Serejski. *Acupuncture Networks* 2 (1997).

Nagahama, Yoshio, and Masaaki Maruyama. *Studies on Keiraku*. Tokyo: Kyorinshoin Co., Ltd (1950).

www.naturalworldhealing.com.

www.naturalworldhealing.com/body-energy-imaging-proposal.htm.

Ni, M., and C. McNease. *The Tao of Nutrition*. Exp. ed. Los Angeles: SevenStar Communications Group, 1987.

Nordenström, Björn. *Biologically Closed Electric Circuits: Clinical, Experimental and Theoretical Evidence for an Additional Circulatory System*. Stockholm, Sweden: Nordic Medical Publications, 1983.

——. "An Electrophysiological View of Acupuncture: Role of Capacitive and Closed Circuit Currents and Their Clinical Effects in the Treatment of Cancer and Chronic Pain." *American Journal of Acupuncture* 17 (1989): 105-117.

——. *Acupuncture: A Comprehensive Text*. Seattle, WA: Eastland Press, 2003.

O'Connor, J., and D. Bensky, trans. and eds. *Standard Meridian Points of Acupuncture*. Bejing: Foreign Languages Press, 2000.

www.okmedi.net/English/ebody01/meridians01.asp.

Oschman, James L. "What Is 'Healing Energy'? The Scientific Basis of Energy Medicine." *Journal of Bodywork and Movement Therapies* (Series of articles October 1996-January 1998): Parts 1-6.

http://paraphysics-research-institute.org/Contents/Articles/Physics%20and%20the%20Paranormal.htm.

www.peacefulmind.com/articlesa.htm.

Pokert, Manfred. *The Theoretical Foundations of Chinese Medicine: Systems of Correspondence*. Cambridge, MA: MIT Press, 1974.

Rae, M. "Potency Simulation by Magnetically Energised Patterns (An Alternate Method of Preparing Homeo-pathic Remedies)." *British Radionic Quarterly* 19 (March 1973): 32-40.

Reichstein, Gail. *Chinese Medicine in Everyday Life*. New York: Kodansha, 1998.

Rose-Neil, S. "The Work of Professor Kim Bonghan" *Acupuncturist* 1 (1967): 5-19.

Rothfeld, Glenn S., and Suzanne Levert. *The Acupuncture Response*. New York: Contemporary,

2002.

Rubik, Beverly. "Can Western Science Provide a Foundation for Acupuncture?" *Alternative Therapies* 1, no. 4 (September 1995): 41-47.

www.sanavida.info/acupuncture-q-and-a.html.

http://sci.tech-archive.net/Archive/sci.physics/2005-02/4794.html.

Shang, C. "Bioelectrochemical Oscillations in Signal Transduction and Acupuncture—An Emerging Para-digm." *American Journal of Chinese Medicine* 21 (1993): 91-101.

——. "Singular Point, Organizing Center and Acupuncture Point." *American Journal of Chinese Medicine* 17 (1989): 119-127.

Shanghai College of Traditional Chinese Medicine. *Acupuncture: A Comprehensive Text*. Seattle, WA: East-land Press, 1981.

Sivin, Nathan. "Huangdi neijing." In *Early Chinese Texts: A Bibliographical Guide*, ed. Michael Loewe. Berkeley: IEAS, 1993.

Taubes, Gary. "The Electric Man." Discover, April 1986, 24-37.

www.tillerfoundation.com/science.html.

Truman, Karol K. *Feelings Buried Alive Never Die*. Brigham City, UT: Brigham Distributing, 1991.

www.ursus.se/ursus/publications.shtml.

Villoldo, Alberto. *Shaman, Healer, Sage*. New York: Harmony, 2000.

Vithoulkas, G. *The Science of Homeopathy*. New York: Grove, 1980.

Weigel, P. H., G. M. Fuller, and R. D. LeBoeuf. "A Model for the Role of Hyaluronic Acid and Fibrin in the Early Events During the Inflammatory Response and Wound Healing." *Journal of Theoretical Biology* 119, no. 2 (March 21, 1986): 219-234.

www.windemereschoolofmassage.com/meridian/LightBody/villoldo2.asp.

www.wipo.int/pctdb/en/wo.jsp?wo=1997017020&IA=WO1997017020&DISPLAY=DESC-33k.

http://pt.wkhealth.com/pt/re/ajhp/fulltext.00043627-200506150-00011.htm.

http://wongkiewkit.com/forum/attachment.php? attachmentid=596&d=110789894

Yang Shou-zhong, trans. *The Pulse Classic*. Boulder, CO: Blue Poppy Press, 1997.

Yo-Cheng, Zhou. "Innovations. An Advanced Clinical Trail with Laser Acupuncture Anesthesia for Minor Operations in the Oro-Maxillofacial Region." Originally published in *Lasers in Surgery and Medicine* 4, no. 3: 297-303. http://doi.wiley.com/10.1002/lsm.1900040311.

Zhu, Z. X. "Research Advances in the Electrical Specificity of Meridians and Acupuncture Points." *American Journal of Acupuncture* 9 (1981): 203-216.

Part 5

Aczel, Amir D. *The Mystery of the Aleph*. New York: Pocket Books, 2000.

Amen, Ra Un Nefer. *Metu Neter, Vol. 1: The Great Oracle of Tehuti, and the Egyptian System of Spiritual Cultivation*. Brooklyn, NY: Khamit Media Tran Visions, Inc., 1990.

——. *Tree of Life Meditation System (T.O.L.M)*. Brooklyn, NY: Khamit Publications, 1996.

www.americansportsdata.com/obesityresearch.asp.

Andrews, Ted. *Simplified Magick*. St. Paul, MN: Llewellyn, 1989.

Arewa, Caroline Shola. *Opening to Spirit*. New York: Thorsons/HarperCollins, 1998.

——. *Way of Chakras*. London: Thorsons, 2001.

Ashby, Muata. *The Black African Egyptians*. Sema Institute/C.M. Book Publishing, 2007.

——. *Egyptian Yoga Volume I: The Philosophy of Enlightenment*. 2nd ed. Sema Institute/C.M. Book Pub-lishing, 2005.

Avalon, Arthur. *The Serpent Power*. New York: Dover, 1974.

Awschalam, David D., Ryan Epstein, and Ronald Hanson. "The Diamond Age of Spintronics." *Scientific American*, October 2007, 84-91.

Bastien, Joseph W. *Mountain of the Condor*. Long Grove, IL: Waveland Press, 1985.

www.beezone.com/DevatmaShakti/Chapter7.html.

Bernal, Martin. *Black Athena*. New York: Vintage, 1987.

Bhattacharyya, N. N. *History of the Tantric Religion*. 2nd rev. ed. New Delhi: Manohar, 1999.

www.bibliotecapleyades.net/ciencia/ciencia_humanmultidimensionaanatomy.htm.

www.bioenergyfields.org.

Brennan, Barbara Ann. *Hands of Light*. New York: Bantam, 1987.

Bruyere, Rosalyn. *Wheels of Light*. Sierra Madre, CA: Bon Productions, 1989.

www.buddhapia.com/tibet/mudras.html.

Bynum, Edward Bruce. *The African Unconscious*. New York: Teacher's College Press, 1999.

Dale, Cyndi. *Advanced Chakra Healing*. Berkeley, CA: Crossing, 2005.

——. *Illuminating the Afterlife*. Boulder, CO: Sounds True, 2008.

——. *New Chakra Healing*. Woodbury, MN: Llewellyn, 1996.

David, Rosalie. *The Ancient Egyptians*. London: Routledge & Kegan Paul, 1982.

www.emaxhealth.com/26/1115.html.

Finch, Charles S., III. *The Star of Deep Beginnings: The Genesis of African Science and Technology*. Decatur, GA: Khenti, 1998.

http://findarticles.com/p/articles/mi_qa3822/is_200410/ai_n14681734/pg_14.

Furlong, David. *Working with Earth Energies*. London: Piatkus, 2003.

www.geocities.com/octanolboy/bpweb/Chpt06.htm.

www.getprolo.com/connective_tissue2.htm.

Glassey, Don. "Life Energy and Healing: The Nerve, Meridian and Chakra Systems and the CSF Connection." www.ofspirit.com/donglassey1.htm.

Goswami, Shyam Sundar. *Layayoga*. Rochester, VT: Inner Traditions, 1999.

Hauck, Dennis William. *The Emerald Tablet*. New York: Penguin, 1999.

Hunt, Valerie, Wayne W. Massey, Robert Weinberg, Rosalyn Bruyere, and Pierre M. Hahn. "A Study of Struc- tural Integration from Neuromuscular, Energy Field, and Emotional Approaches." Abstract. 1977. www. somatics.de/HuntStudy.html.

Johari, Harish. Chakras: *Energy Centers of Transformation*. Rochester, VT: Destiny, 2000.

The Chakras and Human Energy Fields. Wheaton, IL: Quest, 1989.

Judith, Anodea. *Eastern Body Western Mind: Psychology and the Chakra System as a Path to the Self*. Berkeley, CA: Celestial Arts, 1996.

Kelly, Robin. *The Human Antenna*. Santa Rosa, CA: Energy Psychology Press, 2006.

Lansdowne, Zachary. *The Revelation of Saint John*. York Beach, ME: Red Wheel/Weiser, 2006.

Leadbeater, C.W. *The Chakras*. Wheaton, IL: Quest, 1927.

Meeks, Dimitri, and Christine Favard-Meeks. *Daily Life of the Egyptian* Gods. Ithaca, NY: Cornell University Press, 1996.

http://members.tripod.com/~Neurotopia/Zen/Mudra.

Men, Hunbatz. *Secrets of Mayan Science/Religion*. Santa Fe, NM: Bear & Co., 1990.

Motoyama, Hiroshi, with Rande Brown. *Science and the Evolution of Consciousness*. Brookline, MA: Autumn Press, 1978.

Ozaniec, Naomi. *Chakras for Beginners*. Pomfret, VT: Trafalgar Square, 1995.

Palamidessi, Tommaso. *The Caduceus of Hermes*. Archeosofica ed. 1969. http://en.wikipedia.org/wiki/ Nadi_(yoga).

Parfitt, Will. *Elements of the Qabalah*. New York: Element, 1991.

——. *Esoteric Anatomy*.Tape series, 1991. Wrekin Trust, UK. Quoted in Arewa, Opening to Spirit.

Randall, Georgia Lambert. "The Etheric Body." Lecture notes, 1983.

Raphaell, Katrina. *The Crystalline Transmission*. Santa Fe, NM: Aurora, 1990.

Schultz, Mona Lisa. *Awakening Intuition*. New York: Harmony, 1998.

Simpson, Liz. *The Book of Chakra Healing*. New York: Sterling, 1999.

www.spiritmythos.org/TM/9energybodies.html.

Stein, Diane. *Women's Psychic Lives*. St. Paul, MN: Llewellyn, 1988.

www.sunandmoonstudio.com/YogaArticle/InvisibleAnatomy.shtml.

Tenzin, Wangyal. *Healing with Form, Energy, and Light*. Ithaca, NY: Snow Lion Publications,

2002.
www.theafrican.com/Magazine/Cosmo.htm.
www.universal-mind.org/Chakra_pages/ProofOfExistence.htm.
Varenne, Jean. *Yoga and the Hindu Tradition*. Chicago: University of Chicago Press, 1976.
Villoldo, Alberto. *Shaman, Healer, Sage*. New York: Harmony, 2000.
www.wholebeingexplorations.com/matrix/SpSt/nadis.htm.
Winkler, Gershon. *Magic of the Ordinary*. Berkeley, CA: North Atlantic, 2003.
www.wisdomworld.org/additional/ancientlandmarks/AncientWisdomInAfrica1.html.
Wisner, Kerry. *Song of Hathor: Ancient Egyptian Ritual for Today*. Nashua, NH: Hwt-Hrw Publications, 2002.
www.hwt-hrw.com/Bodies.php.
Wolf, Rabbi Laibl. *Practical Kabbalah*. New York: Three Rivers, 1999.
Ywahoo, Dhyani. *Voices of Our Ancestors*. Boston: Shambhala, 1987.

Part 6

www.acupuncture.com.
www.acupuncture.com/education/tcmbasics/mienshiang.htm.
www.acupuncture.com/education/theory/acuintro.htm.
www.acupuncture.com.au/education/acupoints/category-antique.html.
www.aetw.org/jsp_katsugen_undo.htm.
www.ahealingtouch.com/html/cam_practices.html.
www.amcollege.edu/blog/massage/amma-massage.htm.
www.angelfire.com/mb/manifestnow/seichimovr.html.
www.aniwilliams.com/geometry_music_healing.htm.
www.annals.org/cgi/content/abstract/135/3/196? ck=nck.
www.answers.com/topic/electroacupuncture.
www.anthroposophy.org.
www.appliedkinesiology.com.
www.aromaweb.com/articles/wharoma.asp.
Asokananda (Harald Brust), Chow Kam Thye. *The Art of Traditional Thai Massage Energy Line Chart*. Ed. Richard Bentley. Bangkok, Thailand: Nai Suk's Editions Co. Ltd., 1995.
www.associatedcontent.com/theme/165/holistic_healing_practices.html.
www.awakening-healing.com/Seichim.htm.
www.ayurveda.com/panchakarma/index.html.
www.ayurveda.com/panchakarma/pk_intro.pdf.

www.bachcentre.com.

Becker, R. O., and A. A. Marino. *Electromagnetism and Life*. Albany: State University of New York, 1982.

Bentov, I. "Micromotion of the Body as a Factor in the Development of the Nervous System." In *Kundalini: Psychosis or Transcendence?* Ed. L. Sanella. San Francisco: H. S. Dakin Co., 1976.

Bentov, Itzhak. *Stalking the Wild Pendulum*. Rochester, VT: Destiny, 1977.

www.biologicalmedicine.info.

www.bowenmethodcenter.com.

Bowser, Bruce. "Mood Brighteners: Light Therapy Gets Nod as Depression Buster." *Science News*, April 23, 2005, 399.

www.cam.hi-ho.ne.jp/h_sakamoto/thought/medicine.htm.

Campbell, Don. *The Mozart Effect*. New York, William Morrow and Co., 1997.

www.cancertutor.org/Other/Breast_Cancer.html.

Carnie, L. V. *Chi Gung*. St. Paul, MN: Llewellyn Publications, 1997.

www.centerforaltmed.com/? page_id=5.

Chien, C. H., J. J. Tsuei, S. C. Lee, et al. "Effects of Emitted Bio-Energy on Biochemical Functions of Cells," *American Journal of Chinese Medicine* 19, no.3-4 (1991): 285-292.

www.chinesemedicinesampler.com/acupuncture.html.

www.chiro.org/acc/What_is_Ryodoraku.shtml.

www.chirobase.org/06DD/best.html.

www.chronogram.com/issue/2005/08/wholeliving.

Clark, Linda. *The Ancient Art of Color Therapy*. Old Greenwich, CT: Devin-Adair, 1975.

Cohen, D., Y. Palti, B. N. Cuffin, and S. J. Schmid. "Magnetic Fields Produced by Steady Currents in the Body." *Proceedings of the National Academy of Science* 77 (1980): 1447-1451.

Dale, Cyndi. *Advanced Chakra Healing: Energy Mapping on the Four Pathways*. Berkeley, CA: Crossing, 2005.

Dass, Akhila, and Maohar Croke. "Colorpuncture and Esogetic Healing: The Use of Colored Light in Acu-puncture." In *Light Years Ahead*, ed. Brian Breiling. Berkeley, CA: Celestial Arts, 1996.

Dharmananda, Subhuti. "Electro-Acupuncture." www.itmonline.org/arts/electro.htm.

——. "The Significance of Traditional Pulse Diagnosis in the Modern Practice of Chinese Medicine," http://www.itmonline.org/arts/pulse.htm.

www.drciprian.com.

www.emdr.com.

www.emdr.com/briefdes.htm.

www.emofree.com.

Evans, John. *Mind, Body and Electromagnetism*. Dorset, UK: Element, 1986.

www.feldenkrais.com.

http://fengshui.about.com/od/thebasics/qt/fengshui.htm.

Fields, H. L., and J. C. Liebeskind, eds. *Pharmacological Approaches to the Treatment of Chronic Pain: New Concepts and Critical Issues — Progress in Pain Research and Management*. Vol. 1. Seattle: IASP Press, 1994.

www.findmyhealer.co.uk/acupuncture.html.

Flaws, Robert. *The Secret of Chinese Pulse Diagnosis*. Boulder, CO: Blue Poppy Press, 1995.

Gebhart, D. L., G. Hammond, and T. S. Jensen. *Proceedings of the 7th World Congress on Pain —Progress in Pain Research and Management*. Vol. 2. Seattle, WA: IASP Press, 1994.

Gerber, Richard. *Vibrational Medicine*. Santa Fe, NM: Bear & Co., 1988.

Ghadiali, Dinshah P. *Spectro-Chrome Metry Encyclopedia*. 3 vols. Malaga, N.J.: Spectro-Chrome Institute, 1933.

Gingerich, Natalie. "The Energy Workout." *Prevention Magazine*, December 2007, 152-155.

www.giovanni-maciocia.com/articles/flu.html.

Goldman, Jonathan. "The Sound of Healing: An Introduction with Jonathan Goldman"; "New Frontiers in Sound Healing"; Overview, Sound Healing";"Science of Harmonics";"Sound Healing." www.healingsounds.com.

www.hakomi.com.

Han, J. S. *The Neurochemical Basis of Pain Relief by Acupuncture*. Vol. 2. Hubei, China: Hubei Science and Technology Press, 1998. Quoted in www.chiro.org/acupuncture/ABSTRACTS/Beyond_endorphins.shtml.

www.healingsounds.com.

www.healingtouch.net.

www.healthy-holistic-living.com/electrodermal-testing.html.

www.healthy.net/scr/article.asp?id=1957.

www.heartlandhealing.com/pages/archive/bach_flower_remedies/index.html.

Heline, Corine. *Healing and Regeneration Through Color*. Santa Barbara, CA: J. F. Rowney Press, 1943.

www.hellerwork.com.

www.hellingerpa.com.

www.hellingerpa.com/constellation.shtml.

www.holisticwebworks.com.

www.holotropic.com.

Hunt, Roland. *The Seven Keys to Colour Healing*. Ashington, UK: C. W. Daniel, 1954.

Ikenaga, Kiyoshi. *Tsubo Shiatsu*. Vancouver, Canada: Japan Shiatsu, 2003.

www.informit.com/articles/article.aspx?p=174361.

www.iridology.com.

www.item-bioenergy.com/infocenter/ScientificBasisMagnetTherapy.pdf.

www.itmonline.org/arts/pulse.htm.

Javane, Faith, and Dusty Bunker. *Numerology and the Divine Triangle*. West Chester, PA: Whitford, 1979.

www.jinshininstitute.com.

Johari, Harish. *Numerology with Tantra, Ayurveda, and Astrology*. Rochester, VT: Destiny, 1990.

www.johrei-institute.org.

Karaim, Reed. "Light That Can Cure You." Special Health Report: Caring for Aging Parents. *USA Weekend*, February 4, 2007.

Kent, James Tyler. *Repertory of the Homeopathic Materia Medica and a Word Index*. 6th edition. New Delhi, India: B. Jain Publishers, 2004.

Kenyon, J. N. *Auricular Medicine: The Auricular Cardiac Reflex, Modern Techniques of Acupuncture*. Vol. 2. New York: Thorsons, 1983.

www.kinesiology.net/ak.asp.

Kolster, Bernard C., and Astrid Waskowiak. *The Reflexology Atlas*. Rochester, VT: Healing Arts, 2005.

Lewith, George T., Peter J. White, and Jeremie Pariente. "Investigating Acupuncture Using Brain Imaging Techniques: The Current State of Play." http://ecam.oxfordjournals.org/cgi/content/full/2/3/315.

Liberman, Jacob. *Light: Medicine of the Future*. Santa Fe, NM: Bear & Co., 1991.

www.lightparty.com/Health/Radionics.html.

www.logoi.com/notes/chinese_medicine.html.

Lu, Henry C. *Traditional Chinese Medicine*. Laguna Beach, CA: Basic Health Publications, 2005.

www.macrobiotics.org.

www.magnetlabs.com/articles/journalbioelectroinst.doc.

www.matrixenergetics.com.

www.matrixrepatterning.com.

McTaggart, Lynne. The Field. New York: Harper Perennial, 2002.

www.mienshang.com.

www.morter.com.

www.myofascialrelease.com.

www.naturalchoice.net/glossary.htm.

www.naokikubota.com.

http://nas.com/~richf/hakomi.htm.

Navach, J. H. "The Vascular Autonomic System, Physics and Physiology." Lyon, France: The VIII Germano-Latino Congress on Auricular Medicine, 1981, as found in www.drfeely.com/doctors/acu_ear_bib_2_5.htm.

www.nccam.nih.gov. http://nccam.nih.gov/health/whatiscam.

Ni, Daoshing, "Why Do You Keep On Asking Me to Stick My Tongue Out?" www.acupuncture.com.

www.nlm.nih.gov/medlineplus/chiropractic.html.

www.nlpinfo.com.

www.northshorewellness.com/HMR-Definition.htm

Olszewski, David, and Brian Breiling. "Getting Into Light: The Use of Phototherapy in Everyday Life." Brian Breiling, ed. *Light Years Ahead*. Berkeley, CA: Celestial Arts, 1996.

www.osteohome.com.

www.periodensystem.ch/tmax_english.html.

www.pilates.com/BBAPP/V/about/pilates-benefits.html.

http://www.polaritytherapy.org.

www.pranichealing.com.

http://pressreleasesonline.biz/pr/Cancer_Care_Expert_Says_Root_Canals_Should_Be_Illegal.

www.prolotherapy.org.

Puthoff, H. E. "Zero-Point Energy: An Introduction." *Fusion Facts* 3, no. 3 (1991): 1.

www.quantumtouch.com.

www.radionics.com/company/info.

www.radionics.org.

www.reiki.nu.

www.repatterning.org.

www.repatterning.org/resonanceexplained.htm.

Reuben, Amber. *Color Therapy*. New York: ASI, 1980.

www.rolf.org/about/index.htm.

www.sacredlotus.com/diagnosis/index.cfm.

www.seemorgmatrix.org.

www.seishindo.org/practices/katsugen_undo.html.

Seto, A., C. Kusaka, S. Nakazato, et al. "Detection of Extraordinary Large Bio-Magnetic Field Strength from Human Hand During External Qi Emission." *Acupuncture & Electro-Therapeutics Research, The Interna-tional Journal* 17 (1992): 75-94.

Shang, C., M. Lou, and S. Wan. "Bioelectrochemical Oscillations." *Science Monthly* [Chinese] 22 (1991): 74-80.

Sollars, David W. *The Complete Idiot's Guide to Acupuncture & Acupressure*. New York: Penguin, 2000.

www.spiritofmaat.com/archive/mar1/aurasoma.html.

Tany, M., S. Sawatsugawa, and Y. Manaka. "Acupuncture Analgesia and its Application in Dental Practices." *American Journal of Acupuncture* 2 (1974): 287-295.

www.tcmch.edu/id36.html.

http://tcm.health-info.org/tuina/tcm-tuina-massage.htm.

Terman, M. "Light Therapy for Seasonal and Nonseasonal Depression: Efficacy, Protocol, Safety, and Side Effects." *CNS Spectrums*. 10 (2005): 647-663.

www.thehealingspectrum.com/healing.html.

http://www.tftworldwide.com/tab.html.

Tiller, Wiliam. "Some Energy Observations of Man and Nature." In *The Kirlian Aura*. Garden City, NY: Anchor Press/Doubleday, 1974.

Tiller, William A. *Science and Human Transformation: Subtle Energies, Intentionality, and Consciousness*. Walnut Creek, CA: Pavior Publishing, 1997.

Tillotson, Alan Keith. *The One Earth Herbal Sourcebook: Everything You Need to Know About Chinese, Western, and Ayurvedic Herbal Treatments*. New York: Kensington, 2001.

www.touch4health.com.

www.tptherapy.com.

Tsuei, Julia J. "Scientific Evidence in Support of Acupuncture and Meridian Theory: I. Introduction." www. healthy.net/scr/article.asp?Id=1087. Originally published in *IEEE, Engineering in Medicine and Biology* 15, no. 3 (May/June 1996).

Vazquez, Steven. "Brief Strobic Phototherapy: Synthesis of the Future." In Brian Breiling, ed. *Light Years Ahead*, Berkeley, CA: Celestial Arts, 1996.

http://veda.harekrsna.cz/encyclopedia/ayurvedantacakras.htm.

www.webmd.com/kidney-stones/extracorporeal-shock-wave-lithotripsy-eswl-for-kidney-stones.

http://en.wikipedia.org/wiki/acupuncture_point.

http://en.wikipedia.org/wiki/Chiropractic.

http://en.wikipedia.org/wiki/Feng_Shui.

http://en.wikipedia.org/wiki/Glossary_of_alternative_medicine.

http://en.wikipedia.org/wiki/Hypnotherapy.

http://en.wikipedia.org/wiki/Light_therapy.

http://en.wikipedia/org/wiki/meridian_(chinese_medicine).

http://en.wikipedia.org/wiki/National_Center_for_Complementary_and_Alternative_Medicine.

http://en.wikipedia.org/wiki/Naturopathic_medicine.

http://en.wikipedia.org/wiki/Osteopathy.

http://en.wikipedia.org/wiki/Seitai.

http://pt.wkhealth.com/pt/re/ajhp/fulltext.00043627-200506150-00011.htm.

Wong, Cathy. "Tongue Diagnosis." http://altmedicine.about.com/b/2005/09/20/tongue-diagnosis.htm.

Wurtman, Richard J., Michael J. Baum, John T. Potts, Jr., eds. *The Medical and Biological Effects of Light*. New York: New York Academy of Sciences, 1985.

Xie, Zhufan. "Selected Terms in Traditional Chinese Medicine and Their Interpretations (VIII)." *Chinese Journal of Integrated Traditional and Western Medicine* 5, no. 3 (1999): 227-229.

Xie, Zhufan, and Huang Xi, eds. *Dictionary of Traditional Chinese Medicine*. Hong Kong: Commercial Press, 1984.

www.yuenmethod.com/about.asp.

www.zerobalancing.com/aboutzb.shtml.

圖片來源

除了以下列出的圖片，書中其他圖片皆由繪者理查・惠爾曼在與作者辛蒂・戴爾討論之後繪製。

Part 2

2.1 人體細胞。Illustration from Shutterstock, by Sebastian Kaulitzki

2.2 DNA 星雲。Photograph courtesy of NASA/JPL-Caltech/UCLA. Illustration from Shutterstock, by James Steidl

2.3 肌膜細胞。Photograph courtesy of Drs. Bing Gan and Jeff Howard, Hand and Upper Limb Center, Lawson Health Research Institute, London, Ontario.

2.4 松果體。Illustration from Shutterstock, by Sebastian Kaulitzki, adapted by Karen Polaski

2.5 心臟的電磁場。 Illustration from Shutterstock, by Sebastian Kaulitzki, adapted by Karen Polaski

2.6 「殺手」細胞攻擊病毒。Illustration from Shutterstock, by Sebastian Kaulitzki

Part 3

3.3 舒曼共振。Adapted from König, H.L Bioinformation - Electrophysical Aspects. In Electromagnetic Bioinformation, Popp, F.A., Becker,G., König, H.L.Peschka,W.,(eds.) Urban und Schwarzenberg p. 25, 1979

3.4 全球的地脈。Illustration by Karen Polaski

3.7 正弦波 。Illustration from Shutterstock, by Bernd Jurgens

3.8 球體。Illustration from Shutterstock, by Kheng Guan Toh

3.9 費氏數列。Illustration from Shutterstock, by Viktoriya

3.10 環面。 Illustration from Shutterstock, by Tatiana53

3.11 黃金切割。Illustration by Karen Polaski

3.12 梅爾卡巴。Illustration by Karen Polaski

3.13 梅塔特隆立方體。Illustration by Karen Polaski

3.14 生命之花。Illustration from Shutterstock, by Marcus Tuerner

3.15 正五胞體。Illustration by Karen Polaski

3.16 脈輪的基礎幾何。Illustration by Karen Polaski, adapted from John Evans, Mind, Body and Electromagnetism (Dorset, UK: Element, 1986)

3.17 柏拉圖立體。Illustration by Karen Polaski

3.18 人聲的音流圖。© 2008 Sonic Age Ltd., www.sonic-age.com

3.19 天王星環的音流圖。© 2008 Sonic Age Ltd., www.sonic-age.com

Part 4

161 頁太極圖。Illustration from Shutterstock, by Joanne van Hoof

4.2-4.18 人體經絡圖。Illustrations by Richard Wehrman, adapted from H.U. Hecker; A. Steveling; E. Peuker; J. Kastner; K. Liebchen; *Color Atlas of Acupuncture* (New York: Thieme, 2001), p. 2-102; Arthur Annis D.C., www.AcupunctureCharts.com, Anatomical Illustrations by Sharon Ellis M.A., CMI; Graphics by Lauren Keswick M.S., www.medicalartstudio.com; and www.yinyanghouse.com

4.19 五行圖。Illustration by Karen Polaski (Data from *Five Element Acupuncture Chart*, © 2004 AcupunctureProducts.com and www.tcmworld.org/_downloads/five_element_chart.pdf

4.23 氣的循環：生理時鐘。Illustration by Karen Polaski

Part 5

5.14 中脈。Illustration by Karen Polaski

5.16 拙火的權杖。Illustration from Shutterstock, by James Steidl

5.18 軀殼。Illustration by Karen Polaski

5.20 西藏六脈輪系統。Illustration by Richard Wehrman. Data from Ligmincha Institute, www.ligmincha.org

5.21 切羅基系統。Illustration by Richard Wehrman. Adapted from a drawing by T. True, based on images shown to Venerable Dhyani Ywahoo by elders during her childhood

5.31 生命之樹：十個質點。Illustration by Karen Polaski

Part 6

6.1 針灸。Photograph from Shutterstock, by Salamanderman

6.2 艾灸。Photograph from Webstockpro

6.3 拔罐。Photograph from Webstockpro

6.4 久保田針灸區。Adapted from and courtesy of Dr. Naoki Kubota, www. naokikubota.com

6.5 卡里加利斯系統：手和器官。Illustration by Richard Wehrman. Adapted from Mr.

Hu-bert M. Schweizer, Conference of the World Federation of Healing, 1987, University of York, courtesy of World Research Foundation, www.wrf.org

6.6 脈輪與寶石。
Bloodstone: Photograph from Shutterstock, by Graca Victoria;
Smoky quartz: Photograph from Shutterstock, by Morozova Tatyana (Manamana);
Fire agate: Photograph from Richard H. Bolger/TowerCrystals.com;
Tiger's eye: Photograph from Shutterstock, by Garth Helms;
Hematite: Photograph from Shutterstock, by Alexander Iotzov;
Citrine: Photograph from Shutterstock, by Linda;
Carnelian: Photograph from Shutterstock, by Alexander Iotzov;
Moonstone: Photograph from Shutterstock, by Alexander Iotzov;
Golden topaz: Photograph from Shutterstock, by Morozova Tatyana (Manamana);
Rutilated quartz: Photograph from Richard H. Bolger/TowerCrystals.com;
Yellow citrine: Photograph from Shutterstock, by Jens Mayer;
Sunstone: Photograph from Shutterstock, by Doru Cristache;
Calcite: Photograph from Shutterstock, by Morozova Tatyana (Manamana);
Malachite: Photograph from Shutterstock, by Jiri Vaclavek;
Rose quartz: Photograph from Shutterstock, by Martin Novak;
Watermelon tourmaline: Photograph from Globalcrystals.com;
Turquoise: Photograph from Shutterstock, by pavelr;
Sodalite: Photograph from Shutterstock, by Jan Hofman;
Lapis lazuli: Photograph from Shutterstock, by nagib;
Celestite: Photograph from Shutterstock, by Morozova Tatyana (Manamana);
Aquamarine: Photograph from Shutterstock, by Alexander Maksimov;
Purple flourite: Photograph from Shutterstock, by Nicholas Sutcliffe;
Azurite: Photograph from Shutterstock, by Morozova Tatyana (Manamana);
Amethyst: Photograph from Shutterstock, by Marco Cavina;
Clear quartz: Photograph from Shutterstock, by Gontar;
Herkimer diamond: Photograph from Richard H. Bolger/TowerCrystals.com;
Diamond: Photograph from Shutterstock, by Zbynek Burival

6.9 顏色治療：脈輪和身體區塊。Illustration by Richard Wehrman. Data from Steven Vazquez "Brief Strobic Phototherapy" in *Light Years Ahead* (Berkeley, CA: Celestial Arts, 1996), 61, 79, and 85

6.11 基本生命點。Illustration by Richard Wehrman. Data from Kiyoshi Ikenaga, Tsubo Shiatsu (North Vancouver, BC: Japan Shiatsu Inc, 2003), p. 12-14

6.12 經穴指壓點。Illustration by Richard Wehrman. Data from Kiyoshi Ikenaga, *Tsubo Shiatsu*, p. 52

6.13 經絡牙醫。Illustration from Dreamstime: José Antonio Nicoli

6.14 泰國能量系統。Illustration by Richard Wehrman. Adapted from Asokananda (Harald Brust) and Chow Kam Thye in *The Art of Traditional Thai Massage Energy Line Chart*, Richard Bentley, ed. (Bangkok: Nai Suk's Editions Co. Ltd., 1995)

6.19-6.24 區域反射療法。Illustrations by Richard Wehrman. Data from Ontario College of Reflexology hand and foot charts, © 1999 Donald A. Bisson.; Richard Feely, *Yamamoto New Scalp Acupuncture: Principles and Practice* (New York, NY: Thieme Medical Publishers Inc., 2006); Kolster and Waskowiak, *The Reflexology Atlas* (Rochester, VT: Healing Arts, 2005) p. 244-251; Olszewski and Breiling, "Getting Into Light" in *Light Years Ahead*, p. 290-291

索引

粗體數字為圖表頁數。

A-Z, 0-9

一劃

二劃

三劃

四劃

五劃

六劃

七劃

八劃

九劃

十劃

十一劃

十二劃

十三劃

十四劃

十五劃

十六劃

十七劃

十八劃

十九劃

二十劃

二十一劃

二十二劃

二十三劃

二十四劃

二十五劃

二十七劃

關於作者

辛蒂・戴爾是享譽國際的精微能量解剖權威。她也是能量治療領域的作家，著作包括《新脈輪療法》（*New Chakra Healing*），該書已經翻譯成十種以上的語言出版，另外六本也是同類書籍中的暢銷作，其中包括《進階脈輪療法》（*Advanced Chakra Healing*）和《中陰之圖》（*Illuminating the Afterlife*）。她也透過個人經營的「Life Systems Services」，每年替上千位個案提供直觀的評估和生命議題的療癒，希望能振奮和啟發他人，認清個人的生命目的和性格。她的熱情與關懷感動了所有參加過她的工作坊、訓練營和大學課程的人，這些活動在世界各地舉辦。

辛蒂的作品還包括DVD和CD訓練課程，包括「進階脈輪智慧」（*Advanced Chakra Wisdom*）、「中陰之圖」、「跨越時空的療癒：前世、今生和平行世的引導之旅」（*Healing Across Space and Time: Guided Journeys to Your Past, Present, and Parallel Lives*），以上由真實聲音出版社製作；「跨越時間的療癒」（*Healing Across Time*）則由真實聲音和合一心靈（One Spirit）共同製作。辛蒂也研究跨文化的療療和能量系統，並且在世界各地開辦課程，包括秘魯、哥斯大黎加、委內瑞拉、日本、貝里尼、墨西哥、摩洛哥、俄羅斯和歐洲各地，也為北美的拉科塔族和夏威夷的巫醫授課。辛蒂目前與兩個兒子和五隻寵物（最後一次數的時候）同住在美國明尼蘇達州的明尼亞波利斯市。關於辛蒂的課程與出版品，可參閱網站 www.cyndidale.com。

關於插畫家

理察・惠爾曼（Richard Wehrman）是一位獨立平面設計師、插畫家和詩人。他的得獎佳作展示於紐約插畫家藝廊協會、羅徹斯特技術學院、聯合國教科文組織的國際海報展覽和聖路易斯藝術博物館。他的作品得到多方認可，其中包括插畫家協會（Society of Illustrators）、*PRINT*、《溝通藝術插畫年鑑》（*Communication Arts Illustration Annuals*）、《插畫年鑑》（*Graphis Annuals*）、紐約藝術導演協會（New York Art Directors Club）和美國廣告聯盟（American Advertising Federation）。他也是「國家插畫家協會」的首獎得主。理察在羅徹斯特禪學中心追隨羅希・菲利浦・凱普羅（Roshi Philip Kapleau）和湯尼・佩克（Toni Packer）學習長達十五年，同時也向戴爾・葛斯坦（Dale Goldstein）學習「心的運作術」（Heartwork process）。他目前擔任「心的運作術學會」的董事，定居於紐約東布倫菲德市。關於理察的更多作品，可參閱網站www.richardwehrman.com

關於真實聲音出版社

真實聲音出版社成立於一九八五年，位於科羅拉多州的博爾德市，其明確的宗旨就是傳播靈性智慧。真實聲音也出版教學課程，以教育、激勵和啟發為目的。真實聲音和許多當代優秀的靈性導師、思想家、療癒師以及有遠見的藝術家合作。

如想獲得有關個人或靈性轉化的免費資訊和相關目錄，請參閱網站www.soundstrue.com，或是撥打電話諮詢 002-1-303-665-3151，也歡迎來信指教：SOUNDS TRUE, PO Box 8010, Boulder CO 80306, U.S.A.。

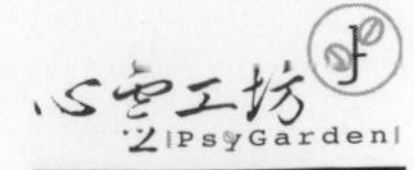

精微體：人體能量解剖全書

The Subtle Body: An Encyclopedia of Your Energetic Anatomy

作者：辛蒂・戴爾(Cyndi Dale)
繪者：理察・惠爾曼(Richard Wehrman)

出版者—心靈工坊文化事業股份有限公司
發行人—王浩威
總編輯—王桂花
執行編輯—陳乃賢
特約編輯—許琳英
通訊地址—10684 台北市大安區信義路四段 53 巷 8 號 2 樓
郵政劃撥—19546215 戶名—心靈工坊文化事業股份有限公司
電話—02）2702-9186 傳真—02）2702-9286
Email—service@psygarden.com.tw 網址—www.psygarden.com.tw

製版—龍虎電腦排版股份有限公司
印刷—中茂分色製版印刷事業股份有限公司
總經銷—大和書報圖書股份有限公司
電話—02）8990-2588 傳真—02）2990-1658
通訊地址—248 新北市新莊區五工五路二號
初版一刷—2014 年 7 月 初版二十刷—2024 年 1 月
ISBN—978-986-6112-88-1 定價—900 元

國家圖書館出版品預行編目資料

精微體：人體能量解剖全書／辛蒂・戴爾(Cyndi Dale)著.
-- 初版. -- 臺北市：心靈工坊文化，2014.07
面； 公分
譯自：The subtle body : an encyclopedia of your energetic anatomy
ISBN 978-986-6112-88-1（平裝）

1. 另類療法 2. 能量

418.995 102020621